MARIA
FELSNER

Pilates

AF834163

Bibliografische Information der Deutschen Nationalbibliothek
Die Deutsche Nationalbibliothek verzeichnet diese Publikation in der Deutschen Nationalbibliografie. Detaillierte bibliografische Daten sind im Internet über http://dnb.de abrufbar.

Für Fragen und Anregungen
info@m-vg.de

Wichtige Hinweise
Dieses Buch ist für Lernzwecke gedacht. Es stellt keinen Ersatz für eine individuelle medizinische Beratung dar und sollte auch nicht als solcher benutzt werden. Wenn du medizinischen Rat einholen willst, konsultiere bitte einen qualifizierten Arzt. Der Verlag und die Autorin haften für keine nachteiligen Auswirkungen, die in einem direkten oder indirekten Zusammenhang mit den Informationen stehen, die in diesem Buch enthalten sind.

Ausschließlich zum Zweck der besseren Lesbarkeit wurde auf eine genderspezifische Schreibweise sowie eine Mehrfachbezeichnung verzichtet. Alle personenbezogenen Bezeichnungen sind somit geschlechtsneutral zu verstehen.

Originalausgabe
1. Auflage 2025
© 2025 by riva Verlag, ein Imprint der Münchner Verlagsgruppe GmbH
Türkenstraße 89
80799 München
Tel.: 089 651285-0

Alle Rechte, insbesondere das Recht der Vervielfältigung und Verbreitung sowie der Übersetzung, vorbehalten. Kein Teil des Werkes darf in irgendeiner Form (durch Fotokopie, Mikrofilm oder ein anderes Verfahren) ohne schriftliche Genehmigung des Verlages reproduziert oder unter Verwendung elektronischer Systeme gespeichert, verarbeitet, vervielfältigt oder verbreitet werden. Wir behalten uns die Nutzung unserer Inhalte für Text und Data Mining im Sinne von § 44b UrhG ausdrücklich vor.

Redaktion: Susanne Schneider
Umschlaggestaltung: Isabella Dorsch
Umschlagabbildung: Bettina Theisinger
Abbildungen im Innenteil: alle Bilder von Bettina Theisinger, außer: AdobeStock/Georgii S. 15; /Ilia S. 25; /undrey S. 26; /JackF S. 29; /blacksalmon S. 31; /Natalia Nechyporuk S. 33; /New Africa S. 34; /VectorMine S. 49, 58, 59, 61, 63, 65, 66; /sakurra S. 60, 83; /designua S. 69; /bilderzwerg S. 79; /C. Schüßler S. 90; /peerawat S. 225; /Oleksandr Pokusai S. 227; /metamorworks S. 241; / Pushpraj S. 242; /ManuPadilla S. 243; /kwanchaift S. 258; /Suraphol S. 262; Shutterstock/VectorMine S. 48, 62; /Chu KyungMin S. 81; /F8 studio S. 264
Layout und Satz: feschart print- und webdesign, Michaela Röhler, Leopoldshöhe
Druck: Balto Print UAB, Litauen
Printed in the EU

ISBN Print 978-3-7423-2830-4
ISBN E-Book (EPUB, Mobi) 978-3-7453-2625-3

Wir produzieren nachhaltig
www.m-vg.de

Weitere Informationen zum Verlag finden Sie unter
www.rivaverlag.de
Beachten Sie auch unsere weiteren Verlage unter www.m-vg.de

VORWORT

Lieber Leser, liebe Leserin,

fragst du dich vielleicht auch, ob wir wirklich noch einen Fitness- oder Pilatesratgeber im Regal brauchen? Auch wenn Pilates gerade eine Renaissance erlebt, bist du womöglich skeptisch. Ich kann das gut verstehen, auch ich stand schon oft misstrauisch vor den Regalen einer Buchhandlung und fühlte mich von der überwältigenden Fülle an Ratgebern verwirrt und leicht überfordert.

Aber ich kann dir eines versprechen: Dieses Buch wird auf jeden Fall ein Pilatesratgeber sein, den du nicht nur liest – sondern der dich nachhaltig begleitet. Vor allem, wenn du die Informationen, zahlreichen Tipps und genialen Übungen, die du in diesem Buch bekommst, auch wirklich in deinem Leben umsetzt.

Ich habe das große Vergnügen und die Ehre, seit über 15 Jahren meinen Lebensweg mit Maria zu teilen, und ich kann dir eines versprechen: Kompetenz, Souveränität, Kreativität und eine unersättliche Neugierde haben sich in ihr zu einer wundervollen Trainerin verkörpert. Mit ihrem umfangreichen Wissen aus Sportwissenschaft, Trainingslehre, Physiologie und Anatomie hat sie vor über 20 Jahren über Umwege den Weg zum Pilates gefunden. Daraus wurde sehr schnell ihre Leidenschaft und mit großer Hingabe hat sie in den letzten 20 Jahren ein Zentrum für Pilates aufgebaut, in dem ich mich seit über 15 Jahren zu Hause fühle, weil ich dort täglich mit Menschen im Trainingsbereich arbeiten darf.

Dabei kann ich beobachten, dass Marias Leidenschaft für die Arbeit an und mit Menschen in all den Jahren keinen Millimeter nachgelassen hat. Im Gegenteil, ihr Spektrum an Wissen und Erfahrung wird immer größer und sie betrachtet das klassische Pilates immer wieder mit neuen und neugierigen Augen. Ich bin immer wieder fasziniert von ihrer Kreativität und ihrem Enthusiasmus, mit dem sie die Erkenntnisse aus anderen Wissensgebieten in das Pilatestraining einfließen lässt.

INHALT

MARIA
FELSNER

Pilates

Das umfassende Trainingsbuch für Kraft, Beweglichkeit und Vitalität

riva

ungewollten Gewichtszunahme führen kann. Lasse dich auch dazu, wenn du unsicher bist, am besten von Fachpersonal beraten.

Was tun?

Wenn du dich in einer hormonellen Umstellungsphase befindest, kann es sinnvoll sein, Fastenphasen zu verkürzen oder eine kleine, für dich leicht verdauliche Mahlzeit vor dem Training einzubauen.

Sanfte Bewegungsformen wie Pilates eignen sich hervorragend, um den Körper in Balance zu halten, ohne zusätzlichen Stress zu verursachen. Gleichzeitig fördert Pilates die Entspannung und hilft, den Cortisolspiegel zu senken.

Fazit

Intervallfasten bietet viele Vorteile für die Zellregeneration und den Stoffwechsel, doch gerade Frauen in der Menopause sollten achtsam mit Fasten und Bewegung auf nüchternen Magen umgehen. Pilates ist in jedem Fall eine ideale Ergänzung, um den Körper sanft zu aktivieren und die hormonelle Balance zu unterstützen.

SÄULE 3: REGELMÄSSIGE BEWEGUNG – DEIN SCHLÜSSEL ZU VITALITÄT UND LEBENSFREUDE

Bewegung ist nicht nur für den Muskelaufbau wichtig, sondern auch für die Funktionalität des gesamten Körpers. Studien zeigen, dass schon 30 Minuten moderate Bewegung pro Tag das Risiko für Herz-Kreislauf-Erkrankungen um 30 Prozent senken können. Besonders wertvoll sind Bewegungsformen, die Flexibilität, Kraft und Koordination kombinieren.

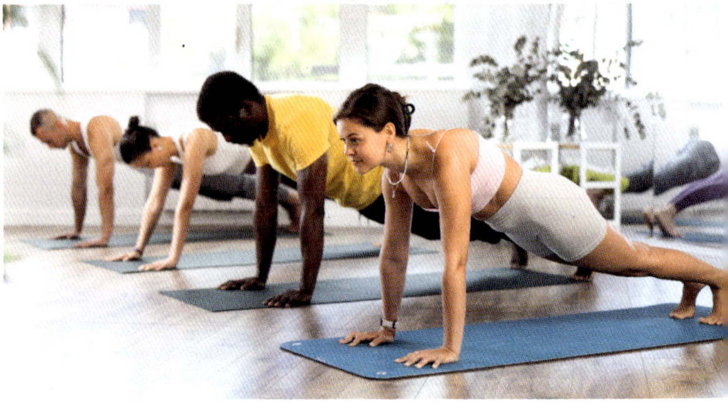

Warum Sitzen schadet und wie du dem entgegenwirkst

Sitzen gilt mittlerweile als das neue Rauchen. Bereits nach 30 Minuten Sitzen verlangsamt sich der Stoffwechsel um bis zu 50 Prozent, die Durchblutung nimmt ab und das Risiko für Rückenbeschwerden steigt. Zusätzlich kann langes Sitzen die Muskelspannung verändern. Die Hüftbeuger verkürzen sich, während Gesäß- und Rückenmuskulatur geschwächt werden. Dies kann zu Haltungsschäden, Schmerzen und einem erhöhten Verletzungsrisiko führen. Auch das Herz-Kreislauf-System ist betroffen. Eine verlangsamte Durchblutung bedeutet eine geringere Sauerstoffversorgung der Zellen, was langfristig das Risiko für Bluthochdruck, Diabetes und Demenz erhöhen kann. Zudem nimmt die geistige Leistungsfähigkeit ab, da das Gehirn weniger Sauerstoff erhält. Schon kleine Bewegungspausen helfen, die Konzentration zu verbessern und die Produktivität zu steigern.

Eine einfache Möglichkeit, Bewegung in den Alltag zu integrieren, ist der Einbau regelmäßiger Bewegungsimpulse. Eine kurze Pilatesübung oder bewusste Mobilisation während des Tages kann die negativen Auswirkungen von langem Sitzen ausgleichen.

WIE PILATES FÜR MEHR VITALITÄT IM ALLTAG SORGT

Du hast schon viele Anhaltspunkte und Vorteile des Pilatestrainings in diesem Ratgeber bekommen. Du weißt inzwischen, dass sanfte, kontrollierte Bewegungen die Gelenke entlasten, deinen Rücken stärken, die Atmung vertiefen und deine mentale Leistungsfähigkeit steigern. Es geht aber auch darum, Pilates in den Alltag zu integrieren und lange, inaktive Pausen oder einseitige Bewegungen kurz zu unterbrechen.

Zum Beispiel mit einer 1-Minute-Challenge: Stehe auf und mache ein paar Arm Circles (siehe Seite 118). Während du Essen zubereitest, kannst du zehnmal in den Ballenstand kommen und die Fersen wieder senken, ähnlich wie in der Einstiegsübung von Pushup (siehe Seite 210). Integriere das Treppensteigen in deinen Alltag, statt den Lift zu nehmen, achte auf eine gute Körperhaltung auf dem Weg zum Auto und richte deine Aufmerksamkeit auf die Nasenatmung – so hast du bereits viel für deinen Körper getan.

Dass dies dann auch in die Ausbildung zukünftiger Pilatestrainer*innen einfließt, empfinde ich als eine kleine Revolution in diesem Bereich. Denn nicht jeder Praktizierende, der sich einem klassischen Weg wie Pilates oder Yoga verschrieben hat, ist glücklich darüber, dass sich die altbewährten Traditionen allmählich verändern und an unseren modernen Lebensstil angepasst werden (müssen).

»Fortschritt bedeutet nicht das Anbeten der Asche, sondern das Weitergeben des Feuers« – dieser Spruch bringt Marias Arbeits- und Denkweise auf den Punkt, könnte man sagen.

Ich empfinde es als ein großes Privileg und bin dankbar, dass ich diesen Weg gemeinsam mit Maria seit vielen Jahren gehen darf und dass nun dieses Buch, das du gerade in Händen hältst – ein von ihr lange gehegter Wunsch –, endlich Wirklichkeit geworden ist. »Endlich ist es so weit« ist eine meiner Aussagen, die ich sehr gern beim Abschluss von Projekten verwende, und ich freu mich aus ganzem Herzen, dies jetzt wieder sagen zu können. Endlich ist es so weit – die Pilatesgemeinde, ob in Präsenz oder online, hat schon darauf gewartet. Dieses Buch stellt die optimale Ergänzung zu Marias Onlineplattform Pilatesclub.de dar.

Bitte wende das tiefe und inspirierende Wissen, das dir in diesem Buch geschenkt wird, in deinem Leben an – und du wirst eine spürbare Veränderung erleben, nicht nur an deinem Körper, sondern auch auf mentaler Ebene.

Nur vom Lesen allein wird sich wenig bis gar nichts verändern. Vergeude nicht deine wertvolle Lebenszeit – lass dich von Maria an die Hand nehmen: Für mich persönlich ist sie eine der begeistertsten, erfahrensten und motivierendsten Reisebegleiterinnen mit viel Gespür für die Herausforderungen des Lebens.

Herzlichst,

Wolfgang Stemer
Pilatestrainer, Qigong-Lehrer, Shiatsu-Praktiker und Host von *Einfach besser leben*

PILATES UND DU – EINE REISE ZUR GANZHEITLICHEN GESUNDHEIT

Liebe Leserin, lieber Leser,

kannst du dir vorstellen, wie zufrieden und unbeschwert sich ein Leben anfühlt, in dem dein Körper zu deinem gesunden und kraftvollen Partner wird? Und in dem du dein Leben aktiv und freudvoll bis ins hohe Alter gestaltest? Dieser Ratgeber zeigt dir, wie du deine Muskulatur kräftigen kannst, beweglicher wirst und wie dir Pilates hilft, dich von innen heraus zu stärken.

Pilates ist eine wissenschaftlich fundierte Trainingsmethode, die sogar von Spitzensportlern angewandt wird, da sie gleichzeitig für Prävention, Langlebigkeit und mentale Kraft sorgt. Frauen ab der Prämenopause unterstützt Pilates mit sanftem Muskelaufbau und Übungen zur körperlichen und mentalen Balance. Auch Männer sind ab der Mitte ihres Lebens massiv von Muskelschwund betroffen. Pilates wirkt dem gezielt entgegen und ist ein wesentlicher Faktor für gesundes Altern sowie eine positive Lebenseinstellung. Ganz egal, ob du regelmäßig Sport betreibst, dich Pilates bereits begeistert oder das Thema noch Neuland für dich ist: Mein Ratgeber begleitet dich wie ein Kompass auf deiner persönlichen Reise zu mehr Gesundheit auf allen Ebenen.

Diese Reise begann für mich vor rund 30 Jahren, als ich Sport- und Präventionswissenschaften an der Universität Innsbruck studierte. Seitdem habe ich eine der führenden Pilates-Ausbildungsstätten in Österreich gegründet, die Arbeitsgemeinschaft ARGE Pilates West und eine Onlineplattform für Pilates ins Leben gerufen. Auf dem YouTube-Kanal »Einfach besser leben« inspiriere ich Menschen dazu, mehr Bewegung in ihr Leben zu integrieren. Regelmäßig leite ich Retreats mit den Schwerpunkten Bewegung, Atemtechniken und Faszienarbeit. Kurz gesagt: Ich begleite Menschen in meiner Arbeit als zertifizierte Pilatestrainerin und mit meinem Wissen aus ganzheitlichen Ansätzen wie unter anderem Meditation, Atemtechniken und Faszienarbeit.

Menschen Freude an Bewegung zu vermitteln, begeistert mich von Kindesbeinen an. Ich freue mich von ganzem Herzen, dass du heute mit mir gemeinsam den ersten Schritt auf deiner Reise zu ganzheitlicher Gesundheit zurücklegst!

Deine Maria Felsner

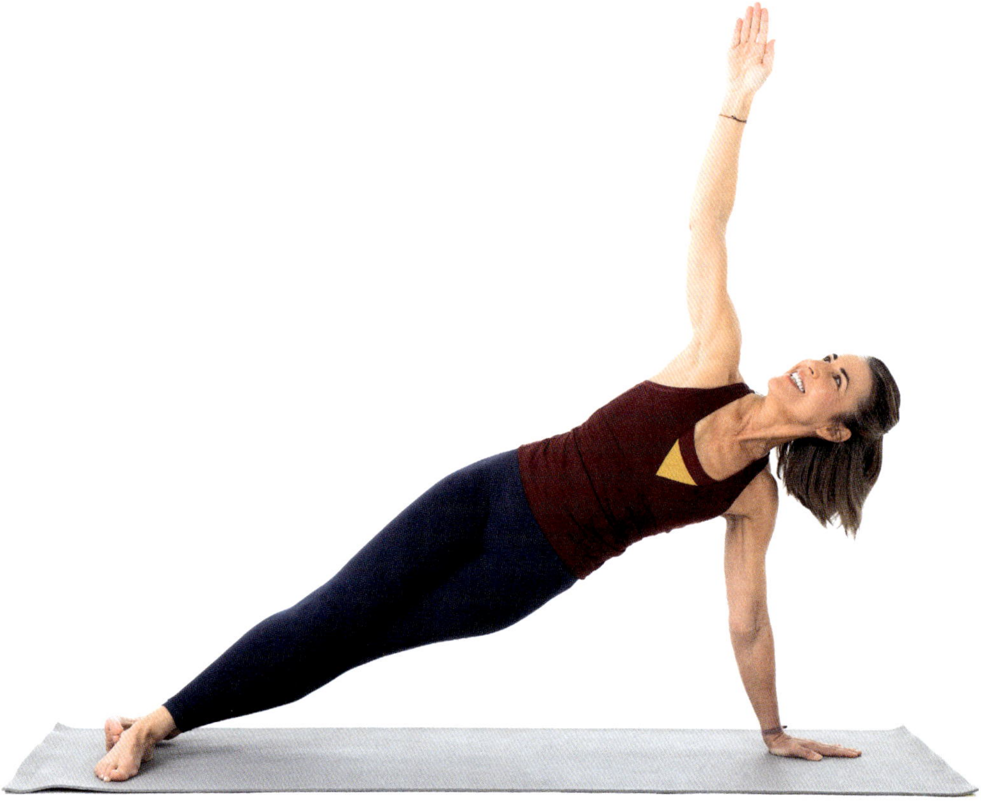

DEIN KOMPASS FÜR VERÄNDERUNG!

Dieser Ratgeber ist dein Kompass auf dem Weg zu einem bewussteren und gesünderen Leben. Jedes Kapitel vermittelt dir wertvolle Theorien und Hintergründe zu Pilates und gibt dir konkrete Anleitungen, die du direkt in die Praxis umsetzen kannst. Tipps und Übungen helfen dir, dein Wissen zu vertiefen und neue Perspektiven auf Körper und Geist zu entdecken. Nutze den Ratgeber aktiv und erweitere deinen Horizont, indem du das Gelernte sofort anwendest.

Tauche mit mir im **ersten Kapitel** in die faszinierende Geschichte von Pilates ein: von der Herkunft des Namens bis zur Wirkung dieser Trainingsform, die darauf abzielt, deinen Körper zu stärken und dich gesund und vital durch alle Lebensphasen zu begleiten. Du erhältst einen inspirierenden Einblick in die Entwicklung von Pilates – von den klassischen Anfängen bis hin zur modernen Praxis, die neue wissenschaftliche Erkenntnisse integriert und eine ganzheitliche Stärkung von Körper und Geist fördert.

In **Kapitel 2** führe ich dich in die ganzheitliche Welt von Pilates ein und zeige dir, wie du die Verbindung von Körper und Geist, die sogenannte Mind-Body-Connection, bewusst stärken kannst. Mit praktischen Übungen und Reflexionen lernst du, deine Körperwahrnehmung zu schärfen und deine persönliche Körperhaltung zu analysieren, um deine Haltung zu optimieren. Du erlebst, wie sich die Mind-Body-Connection anfühlt und wie du sie in deine tägliche Praxis einbauen kannst. Der Begriff »Powerhouse« wird genau erklärt, sodass du direkt mit der praktischen Anwendung starten kannst. Du lernst, warum die richtige Atmung essenziell ist und wie du die spezifische Pilatesatmung im Training integrierst. Ein weiterer Fokus liegt auf der Funktion der Faszien und Muskelzellen als Powerzellen deines Körpers – ihre Bedeutung für Kraft und Energie wird hier beleuchtet und bildet so ein solides Fundament für dein Pilatestraining.

In **Kapitel 3** führe ich dich systematisch in die Welt von Pilates ein. Dieser Abschnitt ist entscheidend, um die Grundlagen der Methode zu verstehen. Du lernst zunächst die wichtigsten Grundstellungen und Begriffe kennen, die in den Übungen regelmäßig erwähnt werden, wie zum Beispiel die Table-Top-Position. Diese Kenntnisse sind

unerlässlich, um die Anweisungen in den folgenden Übungen richtig umsetzen zu können und das volle Potenzial deines Trainings zu entfalten. Nach einem Mini-Workout lernst du die Pilates Essentials kennen – die Basisübungen, die das Fundament deiner Pilatespraxis bilden. Diese Übungen sind nicht nur essenziell, um die grundlegenden Bewegungsprinzipien zu erlernen, sondern sie schaffen auch eine erhöhte Körperwahrnehmung. Darauf aufbauend erlernst du 48 klassische Pilatesübungen, die eine anspruchsvollere und umfassendere Erweiterung der Basics darstellen. Diese Sequenzen sind darauf ausgelegt, deine Vitalität, Stärke und Balance auf eine ganz besondere Art zu fördern. Um dein Lernen zu unterstützen, sind in diesem Kapitel QR-Codes eingebettet, die den Zugang zu anschaulichen Videos ermöglichen. Dieses Kapitel bietet dir eine reiche Quelle an praktischen Informationen und eine solide Basis, um Pilates nicht nur als Übungsform, sondern als Teil eines gesunden und bewussten Lebensstils zu integrieren.

In **Kapitel 4** erwarten dich wertvolle Take-aways, die dein Pilatestraining gezielt ergänzen. Hier findest du praxisnahe Impulse zu wichtigen Aspekten wie dem vegetativen Nervensystem, dem Beckenboden und der Bedeutung von Faszien und Muskulatur. Die QR-Codes in diesem Kapitel bieten dir zusätzliche vertiefende Inhalte, die dir helfen, diese Schwerpunkte nicht nur theoretisch zu verstehen, sondern direkt in dein Training zu integrieren. So wird dieses Buch zu einem interaktiven Begleiter, der dich auf allen Ebenen unterstützt. Was du außerdem brauchst? Ein Lächeln, die Freude an der Bewegung und die Offenheit, deinem Leben einen positiven Schwung zu verleihen.

Kapitel 5 beinhaltet vielfältige Workouts, die du in deine regelmäßige Pilatesroutine integrieren kannst. Diese Workouts sind so konzipiert, dass sie sowohl für Anfänger als auch für Fortgeschrittene geeignet sind und sich ideal anbieten um spezifische Körperbereiche zu stärken oder die allgemeine Flexibilität und Kraft zu verbessern. Zur Unterstützung deiner Übungspraxis findest du in diesem Kapitel ebenfalls QR-Codes, die direkten Zugang zu anschaulichen Videos bieten. Nutze dieses Kapitel, um deine Pilatesfähigkeiten zu erweitern, dein Wissen zu vertiefen und deine Übungsausführung zu perfektionieren. Es ist ein wertvolles Tool, das deinem Training neue Impulse gibt und dich motiviert, weiter an deiner Körperwahrnehmung und -kontrolle zu arbeiten.

KAPITEL 1

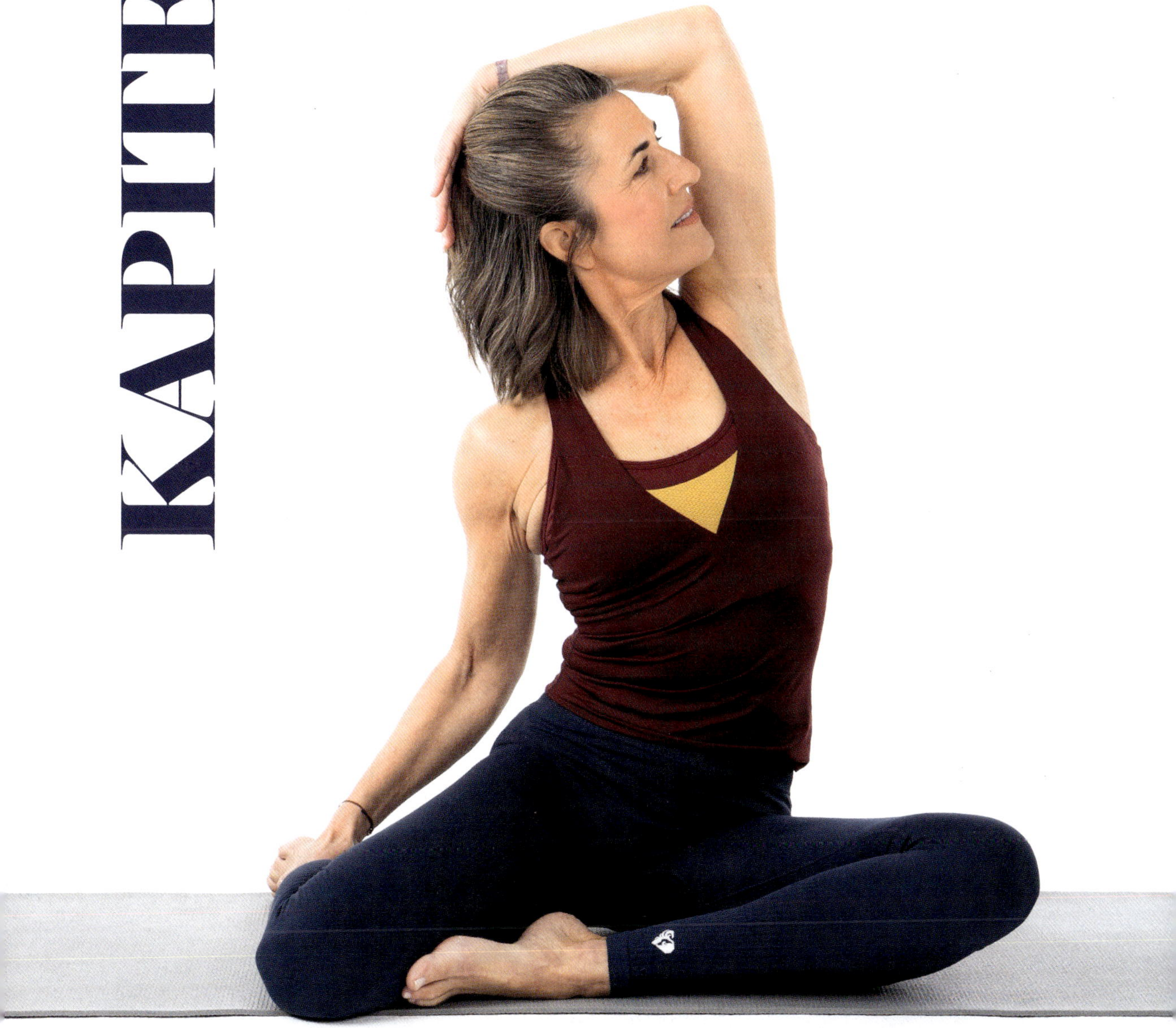

PILATES – DIE IDEALE BASIS FÜR EIN LANGES UND ERFÜLLTES LEBEN

Willkommen zu einem kleinen Tauchgang in die Geschichte von Pilates. Wer Pilates entwickelt hat, warum es Millionen von Menschen weltweit hilft, ein vitales und ausgeglichenes Leben zu führen, und wie sich das ursprüngliche Pilates bis zur modernen Praxis verändert hat, erfährst du hier.

DER URSPRUNG VON PILATES

Was ist Pilates und woher kommt diese Trainingsform? Der Name geht auf den Erfinder Joseph Hubertus Pilates zurück, der seine Methode ursprünglich *Contrology* nannte. Pilates war ein außergewöhnlicher Entwickler, der nicht nur Übungen für die Matte schuf, sondern auch innovative Trainingsgeräte entwarf, um Körper und Geist auf ganzheitliche Weise zu stärken.

Joseph Pilates, geboren am 9. Dezember 1883 in Mönchengladbach, Deutschland, ist Begründer der weltbekannten Pilatesmethode – einem ganzheitlichen Körpertrainingssystem, das bis heute Millionen von Menschen begeistert. Sein Weg zu dieser revolutionären Methode war geprägt von vielfältigen Erfahrungen und Berufen, die seine Entwicklung entscheidend beeinflussten.

Trotz gesundheitlicher Herausforderungen wie Asthma und Rachitis, die zu jener Zeit weitverbreitet waren, widmete sich Pilates intensiv der Stärkung seines Körpers. Durch die Kombination verschiedener Sportarten und gezielter Atemübungen entwickelte er eine tiefe Verbindung zu seinem Körper und ein außergewöhnliches Bewusstsein für Bewegung. Diese Erfahrungen legten den Grundstein für seine späteren bahnbrechenden Erkenntnisse im Bereich des ganzheitlichen Trainings.

1914 emigrierte Joseph Pilates illegal nach Blackpool, England. Nach Ausbruch des Ersten Weltkriegs wurde er als »feindlicher Ausländer« in ein provisorisches Internierungslager in Lancaster gebracht und war von 1915 bis 1919 auf der *Isle of Man* interniert.

Dort arbeitete er mit kranken Mitgefangenen, engagierte sich in vielen Bereichen, die mit Bewegung und Motivation zu tun hatten, und begann zunehmend Trainingsmethoden zu entwickeln, die den Grundstein für die spätere Pilatesmethode legten. Hier entstanden auch die Grundlagen für die von ihm konstruierten und später weiterentwickelten Trainingsgeräte wie den heutigen **Reformer** – sein Herzstück, den **Cadillac,** den **Barrel,** den **Wunda Chair** und vieles mehr.

1926 emigrierte Joseph Pilates in die USA, wo er Clara Zeuner begegnete, die seine Lebensgefährtin und Partnerin wurde. Gemeinsam eröffneten sie ein Studio in New York, das schnell an Popularität bei Tänzern und Athleten gewann. Diese erkannten rasch die Essenz der Pilatesmethoden – eine tiefe Verbindung von Kraft, Flexibilität und mentaler Kontrolle. Inspiriert wurde Joseph Pilates auch von der Tierwelt und den Bewegungen vieler unterschiedlicher Tiere wie beispielsweise der Katze, dem Pferd, der Vögel, wie viele seiner Übungsbezeichnungen, beispielsweise Seal, Swan, Elephant und Mermaid, zeigen.

Pilates veröffentlichte zwei Bücher, die bis heute sehr populär sind. *Your Health*, das 1934 erschien, widmet sich der Philosophie über Gesundheit und körperliche Fitness und regt Leser dazu an, ihre Lebensweise und Einstellung zur Gesundheit zu ändern. In *Return to Life Through Contrology*, das 1945 erschien, gibt Pilates detaillierte Anleitungen zu den Pilatesübungen und erklärt, wie diese die körperliche und geistige Gesundheit fördern können. In diesem Buch schreibt Pilates in Bezug auf seine Inspiration aus der Tierwelt: *»Observe the cat as it stretches itself out after a nap. It stretches itself luxuriously, one vertebra at a time. This is how we should move too – with awareness, with control, with grace.«*[1] Frei übersetzt: »Beobachte, wie eine Katze sich nach dem Mittagsschlaf dehnt. Sie dehnt sich genüsslich, Wirbel für Wirbel. Genau so sollten auch wir uns bewegen – mit Bewusstheit, mit Kontrolle, mit Anmut.«

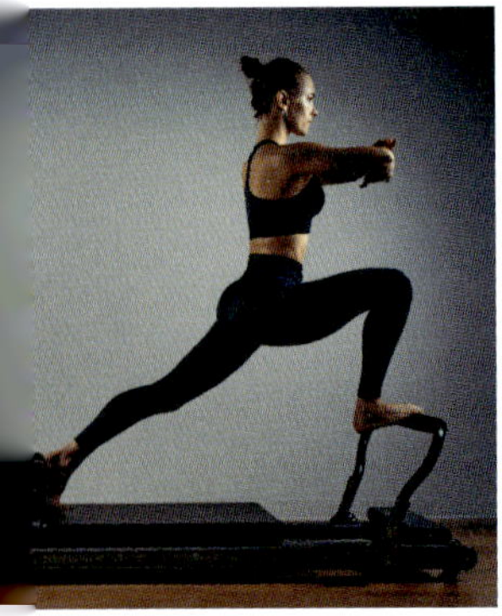
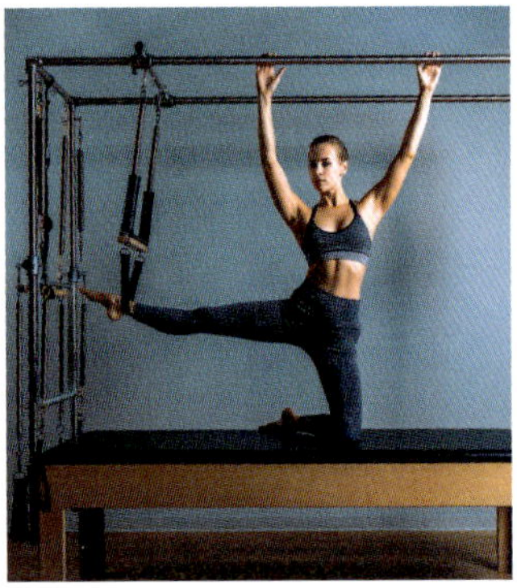
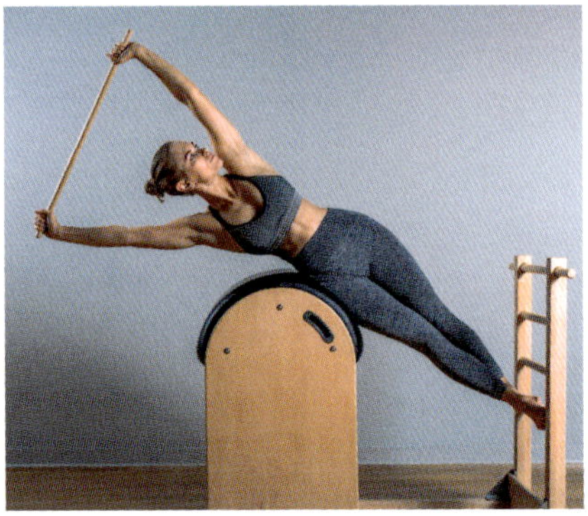
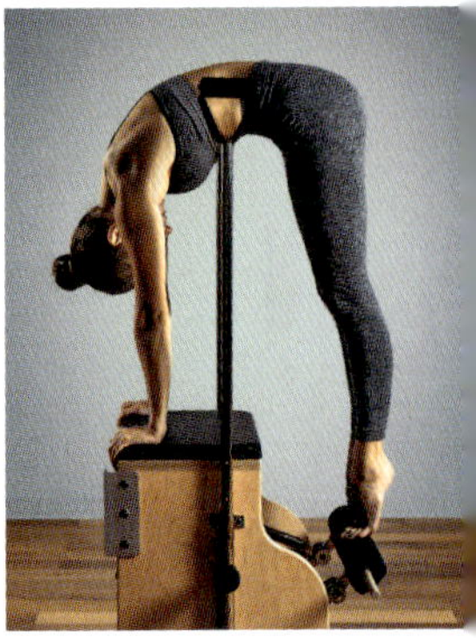

Die verschiedenen Pilatesgeräte bieten eine unendlich scheinende Breite an Trainingsmöglichkeiten, die abwechslungsreich für die unterschiedlichsten Bedürfnisse eingesetzt werden können.

Obwohl Joseph Pilates zu Lebzeiten nicht die Anerkennung erhielt, die er heute genießt, ist sein Einfluss auf die Welt des körperlichen Trainings heute unbestritten. Der weltweite Durchbruch seiner Methode begann erst Ende der 1990er-Jahre, als prominente Persönlichkeiten wie Madonna und Oprah Winfrey ihre Begeisterung für Pilates öffentlich teilten. Heute nutzen zahlreiche Sportprofis, darunter das Skirennläufer-Ehepaar Marlies und Benjamin Raich, sowie Künstler wie der Sänger Sting und der Schauspieler Sylvester Stallone Pilates, um nicht nur Rückenschmerzen zu lindern, sondern auch die Anforderungen ihres intensiven Alltags besser auszugleichen. Diese Beispiele repräsentieren Millionen von Menschen weltweit, die sich diesem Training verschrieben haben.

Falls du dich intensiver mit der Biografie von Joseph Pilates beschäftigen magst, möchte ich dir ein ganz besonderes und bewegendes Buch empfehlen: *Caged Lion*, von seinem Schüler und Freund John Howard Steel verfasst. In dieser eindrucksvollen Biografie beschreibt Steel auf lebendige und authentische Weise, wie er den stoischen und disziplinierten Charakter von Joseph Pilates immer mehr zu schätzen lernte. Er erzählt von der besonderen Beziehung, die Pilates zu seiner Frau Clara pflegte, und davon, wie Pilates seine Klienten und sogar fremde Menschen auf der Straße analysierte und begleitete. Besonders eindrucksvoll schildert Steel, wie sehr Pilates darunter litt, dass seine Erfolge weder von der Medizin noch von seinen Kollegen im Fitnessbereich die Anerkennung fanden, die sie verdient hätten – eine Enttäuschung, die ihn bis zu seinem Lebensende begleitete. Nach Pilates' Tod waren Steel und weitere enge Wegbegleiter maßgeblich daran beteiligt, seine Methode zu bewahren und weiterzugeben, wodurch Pilates heute weltweit von Trainern und Praktizierenden geschätzt wird. Dieses Buch ist eine inspirierende Lektüre für alle, die mehr über das Leben und die Philosophie dieses außergewöhnlichen Mannes erfahren möchten, dessen Name heute als Synonym für ein ganzheitliches Lifestyle-Training steht.

PHILOSOPHIE UND GRUNDPRINZIPIEN VON PILATES

»Physical fitness is the first requisite of happiness.« Joseph Pilates[2]

In unserer modernen Welt wird die Verbindung zwischen körperlicher Vitalität und mentaler Stärke immer häufiger thematisiert. Wir lesen Bücher, besuchen Workshops und konsumieren immer mehr Informationen, um diese Aspekte unseres Lebens in Einklang zu bringen. Doch diese Verbindung ist keine theoretische Erkenntnis – sie will gelebt und erfahren werden. Und nicht zuletzt: Diese Verbindung entfaltet ihre volle Kraft erst, wenn sie zu dir und deinen individuellen Gegebenheiten passt.

TRAINING FÜR KÖRPER UND GEIST

Pilates ist mehr als nur körperliches Training – es ist eine Methode, die Körper und Geist gleichermaßen fordert und fördert. Die präzisen Bewegungsabläufe, die Konzentration auf den Atem und die Achtsamkeit in jeder Übung helfen dabei, nicht nur körperliche, sondern auch mentale Stärke zu entwickeln. Das bewusste Wahrnehmen des eigenen Körpers schafft ein tieferes Verständnis für die eigenen Grenzen und Möglichkeiten – und trägt damit zu mehr Stabilität und Widerstandskraft bei. Das heutige zeitgenössische Pilates, auch Contemporary Pilates genannt, basiert auf sechs wesentlichen Prinzipien, die im Training verinnerlicht und gelebt werden. Sie bilden das Fundament der Pilatesmethode – unabhängig von deinem Leistungsniveau oder den verwendeten Trainingsgeräten. Die Verbindung dieser Prinzipien ebnet den Weg zu mehr Leistungsfähigkeit, höherer Belastbarkeit und gesteigertem Wohlbefinden. Sie unterstützen dich dabei, deinen Körper mit allen Sinnen bewusster wahrzunehmen. Pilates ist kein starres Konzept, sondern ein vielseitiges System, das sich an deine individuellen Bedürfnisse, körperlichen Voraussetzungen und Lebensumstände anpassen lässt.

DIE PILATESPRINZIPIEN, DIE DEN UNTERSCHIED MACHEN

Die sieben Pilatesgrundprinzipien sind das Herzstück jeder Übung – sie helfen dir dabei, Bewegungen mit Präzision und Kontrolle auszuführen und so das Beste aus jedem Training herauszuholen. Am Anfang mag es ungewohnt und vielleicht auch herausfordernd erscheinen, all diese Prinzipien gleichzeitig zu beachten, doch mit etwas Geduld und Übung werden sie zur natürlichen Basis deiner Bewegungen. Schritt für Schritt spürst du, wie sie dir helfen, die Qualität jeder Übung zu steigern und ein tieferes Verständnis für deinen Körper zu entwickeln. Genau hier liegt die Stärke von Pilates: Es geht nicht darum, perfekt zu sein, sondern darum, bewusst und achtsam zu arbeiten.

DIE GRUNDLEGENDEN PILATESPRINZIPEN FÜR DIE VERBINDUNG VON KÖRPER UND GEIST

1. **Atmung**
   Die bewusste Atmung ist ein zentrales Prinzip im Pilatestraining. Sie unterstützt nicht nur die Kräftigung der Lungen und der Muskulatur, sondern optimiert auch den Zellstoffwechsel, indem sie die Sauerstoffaufnahme verbessert und Kohlendioxid effizient aus dem Körper entfernt. Durch die tiefe, kontrollierte Atmung wird der Brustkorb dreidimensional mobilisiert, das Zwerchfell gekräftigt und eine natürliche, spannungsfreie Aufrichtung der Wirbelsäule gefördert. So entsteht eine harmonische Verteilung der Kräfte entlang der physiologischen Krümmungen der Wirbelsäule – eine Grundlage für effiziente Bewegung und gesunde Körperhaltung.

2. **Konzentration**
   Pilates erfordert hohe Konzentration und Aufmerksamkeit. Durch gezielte Fokussierung auf den Körper und die Bewegung kannst du dich besser entspannen und dein Geist wird klarer. Jede Bewegung wird bewusst und kontrolliert ausgeführt, wobei die korrekte Körperausrichtung unerlässlich ist. Das Zusammenspiel von Körper und Geist schafft Harmonie und fördert ein tiefes Körperbewusstsein.

3. **Kontrolle**
   Kontrolle ist eines der zentralen Prinzipien im Pilates. Jede Bewegung soll bewusst, präzise und kontrolliert ausgeführt werden, um Fehlbelastungen zu vermeiden und die tief liegenden Muskeln gezielt zu aktivieren. Joseph Pilates selbst sprach davon, den Körper durch den Geist zu steuern – »*Contrology*« war sein Begriff dafür.

4. **Zentrierung**
   Pilates beginnt immer mit der Zentrierung der Körpermitte, auch bekannt als das *Powerhouse* oder *Core*. Diese Muskeln – tief liegende Bauch- und Rückenmuskulatur, Hüftbeuger, Beckenboden und Zwerchfell – arbeiten zusammen, um ein stabiles Körperzentrum zu schaffen. So gewinnst du innere Stabilität und Selbstvertrauen.

5. **Bewegungspräzision**
   Die Präzision jeder Bewegung ist entscheidend für ein effektives Pilatestraining. Bei Pilates geht es nicht um die Anzahl der Wiederholungen, sondern um die Qualität der Ausführung. Die Verbindung von Atmung, korrekter Körperhaltung und Zentrierung führt zu einem kraftvollen und wirkungsvollen Training.

6. **Bewegungsfluss**
   Alle Übungen sind durch Bewegungen von fließender Qualität gekennzeichnet, die den natürlichen Bewegungsabläufen im Alltag ähneln. Ein fließender Bewegungsablauf fördert Beweglichkeit, Balance und eine effizientere Muskelaktivität. Dieser rhythmische Fluss verbessert auch Koordination und Körperwahrnehmung.

7. **Ausrichtung**
   Egal, in welcher Ausgangsposition wir eine Übung beginnen, wir achten immer auf eine optimale Ausrichtung der Gelenke, insbesondere der Wirbelsäule und des Beckens. Auf diese Weise wird die Muskulatur in den Übungen optimal angesteuert und Über- oder Fehlbelastung in den Gelenken, insbesondere der Wirbelsäule, werden vermieden.

Das Zusammenspiel dieser Prinzipien mag zunächst komplex erscheinen, doch du wirst bald erkennen, dass sie zur Selbstverständlichkeit im Alltag werden. Sie schenken dir

mehr Selbstvertrauen und führen zu einer höheren Lebensqualität. Durch regelmäßiges Üben werden diese Prinzipien zu einer Brücke, die deinen Körper und Geist verbindet.

Mit diesem Video kannst du dir nochmals die Pilatesprinzipien verinnerlichen:

Die sieben Pilatesprinzipien
m-vg.de/link/pilatesclub-1/

PILATES WIRKT – GANZHEITLICH, ANDERS, BESONDERS!

Pilates ist mehr als ein Training – es ist eine intelligente Bewegungspraxis, die den Körper als Einheit betrachtet und weit über herkömmliche Fitnessmethoden hinausgeht. Jede Übung folgt einem durchdachten Konzept, das nicht nur einzelne Muskeln anspricht, sondern ganze Muskelketten und Faszien in harmonische Bewegung bringt. Dadurch entsteht eine stabile, geschmeidige und belastbare Körperstruktur, die uns nicht nur stärker, sondern auch widerstandsfähiger im Alltag macht.

Mehr als nur Muskeln: Pilates als Fundament für funktionelle Kraft
Besonders im Krafttraining zeigt sich die Wirkkraft von Pilates: Während klassisches Krafttraining oft isolierte Muskeln stärkt, verbindet Pilates Stabilität, Mobilität und funktionelle Kraft zu einer Einheit. Das bedeutet, dass der Körper optimal auf komplexe Bewegungen wie Kniebeugen oder Kreuzheben vorbereitet wird – mit weniger Verschleiß und einem besseren Gefühl für die eigene Bewegung.

Starke Muskeln, starkes Leben – warum Pilates den Körper jung hält
Pilates ist nicht nur ein Schlüssel zu mehr Kraft, sondern auch zu mehr Lebensqualität. Spätestens ab 40 wird es essenziell, Muskulatur aktiv zu erhalten, um Stoffwechselpro-

zesse, den Hormonhaushalt und die körperliche Vitalität zu unterstützen. Besonders Frauen profitieren von gezieltem Training, da es dabei helfen kann, wechseljahresbedingten Beschwerden und degenerativen Erkrankungen vorzubeugen. Aber auch Männer bleiben durch eine Kombination aus Kraft und Beweglichkeit bis ins hohe Alter leistungsfähig. Pilates verbessert nicht nur die muskuläre Balance, sondern wirkt auch vorbeugend gegen Haltungsschäden und Gelenkverschleiß. Es ergänzt das klassische Krafttraining ideal, indem es nicht nur Stärke fördert, sondern auch Beweglichkeit, Koordination und Tiefenmuskulatur gezielt aktiviert.

Gehirntraining inklusive – Bewegung, die schlau macht

Und nicht nur der Körper, sondern auch das Gehirn profitiert enorm: Pilates trainiert das Nervensystem, indem es variantenreiche, koordinativ anspruchsvolle Bewegungen integriert. Diese ständige Anpassung fördert die Neuroplastizität, also die Fähigkeit des Gehirns, neue Verbindungen zu schaffen und flexibel zu bleiben. Kein Wunder, dass Pilates oft als »intelligentes Training« bezeichnet wird! Denn es fordert uns auf, bewusst zu steuern, zu spüren und zu kontrollieren – eine Fähigkeit, die uns nicht nur im Sport, sondern auch im Leben stärker macht.

Tiefenwahrnehmung und Gleichgewicht – die unsichtbare Kraft von Pilates

Ein weiterer bedeutender Aspekt ist die Verbesserung der Tiefenwahrnehmung und des Gleichgewichts. Pilates schult die Körperkontrolle und sorgt durch die Aktivierung der stabilisierenden Muskulatur für eine bessere Körperhaltung und Sturzprophylaxe – ein entscheidender Faktor, um Verletzungen im Alter vorzubeugen. Besonders bei Osteoporose kann regelmäßiges Pilatestraining dazu beitragen, die Knochendichte zu erhalten und das Risiko für Stürze und Frakturen zu reduzieren.

Pilates – die Kunst der Balance zwischen Kraft und Leichtigkeit

Pilates ist nicht nur Training, es ist eine Investition in Kraft, Beweglichkeit, mentale Frische und langfristige Gesundheit. Es ist die Brücke zwischen Stabilität und Leichtigkeit, zwischen Kraft und Beweglichkeit, zwischen Körper und Geist. Wer es einmal erlebt hat, versteht: Pilates wirkt – tief, nachhaltig und mit einem spürbaren Unterschied!

PRÄVENTION, LANGLEBIGKEIT UND MENTALE KRAFT DANK PILATES

1. **Ganzheitliches Training:** Pilates vereint Muskel-, Faszien- und Gehirntraining in einer Methode und stärkt die tiefe Muskulatur für eine optimale Körperkontrolle.
2. **Stabilität und Flexibilität:** Pilates fördert eine ausgewogene Kombination aus Stabilität und Beweglichkeit und verbessert dadurch die Körperhaltung und Gelenkgesundheit.
3. **Grundlage für komplexe Bewegungen:** Es bildet die Basis für multidimensionale, funktionale Bewegungsabläufe und bereitet den Körper optimal auf kraftintensive und ausdauernde Bewegungsabläufe vor.
4. **Body-Mind-Muscle-Connection:** Pilates verbindet Körper, Geist und Muskulatur für ein verbessertes Körperbewusstsein und schult die Tiefenwahrnehmung – ein essenzieller Faktor für die Sturzprophylaxe.
5. **Funktionelle Kraft:** Es stärkt die tiefe Muskulatur und optimiert die Kraft für alltägliche und sportliche Aktivitäten, wodurch das Verletzungsrisiko gesenkt und degenerative Erkrankungen wie Osteoporose positiv beeinflusst werden können.
6. **Atembewusstsein:** Durch gezielte Atemübungen verbessert Pilates das Atemvolumen und die Atemkontrolle und steigert die Sauerstoffversorgung der Zellen. Zudem unterstützt die bewusste Atmung die Regulation des Nervensystems und trägt zur mentalen Entspannung bei.
7. **Perfektes Gehirntraining:** Pilates fördert Konzentration, Koordination und Achtsamkeit – ein wahrer Booster für das Gehirn. Die variierenden Bewegungsmuster steigern die Neuroplastizität und halten das Gehirn flexibel und leistungsfähig.
8. **Garantie für mehr Geschmeidigkeit:** Die Kombination aus sanften Dehnungen, aktiver Mobilisation und faszialem Training hält den Körper beweglich und geschmeidig und fördert eine bessere Balance zwischen Kraft und Mobilität.
9. **Positive Auswirkungen auf Hormone:** Pilates unterstützt die Regulation des Hormonhaushalts, indem es Stresshormone reduziert und regenerative Prozesse im Körper fördert. Besonders in der Lebensmitte hilft es Frauen, hormonelle Veränderungen auszugleichen, und unterstützt Männer dabei, Muskelabbau entgegenzuwirken.
10. **Ausschüttung von Botenstoffen:** Die Aktivierung der Muskulatur stimuliert die Produktion von Myokinen. Myokine sind spezielle Botenstoffe, die von den Muskelzellen während körperlicher Aktivität freigesetzt werden. Sie gehören zur Gruppe der Zytokine, sie wirken überwiegend entzündungshemmend und gesundheitsfördernd. Zytokine wiederum sind eine übergeordnete Gruppe von Botenstoffen, die sowohl entzündungsfördernd als auch entzündungshemmend sein können. Myokine gehören zu den positiv wirkenden Zytokinen und tragen durch Bewegung wie Pilates zur Entzündungshemmung, zum verbesserten Stoffwechsel und zur Stärkung des Immunsystems bei.

11. **Für jeden Menschen geeignet:** Von Spitzensportlern bis zu Menschen mit chronischen Schmerzen oder nach Verletzungen – Pilates bietet eine Vielzahl an Übungen, die individuell angepasst werden können und schenkt allen eine aktive und gesunde Lebensführung.

PILATES HÄLT JUNG

Langlebigkeit oder *Longevity* ist ein Wunsch, der uns Menschen schon seit Langem beschäftigt. Weltweit diskutieren Experten, wie wir nicht nur unsere Lebensspanne, die *Life Span*, verlängern, sondern auch unsere Gesundheitsspanne, den *Health Span*, optimieren können. Im Zentrum steht die Frage: Wie gelingt es uns, ein langes, gesundes und erfülltes Leben zu führen?

Viele Prinzipien, die heute als Schlüssel für gesundes Altern gelten, wurden von früheren Generationen bereits gelebt – Longevity ist also keineswegs eine neue Entwicklung, auch wenn es uns heute als Trend erscheinen mag. Bewegung war früher ein selbstverständlicher Teil des Alltags, die Ernährung beruhte auf regionalen und saisonalen Lebensmitteln und die sozialen Bindungen stärkten sich durch gemeinsames sinnstiftendes Handeln, etwa beim Wiederaufbau nach dem Krieg. Das Leben war sicher nicht einfacher, doch in jedem Fall frei von digitalen Ablenkungen, und es förderte nicht nur das Gemeinschaftsgefühl auf einer anderen Ebene, sondern auch die Fähigkeit, sich selbst und seine Bedürfnisse bewusst wahrzunehmen.

Die Industrialisierung, Globalisierung und Digitalisierung haben unsere Lebensumstände komplett verändert – und das in einer Geschwindigkeit, die unser Gehirn kaum noch verarbeiten kann. Der moderne Alltag entfernt uns zunehmend von unserem Körperbewusstsein. Wir verlernen, uns selbst zu spüren, und verlieren die Verbindung zu unserer inneren Balance.

Pilates ist eine Möglichkeit, aus der Schnelllebigkeit auszubrechen und bewusst zu entschleunigen. Durch achtsame Bewegung, bewusste Atmung und gezielte Konzentration hilft es uns, wieder in Kontakt mit uns selbst zu kommen. Es stärkt nicht nur den Körper und zentriert den Geist, sondern unterstützt auch nachhaltig den Aufbau innerer Balance.

SCHENKE DIR GESUNDHEIT – JEDEN TAG!

Die gute Nachricht ist: Es ist niemals zu spät – und auch niemals zu früh –, damit zu beginnen, deinem Körper und Geist etwas Gutes zu tun. Denn eines ist unbestreitbar: Inaktivität hat ihren Preis, und darüber können wir nicht hinwegsehen.

Unsere Knochen verlieren an Dichte, die Atmung wird flacher, Muskeln bauen ab, die Fettmasse nimmt zu, der Rücken schmerzt und auch unsere Gehirnleistung leidet. Studien zeigen, dass Bewegungsmangel und Stress das Risiko für Erkrankungen wie Alzheimer und Demenz erhöhen. Doch die Lösung ist einfacher, als du denkst! Schon 15 Minuten bewusste Aktivität und Achtsamkeit pro Tag reichen aus, damit du dir nachhaltig etwas Gutes tust. Meine persönliche 15-Minuten-Formel lautet:

- **Bewegung:** Halte deinen Körper aktiv mit sanften Übungen.
- **Atmung:** Finde Klarheit durch bewusste, tiefe Atemzüge.
- **Ruhe:** Gönn dir Momente der Entspannung und Stille.

Im Laufe meiner langjährigen Erfahrung habe ich diese wirkungsvolle Routine für mich entwickelt: Sie basiert auf der Überzeugung, dass bereits 15 Minuten bewusste Aktivität und Achtsamkeit auf diese drei Punkte pro Tag ausreichen, um Körper und Geist nachhaltig in die Homöostase zu bringen. Dies ist jedoch nicht nur auf meine Erfahrung aufgebaut. Auch Studien belegen: Schon ein Viertelstündchen bewusster Aktivität kann ausreichen, um Körper und Geist zu stärken, degenerative Prozesse einzubremsen und dein Wohlbefinden zu fördern. Mit dieser kleinen Routine kannst du nicht nur deine Gesundheit verbessern, sondern auch den geistigen Abbau verlangsamen und deine Lebensfreude steigern.

Gesundheit ist eine Entscheidung, die du jeden Tag aufs Neue treffen kannst. Fang heute an! Schreibe deine Erfahrungen in ein kleines Tagebuch: Wie fühlst du dich nach »deinen« 15 Minuten? Was hat sich verändert? Diese Reflexion wird dich motivieren und dir zeigen, wie wertvoll diese Routine für dich ist.

Diese Formel ist weit mehr als nur eine tägliche Aufgabe – sie ist ein Geschenk an dich selbst, das dir Kraft, Stabilität und Lebensfreude schenkt.

Unter dem folgenden QR-Code findest du einen Vorschlag für eine Morgenroutine. Natürlich kannst du diese auch während des Tages oder am Abend absolvieren. Wichtig ist nur, dass du sie regelmäßig mindestens drei Wochen praktizierst.

Pilates-Morgenroutine
m-vg.de/link/pilatesclub-2/

PILATES UND DIE SÄULEN DER LANGLEBIGKEIT

Ein langes, gesundes Leben ist kein Zufall, sondern basiert auf wissenschaftlich fundierten Prinzipien, die sich in den Alltag integrieren lassen. Pilates unterstützt viele dieser Prinzipien und trägt dazu bei, Bewegung, Atmung und Achtsamkeit als zentrale Bestandteile eines vitalen Lebens zu verankern. Hier sind die acht essenziellen Säulen der Langlebigkeit, ergänzt durch spannende Erkenntnisse und wie Pilates sie fördern kann.

SÄULE 1: ERNÄHRUNG UND PILATES – NAHRUNG ALS TREIBSTOFF FÜR KÖRPER UND GEIST

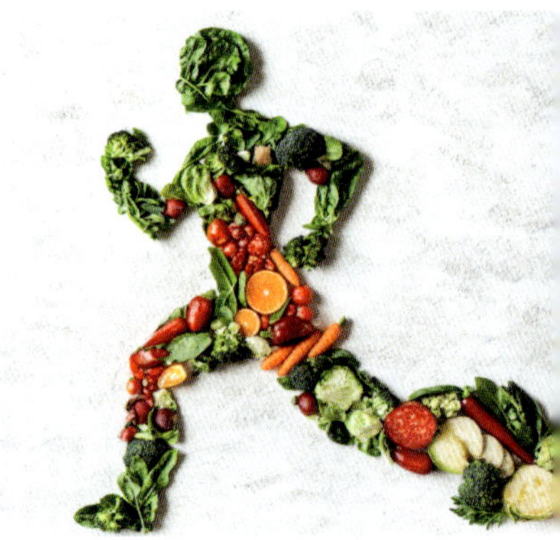

Die Nahrung, die wir zu uns nehmen, beeinflusst nicht nur unsere körperliche Gesundheit, sondern auch unsere geistige Leistungsfähigkeit und unser Energielevel. Eine pflanzenbetonte Ernährung mit gesunden Fetten,

Ballaststoffen und Antioxidantien schützt vor Entzündungen und beugt chronischen Krankheiten vor. Doch nicht nur das, auch das Timing und die Kombination von Nahrungsmitteln spielen eine Schlüsselrolle.

Wusstest du schon? Nach dem Essen sollst du ruhn oder tausend Schritte tun …

Was du nach einer Mahlzeit machst, beeinflusst deinen Stoffwechsel maßgeblich. Ein kurzer Spaziergang von nur zehn Minuten nach dem Essen kann die Insulinsensitivität erhöhen und den Blutzuckerspiegel stabilisieren. Das liegt daran, dass die Bewegung die Glukose direkt in die Muskelzellen transportiert, anstatt sie in Fettzellen einzulagern. Dies ist besonders wichtig, um langfristig Diabetes vorzubeugen. Somit ist also die zweite Alternative des bekannten Sprichworts die gesündere Gewohnheit.

WIE PILATES UND ERNÄHRUNG ZUSAMMENSPIELEN

Pilates fördert ein gesundes Körpergefühl, das viele Menschen dazu motiviert, bewusster zu essen. Die Übungen regen außerdem die Verdauung an und helfen, Blähungen und Trägheit nach dem Essen zu vermeiden. Mit Pilates lernst du, auf die Bedürfnisse deines Körpers zu hören, auch bei der Wahl deiner Nahrungsmittel.

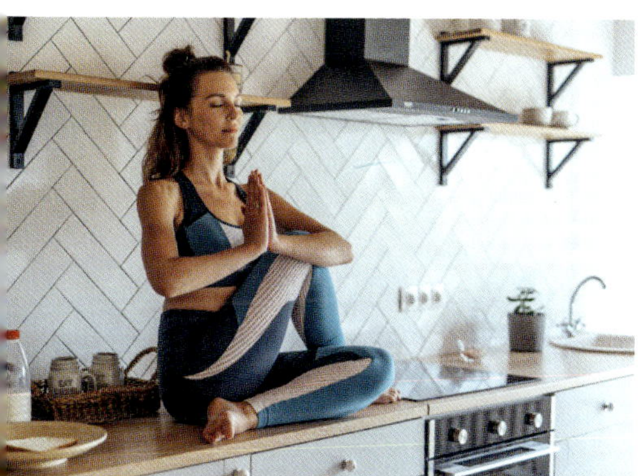

SÄULE 2: INTERVALLFASTEN UND PILATES – ZELLREINIGUNG FÜR EIN LÄNGERES LEBEN

Intervallfasten, zum Beispiel im 16:8-Rhythmus, aktiviert die Autophagie, einen natürlichen Reinigungsprozess, bei dem geschädigte Zellbestandteile abgebaut und recycelt werden. Dies unterstützt die Zellgesundheit, fördert die Regeneration und kann vorzeitiger Zellalterung entge-

Mit der Zeit werden dir immer mehr Übungen einfallen, die du aus diesem Ratgeber kennenlernen wirst und in deinen Alltag einbauen kannst. Es muss nicht immer ein komplettes Programm sein – schon die Integration einzelner Übungen und ein gesteigertes Körperbewusstsein bringen dich auf einen gesunden, vitalen Pfad.

Schon wenige Minuten Pilates pro Tag können die Beweglichkeit verbessern, die Muskulatur kräftigen und dein allgemeines Wohlbefinden steigern. Hier auch gleich ein motivierendes Beispiel für ein Cardio-Training.

CARDIO-TRAINING

ÜBUNG

Probier gleich dieses kurze, aber effektive und schonende Cardio-Training für dich aus. Wenn es dir gutgetan hat, behalte das Training bei und baue es regelmäßig, am besten täglich, drei Wochen lang in deinen Alltag ein – du wirst staunen, wie viel mehr Vitalität du damit in deinen Alltag bringst.

m-vg.de/link/pilatesclub-3/

SÄULE 4: MENTALE GESUNDHEIT UND STRESSMANAGEMENT – INNERE BALANCE FINDEN

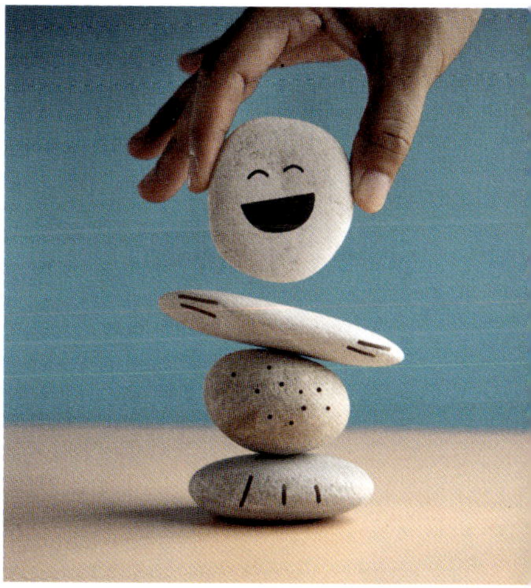

Stress ist einer der größten Risikofaktoren für viele chronische Krankheiten, da er den Cortisolspiegel dauerhaft erhöht. Dies führt zu Entzündungen im Körper, die das Immunsystem schwächen, die Zellalterung beschleunigen und langfristig auch die Funktion des Gehirns beeinträchtigen können. Mentale Gesundheit und Stressmanagement sind daher essenziell für Langlebigkeit.

Wusstest du schon? Stressreduktion und mentale Stärke dank Pilates

Chronischer Stress kann die Gehirnmasse im Hippocampus, dem Zentrum für Gedächtnis und Emotionen, sowie im präfrontalen Kortex, der für Entscheidungsfindung, Konzentration und Impulskontrolle zuständig ist, verringern. Anhaltende Anspannung beeinträchtigt die Fähigkeit des Gehirns, neue Nervenzellen zu bilden, und schwächt bestehende neuronale Verbindungen. Studien zeigen jedoch, dass unter anderem regelmäßiges Meditieren, praktizieren von Pilates, Yoga oder auch Singen diesem Prozess entgegenwirken. Sie fördern das Wachstum des Hippocampus und stärken die neuronalen Netzwerke im präfrontalen Kortex. Weniger Stress führt somit nicht nur zu einer besseren körperlichen Gesundheit, sondern macht dich auch mental stärker, klarer und emotional ausgeglichener.

WIE PILATES AUF DAS NERVENSYSTEM WIRKT

Die bewusste Verbindung von Atmung und Bewegung in Pilates wirkt direkt auf das Nervensystem. Die Übungen aktivieren den Parasympathikus, insbesondere den Vagusnerv, der Entspannung und Regeneration fördert. Gleichzeitig unterstützt Pilates die Verbindung zwischen Geist und Körper, indem es dir hilft, im Hier und Jetzt zu bleiben. Mit jedem Atemzug und jeder Bewegung lernst du, Stress loszulassen, deinen Geist zu beruhigen und innere Balance zu finden. Regelmäßiges Pilatestraining stärkt somit langfristig deine mentale Gesundheit und Resilienz.

SÄULE 5: ATMUNG – MEHR ALS NUR SAUERSTOFF

Die bewusste Atmung ist ein oft unterschätzter Schlüssel zu Gesundheit und Wohlbefinden. Sie versorgt die Zellen mit Sauerstoff, erhöht die Kohlenstoffdioxid-(CO_2-)Toleranz, unterstützt die Entgiftung und beeinflusst den Säure-Basen-Haushalt des Körpers, um nur einige der Vorteile einer bewussten Atmung aufzuzählen. Unbewusste und oft auch falsche Atemmuster hingegen reduzieren die Sauerstoffzufuhr und verstärken Stresssymptome.

Wusstest du schon? Wie du mit einer bewussten Atmung die Gesundheit unterstützt

Die Nasenatmung reinigt, befeuchtet und erwärmt nicht nur die Luft, sondern verhindert auch eine Überatmung. Zudem steigert sie die Freisetzung von Stickstoffmonoxid (NO), einem Molekül, das die Gefäße erweitert, die Durchblutung verbessert und die Immunabwehr stärkt. Stickstoffmonoxid ist außerdem ein natürlicher Schutz gegen Viren und Bakterien. Es gelangt beim Einatmen in die Lunge, wo es seine Wirkung entfaltet. Wird es freigesetzt, kann auch mehr Sauerstoff aufgenommen werden, was dem gesamten Körper zugutekommt.

WIE PILATES DIE ATMUNG FÜR KÖRPERLICHE UND MENTALE GESUNDHEIT NUTZT

Im Pilatestraining steht die Atmung im Mittelpunkt. Jede Bewegung wird von einer bewussten Naseneinatmung und Mundausatmung begleitet, die nicht nur die Effektivität der Übungen steigert, sondern auch die Sauerstoffversorgung des Körpers optimiert. Diese gezielte Atmung verhilft indirekt dazu, in stressigen Situationen ruhiger zu bleiben – vor allem in Kombination mit anderen Übungen, die durch diese bewusste Atmung schneller und effizienter umgesetzt werden können. Eine einfache Übung für den Alltag ist das bewusste Armkreisen, das du sowohl im Sitzen als auch im Stehen ausführen kannst. Auf Seite 118 findest du eine Variante dieser Übung – Arm Circles – im Liegen beschrieben. Beginne mit der Einatmung, indem du die gefalteten Hände vor dem Körper nach oben Richtung Decke streckst. Mit der Ausatmung drehst du die Handflächen voneinander weg und führst die Arme in einem großen, weiten Bogen seitlich nach unten zurück Richtung Beine. Wiederhole diese Bewegung für mindestens 8 bis 13 Atemzüge. Diese fließende Übung lockert den Schultergürtel, schafft Raum für das Zwerchfell und hilft dir, dich in kurzer Zeit zu erden und neue Energie zu schöpfen.

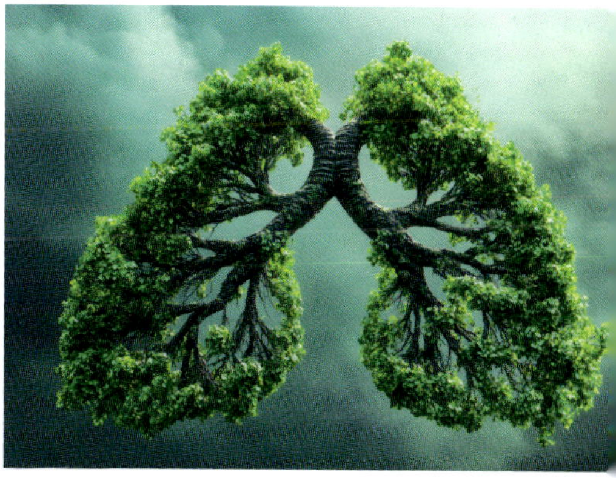

SÄULE 6: SCHLAFQUALITÄT – REGENERATION ÜBER NACHT

Die Grundlage für körperliche und geistige Erholung ist der Schlaf. Während des Tiefschlafs aktiviert sich das glymphatische System – ein spezielles Reinigungssystem des Gehirns, das ähnlich wie das lymphatische System im restlichen Körper funktioniert. Dieses System ermöglicht den Abtransport von Stoffwechselabfällen, einschließlich potenziell schädlicher Proteine wie Beta-Amyloid. Solche Ablagerungen stehen in Zusammenhang mit neurodegenerativen Erkrankungen wie Alzheimer, also Krankheiten, bei denen Nervenzellen im Gehirn nach und nach geschädigt und abgebaut werden. Schlafmangel kann die Effizienz dieses Systems beeinträchtigen und somit das Risiko für solche Erkrankungen erhöhen. Zudem erhöht Schlafmangel das Risiko für Übergewicht, Diabetes und Herz-Kreislauf-Erkrankungen.

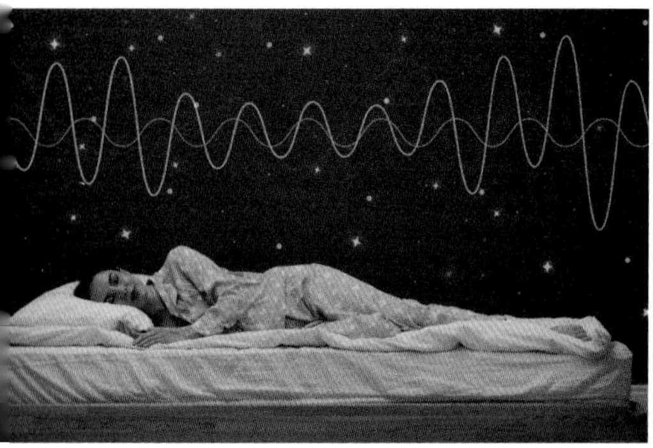

Wusstest du schon? Wie sich Schlafmangel auf Stoffwechsel und Körpergewicht auswirkt

Bereits 60 Minuten weniger Schlaf pro Nacht können die Insulinsensitivität je nach Körperkonstituion, Geschlecht und Alter im Schnitt um 25 Prozent senken. Das bedeutet, dass dein Körper weniger effizient auf Insulin reagiert, was langfristig den Stoffwechsel beeinträchtigen und das Risiko für Gewichtszunahme, Heißhungerattacken und Energietiefs erhöhen kann. Diese enge Verbindung zwischen Schlaf und Stoffwechsel zeigt, wie wichtig eine gute Schlafqualität für deine Gesundheit ist. Es lohnt sich also, für ausreichend Schlaf zu sorgen, nicht nur um genug Erholung zu finden, sondern auch, um einen funktionierenden Stoffwechsel zu erhalten und das Wohlfühlkörpergewicht halten zu können. Dazu tragen eine gesunde Ernährung sowie ausreichend Bewegung bei.

WIE PILATES ZU EINEM ERHOLSAMEN SCHLAF BEITRÄGT

Eine bewusste Abendroutine bereitet Körper und Geist auf erholsamen Schlaf vor. Sanfte Atemübungen oder ein leichtes Pilates-Cool-down beruhigen das Nervensystem und lösen Verspannungen – das unterstützt die Melatoninproduktion für tiefen Schlaf. Achte darauf, dass dein Schlafzimmer dunkel ist, da Licht die innere Uhr stören kann. Vermeide zwei Stunden vor dem Schlafengehen grelles, künstliches Licht, insbesondere von Bildschirmen. Eine Raumtemperatur zwischen 16 und 19 Grad Celsius und frische Luft fördern die Schlafqualität zusätzlich.

Zur gezielten Entspannung habe ich ein Video mit der Muskelrelaxationstechnik (kurz: PMR) nach Edmund Jacobson (1888–1983) vorbereitet. Diese Methode hilft, Verspannungen systematisch zu lösen und schneller in einen tiefen, erholsamen Schlaf zu finden. Die Übung kannst du auch unabhängig vom Video als Audiodatei nutzen.

Progressive Muskelentspannung nach Jacobson
m-vg.de/link/pilatesclub-4/

SÄULE 7: GESUNDE UMWELT UND LEBENSWEISE – WENIGER IST MEHR

Ein schadstoffarmes Umfeld, saubere Luft und die Nähe zur Natur fördern nicht nur die körperliche Gesundheit, sondern auch die mentale Ausgeglichenheit. Besonders das sogenannte Waldbaden – der bewusste Aufenthalt im Wald – hat nachweislich positive Effekte auf Stresshormone und das Immunsystem.

Wusstest du schon? Wie ein Waldspaziergang den Stresspegel senken kann

Studien zeigen, dass bereits 20 Minuten Aufenthalt im Wald den Cortisolspiegel um bis zu 30 Prozent senken können. Während eine kurzfristige Ausschüttung dieses Stresshormons sinnvoll ist, kann ein chronisch erhöhter Cortisolspiegel schädlich sein – insbesondere für das Gehirn. Er beeinträchtigt den Hippocampus, der für Gedächtnis, Lernen und emotionale Regulation zuständig ist, und kann zu Konzentrationsproblemen, Angstzuständen und Schlafstörungen führen.

Ein Spaziergang in der Natur wirkt dem entgegen: Er senkt den Cortisolspiegel, stabilisiert den Blutdruck, stärkt das Immunsystem und beruhigt das Nervensystem. Besonders der Kontakt mit Bäumen hat eine nachweislich entspannende Wirkung – in Japan bekannt als »Shinrin Yoku« oder »Waldbaden«. Die ätherischen Öle der Bäume (Terpene) fördern das Wohlbefinden und die Immunabwehr.

Neben diesen biochemischen Effekten bietet die Natur auch psychologische Vorteile: Sie schafft Abstand zum Alltag, fördert Achtsamkeit und reduziert mentale Erschöpfung. Wer regelmäßig Zeit im Grünen verbringt, fühlt sich oft ausgeglichener und kreativer. Vielleicht baust du bewusst kleine »Wald-Auszeiten« in deinen Alltag ein – selbst ein kurzer Spaziergang im Park kann viel bewirken.

WIE PILATES SICH AUCH IN DER FREIEN NATUR PRAKTIZIEREN LÄSST

Die Natur bietet ideale Gelegenheiten, Bewegung und frische Luft miteinander zu verbinden. Warum also nicht Pilateselemente direkt in deinen Spaziergang integrieren?

Schon kleine Bewegungen zwischendurch können den Körper aktivieren und dabei helfen, Verspannungen zu lösen. Nutze den Wald als dein persönliches Freiluftstudio:

- 10 Push-ups gegen einen Baum – kräftigen die Arme und Schultern und stabilisieren den Rumpf.

- 5 bis 8 Leg Pull Backs an einer Bankkante – verbessern die Körperkontrolle und kräftigen die hintere Muskelkette (siehe Seite 217).
- 10 Squats mit Handpumpe – aktivieren die Beinmuskulatur und fördern die Durchblutung.

Diese Übungen sind nicht nur effektiv, sondern machen auch Spaß im Freien. Zudem fördern sie die Durchblutung, stabilisieren die Gelenke und bringen deinen Kreislauf in Schwung.

Nutze jede Gelegenheit, um Bewegung in deinen Alltag zu integrieren – sei es durch eine bewusste Haltung beim Gehen, die Aktivierung deines Powerhouse oder eine kleine Mobilisationsübung zwischendurch. Pilates bietet dir unzählige Möglichkeiten, aktiv zu bleiben – egal, wo du gerade bist. Im Kapitel 4 auf Seite 271 findest du einen QR-Code für ein Anti-Aging-Workout.

SÄULE 8: DIE KRAFT DER SOZIALEN VERBINDUNG

So wichtig Bewegung, Ernährung, Schlaf und Achtsamkeit auch sind – soziale Beziehungen zählen zu den bedeutendsten Faktoren für unsere Gesundheit und Langlebigkeit. Studien zeigen, dass Menschen mit starken sozialen Bindungen eine um etwa 50 Prozent höhere Überlebenswahrscheinlichkeit haben als sozial isolierte Personen. Der regelmäßige Austausch mit anderen, das Gefühl von Zugehörigkeit und gegenseitiger Unterstützung wirken wie ein schützender Mantel für Körper und Geist.

In einer zunehmend individualisierten Welt erinnert uns diese Erkenntnis daran, dass echte menschliche Verbindungen ein zentrales Element für unser Wohlbefinden sind. Soziale Interaktion verdient deshalb einen besonderen Platz unter den Säulen der Langlebigkeit – als unsichtbares Band, das die anderen Säulen trägt, verbindet und stärkt.

Auch Pilates kann einen wertvollen Beitrag dazu leisten: Wer gemeinsam trainiert, sich einer Gruppe anschließt oder sogar selbst eine kleine Gemeinschaft aufbaut, fördert nicht nur die eigene Motivation, sondern auch das Miteinander. Der Austausch vor und nach der Stunde, das gemeinsame Üben und der Blick über den eigenen Tellerrand hinaus schaffen Nähe und Zugehörigkeit – ein wichtiges Gegengewicht zur Anonymität des Alltags.

VORAUSSCHAUEND LEBEN: DIE ROLLE DER PRÄVENTION

All diese Säulen bilden gemeinsam das Fundament für ein langes und gesundes Leben. Doch es gibt einen weiteren, oft unterschätzten Schlüssel zur Langlebigkeit: die bewusste Vorsorge. Prävention bedeutet, Verantwortung für die eigene Gesundheit zu übernehmen, bevor Beschwerden entstehen. Sie schenkt uns nicht nur Sicherheit, sondern auch Selbstwirksamkeit.

Ob es um regelmäßige medizinische Check-ups, Zahnprophylaxe oder das Aufspüren von Disbalancen im Alltag geht – wer frühzeitig handelt, kann viel bewirken. Ich bin überzeugt: Jeder Cent, den du heute in deine Vorsorge investierst, spart dir morgen unnötige Sorgen und Beschwerden. Es geht dabei nicht nur um das Verhindern von Krankheit, sondern auch um den aktiven Erhalt von Lebensqualität.

Wusstest du schon? Vorsorge ist besser als Nachsorge

Die eigene Gesundheit im Auge zu behalten, lohnt sich, um ernsthafte Erkrankungen rechtzeitig zu erkennen und ihnen frühzeitig zu begegnen. Denn je früher sie erkannt werden, desto leichter ist es, sie zu behandeln und wieder gesund zu werden. Nutze deswegen die Angebote deiner Krankenkasse und nimm Vorsorgeuntersuchungen wahr. Nimm an Präventivprogrammen teil und setze die zuvor genannten Tipps um, die alle zur Gesunderhaltung von Körper und Geist beitragen.

Dieser Ratgeber legt den Fokus darauf, dich zu einem achtsamen und aktiven Lebensstil zu inspirieren, der einen wichtigen Beitrag zur Prävention leistet. Entscheidend ist, dass du auf die Signale deines Körpers zu hören lernst, dich gut informierst und bei Bedarf professionellen Rat einholst. Denn ein gesunder Lebensstil umfasst mehr als nur Bewegung und Ernährung – er bedeutet auch, ein Bewusstsein für die eigene Gesundheit als Ganzes zu entwickeln.

Diese beschriebenen acht Säulen zeigen, wie eng Körper, Geist und Umwelt miteinander verbunden sind. Pilates unterstützt viele dieser Prinzipien, indem es Bewegung, Atmung und Achtsamkeit fördert. Kleine, bewusste Veränderungen im Alltag können den Unterschied machen – für ein langes, gesundes und erfülltes Leben.

KAPITEL 2

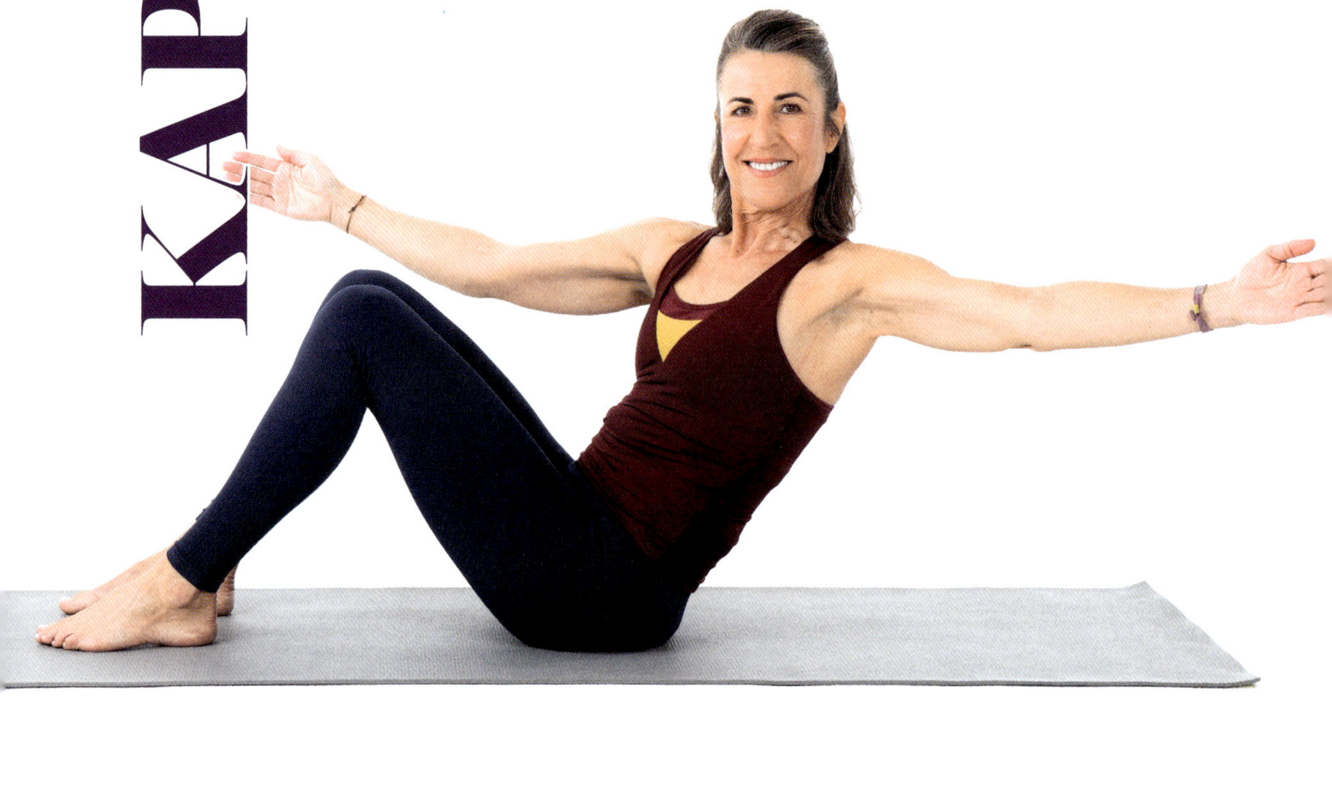

PILATES ALS GANZHEITLICHES TRAININGS-KONZEPT

Stell dir vor, du trittst in einen Raum, der nur für dich und deinen Körper geschaffen ist – ein Raum, in dem jeder Atemzug, jede Bewegung und jeder Moment der Achtsamkeit dazu dienen, Körper und Geist miteinander zu verbinden. In diesem Kapitel öffnest du die Tür zu einer neuen Art der Bewegung, bei der Kraft, Balance und die Mind-Body-Connection nicht nur durch die Muskeln, sondern auch durch geistige Klarheit gestärkt werden. Mit Pilates gehst du auf eine Entdeckungsreise, bei der jeder Schritt dich näher zu deinem inneren Gleichgewicht führt. Du wirst lernen, deinen Körper neu zu entdecken und bewusst zu spüren, ihn als Ganzes wahrzunehmen und mit mehr Selbstvertrauen und Leichtigkeit durch den Alltag zu gehen.

PILATES – DER WEG ZU EINEM NEUEN KÖRPERBEWUSSTSEIN

In unserer hektischen Welt verlieren wir oft die Verbindung zu uns selbst. Der Körper sendet Signale, doch wir überhören sie, weil wir glauben, funktionieren zu müssen – dabei sind es Maschinen, die funktionieren müssen, nicht Menschen. Genau hier setzt Pilates an: Es hilft uns, die Verbindung zwischen Körper und Geist – die Mind-Body-Connection – wiederherzustellen.

Pilates ist weit mehr als ein Training. Jede Übung lädt dich ein, deinen Körper bewusster wahrzunehmen, ihn zu spüren und zu verstehen. Durch gezielte Bewegungen und kontrollierte Atmung lernst du, auf die Signale deines Körpers zu hören und sie zu respektieren. Diese Reise führt zu mehr Kraft, Stabilität und innerer Balance.

Die Wissenschaft zeigt, dass Bewegung wie Pilates das Belohnungssystem des Gehirns aktiviert. Hormone wie Dopamin und Endorphin werden freigesetzt, die Zufriedenheit, Motivation und seelische Stabilität fördern. So entsteht ein positiver Kreislauf: Bewegung steigert dein Wohlbefinden und motiviert dich zu mehr Bewegung. Gleichzeitig verbessert Pilates deine Haltung, was nicht nur physische Stärke vermittelt, sondern auch dein Selbstvertrauen stärkt.

Aus eigener Erfahrung weiß ich, wie wertvoll diese Verbindung ist. Es gab Momente, in denen ich mich von mir selbst entfernt fühlte – körperlich und geistig. Pilates war der Schlüssel, um diese Verbindung zurückzugewinnen. Schritt für Schritt half es mir, ein neues Körperbewusstsein zu entwickeln.

Dieses Bewusstsein geht über das Training hinaus. Es bedeutet, die Signale des Körpers zu erkennen, zu verstehen und bewusst darauf zu reagieren. Pilates schult uns darin, Bewegung, Atmung und Empfinden im Hier und Jetzt wahrzunehmen. Diese achtsame Verbindung ist der Schlüssel zu langfristiger Gesundheit, Stärke und innerer Ausgeglichenheit – ein Geschenk an dich selbst, das weit über die Matte hinauswirkt.

DIE ROLLE DER KÖRPERWAHRNEHMUNG IM PILATESTRAINING

Körperwahrnehmung bedeutet im Pilates, die Aufmerksamkeit gezielt auf den eigenen Körper zu lenken – auf Haltung, Ausrichtung und innere Empfindungen. Während der Übungen wirst du immer wieder angeleitet, deine Atmung bewusst wahrzunehmen und ihre Verbindung zu deiner körperlichen und emotionalen Befindlichkeit zu spüren.

Durch diese bewusste Wahrnehmung kannst du gezielt in die Entspannung finden, lernen, Verspannungen zu erkennen, und du lernst zu verstehen, welche Körperregionen aktiv arbeiten und welche loslassen dürfen. Mit der Zeit entwickelt sich daraus ein tieferes Körperbewusstsein, das nicht nur dein Selbstwertgefühl stärkt, sondern dich auch erkennen lässt:

- Du bist es dir wert, regelmäßig zu trainieren.
- Du bist es dir wert, innezuhalten und dich auf deine Atmung zu konzentrieren.
- Du bist es dir wert, mehr für deine Gesundheit zu tun.

Diese einfachen Erkenntnisse können dein Leben nachhaltig positiv verändern. Doch für viele sind sie nicht sofort umsetzbar – oft aus Gründen, die ihnen selbst nicht bewusst sind.

WARUM FÄLLT KÖRPERWAHRNEHMUNG OFT SCHWER?

Es gibt viele Faktoren, die uns daran hindern, unseren Körper bewusst wahrzunehmen. Manche sind körperlicher, andere mentaler Natur:

- Verletzungen und Schonhaltungen: Selbst wenn eine alte Verletzung ausgeheilt ist, können falsche Bewegungsmuster im Körper bestehen bleiben und muskuläre Disbalancen verursachen.
- Medikamente: Vor allem Psychopharmaka können das zentrale Nervensystem beeinflussen und dadurch das Körpergefühl verändern.

- Einseitige Bewegungsmuster: Wer lange eine bestimmte Sportart ausübt, wie Tennis, Golf oder Fußball, entwickelt oft Asymmetrien, die die natürliche Körperwahrnehmung verzerren.
- Stress und mentale Anspannung: Anhaltender Stress führt dazu, dass wir uns weniger mit unserem Körper verbinden. Viele Menschen entwickeln unbewusst Fehlhaltungen oder eine flache, einschränkende Atmung.
- Alltagsgewohnheiten: Langes Sitzen, monotone Bewegungsmuster und mangelnde Aktivität führen dazu, dass ungünstige Haltungen und Bewegungen verinnerlicht werden.
- Sensorische Einschränkungen: Wer sein propriozeptives System – also das Zusammenspiel von Muskeln, Gelenken und Nerven – nicht trainiert, kann Bewegungen schlechter kontrollieren.
- Neurologische und altersbedingte Veränderungen: Eine eingeschränkte Nervenfunktion kann dazu führen, dass Bewegungen unpräzise ausgeführt werden und das Verletzungsrisiko steigt.

Diese Aspekte machen deutlich, dass bewusste Körperwahrnehmung nicht selbstverständlich ist. Doch die gute Nachricht: Sie lässt sich trainieren. Wer sich aktiv damit auseinandersetzt, kann langfristig seine Bewegungsqualität verbessern, Bewegungen präziser ausführen und effizienter trainieren. Pilates bietet hierfür den idealen Rahmen, da es gezielt darauf ausgerichtet ist, Körper und Geist miteinander in Einklang zu bringen.

WIE WIRKT PILATES EINER EINGESCHRÄNKTEN KÖRPERWAHRNEHMUNG ENTGEGEN?

Um die genannten Muster zu durchbrechen, können wir im Pilatestraining die vier sensorischen Systeme, die für die Körperwahrnehmung wichtig sind, gezielt aktivieren:

1. Tiefensensibilität: zuständig für die Ausrichtung und Kontrolle der Haltung.
2. Muskel- und Fasziensinn: verantwortlich für die Ansteuerung von Muskeln, Gelenken und Sehnen.

3. Gleichgewichtssinn: dient der Orientierung im Raum und der Koordination.
4. Mechanorezeptoren in der Haut: reagieren auf Berührung, Druck, Klopfen oder Streichen.

Solche Stimulationen bereiten den Körper optimal auf Bewegung vor, steigern die Wahrnehmung und können sogar Verspannungen lösen.

Wusstest du schon? Mit einfachen Maßnahmen das Training erleichtern und effizienter gestalten

Techniken wie trockenes Bürsten zum Beispiel am Morgen, sanftes Klopfen oder Streichen der Haut zu Beginn einer Stunde aktivieren die sogenannten Mechanorezeptoren, die mechanische Reize wie Druck, Berührung, Dehnung in Form elektrischer Signale ans Gehirn weiterleiten und das Fühlen ermöglichen. Durch deren Stimulation mittels der genannten Techniken werden über diese Rezeptoren die Durchblutung gefördert, Schmerzen gelindert, die Beweglichkeit verbessert und die Verbindung zwischen Gehirn und Körper geschärft. Mit einer solchen Vorbereitung kannst du oft leichter in die Übungen starten und Schmerzen reduzieren.

Probiere es aus: Ich zeige dir, wie du diese Techniken gezielt anwenden kannst, um dein Training effektiver und angenehmer zu gestalten.

Durch die vielseitigen Pilatesübungen werden all diese Sinne geschult und sensibilisiert. Gleichzeitig unterstützt du dein neuromuskuläres System, das dafür sorgt, dass dein Körper schneller auf äußere Einflüsse reagieren und sich besser regenerieren kann.

Das bestätigt auch die Philosophie von Joseph Pilates. Nach seinen Prinzipien führt das Gleichgewicht von Körper und Geist zu nachhaltigem Wohlbefinden. Übungen ohne dieses Gleichgewicht wirken oft nur kurzfristig und können langfristig sogar kontraproduktiv sein.

Eine bewusste Körperwahrnehmung ermöglicht dir,

- trotz Hektik und Informationsflut der modernen Welt auf die Stopptaste zu drücken und wieder zu dir selbst finden,
- deine Gefühlswelt besser zu ordnen, was sich langfristig positiv auf deine mentale Stärke auswirkt,
- besser auf die Bedürfnisse deines Körpers zu hören, zu erkennen, was du im Moment brauchst – sei es Bewegung, Berührung, Ruhe oder eine gute Tasse Tee.

Das Erreichen dieser Ziele hat für viele Menschen eine hohe Priorität. Aber auch dabei ist es entscheidend, dich nicht zu überfordern. Es geht darum, die Balance zu finden und bewusst wahrzunehmen: Wie viel Veränderung meines Lebensstils kann ich realistisch umsetzen, um meine Körperwahrnehmung langfristig zu verbessern?

Bevor du weiterliest, lade ich dich ein innezuhalten, deinen Körper und Geist bewusst wahrzunehmen und dies dann in dein Pilates-Tagebuch zu notieren.

Ziele formulieren und dein Training planen

1. Setz dich entspannt und aufrecht hin.
2. Schließe deine Augen und nimm dir einen Moment Zeit, um drei tiefe Atemzüge zu machen. Spüre, wie der Atem deinen Körper durchströmt.
3. Schreibe dir drei Ziele auf, die du mithilfe von Pilates erreichen möchtest. Alternativ kannst du diese Ziele auch gedanklich durchgehen.
4. Stell dir nun vor, wie sich dein Leben anfühlt und verändert, wenn du diese Ziele erreichst.
5. Erstelle auf dieser Grundlage einen realistischen Trainingsplan, den du wöchentlich umsetzen kannst. Achte dabei auf deine persönlichen Bedürfnisse.
6. Notiere dir, wie viel Zeit du täglich investieren kannst, ohne dass du dabei in Stress gerätst.
7. Überprüfe diese Notizen jede Woche, um sicherzustellen, dass du auf Kurs bleibst und Anpassungen vornehmen kannst, wenn nötig.

Wenn du dich etwas intensiver mit dem Thema Pilates und Körperwahrnehmung auseinandersetzen möchtest, habe ich hier ein passendes Video für dich:

Prinzip der Körperwahrnehmung
m-vg.de/link/pilatesclub-5/

Setzt du deine Ziele zu hoch an, kann es leicht passieren, dass du in alte Muster zurückfällst und dich am Ende sogar entmutigt fühlst. Deshalb gilt im Pilates oft das Motto »Weniger ist mehr«. Kleine, bewusste Schritte führen langfristig zum Erfolg. Sie sind völlig ausreichend, um sowohl deine körperliche als auch deine mentale Leistungsfähigkeit zu steigern.

In diesem Sinne: Lass dich von mir führen, aber behalte dein Tempo bei!

HALTUNGSTYPEN – WELCHER TYP BIST DU?

Unsere Haltung erzählt eine Geschichte über uns – sie zeigt, wie wir uns bewegen, stehen und oft auch, wie wir uns fühlen. Sie wird über die Zeit durch unseren Alltag, unsere Gewohnheiten und körperlichen Voraussetzungen geformt. Manche Menschen bewegen sich in einem neutralen und ausgeglichenen Muster, während andere typische Abweichungen entwickeln.

Um gezielt an deiner Haltung zu arbeiten, ist es wichtig zu erkennen, welche Muster dich prägen. Im Folgenden stelle ich dir die häufigsten physiologischen Haltungstypen vor. Mit den dazugehörigen Referenzübungen kannst du herausfinden, wie es um deine Haltung steht und welche Bereiche du stärken oder mobilisieren solltest.

DIE VIER HÄUFIGSTEN HALTUNGSTYPEN

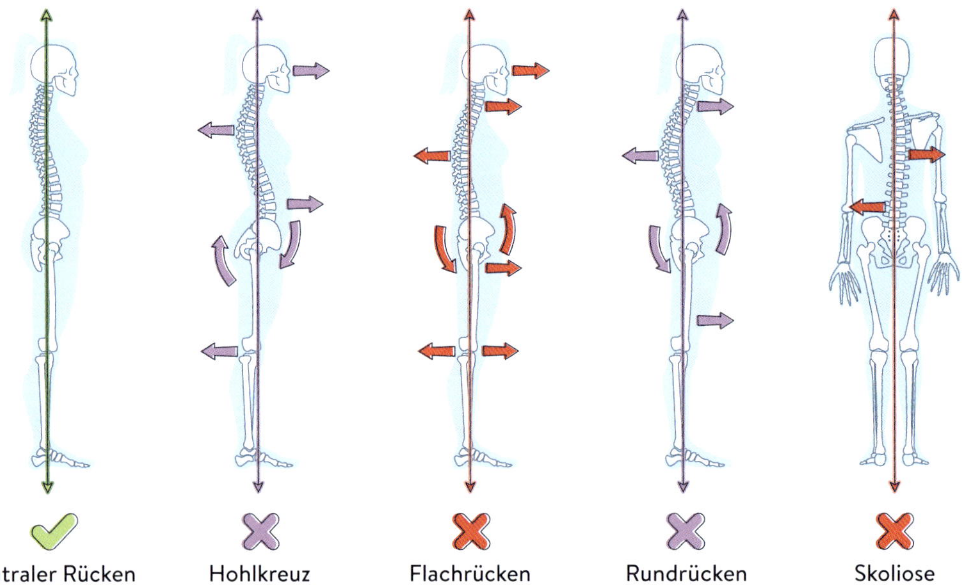

Hohlkreuz, Rundrücken, Flachrücken und Skoliose – diese vier Körper(fehl)haltungen sind weitverbreitet und verursachen häufig funktionelle Einschränkungen.

Rundrücken: Die Schultern sind nach vorn gezogen, der obere Rücken ist stark gewölbt. Häufig ist der Brustkorb eingefallen, was die Atmung beeinträchtigen kann.

Hohlkreuz (Hyperlordose): Die Krümmung im Lendenwirbelbereich ist überbetont. Dies belastet den unteren Rücken und schwächt oft die Bauchmuskulatur.

Flachrücken: Die natürliche Krümmung der Wirbelsäule im unteren Rücken ist stark reduziert. Dies kann zu Verspannungen führen, da die stützende Funktion der Muskulatur fehlt.

Seitliche Verbiegung der Wirbelsäule (Skoliose): Die seitliche Verbiegung der Wirbelsäule kann angeboren sein oder durch Fehlbelastung entstehen. Oft zeigt sich eine ungleiche Schulterhöhe, die für die meisten zunächst am auffälligsten ist.

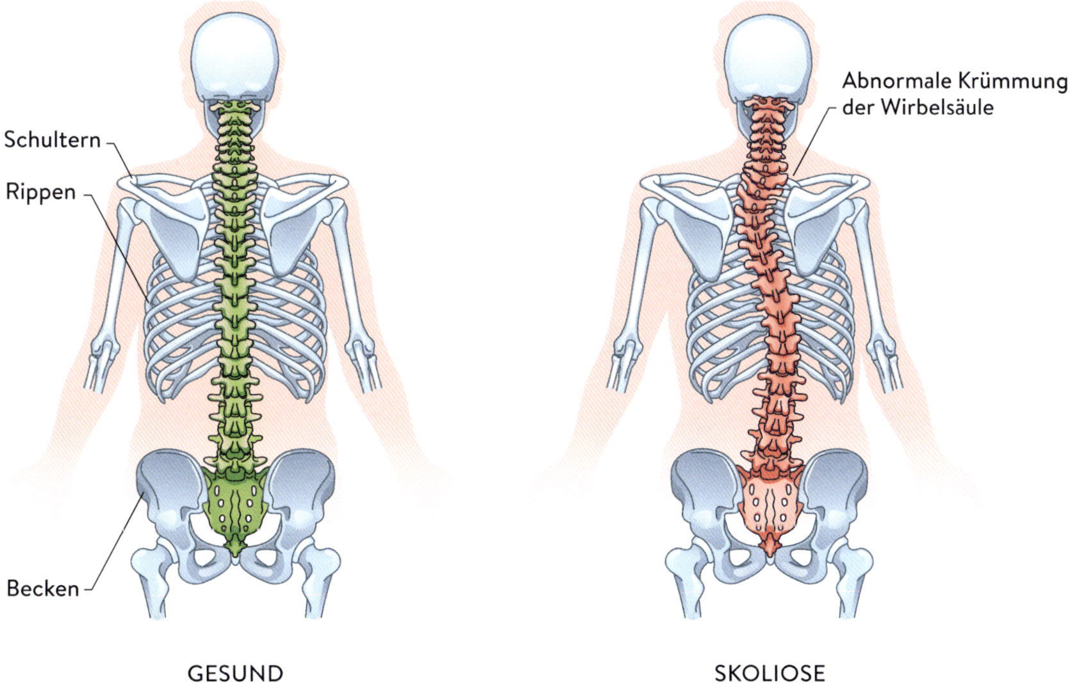

Unter Skoliose versteht man die seitlich verbogene Wirbelsäule, die sich in Rückenschmerzen, Funktionsstörungen der Organe wie Atemnot, Druck- und Engegefühle im Brustkorb, Herzrasen, Beckenschiefstand und mehr äußern kann.

ERKENNE DEINEN HALTUNGSTYP: REFERENZÜBUNGEN

Mit den folgenden drei Übungen kannst du deine Haltung selbst überprüfen. Achte dabei auf die angegebenen Anhaltspunkte, um deinen aktuellen Haltungstyp besser einzuordnen.

REFERENZÜBUNG 1: SCHULTERN UND KOPF WIE ENTSPANNT SIND DEINE SCHULTERN?

Lege dich in Rückenlage auf eine feste Unterlage. Stelle die Beine so auf, dass die Füße flach auf dem Boden stehen. Bringe die Arme in die sogenannte Kaktushaltung: Die Oberarme liegen seitlich auf Schulterhöhe am Boden, die Ellbogen sind im rechten Winkel angewinkelt, und die Handrücken zeigen Richtung Boden und liegen auf dem Boden auf.

ANHALTSPUNKTE

Lage des Kopfes

- Blick geht nach hinten: Deutet darauf hin, dass deine Halswirbelsäule überstreckt ist.
- Blick ist gerade nach oben ausgerichtet: Eine leichte Überstreckung ist sichtbar.
- Blick geht leicht nach vorn Richtung Knie: Deine Halswirbelsäule befindet sich in einer neutralen Position.

Lage der Arme

- Kein Kontakt mit dem Boden – dies deutet auf eine Verkürzung der Brustmuskulatur hin.
- Kontakt nur durch leichten Druck – die Brustmuskulatur ist etwas verkürzt.
- Arme liegen entspannt am Boden – deine Brustmuskulatur ist flexibel.

HILFSMITTEL ZUR UNTERSTÜTZUNG DEINER HALTUNG

Wenn deine Halswirbelsäule überstreckt ist, kannst du dir sowohl in der Rückenlage als auch in der Seitenlage ein möglichst flaches, angepasstes Kopfpolster unter den Kopf

WIE PILATES DEN FASTENPROZESS UNTERSTÜTZT

Pilates ist die perfekte Ergänzung zu Fastenphasen, da es durch bewusste Atmung und gezielte Bewegungen den Stoffwechsel aktiviert und die Sauerstoffversorgung der Zellen verbessert. Während eine hochintensive Belastung eine starke, kurzfristige Ausschüttung von HGH bewirkt, bietet Pilates eine sanfte, aber nachhaltige Möglichkeit, den Hormonhaushalt positiv zu beeinflussen. Die Kombination aus kontrollierten Bewegungsabläufen, Atembewusstsein und Aktivierung der Tiefenmuskulatur kann dazu beitragen, die regenerativen Prozesse im Körper zu unterstützen und den Abbau von Muskelmasse während des Fastens zu minimieren. Zudem hilft Pilates, das Körperbewusstsein zu schärfen, wodurch Heißhungerattacken und unbewusstes Essen reduziert werden können. Es bietet somit eine harmonische Methode, den Körper in Fastenphasen in Balance zu halten und gleichzeitig die Vorteile des Fastens voll auszuschöpfen.

Fasten, Training und Schilddrüse – ein Hinweis für Frauen in der Menopause

Während Fasten viele Vorteile bietet, kann es in Kombination mit Training auf nüchternen Magen bei Frauen in hormonellen Umstellungsphasen wie der Menopause zu ungewollten Effekten führen. Statt Gewichtsverlust und Energiezuwachs kann es in einigen Fällen sogar zu Gewichtszunahme kommen – trotz Fasten und Bewegung.

Warum kann das passieren?

Das Fasten und Training auf nüchternen Magen können den Cortisolspiegel erhöhen, was den Körper in einen Stressmodus versetzt. In diesem Zustand wird vermehrt Fett gespeichert, um Energie für Notzeiten bereitzuhalten.

Chronischer Stress durch Cortisol kann die Schilddrüsenfunktion beeinträchtigen und die Umwandlung von Schilddrüsenhormonen (T4 in T3) hemmen. Dies verlangsamt den Stoffwechsel, was die Fettverbrennung behindert und zu einer genwirken. Gleichzeitig reguliert Fasten den Insulinspiegel. Insulin ist ein Hormon, das den Blutzuckerspiegel steuert. Wenn dieser stabil bleibt, verbessert sich die Fettverbrennung.

Auch das Gehirn profitiert: Intervallfasten fördert die neuronale Plastizität, also die Fähigkeit des Gehirns, sich anzupassen und neue Verbindungen zwischen Nervenzellen zu bilden. Dies verbessert die Gedächtnisleistung und unterstützt die Produktion von sogenannten neurotrophen Faktoren – das sind Eiweiße, die Nervenzellen schützen und ihr Wachstum anregen.

Weitere Vorteile sind eine geringere Entzündungsneigung im Körper, eine höhere Stressresistenz und möglicherweise ein geringeres Risiko für neurodegenerative Erkrankungen wie Alzheimer und Parkinson. Da jeder Körper unterschiedlich reagiert, sollte Intervallfasten schrittweise eingeführt und – insbesondere bei bestehenden Gesundheitsproblemen – ärztlich begleitet werden.

Wusstest du schon? Wie du durch Fasten profitierst

Fasten kann – in Kombination mit Bewegung – die körpereigene Produktion des Wachstumshormons HGH (*Human Growth Hormone*) anregen. Studien zeigen, dass besonders kurzfristige Fastenformen wie Intervallfasten (wie 16:8) oder Fastenzeiten von 24 bis 48 Stunden diesen Effekt verstärken können.

HGH spielt eine bedeutende Rolle beim Muskelaufbau, Fettstoffwechsel und bei der Zellerneuerung. Es unterstützt Regenerationsprozesse, stärkt das Immunsystem und kann zur Erhaltung der Zellgesundheit beitragen. In der Folge kann sich dies auch positiv auf den Alterungsprozess auswirken. Allerdings reagiert jeder Körper unterschiedlich auf Fastenphasen und Trainingsreize, weshalb eine angepasste Herangehensweise sinnvoll ist. Lass dich am besten von Fachpersonal beraten.

legen. Achtung: Wenn dein Becken bei bestimmten Übungen in eine Brückenposition gehoben wird, sollte das Polster entfernt werden, um eine Überstreckung der Halswirbelsäule zu vermeiden.

Auch in der Seitenlage kann es vorkommen, dass die Halswirbelsäule seitlich überstreckt ist oder sich das Becken seitlich verschiebt und somit nicht in der Vertikalen gehalten werden kann. Daher empfiehlt es sich, sowohl ein Polster unter den Kopf als auch eines zwischen die Beine zu legen, um Asymmetrien auszugleichen und die Achsen zu stabilisieren.

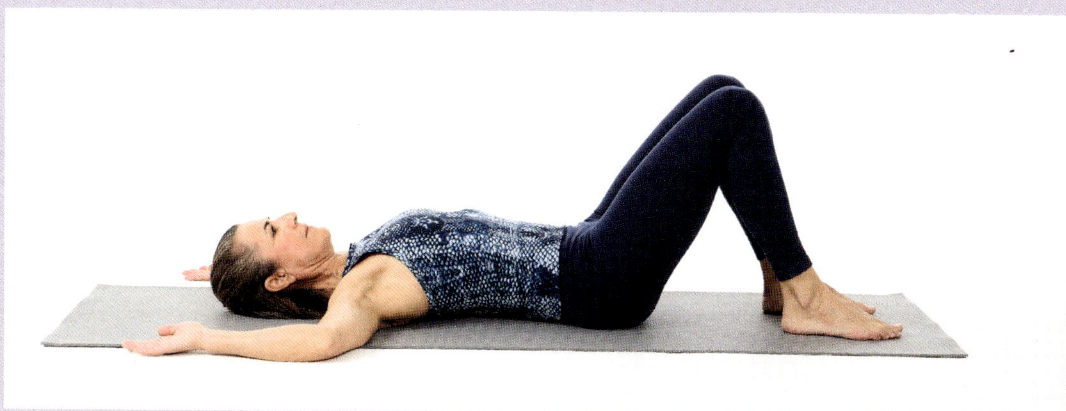

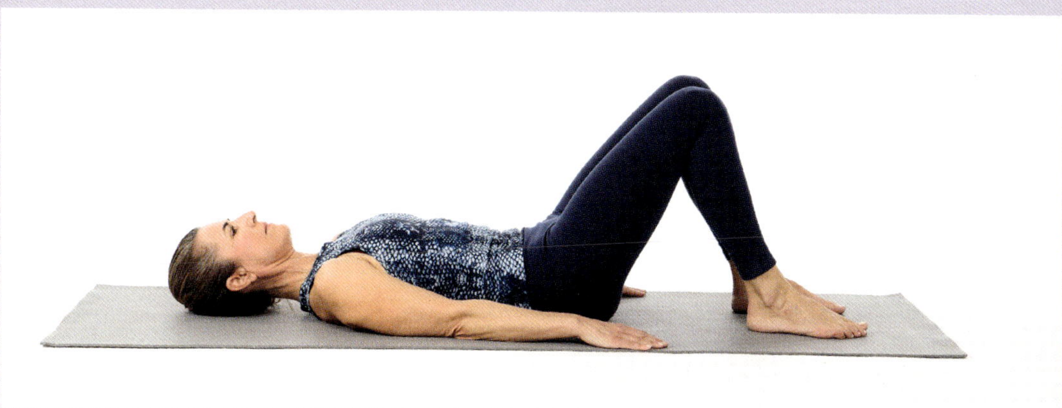

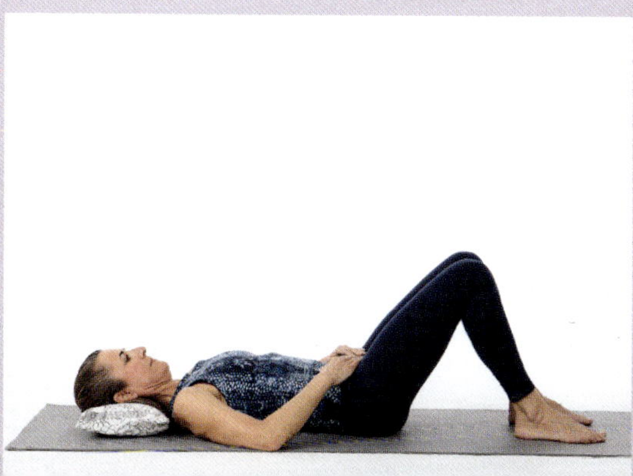

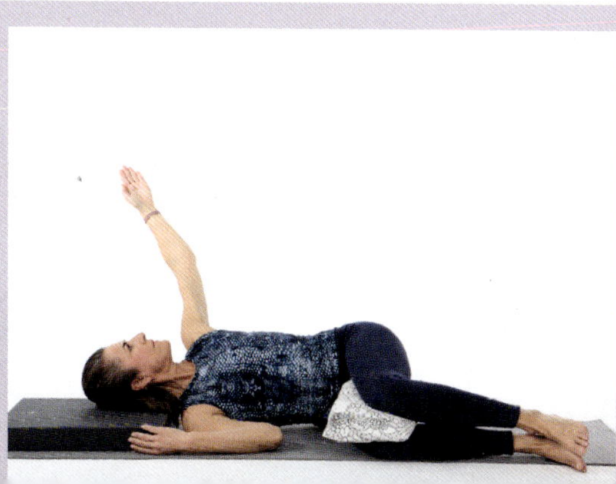

REFERENZÜBUNG 2: RÜCKEN UND WIRBELSÄULE WIE GLEICHMÄSSIG LIEGT DEIN RÜCKEN AUF?

Bleibe in Rückenlage, strecke jedoch die Beine aus. Platziere eine Hand flach unter dem unteren Rücken und fühle, wie viel Platz zwischen deinem Rücken und der Unterlage bleibt. Beobachte, wie deine Wirbelsäule Kontakt mit dem Boden hat.

ANHALTSPUNKTE

- Viel Platz ist zwischen Rücken und Boden? Mehr Abstand deutet auf ein Hohlkreuz hin.
- Wenig Kontakt im unteren Rücken, mehr Druck im oberen Rücken: Dies könnte ein Hinweis auf einen Rundrücken sein. (Platziere in diesem Fall wieder eine flache Unterlage unter den Kopf.)
- Ein leichtes Hohlkreuz ist spürbar: Deine Wirbelsäule befindet sich in einer neutralen Position.
- Dein Rücken liegt flach auf dem Boden: Dies könnte auf einen Flachrücken hinweisen.

Tipp

Viele klagen speziell in der Bauchlage über ein unangenehmes Ziehen oder Schmerzen in der Lendenwirbelsäule, besonders wenn sie zu einem starken Hohlkreuz neigen. Hier empfiehlt es sich, ein Handtuch unter das Schambein zu legen, um den unteren Rücken zu entlasten und eine entspanntere Position zu ermöglichen. Beobachte selbst, wie dick das Handtuch sein sollte, und spüre in dich hinein, ob diese Unterstützung deine Position erleichtert.

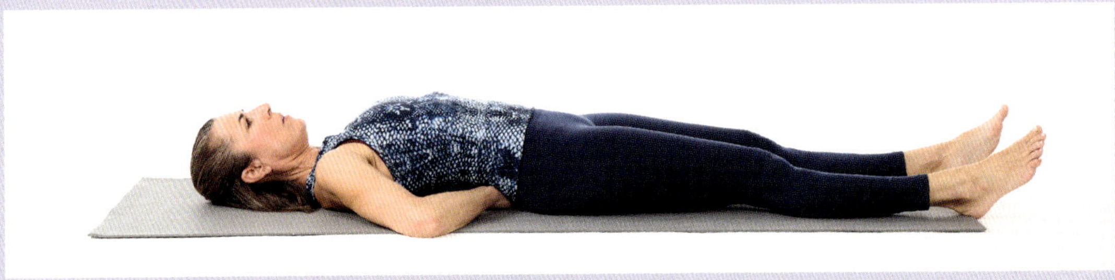

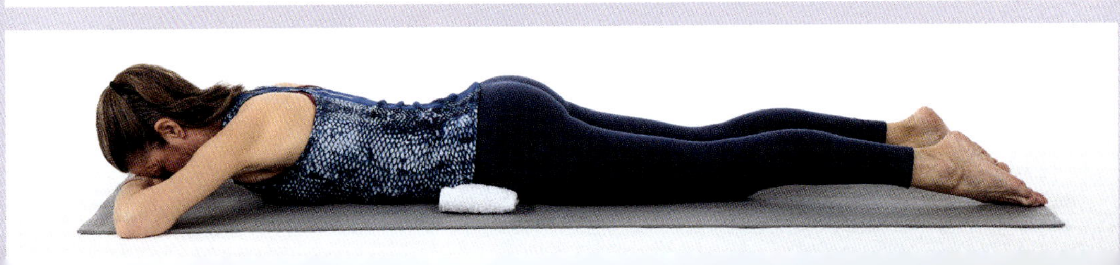

REFERENZÜBUNG 3: BECKEN UND BEINE WIE STEHT ES UM DEIN GLEICHGEWICHT?

Stelle dich aufrecht hin, die Füße hüftbreit auseinander, und achte darauf, wie dein Gewicht auf deinen Füßen verteilt ist. Beobachte, wie sich dein Becken und deine Beine anfühlen.

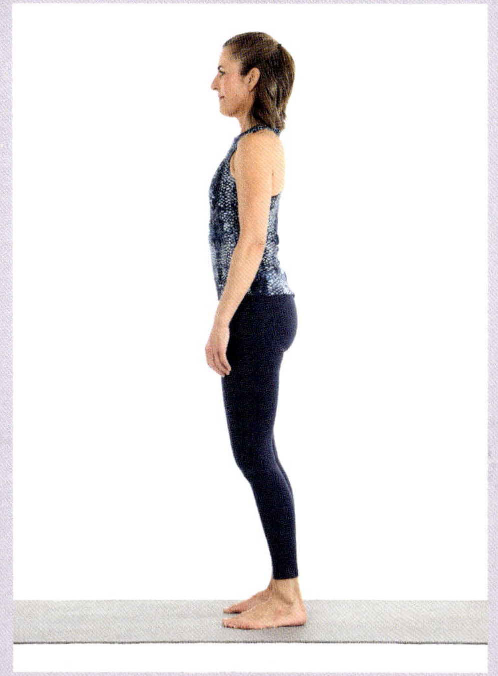

ANHALTSPUNKTE

- Mein Becken kippt nach vorn: Dies deutet auf ein Hohlkreuz hin.
- Ich spüre eine ungleichmäßige Belastung der Beine: Dies könnte ein Hinweis auf eine Skoliose sein.
- Mein Becken ist neutral ausgerichtet: Dein Becken ist in einer stabilen und ausgeglichenen Position.

BELASTUNG DER FÜSSE WAHRNEHMEN

Falls du bei dieser Übung eine einseitige Belastung deiner Füße oder eine Verschiebung im Becken spürst, lohnt sich ein genauerer Blick. Achte im Alltag bewusst darauf, das Gewicht gleichmäßig auf beide Füße zu verteilen.

Ein zusätzlicher Hinweis ergibt sich oft durch die Abnutzung deiner Schuhe: Trägst du sie auf einer Seite stärker ab, könnte dies auf eine unausgeglichene Beinachse hindeuten – möglicherweise verursacht durch eine Skoliose, einen Beckenschiefstand oder andere strukturelle Auffälligkeiten. In solchen Fällen ist eine ausführliche Anamnese bei einem Spezialisten wichtig, der nicht nur ein Röntgenbild macht oder dich »einrenkt«, sondern die Zusammenhänge umfassend analysiert und ganzheitlich betrachtet.

Sanfte Haltungskorrektur

All jene Unterlagerungen, die ich empfohlen habe, können mit der Zeit teilweise oder sogar vollständig abgesetzt werden, da sich dein Körper im besten Fall adaptiert und neu ausrichtet. Sei daher achtsam im Umgang mit Hilfsmitteln und versuche, zwischendurch auch Übungen ohne sie auszuführen. Das ist ein sehr wichtiger Hinweis! Es geht nicht darum, deine Haltung brachial zu verändern. Stattdessen genügt es, wenn du ein Bewusstsein für deine Haltung entwickelst und beobachtest, ob du während der Übungen oder nach einer gewissen Trainingsdauer Veränderungen spürst. Vermeide es, deine Haltung von außen zu manipulieren – das Nervensystem reagiert nicht auf willkürliche Ausrichtungen, sondern muss von innen heraus stimuliert werden. Nur so kannst du eine sanfte und nachhaltige Neuausrichtung deines Körpers erreichen.

Die Referenzübungen helfen dir, ein erstes Bewusstsein für deine Haltung zu entwickeln. Falls du genauer herausfinden möchtest, wo du stehst und welche Anpassungen sinnvoll sind, kann eine professionelle Einschätzung durch eine Pilateslehrerin oder einen Physiotherapeuten hilfreich sein.

Dieses Bewusstsein ist der erste Schritt zu Veränderung. Nutze die gewonnenen Erkenntnisse, um gezielt an deinen Schwächen zu arbeiten und deine Stärken weiter auszubauen. Pilates bietet dir die ideale Unterstützung, um deine Haltung zu verbessern, deinen Körper zu kräftigen und dein Gleichgewicht – körperlich wie geistig – zu fördern.

Jede Pilatesübung schenkt dir Stabilität, Beweglichkeit und Leichtigkeit. Denk daran: Fortschritt geschieht Schritt für Schritt. Je bewusster du mit deinem Körper arbeitest, desto nachhaltiger wirst du deine Haltung und dein Wohlbefinden verbessern. Starte jetzt – dein Körper und dein Geist werden es dir danken!

DAS POWERHOUSE – DAS FUNKTIONELLE KRAFTZENTRUM

Nachdem wir uns intensiv mit Themen wie Körperwahrnehmung, Ausrichtung, den grundlegenden Prinzipien, der inspirierenden Geschichte von Joseph Pilates und nicht zuletzt mit der Frage, wie Pilates zu einem langen, gesunden Leben beitragen kann, beschäftigt haben, möchte ich nun den Blick auf die zentralen Bereiche deines Körpers richten – jene fundamentalen Elemente, die all diese Aspekte möglich machen und tragen. Es ist mir wichtig, dass du ein tiefes Verständnis für diese essenziellen Zusammenhänge entwickelst. So kannst du nicht nur verstehen, warum du trainierst, sondern auch, wie die Übungen gezielt auf deinen Körper wirken, um Stabilität, Beweglichkeit und ein nachhaltiges Wohlbefinden zu fördern.

In der Pilatesmethode bezeichnet man den Bereich um die Körpermitte als *Powerhouse*, manchmal wird er auch *Core* oder im Deutschen Kraftzentrum genannt. Du kannst dir das Powerhouse wie ein Netzwerk von Spannungsseilen und Stützpfeilern vorstellen – ähnlich dem Modell der *Tensegrity*, ein Modell aus der Architektur, das gern auch in der Faszienarbeit verwendet wird. Dieses Modell zeigt anschaulich, dass alles mit allem verbunden ist und sich eine nur kleine Veränderung an nur einer Stelle auf den gesamten (Bau-)Körper auswirkt. Ein gut funktionierendes Powerhouse sorgt dafür, dass dein Körper stabil und gleichzeitig geschmeidig bleibt, sodass du dich in alle Richtungen harmonisch und ökonomisch bewegen kannst.

WAS BEDEUTET STABILITÄT IN DER KÖRPERMITTE?

Stell dir vor, dein Körper ist wie ein gut aufgespanntes Zelt: Die Stangen geben die Struktur, aber die Spannung der Seile hält alles im Gleichgewicht und sorgt dafür, dass das Zelt auch bei Wind und Wetter stabil bleibt. Dein Powerhouse funktioniert genauso. Es verbindet Stärke mit Geschmeidigkeit, sodass du dich frei und unabhängig bewegen kannst, ohne die Balance zu verlieren. Diese Stabilität ist nicht starr und einseitig, sondern passt sich wie ein elastisches Netz an jede Bewegung an – egal, ob du dich nach vorn, hinten oder zur Seite bewegst.

Dabei geht es nicht darum, ein »stählernes Muskelkorsett« aufzubauen. Ein übermäßig festes Zentrum kann sogar unangenehm sein und zu Verspannungen oder Beschwerden führen, besonders im Rückenbereich. Stattdessen soll dein Powerhouse so arbeiten, dass es dir erlaubt, dich kraftvoll und gleichzeitig entspannt zu bewegen – wie ein Tänzer, der mühelos seine Bewegungen an die Musik anpasst.

Im zeitgenössischen Pilates – und dies ist aus meiner Erfahrung ein sehr wichtiger Ansatz – berücksichtigen wir zunehmend die Idee eines multidimensionalen Zentrums. Was dies genau bedeutet, wirst du im Training nicht nur verstehen, sondern auch zunehmend spüren. So berücksichtigen wir heute mehr denn je neben den vier Hauptmuskeln des Powerhouse – den tiefen Bauchmuskeln, dem Beckenboden, der stabilisierenden Rückenmuskulatur und dem Zwerchfell – auch den Hüftbeuger und den viereckigen Lendenmuskel, die zunehmend in das Konzept integriert werden. Diese beiden Muskelgruppen spielen eine wichtige Rolle, da sie unter anderem sehr eng mit der Atmung, den Emotionen und der Bewegungsintegrität verbunden sind.

Im nächsten Abschnitt möchte ich dir zunächst die vier Hauptmuskeln des Powerhouse vorstellen, bevor ich genauer auf den Hüftbeuger und den viereckigen Lendenmuskel eingehe und deren Bedeutung im modernen Pilates erkläre.

DIE »FANTASTISCHEN VIER« – UND IHRE ESSENZIELLEN VERBÜNDETEN

Damit du dir die Bedeutung diese einzelnen Muskeln besser vorstellen kannst, möchte ich dir diese kurz in ihrer Anatomie und vor allem in ihrer Funktion vorstellen.

Beginnen wir mit den »fantastischen Vier«:

1. Der Taillenspanner *(Musculus transversus abdominis)*
2. Der vielgefiederte Muskel *(Musculus multifidus)*
3. Die Beckenbodenmuskulatur *(Musculus diaphragma pelvis)*
4. Das Zwerchfell *(Diaphragma)*

Zwei weitere Muskeln des Powerhouse, die eine indirekte Rolle in der Stabilisation und eine wichtige Funktion in der Rotationsbewegung übernehmen, sind:

1. Der äußere schräge Bauchmuskel *(Musculus obliquus externus abdominis)*
2. Der innere schräge Bauchmuskel *(Musculus obliquus internus abdominis)*

DER *MUSCULUS TRANSVERSUS ABDOMINIS* – DER INNERE WÄCHTER DES POWERHOUSE

Der Taillenspanner oder quere Bauchmuskel, in der Fachsprache unter seiner lateinischen Bezeichnung *Musculus transversus abdominis* bekannt, ist der tiefste der Bauchmuskeln und ein zentraler Spieler im Powerhouse. Seine Lage macht ihn zu etwas Besonderem: Wie ein Korsett umschließt er horizontal den Rumpf und sorgt für Stabilität und Schutz – fast wie eine unsichtbare Rüstung für die Wirbelsäule.

Dieser Muskel ist der Meister der subtilen Steuerung. Im Gegensatz zu den sichtbaren, äußeren Bauchmuskeln, die vor allem Bewegungen wie Beugen und Drehen ermöglichen, sorgt der kurz *Transversus* genannte Muskel für Stabilität, indem er die Bauchorgane leicht nach innen zieht und den Druck im Bauchraum reguliert. Diese Funktion unterstützt und entlastet die Wirbelsäule, insbesondere bei dynamischen Bewegungen oder Belastungen wie dem Heben schwerer Gegenstände.

Die wahre Stärke des *Transversus* liegt jedoch nicht in seiner Kraft, sondern in seiner Präzision: Er wird oft unbewusst aktiviert, zum Beispiel beim Husten, Lachen, Pressen oder Ausatmen während einer kontrollierten Pilatesübung. Diesen tiefen Muskel gezielt

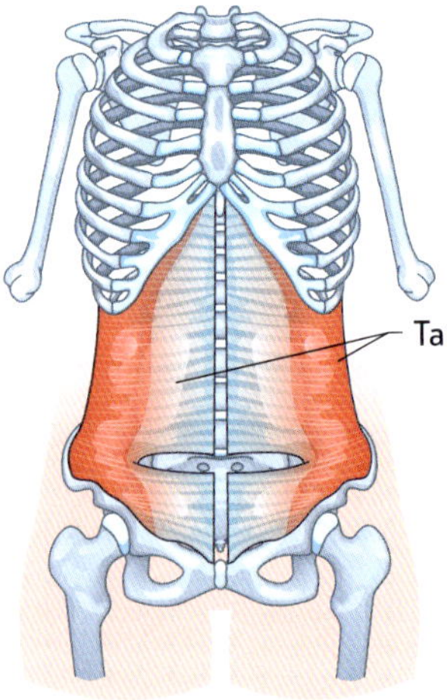

Der Taillenspanner, Musculus transversus abdominis, *ist der am tiefsten gelegene Bauchmuskel. Er umschließt die Körpermitte wie ein Korsett.*

anzusprechen, ist eine Kunst, die Geduld und Körperbewusstsein erfordert – und genau darin liegt die Essenz des Pilatestrainings.

Ein interessanter Aspekt: Der *Musculus transversus abdominis* arbeitet eng mit dem Zwerchfell und dem Beckenboden zusammen und spielt damit eine Schlüsselrolle für die funktionelle Atmung und die Stabilität des Rumpfes sowie des Beckens. Im Abschnitt über die Atmung ab Seite 68 werden diese Muskeln noch einmal genauer vorgestellt. Aber eines vorweg: Dieses Trio sorgt nicht nur für eine stabile Körpermitte, sondern ist auch entscheidend für eine aufrechte Haltung und geschmeidige Bewegungen.

Beim Pilatestraining lernt man, den *Transversus* bewusst zu aktivieren, ohne dabei andere Muskeln anzuspannen. Diese subtile, aber effektive Aktivierung schafft nicht nur eine stabile Basis, sondern formt auch die Taille und unterstützt eine ästhetische, geschmeidige Körperhaltung. Die Kombination aus Stabilität und Formbarkeit macht diesen Muskel zu einem echten Juwel des Powerhouse.

DIE UNSICHTBAREN STABILISATOREN – DIE MULTIFIDI IM POWERHOUSE

Die viel gefiederten Muskeln oder tiefen Rückenmuskeln, besser bekannt als *Musculi multifidi,* sind kleine, aber kräftige Muskeln entlang der Wirbelsäule, die eine entscheidende Rolle bei der Stabilisierung der Lendenwirbelsäule spielen. Diese Muskeln arbeiten antizipatorisch, das heißt sie werden aktiviert, bevor eine Bewegung tatsächlich ausgeführt wird. Ihre Fähigkeit, Bewegungen zu antizipieren und die Wirbelsäule im Vorfeld zu stabilisieren, ist entscheidend für die präzise Kontrolle der Körpermitte – ein zentrales Element des Pilatestrainings.

Die *Musculi multifidi* entfalten ihre volle Wirkung vor allem in der neutralen Position der Wirbelsäule. Diese Position ermöglicht eine optimale Balance zwischen Stabilität und Beweglichkeit. Sobald die Lendenwirbelsäule aus der Neutralstellung gebracht wird – zum Beispiel durch starke Beugung oder Überstreckung –, verlieren die oft auch kurz *Multifidi* genannten kleinen Muskeln einen Großteil ihrer Aktivierung. Dies zeigt, wie wichtig es ist, die natürliche Ausrichtung der Wirbelsäule beim Training beizubehalten, um die volle Unterstützung dieser tiefen Muskeln zu gewährleisten.

Ihre Funktion als »stille Helfer« im Hintergrund macht die *Multifidi* zu einem unverzichtbaren Bestandteil des Powerhouse. Sie arbeiten unermüdlich, um die Wirbelsäule speziell in den Bewegungsrichtungen wie Rotation, Seitneigung, Beugung und Streckung zu schützen und das Becken in einer stabilen, neutralen Position zu halten – eine Aufgabe, die oft unterschätzt wird, aber für die gesamte Stabilität und Bewegungsqualität von entscheidender Bedeutung ist.

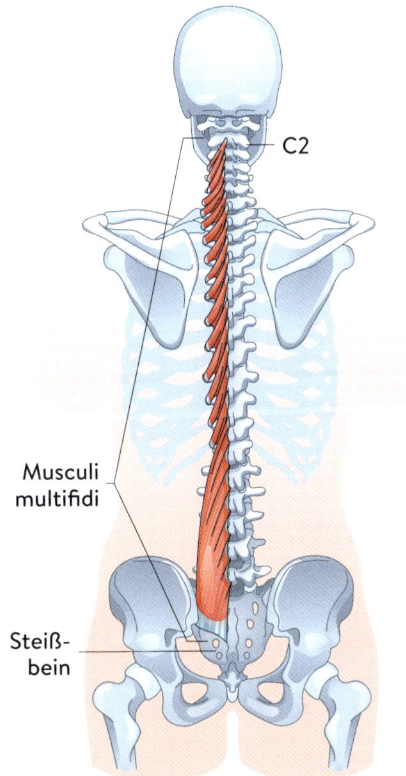

Zahlreiche kleine, kürzere Muskeln verbinden sich zu den sogenannten Multifidi, *einer Muskelgruppe, die die Wirbelsäule stabilisiert.*

DER BECKENBODEN – DAS VERBORGENE FUNDAMENT DES POWERHOUSE

Der Beckenboden, in der Fachsprache *Diaphragma pelvis* oder kurz Diaphragma genannt, ist ein vielseitiges Netzwerk aus Muskeln und Bindegewebe, das den unteren Abschluss des Rumpfes bildet und als stabiles Fundament für Becken und Wirbelsäule dient. Seine Fähigkeit zur bewussten An- und Entspannung ist essenziell für natürliche Körperfunktionen wie das Entleeren von Blase und Darm und fördert gleichzeitig eine

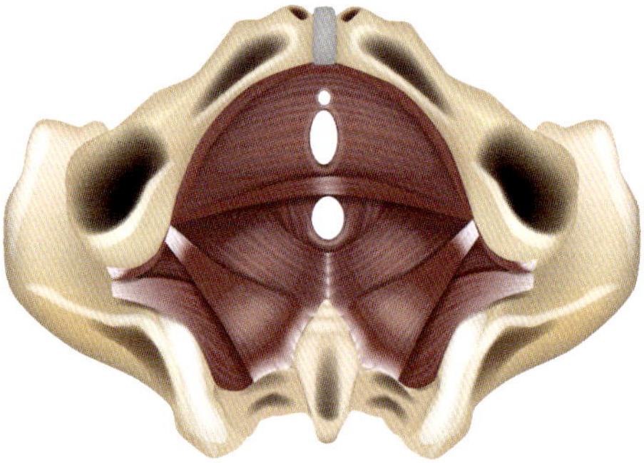

Der Beckenboden schließt als tiefste Muskelschicht das Becken nach unten ab, stützt die Bauchorgane, stabilisiert die Körpermitte. Er wird von zwei beziehungsweise drei Öffnungen durchbrochen: Harnröhre, Anus und Vagina.

stabile Körpermitte. Er bildet eine flexible Basis, die Stabilität und Beweglichkeit vereint.

Im Pilatestraining unterstützt der Beckenboden die Stabilität der Körpermitte durch eine natürliche Balance zwischen Spannung und Entspannung, die automatisch mit der Atmung synchronisiert ist. In Kapitel 4 auf Seite 240 gehe ich nochmals tiefer auf die Funktion, mögliche Beschwerden sowie die Ausrichtung ein. Du findest dort auch einen QR-Code zu einem Video, in dem ich noch genauer auf die Thematik Beckenboden in seiner Funktionalität eingehe.

DAS ZWERCHFELL – SCHLÜSSELMUSKEL DER WIRBELSÄULE

Das Zwerchfell, auch *Diaphragma* genannt, unser wichtigster Atemmuskel, spielt nicht nur bei der Atmung, sondern auch bei der Stabilisierung des Rumpfes eine entscheidende Rolle. Als kuppelförmiger Muskel trennt es den Brust- vom Bauchraum und arbeitet bei jedem Atemzug mit den anderen tiefen Muskeln des Powerhouse zusammen, um einen Druckausgleich im Körper herzustellen. Dieser Druckausgleich trägt wesentlich zur Stabilisierung der Wirbelsäule und des Beckens bei.

Bei jeder Einatmung senkt sich das Zwerchfell und schafft Raum für die Ausdehnung der Lunge. Gleichzeitig entsteht durch diese Bewegung Druck im Bauchraum, der die tiefe Bauch- und Rückenmuskulatur aktiviert. Dadurch wird der Rumpf stabilisiert, was vor allem bei dynamischen Bewegungen oder Belastungen wichtig ist. Das Zwerchfell arbeitet also in perfekter Koordination mit Muskeln wie dem Beckenboden und den *Multifidi* und bildet eine Art inneres Stützkorsett.

Die besondere Bedeutung des Zwerchfells für das Powerhouse liegt auch in seiner tiefen Lage: Je tiefer ein Muskel im Körper liegt, desto wichtiger ist seine stabilisierende Funk-

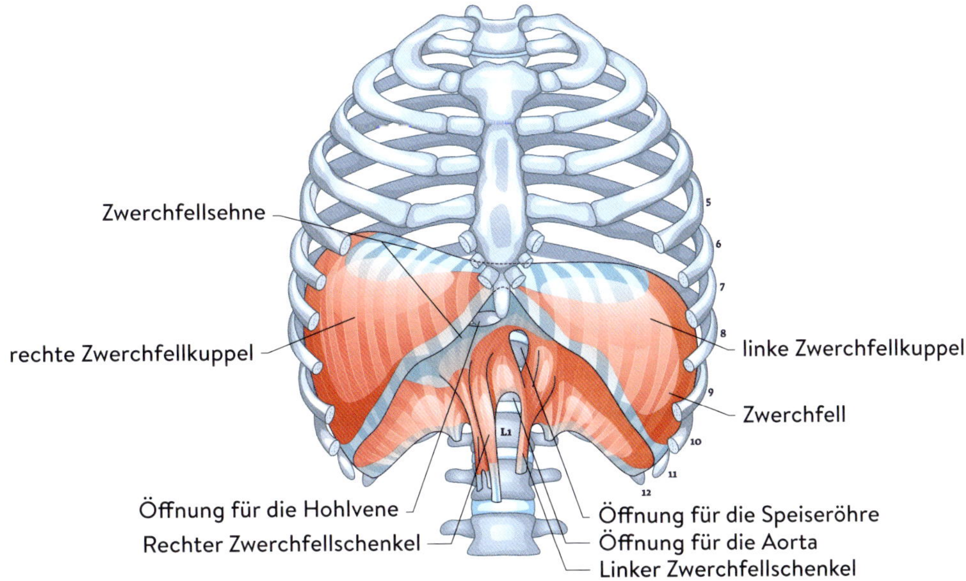

Das Zwerchfell ist eine Muskel-Sehnen-Platte, die in der Mitte des Körpers liegt und Brust- und Bauchraum voneinander trennt.

tion. Während oberflächliche Muskeln wie der Rückenstrecker eher für bewusst ausgeführte Bewegungen zuständig sind, sorgt das Zwerchfell in Kombination mit den anderen tiefen Muskeln für die grundlegende Stabilität, die das Pilatestraining so effektiv macht.

DIE UNTERSCHÄTZTEN STABILISATOREN – DIE ROLLE DER SCHRÄGEN BAUCHMUSKELN IM POWERHOUSE

Zum Abschluss dieses anatomischen Exkurses widmen wir uns zwei Muskelgruppen, die zwar im Hintergrund wirken, aber eine entscheidende Rolle für die Stabilität und Verbindung zwischen Rippenbogen und Becken spielen. Sie sind die fein justierenden Koordinatoren der Rumpfmuskulatur – kraftvolle, aber oft übersehene Akteure im Pilatestraining.

DIE ÄUSSEREN SCHRÄGEN BAUCHMUSKELN – DIE DYNAMISCHEN BESCHLEUNIGER

Die äußeren schrägen Bauchmuskeln, auch *Musculi obliqui externi abdominis* genannt, sind kraftvolle Bewegungstreiber. Sie unterstützen die Atmung, indem sie als Atemhilfsmuskulatur bei forciertem Ausatmen den Brustkorb senken und Luftausströmung aus den Lungen erleichtern. Ihre Hauptfunktion liegt jedoch in der Rotation – also allen Drehbewegungen – sowie in der Stabilisation des Rumpfes. Sie spielen eine entscheidende Rolle dabei, Brustkorb und Becken miteinander zu verbinden und so die Stabilität der Körpermitte zu gewährleisten. Ein Beispiel für ihre Aktivierung ist die Übung Knee Sway (Seite 120). Aufgrund ihrer Funktion werden sie häufig als Rotationsmotor des Rumpfes bezeichnet.

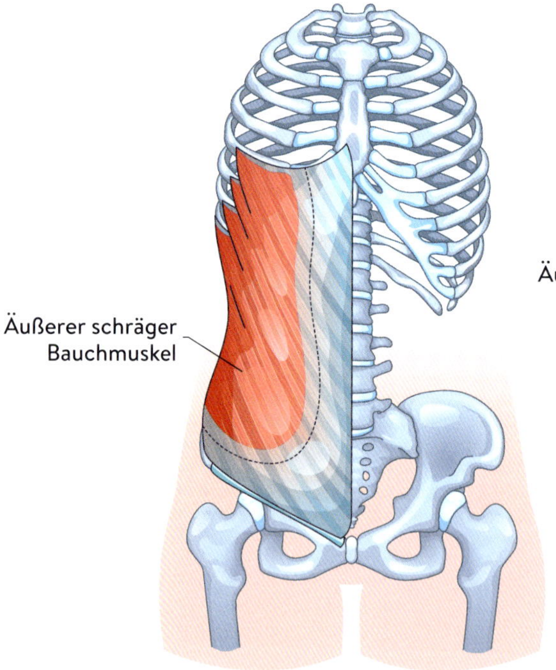

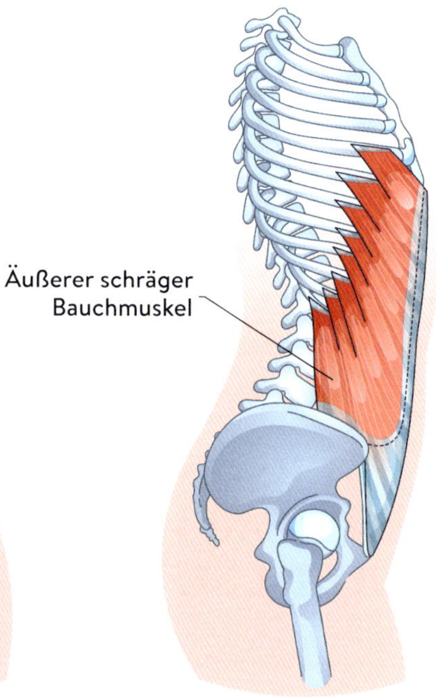

Die schrägen äußeren Bauchmuskeln unterstützen die Atmung und stabilisieren den Rumpf bei Rotationsbewegungen.

DIE INNEREN SCHRÄGEN BAUCHMUSKELN – DIE UNSICHTBAREN VERBINDER

Die inneren schrägen Bauchmuskeln, auch *Musculi obliqui interni abdominis* genannt, bilden die tiefer liegende stabilisierende Schicht der schrägen Bauchmuskulatur. Sie wirken eng mit dem *Musculus transversus abdominis* zusammen und sichern so die Rumpfstabilität. Gleichzeitig sind sie wichtige Akteure der tiefen Ausatmung, da sie durch ihre Anspannung die Bauchhöhle komprimieren und die Lunge beim Entleeren unterstützen.

Oft bleiben sie, wie auch der Hüftbeuger, mit dem sie eine stabilisierende Wechselbeziehung eingehen, unbemerkt, doch ihre Arbeit ist essenziell. Sie sind so etwas wie die fein abgestimmten Haltemechaniker des Körpers: Sie stabilisieren den Rumpf, sichern die Verbindung zwischen Brustkorb und Becken und sorgen für eine effiziente Kraftübertragung bei Dreh- und Beugebewegungen. Während die äußeren schrägen Bauchmuskeln für Dynamik sorgen, schaffen die inneren eine Basis für Kontrolle und Stabilität.

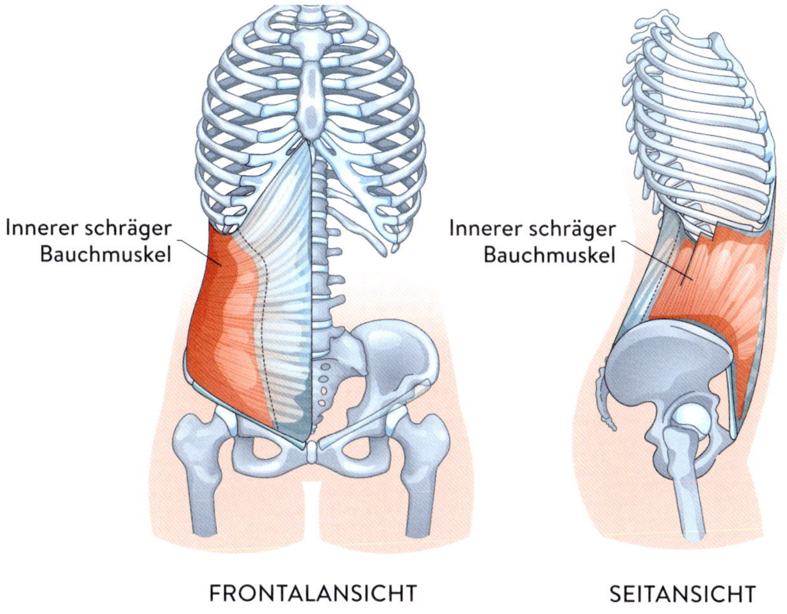

Die schrägen inneren Bauchmuskeln stabilisieren den Rumpf, verbinden den Oberkörper mit dem Becken und sind bei Dreh- und Beugebewegungen im Einsatz.

CONCLUSIO: DIE SCHRÄGEN BAUCHMUSKELN ALS UNTERSTÜTZER NUTZEN

Sowohl die äußere als auch die innere schräge Bauchmuskulatur arbeiten in enger Verbindung mit dem Powerhouse und sind entscheidend für eine starke, stabile Körpermitte. Sie helfen dabei, eine gesunde Haltung zu bewahren, unterstützen die Atmung und ermöglichen geschmeidige, koordinierte Bewegungen. Ihre gezielte Aktivierung in Pilatesübungen verbessert nicht nur die Rumpfkraft, sondern auch die Beweglichkeit, Rotationsfähigkeit und Balance – alles essenzielle Faktoren für einen starken, funktionellen Körper.

ZWEI WEITERE ESSENZIELLE VERBÜNDETE DER »FANTASTISCHEN VIER«

Nachdem wir die »fantastischen Vier« – die zentralen Muskeln des Powerhouse – sowie ihre feinen Mitwirkenden – die schrägen Bauchmuskeln – kennengelernt haben, möchte ich dir abschließend zwei weitere essenzielle Verbündete vorstellen. Sie werden oft übersehen, sind jedoch unverzichtbar für die Stabilität der Körpermitte, und eng mit unserer Atmung und emotionalem Gleichgewicht verbunden.

DER HÜFTBEUGER – UNSER »SEELENMUSKEL«

Einer der wichtigsten und zugleich faszinierendsten Muskeln unseres Körpers ist der Hüftbeuger, der *Musculus iliopsoas*, von Therapeuten und Osteopathen oft als »Seelenmuskel« bezeichnet. Tief in unserem Inneren liegend, verbindet er den Oberkörper mit den Beinen und schafft Stabilität, Beweglichkeit und Aufrichtung.

Er besteht aus drei Teilen: Der *Psoas major* und der *Psoas minor*, wobei der *Psoas minor* bei den meisten Menschen nicht mehr ersichtlich ist, entspringen an den untersten Wirbeln der Brustwirbelsäule (BWS) und entlang der Lendenwirbelsäule (LWS), während der *Musculus iliacus* an der Innenseite des Beckens verankert ist. Gemeinsam verlaufen sie durch das Becken und setzen am Rollhügel des Oberschenkelknochens an. Man kann sich den Hüftbeuger wie ein inneres Spannseil vorstellen, das unsere Wirbelsäule mit den Beinen verbindet und so Bewegungen wie das Anheben des Beins oder das Aufrichten des Oberkörpers ermöglicht.

Doch der Hüftbeuger ist nicht nur ein zentraler Muskel für unsere körperliche Beweglichkeit – er ist außerdem eng mit unserer emotionalen Stabilität verknüpft. Seine tiefe Lage nahe den inneren Organen und seine Verbindung zum Nervensystem machen ihn besonders empfindlich für Stress und Anspannung. Wenn wir emotional belastet oder »auf der Flucht« sind, neigt er dazu, sich zu verspannen – ein Überbleibsel unserer evolutionären Schutzmechanismen.

Diese Verbindung funktioniert jedoch in beide Richtungen: Ein entspannter Geist und bewusste Atmung können den Hüftbeuger lockern, während ein gut mobilisierter Hüftbeuger das Gefühl von Stabilität und innerer Ruhe unterstützt. Pilates spielt hier eine Schlüsselrolle, indem es durch bewusste Atmung und gezielte Bewegungen nicht nur den Hüftbeuger stärkt und mobilisiert, sondern auch dabei hilft, emotionale Spannungen zu lösen.

So wird deutlich, warum der Hüftbeuger als »Seelenmuskel« gilt: Er ist das Bindeglied zwischen Körper und Geist, zwischen Stabilität und Beweglichkeit, zwischen innerem Halt und Loslassen.

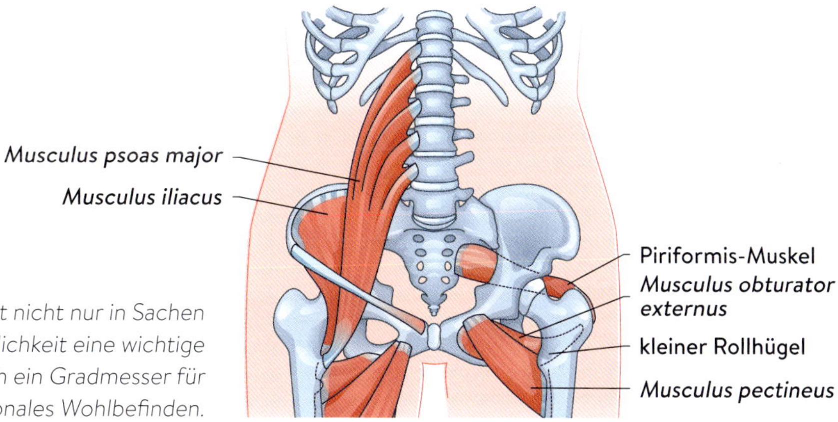

Der Hüftbeuger spielt nicht nur in Sachen Stabilität und Beweglichkeit eine wichtige Rolle, sondern ist auch ein Gradmesser für emotionales Wohlbefinden.

DER QUADRATISCHER LENDENMUSKEL – DER STILLE UNTERSTÜTZER

Der quadratische Lendenmuskel, *Musculus quadratus lumborum*, oft einfach als »QL« abgekürzt, verbindet den Oberkörper mit dem Unterkörper an den Körperseiten und nimmt hier eine stabilisierende Rolle ein. Er spannt sich wie ein breites Band zwischen der unteren Rippe, dem Becken und der seitlichen Wirbelsäule. Er ist unser Seitenneigermuskel: Jedes Mal, wenn du dich zu einer Seite beugst oder im Stehen das Gewicht auf ein Bein verlagerst, ist der QL aktiv.

Doch seine Funktion geht weit über Bewegungen hinaus – er gibt uns seitliche Stabilität und gleicht die Kräfte aus, die auf den unteren Rücken wirken. Wenn er verspannt ist, fühlt es sich oft an, als würde der untere Rücken steif oder unbeweglich sein. Seine Nähe zum Zwerchfell macht ihn zudem zu einem wichtigen Muskel für die Atmung: Ein entspannter QL unterstützt eine freie, tiefe Atmung, während Verspannungen hier ein Gefühl von Enge oder eingeschränkter Beweglichkeit erzeugen können.

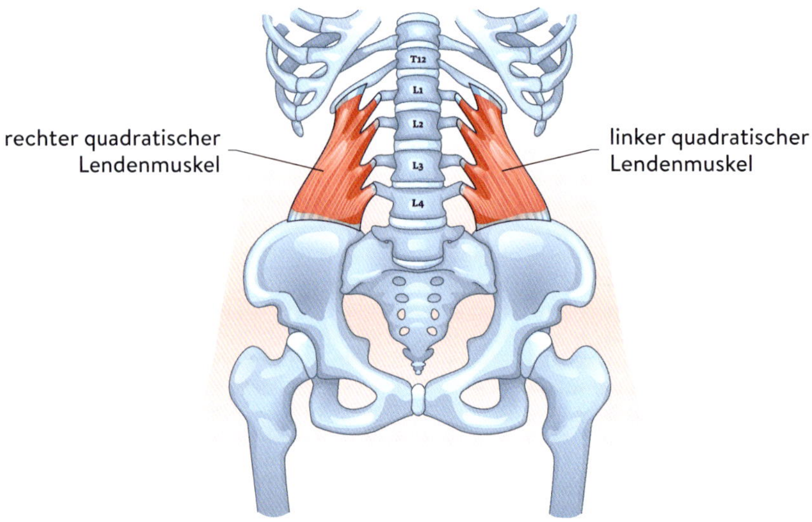

Der quadratische Lendenmuskel, kurz QL, stabilisiert die Seiten des Körpers, erlaubt Seitneigungen und unterstützt die Atmung.

CONCLUSIO: MUSKELN MIT KÖRPERLICHER UND EMOTIONALER FUNKTION

Der Hüftbeuger und der quadratische Lendenmuskel sind weit mehr als nur funktionelle Unterstützer unserer Haltung und Beweglichkeit – sie sind auch zentrale Elemente unseres emotionalen Gleichgewichts. Wie ein inneres Korsett arbeiten sie zusammen, um uns Stabilität, Balance und Kraft zu verleihen – sowohl auf der körperlichen als auch auf der seelischen Ebene.

Indem wir diese beiden oft übersehenen Muskelgruppen nicht nur gezielt stärken, sondern auch entspannen und bewusst mobilisieren, schaffen wir eine Basis für Leichtigkeit und Stabilität im Alltag. Pilates bietet hier den idealen Rahmen, um durch die Verbindung von Atem, Bewegung und mentaler Konzentration nicht nur unsere Mitte zu kräftigen, sondern auch innere Blockaden zu lösen.

So erleben wir buchstäblich, wie wir Halt im Leben finden – in unserem Körper, in unserer Atmung und in unserem Geist. Diese bewusste Arbeit an unserer Mitte schenkt uns nicht nur körperliche Stabilität, sondern auch ein tiefes Gefühl von innerer Ruhe und Ausgeglichenheit.

DEIN KÖRPER ALS ORCHESTER: DAS ZUSAMMENSPIEL DER MUSKELN DES POWERHOUSE

Stell dir vor, dein Zentrum ist wie ein Orchester mit vielen Musikern, die unterschiedliche Instrumente spielen. Damit das Orchester harmonisch klingt, müssen die Instrumente optimal aufeinander abgestimmt werden, und dafür braucht es einen Dirigenten. Dieser Dirigent ist unser Atem. Jede Bewegung, jedes Detail, jede Nuance wird vom Atem gesteuert und beeinflusst. Die Muskeln des Powerhouse sind wie die Instrumente des Orchesters: Sie müssen präzise zusammenspielen, um eine harmonische und kraftvolle Bewegung zu erzeugen. Genau das ist die Kunst des Pilates. Durch die Pilatesatmung lernst du, deine Muskeln stabil und effizient einzusetzen, ohne unnötige Spannung aufzubauen. Dabei geht es um die Balance zwischen Kraft und Leichtigkeit, Stabilität und Flexibilität.

Der Atem koordiniert die Aktivierung des Powerhouse, unterstützt die Körpermitte und optimiert die Bewegungsqualität. Der Schlüssel liegt im Verstehen und Spüren: Du baust innere Stabilität auf, indem du unnötige Spannungen loslässt und deine Bewegungen mit der Atmung synchronisierst. Dieser Prozess erfordert Geduld, besonders zu Beginn. Doch mit der Zeit wirst du spüren, wie dein Körper stabiler, beweglicher und belastbarer wird.

Scanne den folgenden QR-Code, um zu erfahren, wie du dein Powerhouse während des Trainings optimal aktivierst.

m-vg.de/link/pilatesclub-6/

DIE PILATESATMUNG: DEIN ANKER FÜR STÄRKE UND STABILITÄT

Die Atmung ist weit mehr als eine lebensnotwendige Funktion – sie ist eine Quelle von Kraft, Fokus und innerer Balance. Joseph Pilates selbst sah die Atmung als essenziellen Schlüssel für ein bewusstes Leben. In seinem Buch *Return to Life Through Contrology* beschreibt er eindrucksvoll: *»Breathing is the first act of life, and the last. Our very life depends on it.«*[3] Diese Worte erinnern uns daran, wie grundlegend die Atmung für unser Leben und unser Wohlbefinden ist – im Training und darüber hinaus. Die Pilatesatmung zielt darauf ab, die Verbindung zwischen Atem und Bewegung herzustellen. Diese Verbindung dirigiert, wie wir bereits erfahren haben, das Powerhouse, unser Zentrum, und verbessert die Qualität jeder Bewegung. Gleichzeitig unterstützt die Pilatesatmung mentale Widerstandskraft, hilft, präsent zu bleiben, und führt deinem Körper bewusst Energie zu.

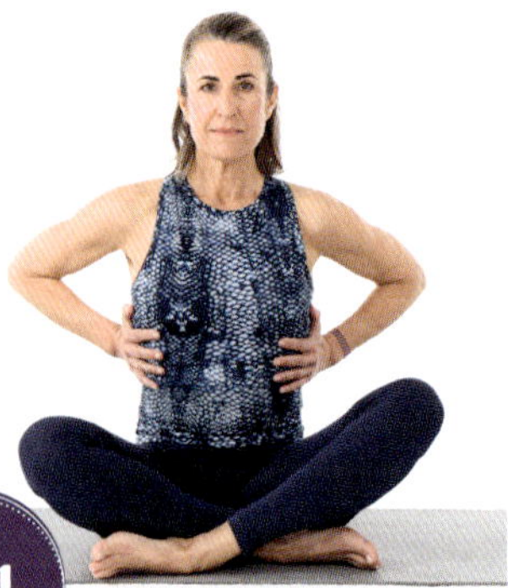

1

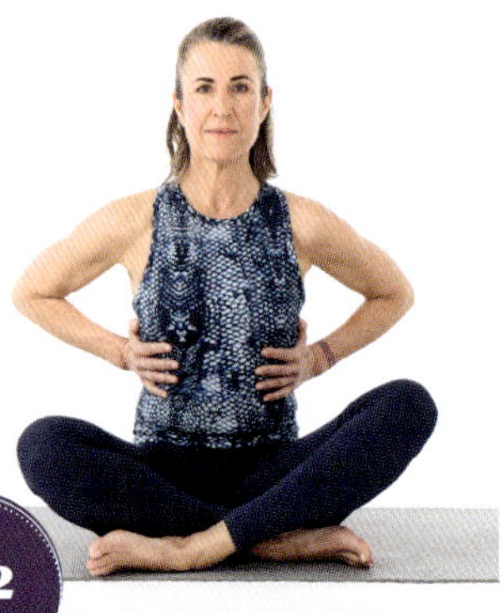

2

Bild 1: Der Rippenbogen dehnt sich aus.
Bild 2: Der Rippenbogen schließt sich.

WAS MACHT DIE PILATESATMUNG SO BESONDERS?

Die Pilatesatmung zeichnet sich durch eine dreidimensionale Ausdehnung des Brustkorbs während der Einatmung aus. Stelle dir vor, wie sich dein Brustkorb ähnlich einem Luftballon in alle Richtungen ausdehnt:

- Nach vorn: Das Brustbein hebt sich leicht an.
- Zur Seite: Die Rippen dehnen sich nach außen.
- Nach hinten: Der hintere Teil des Brustkorbs weitet sich aus.
- Leicht nach unten: Das Zwerchfell senkt sich in Richtung Bauch.

Dabei bleibt die Bauchdecke flach; im Gegensatz zur klassischen Bauchatmung im Yoga wird der Bauch nicht entspannt, sondern du ziehst die Bauchdecke aktiv leicht nach innen.

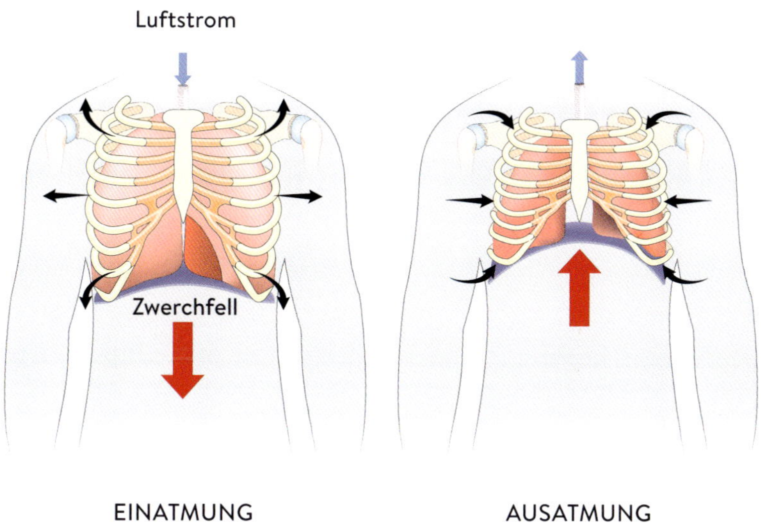

Die Zwerchfellbewegung in der Atmung: Mit der Einatmung senkt sich das Zwerchfell, der Brustraum dehnt sich aus, es entsteht ein Unterdruck und Luft strömt ein; mit der Ausatmung wölbt es sich nach oben und entspannt sich, der Brustraum verkleinert sich wieder.

Während der Ausatmung wird der tiefste Bauchmuskel, der *Musculus transversus abdominis*, sanft aktiviert. Dies erreichst du, indem du die Bauchdecke behutsam nach innen ziehst. Diese gezielte Aktivierung ist entscheidend, da sie die Wirbelsäule schützt und die Gelenke entlastet, was eine solide Basis für jede Bewegung bietet. Besonders bei komplexen Übungen, wie jenen mit langen Hebeln, ist diese Atemtechnik unerlässlich für die nötige Stabilität.

Durch die Pilatesatmung wird nicht nur die Präzision deiner Übungen verbessert, sondern es werden auch unnötige Spannungen vermieden. Diese Verbindung von Atem und Stabilisierung ist daher von zentraler Bedeutung für die Praxis des Pilates.

Mit der folgenden Übung kannst du erspüren, wie deine Atmung als Dirigent die Aktivierung des Powerhouse harmonisch steuert. Spüre, wie vielseitig die Muskeln sich einstimmen lassen, sich dein Powerhouse aktiviert und wie Stabilität und Leichtigkeit miteinander in Einklang kommen.

DAS ORCHESTER SPIELEN LASSEN – DIE PILATESATMUNG SPÜREN

Lege dich entspannt auf den Rücken. Stelle die Beine hüftgelenksbreit auf, die Fußsohlen stehen stabil auf der Matte. Spüre, wie das Kreuzbein und die hinteren Rippen Kontakt zur Unterlage haben. Unter der Lendenwirbelsäule sollte ein kleiner Hohlraum – liebevoll »Ameisenstraße« genannt – spürbar sein. Es kann hilfreich sein, wenn du, wie auf dem Bild, die Beine unterlagerst und den Kopf auf einem flachen Polster ablegst.

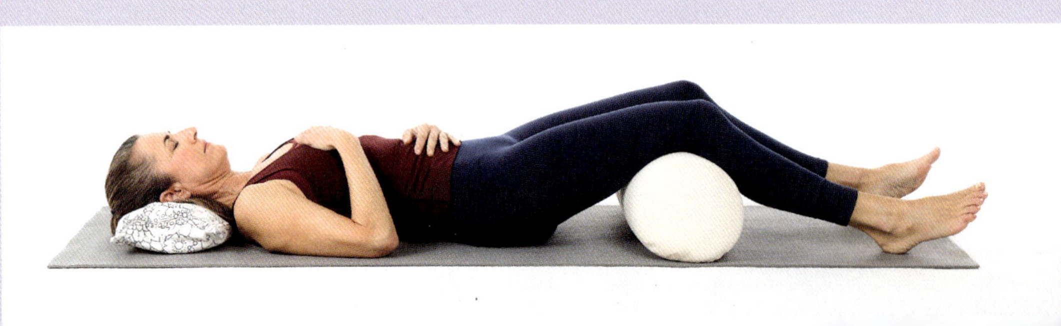

1. ZWERCHFELLATMUNG SPÜREN

Lege eine Hand aufs Brustbein und die zweite Hand auf den Bauch. Lenke nun die Einatmung bewusst in die zweite Hand, welche auf dem Bauch liegt. Spüre, wie sich der Bauch mit der Einatmung sanft hebt und mit der Ausatmung wieder senkt. Nimm wahr, wie die Atmung nach unten fließt und den Bauchraum füllt.

2. SEITLICHE RIPPENATMUNG

Verändere die Position deiner Hände und lege sie seitlich auf die Rippenbögen. Lass die nächste Einatmung bewusst in die seitlichen Rippen fließen, sodass sich die Flanken leicht ausdehnen. Achte darauf, dass du dich dabei nicht verspannst. Die Bewegung der Rippen sollte weich und fließend sein.

3. EINATMUNG IN DIE HINTEREN RIPPENBÖGEN

Fokussiere dich bei der nächsten Einatmung auf die hinteren Rippenbögen. Spüre, wie sich die Luft gezielt in den hinteren Bereich des Brustkorbs ausdehnt und dieser mehr Kontakt zur Unterlage bekommt. Halte die Bauchdecke dabei entspannt und flach.

4. AKTIVE AUSATMUNG MIT BEWEGUNG DER BAUCHDECKE

Lege nun wieder eine Hand aufs Brustbein und die zweite Hand auf den Bauch. Lenke bei der nächsten Ausatmung deine Aufmerksamkeit bewusst auf die Hand auf deiner Bauchdecke. Spüre, wie sich die Bauchdecke von der Handfläche löst und aktiv in Richtung Wirbelsäule sinkt, während gleichzeitig das Brustbein unter der oberen Hand sinkt. Spüre die harmonische Bewegung, ohne andere Muskelgruppen zu überlasten.

5. PROGRESSIVE AKTIVIERUNG DES POWERHOUSE

Sanfte Spannung aufbauen

Mit jeder Ausatmung ziehe nun die Bauchdecke bewusst weiter in Richtung Wirbelsäule. Dabei wird dein *Musculus transversus abdominis* aktiviert, der deine Taille wie ein Korsett zusammenzieht. Achte darauf, dass der untere Rücken stabil bleibt und die Spannung schrittweise gesteigert wird, ohne andere Muskeln zu überlasten.

Einatmung kontrollieren
Beim Einatmen halte die Bauchdecke flach und lasse die Rippenbögen sich in alle Richtungen ausdehnen – seitlich, nach vorn und hinten. Diese Bewegung sollte sich leicht und mühelos anfühlen.

Nun bist du bei der Pilatesatmung angelangt. Du hast wahrgenommen, wie du deine Rippenbögen in alle Richtungen, also mehrdimensional, ausdehnen kannst, ohne dabei die Stabilität in deiner Körpermitte zu verlieren.

Wiederholungen: Führe diese Abfolge 5- bis 8-mal durch. Mit jeder Runde spürst du, wie dein Powerhouse stärker aktiviert wird, deine Atmung tiefer wird und dein Körper eine angenehme Stabilität sowie Energie aufbaut. Diese Übung schenkt dir nicht nur mehr Stabilität und Wohlbefinden, sondern regt auch deine Verdauung sanft an.

In diesem Video kannst du dir noch einmal genauer die Pilatesatmung ansehen:

Pilatesatmung
m-vg.de/link/pilatesclub-7/

Hinweise

- Diese Übung erfordert keine Maximalkraft – sie lebt von einem sanften, nach innen gerichtetem Ziehen der Bauchdecke, ohne dass sich das Becken bewegt. Wie bereits erwähnt, spielt dabei der *Musculus transversus abdominis* eine entscheidende Rolle. Dieser tiefe Bauchmuskel wird nicht umsonst auch als »Taillenspanner« oder »Korsettmuskel« bezeichnet – er umschließt den Rumpf wie ein inneres Korsett und sorgt für Stabilität und Kontrolle.
- Um diese Ansteuerung noch besser zu unterstützen, wird oft die sogenannte Lippenbremse eingesetzt. Sie hilft, die Aktivierung der tiefen Bauchmuskulatur bewusst zu verstärken und die Ausatmung zu verlängern, wodurch die Verbindung zwischen Atmung und Körpermitte intensiviert wird.

WAS VERSTEHT MAN UNTER DER LIPPENBREMSE?

Die Lippenbremse ist eine kontrollierte Atemtechnik, bei der du mit leicht geschlossenen Lippen ausatmest, um den Luftstrom zu verlangsamen. Stell dir vor, du bläst sanft auf eine Feder aus oder du bläst durch einen Strohhalm. Diese Technik fördert eine bewusste, längere Ausatmung und aktiviert die tiefe Bauchmuskulatur, sodass sich die Bauchdecke sanft nach innen zieht. Achte darauf, dass deine Wangen nicht aufgeblasen sind und Kiefer sowie Nacken entspannt bleiben.

Wenn du diese Übung, mit der du die Pilatesatmung erlernst, regelmäßig wiederholst, zum Beispiel morgens nach dem Aufstehen und abends vor dem Einschlafen, wirst du nach spätestens einer Woche in der Lage sein, sie auch im Alltag im Stehen kurz zu integrieren – dafür genügen nur zwei bis drei Atemzüge. Sobald dein Körper die Ansteuerung der Muskulatur abgespeichert hat, wird es dir wesentlich leichter fallen, die Aktivierung des Powerhouse in die einzelnen Übungen zu integrieren.

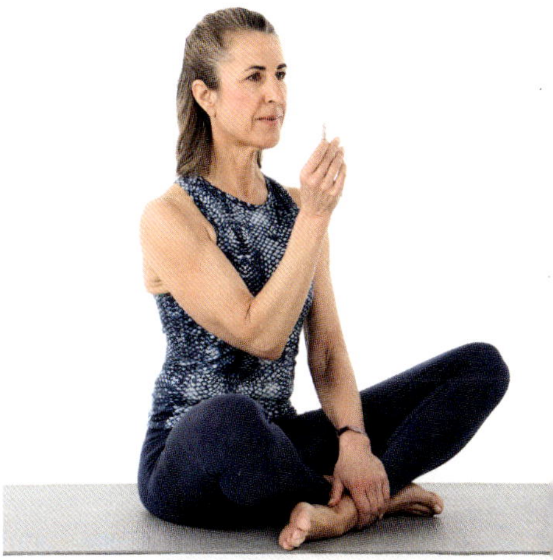

Hier findest du ein kurzes Video, das dir zeigt, wie du die Lippenbremse korrekt anwendest:

Lippenbremse
m-vg.de/link/pilatesclub-8/

BEWUSSTES ATMEN

Nutze die Pilatesatmung als wertvolles Werkzeug während des Trainings, aber lass deinen Atem im Alltag natürlich fließen, um deinem Körper Raum zur Regeneration und Balance zu geben. Doch achte immer wieder mehrmals am Tag darauf, bewusst zu atmen. Jede bewusste Ein- und Ausatmung bringt dich näher zu dir selbst – und zu einem Gefühl von Ausgeglichenheit und Kontrolle.

ATMUNG – DIE BRÜCKE ZWISCHEN KÖRPER UND GEIST

Du hast nun einen Einblick in die Aktivierung des Powerhouse erhalten, die über die Atmung dirigiert wird. Aus Erfahrung weiß ich, wie herausfordernd es sein kann, diesem Rhythmus zu folgen und herzustellen, besonders wenn der Bezug zur Atmung oder das Bewusstsein dafür fehlt. Genau deshalb möchte ich dich einladen, den folgenden Abschnitt aufmerksam zu lesen und bei Bedarf immer wieder darauf zurückzukommen. Er enthält wertvolle Hinweise, die nicht nur dein Pilatestraining erleichtern, sondern dir insgesamt mehr Energie und Wohlbefinden schenken können. Denn die Atmung ist weit mehr als eine Begleiterin im Alltag – sie ist eine essenzielle Quelle für Gesundheit, Vitalität und Zellerneuerung.

Die Atmung begleitet uns unaufhörlich – sie ist uns ein treuer Begleiter, sie agiert oft unbeachtet im Hintergrund, ist aber unverzichtbar für unser Leben. Wir haben sie bereits angesprochen, doch um ihre volle Kraft zu entfalten, lohnt es sich, genauer hinzuschauen. Dieses Kapitel lädt dich ein, die Atmung bewusst wahrzunehmen und zu verstehen, wie du sie gezielt im Training und Alltag einsetzen kannst.

Hier erfährst du nicht nur, welche Atemmuster und welcher Atemtyp dich prägen, sondern auch, warum die Atmung dein wichtigstes Werkzeug für ein achtsames und gesundes Leben ist. Sie beeinflusst weit mehr als dein Training – sie ist das essenzielle Bindeglied zwischen deinem Körper und Geist, ein Schlüssel zu innerer Ruhe, Stabilität und Vitalität.

Mein Ziel ist es, dass du die Atmung nicht nur verstehst, sondern sie tief in deinem Körper spürst und sie bewusst erlebst. Die Atmung ist weit mehr als eine biologische Funktion. Sie wirkt auf deine Biochemie, deine Atemmuskulatur, die Organe und das Nervensystem – sie ist der Taktgeber für dein Wohlbefinden.

DEN ATEM BEOBACHTEN

Egal, welche Atemtechnik wir einsetzen, ob *Dirgha Pranayama* aus der Yogatradition oder die bekannte *Buteyko-Atmung*, die darauf abzielt, das Gleichgewicht von Sauerstoff und Kohlendioxid im Körper durch bewusste Atemreduktion zu regulieren, der erste Schritt sollte immer die Beobachtung deines Atems sein. Wenn du dein Atemmuster kennst, kannst du es vertiefen, auf eine spezifische Atemtechnik abstimmen, differenziert einsetzen oder natürlich fließen lassen.

Viele Menschen atmen häufig flach, sind kurzatmig und hören in Stresssituationen sogar für einen kurzen Moment auf zu atmen – ein Phänomen, das heute als »E-Mail-Apnoe« bekannt ist. Manche atmen vorwiegend durch die Nase, andere durch den Mund, und einige nutzen sowohl Nase als auch Mund zur Atmung. So wie es verschiedene Haltungstypen gibt, existieren auch unterschiedliche Atemtypen.

TEST – ATEMMUSTER ERKENNEN

1. ATEMFLUSS BEOBACHTEN

Lenke deine Aufmerksamkeit auf deinen Atemfluss, der ganz natürlich und unbewusst fließt. Beobachte nach ein paar Atemzügen deine Atmung. Frage dich:

- Atme ich über die Nase ein und aus?
- Atme ich ein über die Nase und aus über den Mund?
- Atme ich über den Mund ein und aus?
- Wohin fließt meine Atmung?
- Welche Körperregion bewegt sich, wenn überhaupt, durch meine Atmung?

Praktiziere diese bewusste Beobachtung für 8–10 Atemzüge, bevor du zur nächsten Phase übergehst.

Tipp

Falls du unsicher bist, lege eine Hand auf dein Brustbein und die andere auf deinen Bauch.

2. DAUER UND QUALITÄT DER ATEMZÜGE ERKUNDEN

Lenke nun die Aufmerksamkeit auf die Länge deiner Atemzüge und stelle dir folgende Fragen:

- Welcher Atemzug dauert länger? Das Einatmen oder das Ausatmen?
- Welcher Atemzug fühlt sich für dich entspannter an? Das Einatmen oder das Ausatmen?
- Kannst du eine natürliche Atempause nach der Ein- oder Ausatmung wahrnehmen?
- Welche Phase der Atmung ist dir besonders angenehm?

Hinweise

- Diese Übung ist eine reine Beobachtungsübung. Vermeide es, deinen Atem bewusst zu verändern. Lass ihn fließen, wie er gerade ist.
- Notiere dir im Anschluss gerne deine Beobachtungen, um dein Atemmuster und deine Wahrnehmung besser zu verstehen.

Indem du die Atmung wahrnimmst, ohne einzugreifen oder zu bewerten, erlaubst du deinem Körper, ganz von selbst in einen ruhigen Zustand zu kommen. Allein durch das Beobachten deines Atems kannst du eine erste Vorstellung davon bekommen, welches Atemmuster deiner für gewöhnlich zugrunde liegt.

AUSWERTUNG DEINES ATEMTESTS

ATEMMUSTER

Wenn du hauptsächlich durch den Mund atmest, könnte das verschiedene Gründe haben:

- **Gewohnheit:** Du atmest so, ohne gesundheitliche Einschränkungen, weil es zu deiner Routine wurde.

- **Blockaden:** Eine verstopfte Nase (zum Beispiel bei Erkältung) oder eine nicht symmetrische, schiefe Nasenscheidewand können die Nasenatmung erschweren.
- **Angewohnheit nach Infekten:** Oft bleibt das Atmen durch den Mund bestehen, auch wenn es nicht mehr nötig ist, weil die Nase beispielsweise nach einer Erkältung wieder frei ist.

Falls deine Nasenscheidewand nicht vollständig blockiert ist, lohnt es sich, bewusst durch die Nase zu atmen – besonders bei der Einatmung.

VORTEILE DER NASENATMUNG

- **Bessere Luftqualität:** Die Nase reinigt, befeuchtet und erwärmt die Luft, was nicht nur die Lunge, sondern auch die Atemwege schützt.
- **Stärkere Atemmuskulatur:** Der Widerstand der Nasengänge trainiert die Atemmuskeln.
- **Stickstoffmonoxid (NO):** Dieses Molekül wird unter anderem vermehrt in der Nase produziert und verbessert die Sauerstoffversorgung, erweitert Blutgefäße, reguliert den Blutdruck und stärkt das Immunsystem, um nur ein paar der Vorteile aufzuzählen.
- **Ruhigere Atmung:** Nasenatmung reduziert die Atemfrequenz, beruhigt das Nervensystem und unterstützt die Gesundheit.

CONCLUSIO: DIE KRAFT DER NASENATMUNG

»Das Leben wird nicht an den Jahren, sondern an den Atemzügen gemessen.« Diese alte Weisheit, die oft den Yogis zugeschrieben wird, findet heute auch wissenschaftliche Unterstützung. Lungenfachärzte und Expertinnen bestätigen, dass eine bewusste und langsame Nasenatmung nicht nur unser Herz-Kreislauf-System und die Sauerstoffversorgung verbessert, sondern auch das Nervensystem beruhigt und die Regeneration fördert.

Eines der größten Probleme unserer Zeit ist die zunehmende Häufigkeit von Atemwegs- und Stoffwechselerkrankungen, die oft durch eine unbewusste Überatmung verstärkt werden. Eine erhöhte Atemfrequenz – häufig 15 bis 20 Atemzüge pro Minute – belastet den Körper und kann langfristig die Gesundheit beeinträchtigen. Durch die bewusste Umstellung auf Nasenatmung lässt sich unter anderem auch die Atemfrequenz auf eine gesunde Spanne von 9 bis 13 Atemzügen reduzieren, was nicht nur deine Vitalität steigert, sondern auch deinen *Health Span* verlängert.

EINFACH AUSPROBIEREN ... BEWUSSTER ATMEN

Ersetze die Mundatmung schrittweise durch Nasenatmung. Anfangs mag es ungewohnt sein, doch du wirst schnell spüren, wie sich dein Atemrhythmus beruhigt, dein Wohlbefinden verbessert und du aktiver und energiegeladener durch den Alltag gehst. Die Nasenatmung ist der Schlüssel zu einem gesünderen, längeren Leben – Atemzug für Atemzug.

ATEMTYP ERKENNEN: DEINE INDIVIDUELLE ATMUNG VERSTEHEN

In der Atemlehre werden manchmal zwei Atemtypen beschrieben: der lunare Atemtyp (Einatmungsdominanz) und der solare Atemtyp (Ausatmungsdominanz). Diese Begriffe stammen jedoch nicht aus einer wissenschaftlich fundierten Atemlehre, sondern sind in energetischen und philosophischen Ansätzen beschrieben, die sich an Konzepten wie dem von Yin und Yang aus der chinesischen Philosophie orientieren. Sie dienen als Metaphern, um verschiedene energetische Qualitäten der Atmung zu verdeutlichen. Der lunare Typ wird mit einer passiven, empfangenden Haltung (Yin) assoziiert und nimmt Energie durch die Einatmung auf. Der solare Typ hingegen wird als aktiv und dynamisch (Yang) beschrieben und gibt Energie durch die Ausatmung ab. Auch wenn diese Einteilung wissenschaftlich nicht belegt ist, habe ich in meiner langjährigen Erfahrung als Trainerin bemerkt, dass es Menschen gibt, die sich entweder stärker mit der Einatmung oder der Ausatmung verbunden fühlen. Besonders für lunare Atemtypen, die von Natur aus eine Einatmungsdominanz haben, kann es hilfreich sein, ihren Atemrhythmus intuitiv beizubehalten, auch wenn im Pilates oft eine Ausatmungsdominanz angestrebt wird.

Meine Empfehlung: Betrachte diese Konzepte als Inspiration und nicht als feste Regeln. Dein Atem ist ein Spiegel deiner Energie und deines Wesens. Indem du deinen individuellen Atemtyp respektierst, kannst du tiefer in deine Atmung eintauchen und sie harmonisch in dein Training integrieren – für mehr Leichtigkeit und Balance.

Nachdem wir nun die Pilatesatmung und weiterführende Aspekte beleuchtet haben, wollen wir abschließend einen Blick auf die Anatomie der Atmung werfen – die Grundlage, die uns zeigt, wie unser Körper und seine Funktionen mit jedem Atemzug auf faszinierende Weise zusammenarbeiten.

ANATOMIE DER ATMUNG

Ein Einblick in die anatomischen Grundlagen der Atmung soll dir helfen, ein tieferes Verständnis für die Abläufe im Körper zu schaffen. Mit diesem Wissen wirst du motiviert sein, Atemtechniken nicht nur im Pilatestraining, sondern auch im Alltag gezielt einzusetzen. Beginnen wir mit einem Blick auf das Atemsystem, das sich grob in folgende Bereiche und Organe unterteilen lässt:

ANATOMIE DER MENSCHLICHEN ATEMWEGE

1. Nase und Mund

Die Nase ist der Hauptweg der Atmung. Hier wird die Luft gefiltert, erwärmt und befeuchtet, bevor sie in den Körper gelangt.

Der Mund dient als Alternative, er sollte aber im Pilatestraining zugunsten der Nasenatmung an der Einatmung nicht beteiligt sein.

2. Luftröhre und Bronchien

Die Luft wird durch die Luftröhre in die beiden Hauptbronchien geleitet, die sie weiter in die Lungenflügel verteilen.

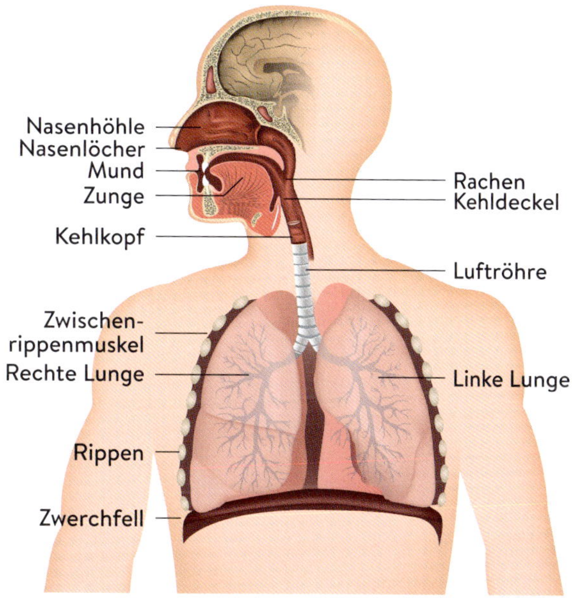

Die Atemwege des Menschen umfassen den Nasen-Rachen-Raum sowie die Lungen.

3. Lungenbläschen (Alveolen)

In den Alveolen findet der Gasaustausch statt: Sauerstoff (O_2) gelangt ins Blut, während Kohlendioxid (CO_2) ausgeatmet wird. Eine bewusste Atmung im Pilates fördert diesen Prozess und unterstützt die Versorgung des Körpers mit frischem Sauerstoff.

Die Sauerstoffaufnahme optimieren

Wichtig zu wissen: Ein Großteil unserer winzigen Lungenbläschen, die für den lebenswichtigen Gasaustausch verantwortlich sind, befindet sich im unteren Drittel der Lunge. Um diese Bereiche optimal zu nutzen und die Sauerstoffaufnahme zu maximieren, ist es entscheidend, bis tief in die Lungenbasis zu atmen - ein Atemzug, der buchstäblich belebt.

ATEMMUSKULATUR – DIE GRUNDLAGE EINER HARMONISCHEN ATMUNG

Damit unser Atemsystem reibungslos funktioniert, ist ein optimal abgestimmtes Zusammenspiel der Atemmuskulatur unverzichtbar. Diese Muskulatur ermöglicht nicht nur die lebensnotwendige Aufnahme von Sauerstoff, sondern trägt auch zur Stabilität und Mobilität des gesamten Körpers bei. Die Hauptatemmuskulatur spielt dabei eine zentrale Rolle, da sie die grundlegenden Atembewegungen ermöglicht. Zu ihr gehören:

- das Zwerchfell *(Diaphragma)*,
- die äußere Zwischenrippenmuskulatur *(Musculi intercostales externi)*,
- die innere Zwischenrippenmuskulatur *(Musculi intercostales interni)*,
- der Beckenboden *(Diaphragma pelvis)*.

Neben diesen Hauptatemmuskeln gibt es auch zahlreiche Atemhilfsmuskeln, die bei verstärkter Atmung – beispielsweise bei körperlicher Anstrengung oder Atemnot – unterstützen. Zu ihnen gehören beispielsweise die äußeren schrägen Bauchmuskeln (siehe Seite 62). Diese werden in diesem Buch nicht weiter behandelt, da der Fokus auf den grundlegenden Prozessen der Atmung liegt. Schauen wir uns dieses optimal aufeinander abgestimmte Konstrukt der Atmung einmal genauer an.

DAS ZWERCHFELL – DIE ZENTRALE ATEMMUSKULATUR

Das Zwerchfell ist dir bereits bei den »fantastischen Vier« (Seite 56) begegnet, die gemeinsam das Powerhouse bilden. Hier schauen wir es uns nochmals speziell unter dem Aspekt der Atmung an, da es eine zentrale Rolle spielt und viele wichtige Funktionen erfüllt.

Stell dir das Zwerchfell wie einen Fallschirm vor, der sich unter deinen Rippen aufspannt. Seine »Seile« verankern es hinten an der Wirbelsäule, seitlich an den unteren Rippen und vorn am Brustbein. Anatomisch gesehen handelt es sich um eine muskulöse Sehnenplatte, die Brust- und Bauchraum voneinander trennt. Bei jeder Einatmung weitet sich dieser muskuläre Fallschirm und senkt sich nach unten – der Brustraum dehnt sich, Luft strömt ein und die Organe im Bauchraum machen Platz. Bei jeder Ausatmung entspannt sich das Zwerchfell, steigt wieder nach oben und unterstützt das Entweichen der Luft – so entsteht Raum für die nächste Einatmung.

Doch das Zwerchfell kann mehr als nur atmen! Über Faszienstrukturen ist es mit dem Beckenboden, dem Hüftbeuger und dem quadratischen Lendenmuskel verbunden. Es spielt eine entscheidende Rolle für Haltung, Stabilität und Beweglichkeit.

Und wie jeder Muskel kann auch das Zwerchfell trainiert werden. In der Pilatestechnik arbeiten wir gezielt mit diesem Atemmuskel, damit er flexibel bleibt und seine volle Kraft entfalten kann. Ein geschmeidiges, kraftvolles Zwerchfell unterstützt nicht nur eine freie Atmung, sondern bringt auch Balance und Stabilität in deinen ganzen Körper.

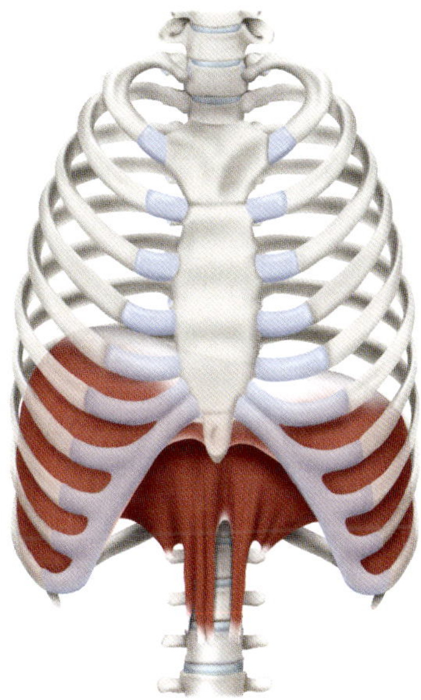

Das Zwerchfell spannt sich in den unteren Bereich des Brustkorbs innerhalb der Rippen auf und ist nach unten an den Wirbelsegmenten befestigt.

DIE ZWISCHENRIPPENMUSKULATUR – KLEINE MUSKELN MIT GROSSER WIRKUNG

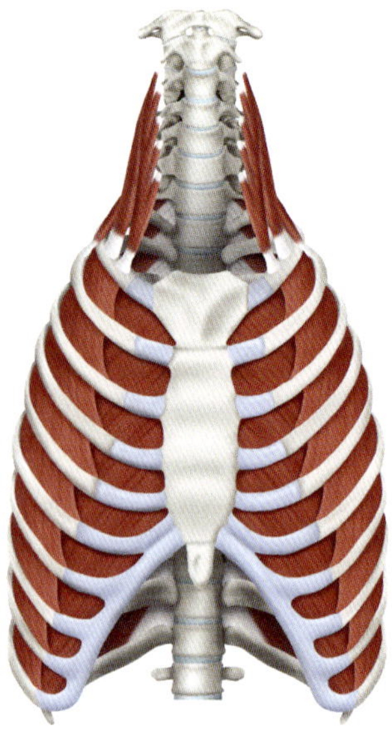

Medizinische Illustration der äußeren und inneren Zwischenrippenmuskeln. Sie unterstützen die Atembewegung, indem sie den Brustkorb bei der Einatmung anheben und bei der Ausatmung senken.

Die Zwischenrippenmuskulatur besteht aus den äußeren Zwischenrippenmuskeln und den inneren Zwischenrippenmuskeln. Diese Muskeln befinden sich zwischen den Rippen und spielen eine entscheidende Rolle bei der Bewegung des Brustkorbs.

- Äußere Zwischenrippenmuskeln: Sie unterstützen die Einatmung, indem sie den Brustkorb anheben und weiten, sodass mehr Luft in die Lunge gelangen kann.
- Innere Zwischenrippenmuskeln: Sie sind besonders bei der forcierten Ausatmung aktiv, indem sie den Brustkorb wieder absenken.

Zusammen mit dem Zwerchfell sorgen die Zwischenrippenmuskeln dafür, dass unsere Lunge ausreichend Platz hat, um sich zu entfalten, und dass die Atembewegung effizient abläuft.

DER BECKENBODEN UND SEINE ROLLE FÜR DIE ATMUNG

Nachdem wir die Zwischenrippenmuskulatur und ihre wichtige Rolle für die Atmung betrachtet haben, wollen wir nun einen weiteren Muskel ins Blickfeld rücken, der zwar nicht primär zur Atemmuskulatur zählt, aber dennoch eine zentrale Rolle im Zusammenspiel mit dem Zwerchfell spielt.

Vielleicht fragst du dich, warum der Beckenboden in einem Kapitel über Atemmuskeln nochmals erwähnt wird. Auf den ersten Blick scheint er wenig mit der Atmung zu tun zu haben, doch genau hier liegt eine spannende Entdeckung: Der Beckenboden und das Zwerchfell arbeiten wie ein eingespieltes Team, das wir oft gar nicht bewusst wahrnehmen. Während das Zwerchfell bei jedem Atemzug sanft auf und ab schwingt, folgt der Beckenboden diesem Rhythmus in einer perfekt abgestimmten Bewegung. Um das Zusammenspiel besser zu verstehen, stelle dir erneut das Bild eines Orchesters vor. Dein Körper ist das Instrument, das Zwerchfell übernimmt die Rolle des Dirigenten und gibt den Rhythmus vor. Der Beckenboden und die Zwischenrippenmuskulatur spielen dabei wie harmonische Begleiter mit, jeder in perfekter Abstimmung auf das gesamte Geschehen. Dieses Zusammenspiel ist essenziell für eine effiziente Atmung, beeinflusst aber auch die Körperhaltung, das Wohlbefinden und die Gesundheit der inneren Organe.

Wie sieht dieses orchestrale Zusammenspiel im Detail aus?

Einatmung: Das Zwerchfell kontrahiert, senkt sich ab und weitet sich nach außen, wodurch sich der Brustraum vergrößert. Gleichzeitig entspannt sich der Beckenboden, um Platz für die Atembewegung zu schaffen. Diese Bewegung massiert sanft die inneren Organe.

Ausatmung: Das Zwerchfell entspannt sich und bewegt sich nach oben, wodurch der Brustraum kleiner wird. Der Beckenboden aktiviert sich, um die Ausatmung zu unterstützen und die Atembewegung harmonisch abzurunden.

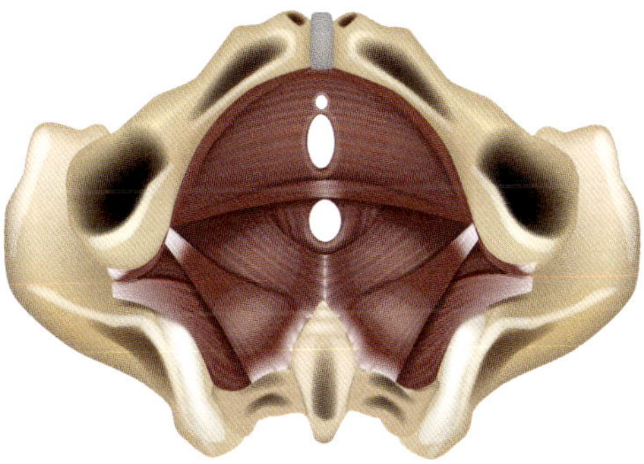

So verlaufen die Muskeln des Beckenbodens, die in die knöcherne Struktur des Beckens eingebettet sind.

CONCLUSIO: WARUM EINE GUT FUNKTIONIERENDE ATMUNG WICHTIG FÜR DICH IST

1. **Stabilität für die Körpermitte:** Zwerchfell, Zwischenrippenmuskeln, Beckenboden und die tiefen Bauchmuskeln arbeiten zusammen, um die Wirbelsäule zu stabilisieren. Eine gesunde Zusammenarbeit dieser Muskeln verbessert deine Haltung und schützt dich vor Rückenschmerzen.
2. **Massage für deine Organe:** Die Atembewegungen massieren sanft die Bauchorgane, regen die Verdauung an und fördern das allgemeine Wohlbefinden.
3. **Herz-Kreislauf-Gesundheit und der Herzbeutel:** Wusstest du, dass eine bewusste Atmung auch den Herzbeutel (Perikard) unterstützt? Das Zwerchfell ist direkt mit dem Herzbeutel verbunden. Diese Verbindung spielt eine entscheidende Rolle für die Funktion des Herz-Kreislauf-Systems. Eine bewusste Atmung kann das Herz entlasten und die Durchblutung fördern – ein Aspekt, den inzwischen auch viele Ärzte, Pneumologen (Lungen- und Atemwegsfachärzte) und Kardiologen (Herzspezialisten) in ihre Therapieprogramme integrieren.
4. **Stressabbau und Entspannung:** Bewusste Atmung, besonders eine tiefe Bauchatmung, aktiviert das parasympathische Nervensystem. Das hilft, Stress abzubauen und in einen Zustand der Ruhe und Regeneration zu kommen.

DAS »PILATESGEHEIMNIS«: BALANCE VON ANSPANNUNG UND ENTSPANNUNG

Wie bei allen Muskeln ist auch beim Zwerchfell ein Gleichgewicht entscheidend. Zu viel Anspannung oder Schwäche im Zwerchfell, in den Zwischenrippenmuskeln oder im Beckenboden können die Beweglichkeit einschränken und Beschwerden verursachen. Ein flexibles Zwerchfell, kräftige, funktionell arbeitende Zwischenrippenmuskeln und ein elastischer Beckenboden bilden die Basis für innere Stabilität und sind Ziel im Pilatestraining.

Doch das Zwerchfell ist weit mehr als ein Atemmuskel – es spielt auch eine entscheidende Rolle für das Herz-Kreislauf-System. Es unterstützt den Herzmuskel und fungiert als eine Art »zweites Herz«, indem es mit jeder Atembewegung die Durchblutung fördert. Diese enge Verbindung wird inzwischen auch von Kardiologen und Pneumologen anerkannt, da ein gut funktionierendes Zwerchfell die Herzgesundheit positiv beeinflussen kann.

Bevor wir tiefer in die Theorie eintauchen, lade ich dich ein, die folgende Übung regelmäßig zu praktizieren. Sie helfen dir, gezielt zu entspannen, deine Muskulatur zu aktivieren und ein besseres Körpergefühl zu entwickeln.

ATEMKRÄFTIGUNG MIT FLEXBAND

Diese Übung stärkt die Zwischenrippenmuskulatur, verbessert das Zusammenspiel von Zwerchfell und Beckenboden und unterstützt eine freie, kraftvolle Atmung. Sie kann im Sitzen oder Stehen durchgeführt werden, wobei die Haltung entscheidend ist.

1. Starte im Sitzen auf einem Stuhl oder im Stehen: Die Füße stehen hüftgelenksbreit, die Fußsohlen sind flach auf dem Boden aufgestellt, das Gewicht gleichmäßig auf Großzehenballen, Kleinzehenballen und Fersen verteilt. Alternativ kannst du dich

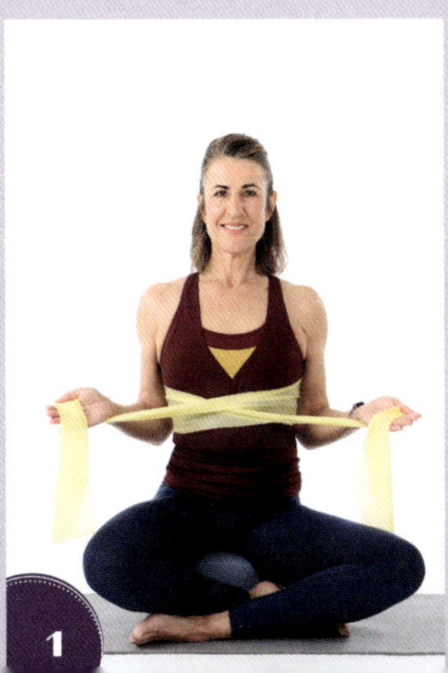

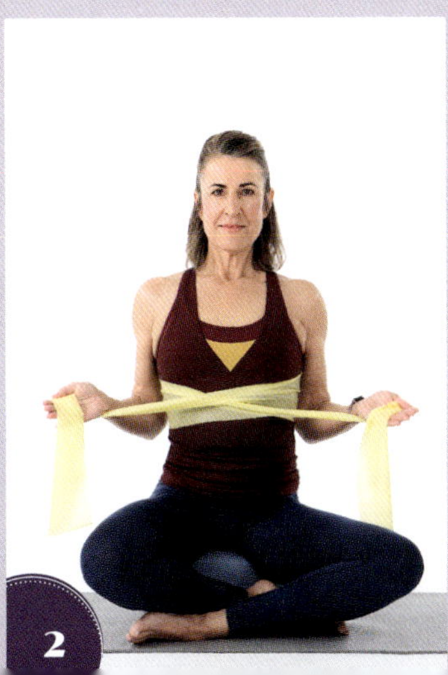

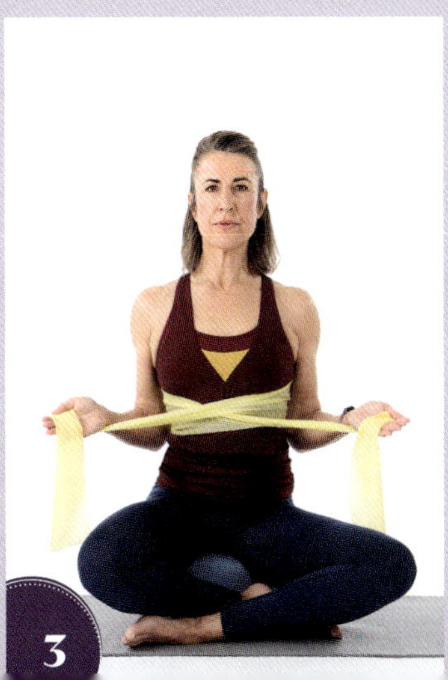

auch in den Schneidersitz setzen, das heißt auf dem Boden die Beine einschlagen, sodass sich die Unterschenkel kreuzen. Lege ein flexibles breites Fitnessband um den unteren Rippenbogen, überkreuze die Enden vor dem Brustbein und halte sie mit den Händen. Ziehe das Band leicht auseinander, sodass es sanften Widerstand bietet und den Brustkorb umfasst.

2. Atme tief durch die Nase ein und lenke den Luftstrom bewusst bis zu den untersten Rippen. Spüre, wie sich dein Brustkorb gegen den Widerstand nach vorn, zur Seite und nach hinten ausdehnt.
3. Atme dann langsam und kontrolliert über die leicht geschlossenen Lippen aus. Lasse das Zwerchfell entspannt nach oben steigen, während sich der Beckenboden sanft aktiviert.

Wiederholungen: 8- bis 10-mal

Tipp

Achte darauf, dass deine Haltung entspannt und stabil bleibt. Lasse die Atmung die Bewegung führen und übe ohne Druck, um die Atemmuskulatur sanft zu kräftigen.

Hinweise

- Die Atmung bleibt ruhig und rhythmisch.
- Wenn du die Übung im Stehen ausführst: Halte die Knie weich und das Becken in einer neutralen Position.
- Wenn du die Übung im Sitzen ausführst: Achte darauf, dass das Becken aufrecht bleibt, ohne ins Hohlkreuz oder in eine Rundung zu kippen.
- In beiden Positionen sollten die Wirbelsäule lang und aufgerichtet sein, die Schultern entspannt nach unten sinken und der Blick geradeaus gerichtet bleiben.

Ein Zusammenspiel für die Gesundheit

Joseph Pilates war sich über die Details der Anatomie vielleicht nicht bewusst, doch seine Betonung der kontrollierten, bewussten Atmung spiegelt genau das wider, was die moderne Wissenschaft heute bestätigt. Es zeigt, wie eng Bewegung und Atmung miteinander verbunden sind – ein Zusammenspiel, das uns hilft, Gesundheit, Energie und Stabilität in unserem Leben zu fördern.

Zum Abschluss dieses Kapitels möchte ich dir noch zwei weitere Atemübungen ans Herz legen, die du ganz einfach in deinen Alltag integrieren kannst. Die erste ist das sogenannte kohärente Atmen – eine sanfte und sehr wirkungsvolle Methode, um das (autonome) Nervensystem ins Gleichgewicht zu bringen. Kohärente Atmung (englisch: *coherent breathing*) ist eine Atemtechnik, bei der man gleichmäßig und rhythmisch mit etwa fünf bis sechs Atemzügen pro Minute atmet – das entspricht etwa fünf Sekunden Einatmung und fünf Sekunden Ausatmung. Ziel ist es, das autonome Nervensystem in Balance, insbesondere durch die Stimulation des Vagusnervs (Seite 229), zu bringen, was den Körper in einen Zustand tiefer Ruhe bringt und gleichzeitig die Resilienz gegenüber Stress erhöht.

Die zweite Atemtechnik auf Seite 88 beschrieben, hilft nicht nur, zur Ruhe zu kommen, sondern verbessert auch die Toleranz gegenüber Kohlendioxid im Körper. Das Atemanhalten nach der Ausatmung trainiert den Organismus, effizienter mit Sauerstoff umzugehen, und stärkt langfristig die Atemqualität. Beobachte während der Übung, wie sich dein Atemimpuls verändert und ob du mit weniger Luft auskommst, als du denkst.

KOHÄRENTES ATMEN

Ziel dieser Übung ist es, Ein- und Ausatmung auf eine gleichlange Dauer zu bringen. Der Atem fließt gleichmäßig, ruhig und ohne Anstrengung. Die empfohlene Atemdauer beträgt jeweils 5 Sekunden. Du kannst diese Übung in jeder Position ausführen.

1. Setze dich aufrecht hin oder lege dich bequem auf den Rücken. Achte darauf, dass die Wirbelsäule lang aufgerichtet ist. Die Schultern sinken entspannt nach unten, lasse den Kiefer gelöst. Lege die Hände locker auf den Oberschenkeln oder seitlich neben dem Körper ab.
2. Atme durch die Nase ein und zähle dabei bis fünf.
3. Atme dann ebenso langsam durch die Nase oder über leicht geschlossene Lippen aus und zähle wieder bis fünf. Fahre mit diesem gleichmäßigen Rhythmus fort.

Dauer: für mindestens 5 Minuten; 10 Minuten wären optimal

Hinweise

- Beobachte, wie sich dein Atemfluss beruhigt, dein Puls sich verlangsamt und dein Geist zur Ruhe kommt.
- Diese Übung kann jederzeit durchgeführt werden – im Sitzen, Liegen oder sogar im Gehen. Beginne mit 1 Minute pro Einheit und steigere dich nach Bedarf auf bis zu 10 Minuten. Ideal sind regelmäßige Einheiten morgens und abends.

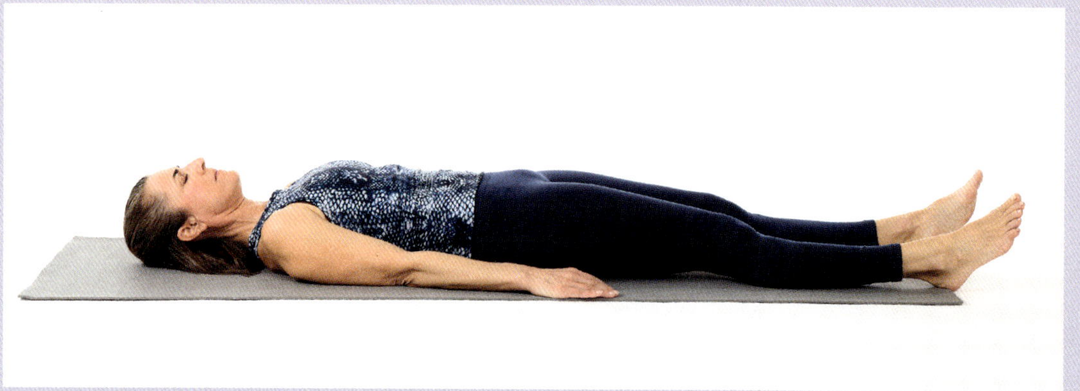

ATMUNG MIT KURZEN ATEMPAUSEN

Diese Übung integriert kurze, gezielte Atempausen nach dem Ein- und Ausatmen. Sie kann helfen, die Atemwahrnehmung zu vertiefen und innere Ruhe zu fördern.

1. Finde eine bequeme Position im Sitzen oder Liegen. Richte die Wirbelsäule auf und lenke die Aufmerksamkeit auf den Atem. Lasse den Atem zunächst einige Zyklen lang frei fließen, bevor du mit der bewussten Atemführung beginnst.
2. Atme durch die Nase ein, bis du spürst, dass sich die unteren Rippen weiten.
3. Halte den Atem für 2 bis 4 Sekunden an, ohne Spannung zu erzeugen.
4. Atme anschließend langsam und sanft über leicht geschlossene Lippen aus. Halte auch nach der Ausatmung den Atem für 2 bis 4 Sekunden an, bevor du erneut einatmest.

Dauer: 2 bis 3 Minuten

Hinweis
Wähle eine Pause zwischen Ein- und Ausatmung, die für dich angenehm bleibt. Vermeide Druck oder das Gefühl, »die Luft anhalten zu müssen«. Die Atempausen sollen ein sanftes Innehalten fördern, nicht die Atemkontrolle erzwingen.

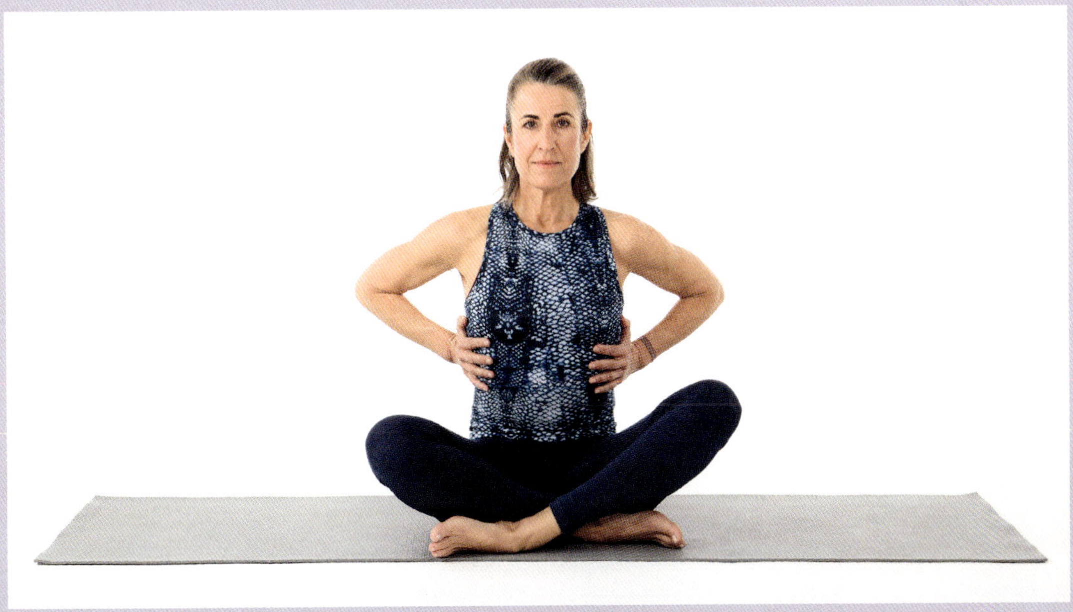

DIE ROLLE DER FASZIEN IM KÖRPER

Ein oft unterschätztes Netzwerk in unserem Körper sind die Faszien. Dieses faszinierende Gewebe durchzieht uns wie ein elastisches Spannsystem und spielt eine Schlüsselrolle für unsere Beweglichkeit, Haltung und unser allgemeines Wohlbefinden. Warum die Faszien so wichtig sind und wie wir sie gezielt pflegen können, erfährst du in den folgenden Abschnitten.

Faszien sind ein faszinierendes, mehrdimensionales Gewebenetzwerk, das unseren gesamten Körper durchzieht. Sie umhüllen und verbinden Muskeln, Organe, Nerven und Knochen, stützen unseren Körper und sorgen für dessen Beweglichkeit. Sie bestehen aus kollagenen und elastischen Fasern sowie einer Grundsubstanz, die zu einem Großteil aus Wasser besteht. Dieses Gewebe ist nicht nur strukturell bedeutend, sondern auch hochsensibel: Es enthält zahlreiche Rezeptoren, die als sogenannte Informationssensoren in unserem Körper fungieren und die für unsere Körperwahrnehmung und Bewegungskoordination entscheidend sind.

Die Funktion der Faszien geht weit über die reine Stabilisierung hinaus. Sie speichern Energie, übertragen Kräfte und ermöglichen geschmeidige Bewegungsabläufe. Gleichzeitig sind sie eng mit dem Nervensystem verbunden und reagieren auf äußere wie innere Einflüsse. Bewegungsmangel, Stress oder einseitige Belastungen können dazu führen, dass die Faszien ihre Elastizität und Gleitfähigkeit verlieren – mit spürbaren Auswirkun-

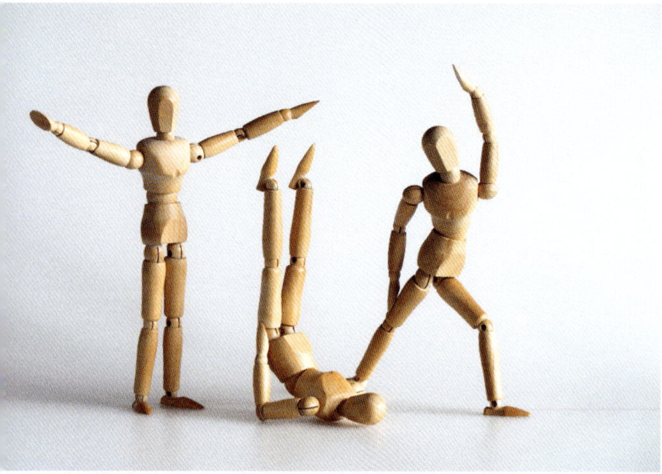

Nicht zuletzt dank der Faszien lässt sich der Körper in verschiedene Posen biegen. In ihnen liegt nicht nur das Potenzial zu Kraft, sondern auch zu Beweglichkeit und Stabilität.

gen auf den gesamten Körper. In Kapitel 4 findest du ab Seite 246 eine vertiefende Einführung mit passenden Übungen, um dein faszinierendes Fasziennetz gezielt zu unterstützen.

PILATES UND DIE MUSKULATUR: MEHR ALS NUR KRAFT

Nachdem wir uns bereits intensiv mit der Atmung, den Faszien und anderen wichtigen Aspekten des Pilatestrainings beschäftigt haben, widmen wir uns nun der Kraftzelle unseres Körpers: der Muskulatur. Denn Pilates ist nicht nur eine Wohltat für unsere Atemmuskulatur und das fasziale Netzwerk – es bietet auch ein besonders effektives Training für die Muskulatur, das weit über klassische Trainingsansätze hinausgeht.

Im Pilatestraining liegt der Fokus auf der Kraftausdauer, die funktionell und progressiv aufgebaut wird. Die Übungen beanspruchen die Muskulatur auf einer multidimensionalen Ebene: Wir bewegen den Körper nicht nur linear, sondern durch verschiedene Ebenen und Bewegungsmuster. Diese Vielseitigkeit stärkt nicht nur die Muskulatur, sondern verbessert auch ihre Funktionalität und unterstützt uns bei alltäglichen Bewegungen.

Pilates kann aber noch mehr: Es fördert die Koordination, schützt durch gezielte Bewegungsmuster vor Stürzen und wirkt dem Abbau von Muskeln und Knochen entgegen. Durch die Kombination aus Zug- und Druckbewegungen bleibt der Körper geschmeidig, stabil und langfristig gesund – ein echtes Ganzkörpertraining mit Tiefgang!

In Kapitel 4 ab Seite 258 gehe ich noch detaillierter auf die faszinierende Funktion unserer Muskulatur ein. Dort erfährst du, wie Muskeln nicht nur für Kraft sorgen, sondern auch entscheidend zur Stabilität und Beweglichkeit beitragen. Dieses Kapitel wird für viele ein echtes Aha-Erlebnis sein!

KAPITEL 3

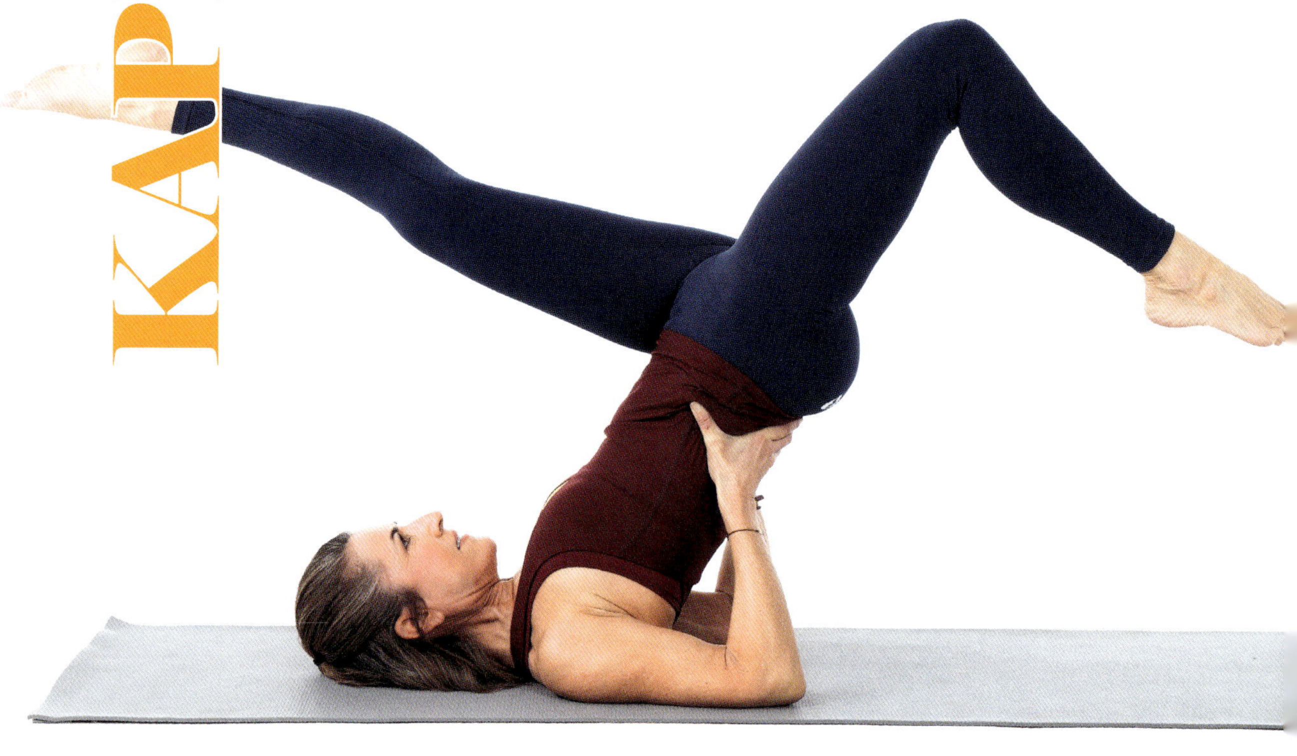

DER WEG IN DIE PRAXIS – DEIN EINSTIEG IN DIE PILATESWELT

Pilates ist mehr als nur Übungen – es ist ein Zusammenspiel von Präzision, Achtsamkeit und Technik. Dieses Kapitel führt dich Schritt für Schritt an die Grundlagen heran. Du lernst die wichtigsten Begriffe und Positionen kennen, um deinen Körper bewusst auszurichten. Eine kurze, entspannende Einheit hilft, Nacken und Augen zu entlasten. Danach folgen die elf wichtigsten Pilates-Basisübungen, die deine Gelenke mobilisieren und dein System aktivieren. Aufbauend darauf vertiefst du klassische Pilatesübungen, um Kraft und Beweglichkeit gezielt zu verbessern.

AUSRICHTUNG DES KÖRPERS

Um das Beste aus deinem Training herauszuholen, ist es wichtig, einige zentrale Prinzipien zu verstehen. Ich nenne sie Schlüsselpositionen, denn sie bilden die Grundlage aller Übungen. Besonders am Anfang lohnt es sich, die eigene Körperausrichtung bewusst zu überprüfen. Eine präzise Haltung nach den vorgegebenen Prinzipien ermöglicht ein achtsames, effektives Training und hilft, Bewegungen mit mehr Kontrolle und Leichtigkeit auszuführen.

AUSRICHTUNG DES BECKENS

Beim Pilatestraining wirst du immer wieder zwischen zwei Beckenpositionen wechseln: dem sogenannten neutralen Becken und dem Becken in der »Imprint«-Position.

DIE NEUTRALE BECKENSTELLUNG – KEIN DOGMA, SONDERN EIN GEFÜHL

Das sogenannte neutrale Becken ist eine der Schlüsselpositionen im Pilates. Aber was bedeutet das eigentlich? Und ist nicht jedes Becken einzigartig? In der Fachwelt wird darüber eifrig debattiert, doch anstatt dich mit starren Vorgaben zu quälen, lade ich dich ein, dein eigenes Gefühl dafür zu entwickeln.

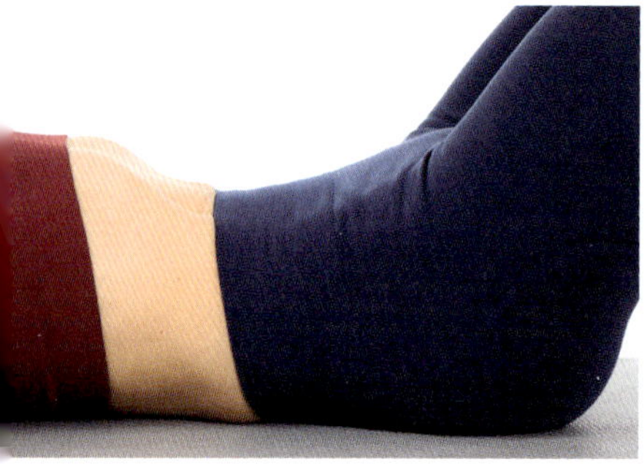

Übertriebene Beckenkippung

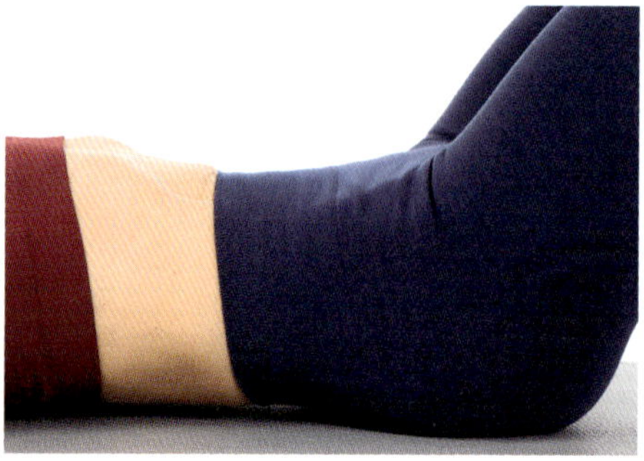

Neutralstellung

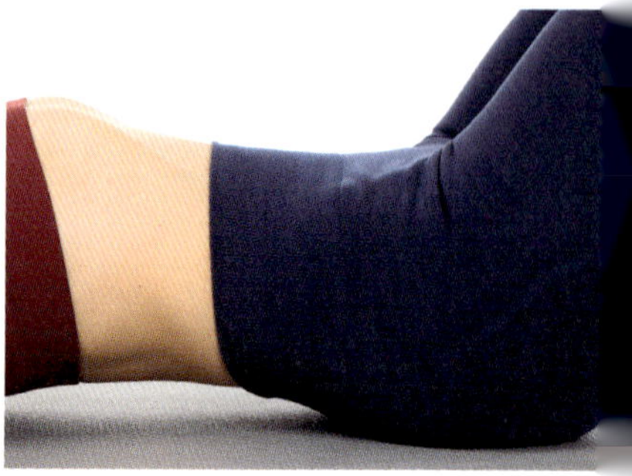

Hohlkreuz

Die **neutrale Beckenstellung** ist die natürliche Ausrichtung deiner Wirbelsäule und der Schlüssel für Stabilität und Bewegungsfreiheit. Doch wie findest du diese Position am schnellsten?

1. Lege dich in Rückenlage auf die Matte, stelle die Füße hüftgelenksbreit auf und platziere die Hände auf deinem Becken. Kippe nun das Becken etwas übertrieben vor und zurück.
2. Lasse nun die Kippbewegung kleiner werden, bis du das Gefühl hast, dass du satt auf deinem Kreuzbein aufliegst.

Hinweis

Stell dir dein Becken als Schale mit einer Glaskugel darin vor: Kippst du zu weit nach vorn, rollt die Kugel Richtung Steißbein (Hohlkreuz). Kippst du zu weit nach hinten, wandert sie Richtung Bauchnabel (abgeflachte Lendenwirbelsäule).

Deine **Neutralstellung** findest du in der Mitte – dort, wo die Kugel ruhig liegt. Diese neutrale Position ist keine starre Vorgabe, sondern eine **ausbalancierte Haltung**, die Stabilität und Beweglichkeit vereint.

DIE IMPRINT-STELLUNG – SCHUTZ UND STABILITÄT FÜR DEINE WIRBELSÄULE

Stell dir vor, dein unterer Rücken ruht auf einer weichen Sandfläche. Wenn du sanft einsinkst, spürst du eine leichte Verbindung zur Unterlage – genau dieses Gefühl schafft die **Imprint-Stellung.** Sie stabilisiert deine Wirbelsäule und schützt sie vor Überlastung, besonders wenn deine Beine in der Luft sind oder du mit langen Hebeln arbeitest.

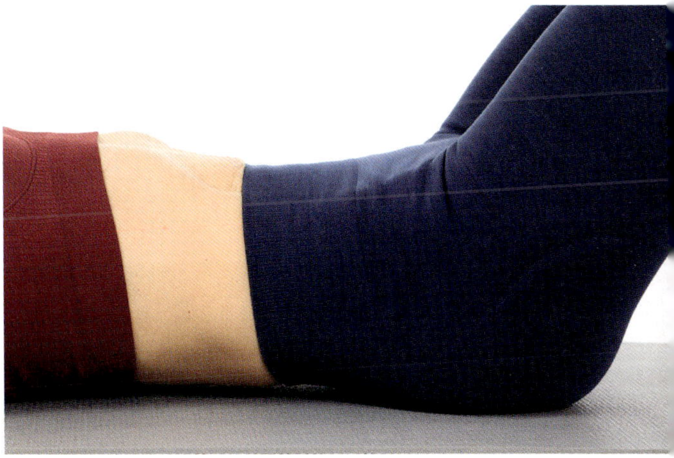

Lege dich in Rückenlage, die Beine hüftgelenksbreit aufgestellt. Stell dir vor, ein sanfter Magnet zieht deine Lendenwirbelsäule Richtung Matte, ohne dein Becken stark zu kippen. Spüre, wie deine Bauchmuskeln aktiv werden, indem deine Bauchdecke sanft nach innen schmilzt – fast so, als würde sie sich mit deiner Wirbelsäule verbinden.

Hinweis: Diese Haltung gibt dir Halt und Kontrolle für ein sicheres, bewusstes Training.

AUSRICHTUNG DES BRUSTKORBS

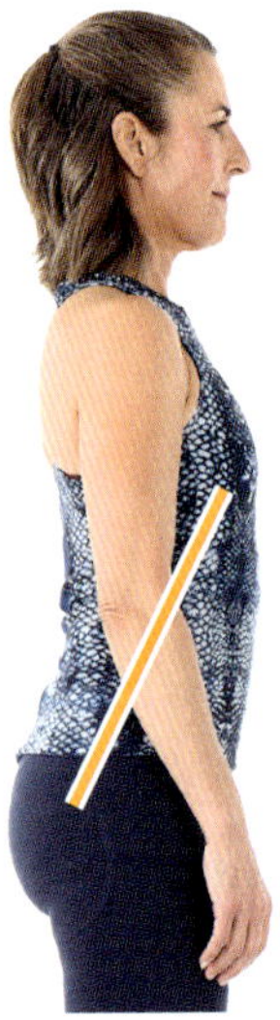

Der Brustkorb ist ein weiterer wichtiger Anker im Pilatestraining. Du wirst häufig den Hinweis hören, dass du die Verbindung zwischen Brustkorb und Becken beibehalten sollst. Dies gelingt dir durch die bewusste Ansteuerung der Rumpfmuskulatur. Ein zentraler Orientierungspunkt ist dabei das Brustbein: Es dient als Verbindungsglied zwischen den Rippen und spielt eine wichtige Rolle in der Körperhaltung. Ich stelle mir hier gerne eine goldene Schnur vor, die die Spitze meines Brustbeins mit meinem Steißbein verbindet. Vielleicht kannst du dir mit diesem Bild die Ausrichtung deines Körpers ebenfalls besser vorstellen.

Bei Bewegungen sollte das Brustbein nicht übertrieben nach vorn geschoben werden, da sonst die Verbindung zum Becken über die Bauchmuskeln verloren geht.

DER BRUSTKORB BEIM AUFROLLEN

Bei allen Übungen, bei denen wir den Oberkörper aufrollen, wie zum Beispiel bei der Abdominal Prep auf Seite 130, stelle dir vor, wie dein Brustbein sanft sinkt und weich wird. Der Abstand zwischen Brustkorb und Becken verringert sich leicht, während sich die Bauchdecke nach innen zieht. Diese Bewegung trainiert zusätzlich die Zwischenrippenmuskulatur, die – wie auf Seite 82 beschrieben – eine zentrale Rolle in der Atmung spielt.

BRUSTKORB, SCHULTERGÜRTEL UND SCHULTERBLÄTTER

Eine weitere wichtige Verbindung besteht zwischen deinem Brustkorb, dem Schultergürtel und den Schulterblättern. Vielen ist nicht bewusst, dass Schulterblätter beweglich sind: Sie können sich öffnen, schließen, voneinander weg- und wieder zueinander schwingen – ähnlich wie Scheibenwischer. Die oft abgeschwächte Muskulatur zwischen den Schulterblättern wird durch spezifische Übungen, wie zum Beispiel den Rhomboid Squeeze auf Seite 195, gezielt gestärkt.

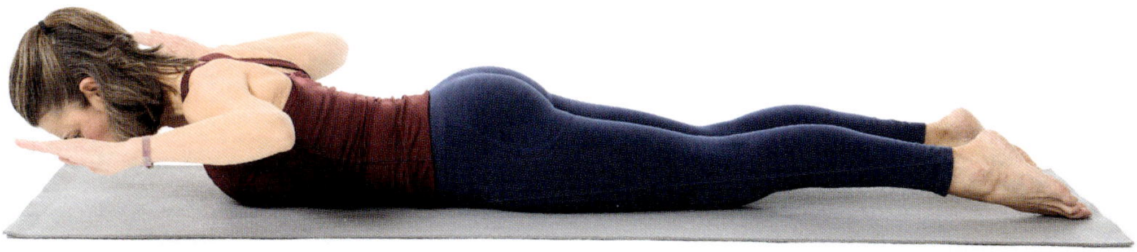

Denke in der Bauchlage immer daran, deinen Nacken und Schultergürtel entspannt zu halten. Stelle dir vor, wie du deine Schulterblattspitzen sanft zueinander und Richtung Hüften ziehst. Diese Mikrobewegung hat einen großen Effekt auf die Stabilität und Beweglichkeit des Schulterbereichs.

AUSRICHTUNG DES KOPFES IM STEHEN

Die Stellung des Kopfes spielt im Pilatestraining eine entscheidende Rolle. Der Kopf wiegt bei einem ausgewachsenen Menschen im senkrechten Zustand etwa sechs Kilogramm. Doch schon bei einer Neigung von nur 15 Grad nach vorn steigt die Belastung der Nackenmuskulatur auf das Äquivalent eines 13 Kilogramm schweren Gewichts. Je weiter der Kopf nach vorn geneigt wird, desto größer werden die Kräfte, die auf die Wirbelsäule wirken. Deshalb ist es essenziell, den Kopf in einer funktionalen und ökonomischen Position zu halten – sowohl im Alltag als auch während der Übungen. Wenn du dir die Ver-

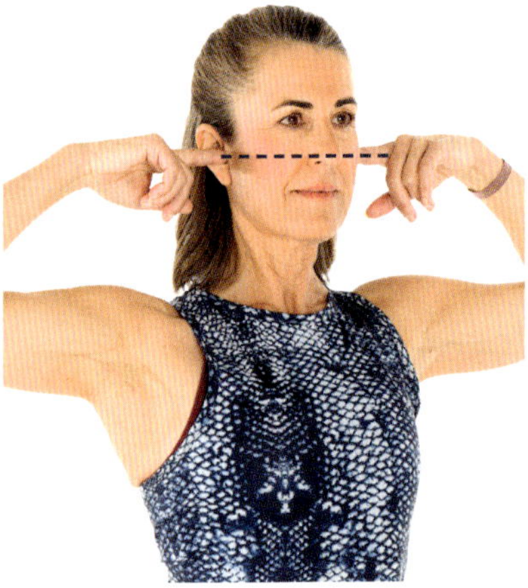

Der Kopf schwebt im Stehen quasi auf einer Fontäne – entspannt und aufrecht. Die Ohren befinden sich auf einer Höhe in einer Achse parallel zum Boden.

bindung zwischen deinem Kopf und der Halswirbelsäule bewusst machst, kannst du eine entspannte und funktionale Haltung entwickeln, die deinen Nacken entlastet und Verspannungen vorbeugt. Hier ein paar Anhaltspunkte, wie du deinen Kopf zu positionieren und zu führen hast – in und während der Bewegung.

DER KOPF SCHWEBT AUF EINER FONTÄNE

Im Stehen kannst du dir vorstellen, dass dein Kopf wie schwerelos auf einer Fontäne balanciert, die aus deiner Halswirbelsäule entspringt. Dieses Bild hilft dir, eine entspannte und aufrechte Haltung zu bewahren. Dein Kopf schwebt sanft über der Wirbelsäule, während dein Nacken lang bleibt und nicht verkrampft.

KOPF UND NACKEN IN DER RÜCKENLAGE

In der Rückenlage sollte der Kopf entspannt auf der Unterlage ruhen, während der Nacken lang bleibt. Achte darauf, dass dein Kinn leicht Richtung Brust geneigt ist, um eine neutrale und entspannte Position der Halswirbelsäule zu gewährleisten. Sollte deine Halswirbelsäule überstreckt sein, lege deinen Kopf auf ein flaches Kissen, damit die neutrale Stellung im Nacken erhalten bleibt. Bei Rollbewegungen, wie beim Aufrollen des Oberkörpers, kannst du dir die »Ohrachse« vorstellen, die sich von einem Ohr zum anderen zieht und wie oben im Bild mit den Zeigefingern angedeutet wird. Dein Kopf darf sich sanft um diese Achse drehen, während sich dein Kinn entspannt in Richtung Brust bewegt. Damit sind wir bei der Head-Nod-Bewegung, die du auf Seite 199 genauer kennenlernen wirst. Beim Aufrollen des Oberkörpers aus der Rückenlage ist es wichtig, dass die Bewegung aus der vorderen Faszien- und Muskelkette (Bauchmuskulatur) erfolgt und nicht aus den Nackenmuskeln. Richte den Blick nach vorn, zu deinen Knien, wenn du den Oberkörper vom Boden hebst. Vermeide es, nach hinten zu schauen, da dies die Nackenmuskulatur unnötig belastet.

KOPF UND NACKEN IN DER BAUCHLAGE

Wenn du den Oberkörper aus der Bauchlage hebst, achte darauf, dass dein Kopf nicht in den Nacken fällt. Halte deinen Nacken lang und entspannt. Denk daran: Dein Blick sollte schräg nach unten gerichtet sein, sodass der Kopf in Verlängerung der Wirbelsäule bleibt. Eine stabile Ausrichtung des Kopfes sorgt dafür, dass der Nacken während der Bewegung frei bleibt.

Die Rolle der Blickrichtung

Wusstest du, dass deine Blickrichtung die Spannung in deiner Nackenmuskulatur beeinflusst? Viele Menschen neigen dazu, in der Rückenlage nach oben zur Decke oder in der Bauchlage den Kopf in den Nacken zu legen, um nach vorn zu schauen. Dies kann die Nackenmuskulatur unnötig belasten und zu Verspannungen führen. Eine einfache Anpassung kann helfen. Richte den Blick in der Rückenlage diagonal und nicht direkt nach oben; in der Bauchlage nach unten.

Richte den Blick im Sitzen leicht nach vorn. Da die Augenbewegungen neurologisch mit der Nackenmuskulatur verbunden sind (Auge-Nacken-Koordination), entspannt sich der Nacken, wenn der Blick in die natürliche Bewegungsrichtung gelenkt wird. Im Pilatestraining nutzen wir diese Verbindung gezielt, um Verspannungen zu vermeiden und eine optimale Haltung zu fördern. Ein sanfter, entspannter Blick in die Bewegungsrichtung verbessert nicht nur die Qualität der Bewegung, sondern bringt den gesamten Körper in eine harmonische Balance.

Etwas später im Kapitel auf Seite 109 führe ich dich noch genauer in die Thematik ein und leite dich gleichzeitig durch eine Übung, die du regelmäßig im Alltag integrieren kannst.

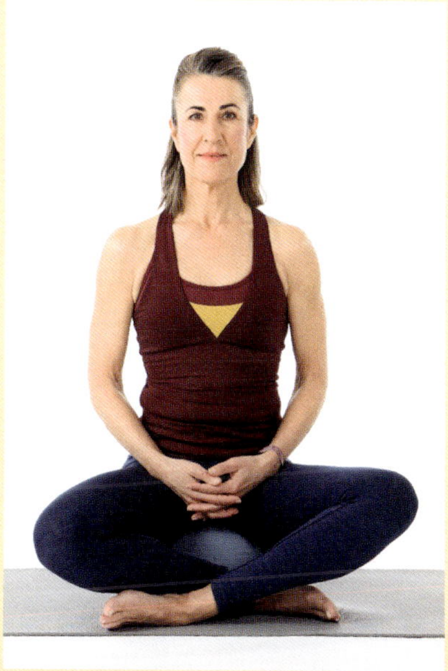

Die Augen sind bei einem entspannten Blick geradeaus gerichtet und es entsteht ein Gefühl von weicher Gelassenheit.

DIE STELLUNG DER BEINE – AUSSENROTATION UND PARALLELSTAND

Die Außenrotation der Beine erfolgt immer aus dem Oberschenkelhals im Hüftgelenk – egal ob du stehst oder liegst. In der Bauchlage bedeutet dies beispielsweise, dass die Fersen zueinander zeigen und die Kniescheiben nicht mehr vollständig auf der Matte aufliegen, sondern nur noch teilweise Kontakt zur Matte haben. Die Füße formen dabei eine sogenannte V-Stellung, wobei die Fersen, wenn möglich, zusammenbleiben. Diese Position kann auch in anderen Ausgangsstellungen wie im Table Top, im Stehen, im Sitzen oder in der Rückenlage eingenommen werden.

Ein Parallelstand der Beine bedeutet hingegen, dass die Fußkanten parallel zueinander ausgerichtet sind. Im Stehen zeigen die Zehen geradeaus, in der Rückenlage schauen die Kniescheiben zur Decke und in der Bauchlage liegen die Kniescheiben vollständig flach auf der Matte. Beide Ausrichtungen – Außenrotation und Parallelstand – fördern eine bewusste Ausrichtung der Beine und eine präzise Bewegungsausführung im Pilatestraining.

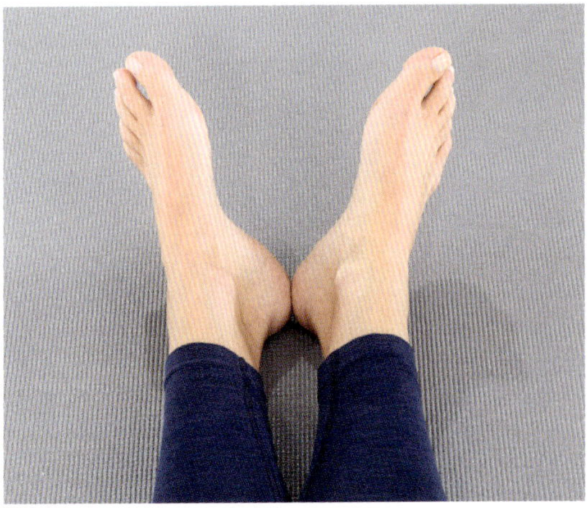

Die Außenrotation der Beine zeigt sich in der V-Stellung der Füße, hat ihren Ursprung aber im Hüftgelenk.

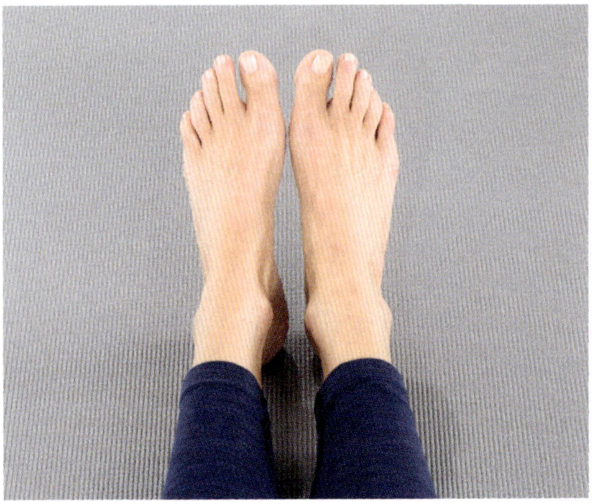

Im Parallelstand zeigen die Zehen nach vorn, beide Füße zeigen in die gleiche Richtung.

BEGRIFFE, DIE DU KENNEN SOLLTEST

Im Pilates gibt es einige spezifische Begriffe, die dir mit der Zeit vertraut werden und ganz selbstverständlich in deinen Wortschatz übergehen. Durch regelmäßiges Üben wirst du ihre Bedeutung und ihren Nutzen schnell verstehen. Falls du einmal ein Pilatesstudio besuchst, wirst du diese Begriffe bestimmt hören und wiedererkennen – sie helfen dir, dich besser zu orientieren und die Anleitungen präziser umzusetzen.

TABLE-TOP-STELLUNG DER BEINE

Die Table-Top-Stellung wird häufig in Verbindung mit der Imprint-Stellung genutzt und dient als stabile Ausgangsposition: Die Beine werden in der Rückenlage so angehoben, dass sie beziehungsweise die Oberschenkel aus der Seitenansicht einen rechten Winkel zum Oberkörper bilden. Unterschenkel und Oberschenkel stehen ebenfalls im rechten Winkel zueinander, wobei die Unterschenkel parallel zum Boden ausgerichtet sind. Durch die Aktivierung der tiefen Rumpfmuskulatur bleibt die Wirbelsäule stabil, während die Table-Top-Stellung gehalten wird.

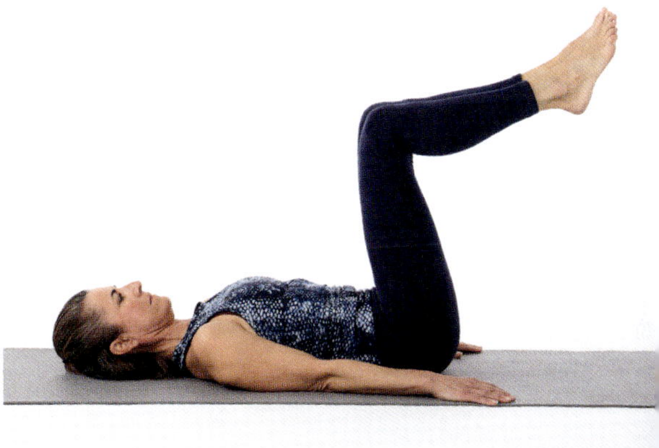

Der Körper bildet in Hüfte und Knien 90-Grad-Winkel, um sich korrekt auszurichten.

HÜFTGELENKSBREITE BEINSTELLUNG

Du wirst im Pilatestraining immer wieder den Begriff »hüftgelenksbreit« hören oder lesen. Das bedeutet, dass deine Knie ungefähr so weit voneinander entfernt sind wie deine Hüftgelenke. Ein einfacher Test: Platziere deine Faust zwischen deine Knie. Der Abstand sollte so bemessen sein, dass deine Faust genau dazwischenpasst – das entspricht deiner individuellen Hüftgelenksbreite.

ARTIKULATION DER WIRBELSÄULE

Artikulation in Verbindung mit Bewegung bedeutet in Bezug auf die Wirbelsäule, diese Wirbel für Wirbel zu bewegen – zu »artikulieren« –, egal ob man sie von der Matte löst oder wieder auf sie legt. Die Wirbelsäule besteht aus 24 beweglichen Wirbeln, die in ihrer Mobilität gestärkt werden möchten. Diese präzise Bewegung sorgt für Mobilität und Kontrolle.

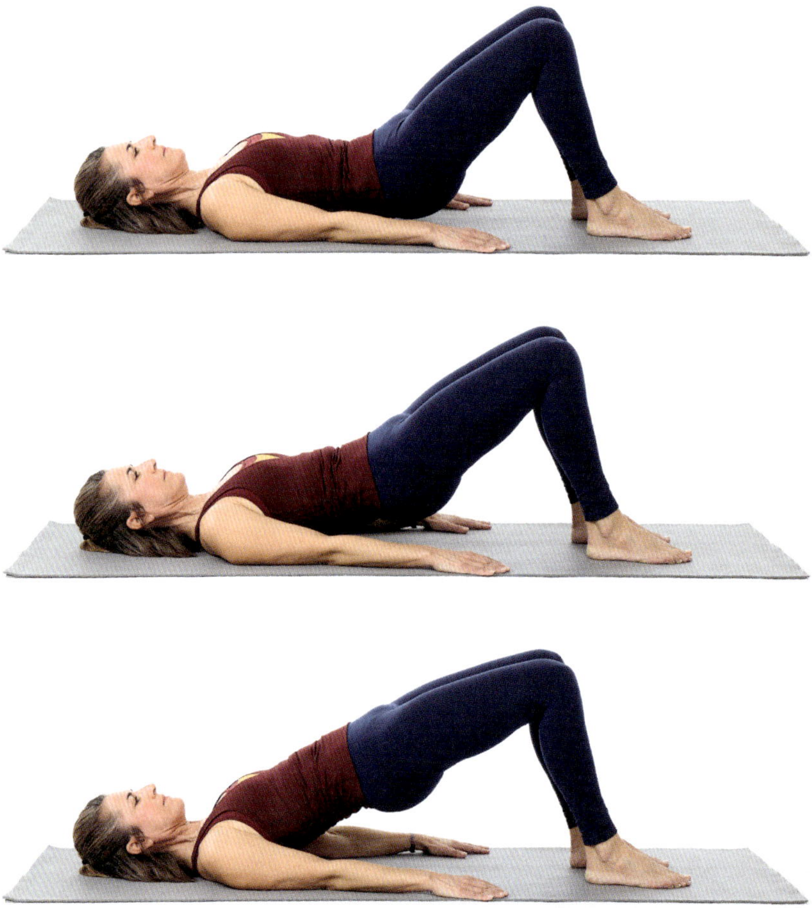

Die Artikulation der Wirbelsäule fördert die Mobilität, Kontrolle und Bewusstheit für diese zentrale Skelettstruktur.

DER VIERFÜSSLERSTAND

Der Vierfüßlerstand ist eine stabile Position, bei der die Hände schulterbreit unter den Schultern und die Knie hüftgelenksbreit unter den Hüften platziert werden. Der Rücken bleibt in einer neutralen Position. Die Wirbelsäule ist lang und der Kopf befindet sich in Verlängerung zur Wirbelsäule.

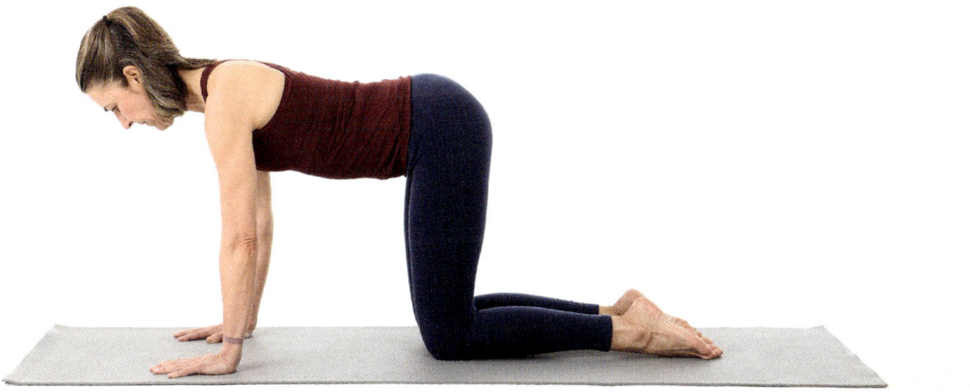

Der korrekte Vierfüßlerstand weist 90-Grad-Winkel in den Gelenken von Schultern, Hüften und Knien auf.

Hinweis: Bei Schmerzen in den Handgelenken kannst du die Handballen leicht unterlagern oder auf spezielle Hilfsmittel zurückgreifen, wie Reibebretter, die normalerweise zum Verputzen von Wänden verwendet werden. Diese Werkzeuge bieten eine flache, stabile Unterlage und entlasten die Handgelenke, sodass du diese Position schmerzfrei einnehmen kannst.

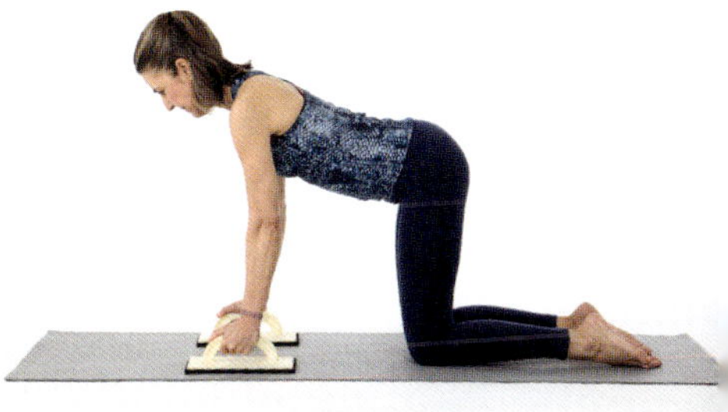

Tipp

Nutze einen Spiegel oder dein Handy, um deine Haltung zu überprüfen.

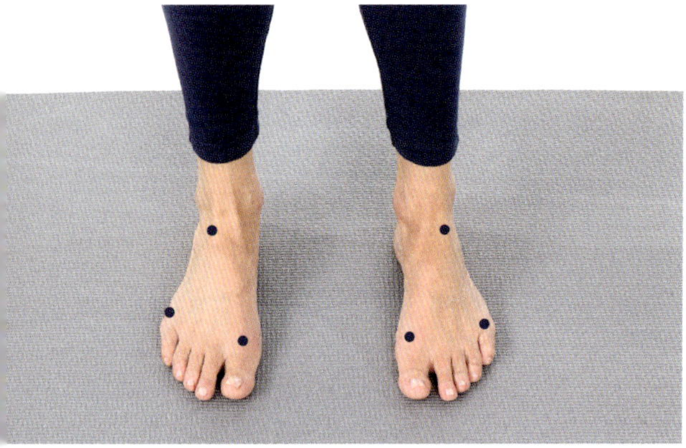

Der Dreipunktstand – der Fuß ist damit optimal belastet und trägt das Körpergewicht auf der Fußsohle gut verteilt.

DREIPUNKTSTAND

Dreipunktstand des Fußes bedeutet, dass das Gewicht gleichmäßig auf drei Punkte des Fußes verteilt wird: Ferse, Großzehenballen und Kleinzehenballen.

Diese drei Punkte bilden eine stabile Basis und unterstützen die Ausrichtung des Fußes sowie des gesamten Körpers. Wichtig ist, dass alle drei Punkte gleichmäßig belastet werden, um die Fußmuskulatur zu aktivieren und das Fußgewölbe zu stabilisieren.

Tipp

Übe den Dreipunktstand barfuß, um die Bodenhaftung besser wahrzunehmen und deine Fußmuskulatur gezielt zu aktivieren. Ziel ist es, diese Haltung im Alltag und im Training intuitiv einzunehmen.

BEWEGUNGSRICHTUNG DES SCHULTERGÜRTELS

Im Pilates ist es wichtig, die Bewegungen der Schulterblätter bewusst wahrzunehmen und gezielt zu organisieren. Die folgenden Begriffe beschreiben die wichtigsten Bewegungsrichtungen der Schulterblätter.

Elevation und Depression

Übungen zum Schultergürtel findest du auf Seite 116. Die neutrale Stellung, Elevation und Depression der Schulterblätter hebt diese Richtung Ohren und entfernt sie wieder davon.

Neutrale Ausrichtung: Der Schultergürtel befindet sich in seiner anatomisch entspannten Lage.

neutral

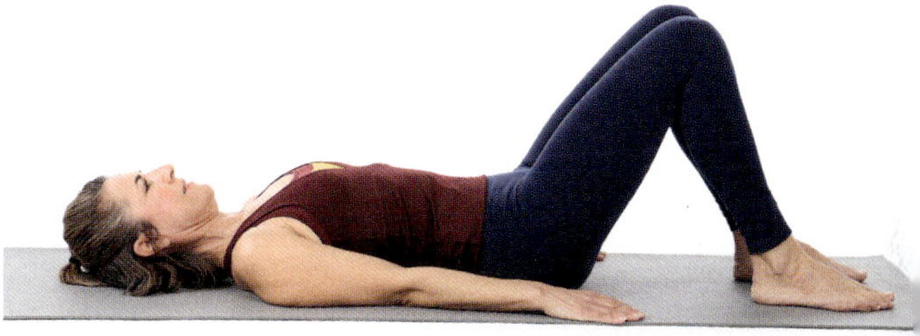

Elevation

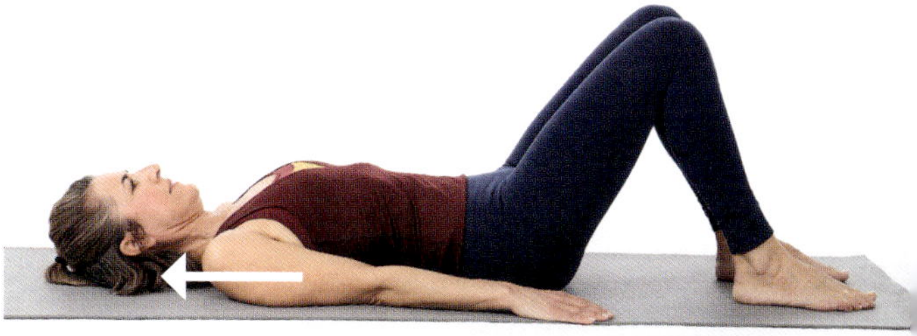

Elevation: Heben des Schultergürtels über das Schulterdach Richtung Ohren – der Hals erscheint kürzer.

Depression

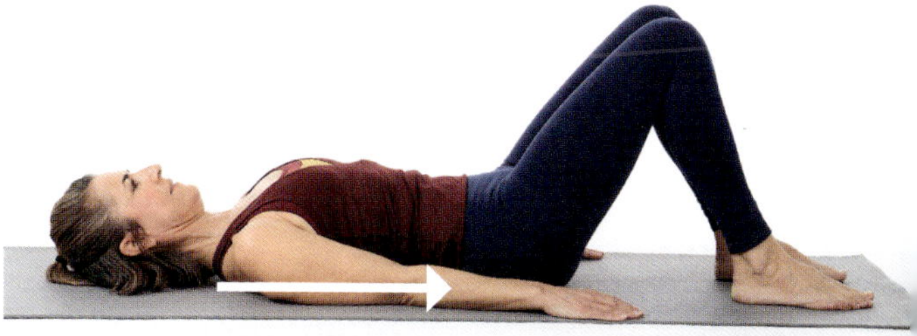

Depression: Senken der Schultern Richtung Becken, der Hals erscheint länger.

neutral

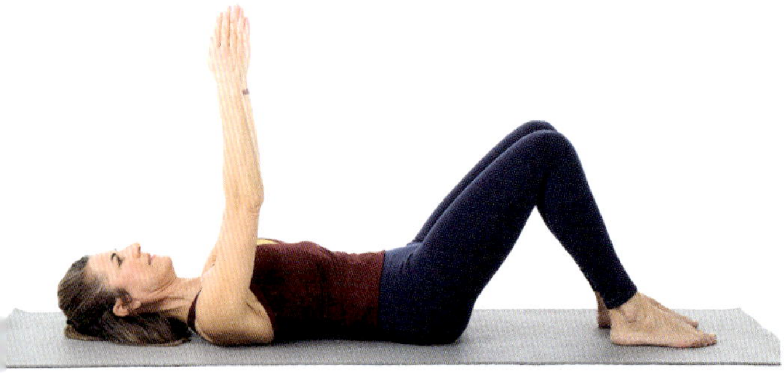

Retraktion und Protraktion

Retraktion und Protraktion der Schulterblätter zeigen sich in der Rückenlage durch ein In-den-Boden-Sinken und ein Vom-Boden-Abheben des Schultergürtels.

Diese Bewegungen sind zentral für eine gesunde Schultergürtelorganisation und werden im Pilates immer wieder angesprochen. Eine detaillierte Beschreibung der Übungen findest du auf Seite 117.

Retraktion

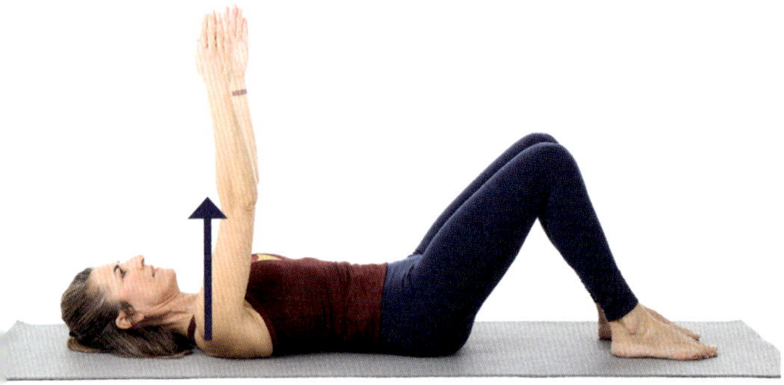

Retraktion: Das Zusammenziehen der Schulterblätter in Richtung Wirbelsäule, sodass sie näher zusammenrücken.

Protraktion

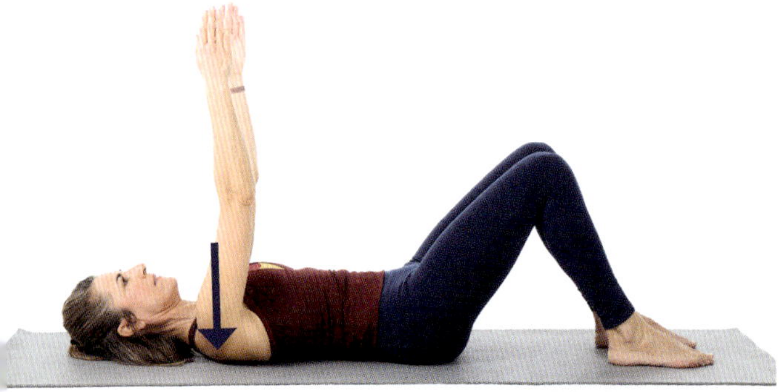

Protraktion: Das Auseinanderziehen der Schulterblätter, sodass sie voneinander wegstreben, beispielsweise beim Strecken der Arme nach vorn.

TOOLS FÜR ZU HAUSE

Das wichtigste Trainingsgerät, das du zu Hause brauchst, ist eine Matte, die dich beim Training unterstützt und dir Halt gibt. Da wir viel auf dem Rücken liegen, sollte die Matte nicht zu dünn sein – idealerweise etwas dicker als eine klassische Yogamatte.

Richte dir deinen Trainingsplatz so ein, dass er jederzeit zugänglich ist und du alle Utensilien griffbereit hast. Zu den wichtigsten Hilfsmitteln gehören ein Handtuch, kleine Kissen zum Unterlegen (falls nötig) sowie ein Kissen zum Sitzen. Ein Flexband (flexibles, breites Gummiband), ein Pilatesball sowie ein Faszien- oder Igelball sind ebenfalls hilfreiche Tools. Diese kannst du in jedem Fachhandel kaufen. Falls du für deine Handgelenke eine Entlastung benötigst, habe ich eine einfache und günstige Lösung für meine Kunden gefunden: ein Reibebrett aus dem Baumarkt.

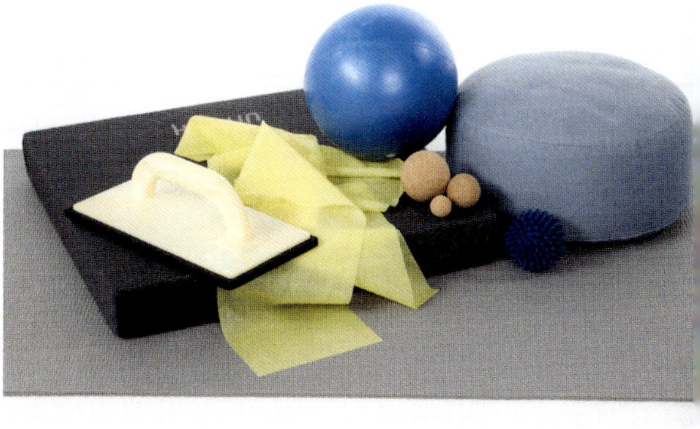

Mit kleinen Tools wie diesen lässt sich die Verbindung zum eigenen Körper vertiefen – besonders im faszialen Netzwerk.

REGELMÄSSIGKEIT UND KONSEQUENZ – DIE SCHLÜSSEL ZUM ERFOLG

Richte deinen Trainingsplan so ein, dass du kontinuierlich trainieren kannst, und du wirst bald merken, dass sich deine Haltung sowie deine Körperspannung verbessern und du auch beweglicher wirst. Viele Pilatestrainierende berichten auch, dass sie schmerzfreier durchs Leben gehen.

Warum diese Regelmäßigkeit mehr als wichtig ist, möchte ich hier kurz und übersichtlich auf den Punkt bringen. Regelmäßigkeit …

- **aktiviert dein Belohnungssystem und macht dich glücklicher:** Durch Bewegung werden Glückshormone wie Dopamin und Endorphine freigesetzt, die für Wohlbefinden und innere Zufriedenheit sorgen. Nach wenigen Minuten spürst du den Effekt!
- **verankert gesunde Routinen in deinem Gehirn:** Das Gehirn liebt Gewohnheiten. Wenn du regelmäßig trainierst, verknüpft es Bewegung mit einem positiven Gefühl – das macht es dir leichter, dranzubleiben.
- **verbessert deine mentale Resilienz:** Durch die Struktur und Regelmäßigkeit des Trainings entwickelst du eine positive Selbstdisziplin, die dich auch in anderen Lebensbereichen stärkt.
- **unterstützt das Nervensystem und reduziert Stress:** Regelmäßige Bewegung hilft dir, dein vegetatives Nervensystem zu regulieren, Stress abzubauen und schneller zu regenerieren.
- **steigert die Konzentrationsfähigkeit:** Bewegung fördert einen klaren Geist, verbessert die mentale Leistungsfähigkeit und lässt dich fokussierter arbeiten.
- **optimiert die Körperfunktionen:** Dein Stoffwechsel, deine Durchblutung und deine Atmung werden effizienter, was sich positiv auf deine Gesundheit auswirkt.
- **erhöht das Gefühl von Leichtigkeit im Alltag:** Du wirst beweglicher, spürst mehr Energie und fühlst dich insgesamt kraftvoller.
- **löst chronische Verspannungen:** Durch gezielte Bewegung kannst du muskuläre Blockaden und Verspannungen nachhaltig lösen.
- **führt zu einem neuen Körperbewusstsein:** Du entwickelst ein feineres Gefühl für deinen Körper, erkennst ungünstige Bewegungsmuster und lernst, sie zu verbessern.
- **lässt dich strahlen:** Wer sich regelmäßig bewegt, wirkt entspannter, zufriedener und strahlt mehr Lebensfreude aus.

DIE RICHTIGE VORBEREITUNG – DER WEG ZU DEINEM BESTEN TRAINING

Bevor du mit dem Training beginnst, nimm dir einen Moment Zeit, um dich körperlich und geistig einzustimmen. Diese bewusste Vorbereitung schafft die Grundlage für ein effektives, sicheres und zugleich erfüllendes Training.

Du hast bereits gelernt, wie du dein Powerhouse aktivierst – dein Kraftzentrum, das dir Stabilität und Kontrolle verleiht. Auch die Pilatesatmung (siehe Seite 68) hast du kennengelernt. Sie ist nicht nur essenziell für die Stabilisierung der Körpermitte, sondern hilft dir, Körper und Geist in Einklang zu bringen. Diese bewusste Atmung wirkt wie ein Anker, der dich zentriert und optimal auf die bevorstehenden Übungen vorbereitet.

Ein weiterer wichtiger Baustein ist die Neutralstellung (Seite 95) – eine Position, die deinem Körper Stabilität und Leichtigkeit verleiht. Erinnere dich immer wieder daran, sie bewusst einzunehmen, denn sie bildet die Basis vieler Übungen.

Bevor du mit den Einstiegsübungen beginnst, nimm dir einen Moment Zeit, um in dich hineinzuhören: Fühlst du dich wirklich bereit? Die folgende Übung hilft dir, deinen Fokus noch mehr zu schärfen und damit die Qualität deines Trainings weiter zu verbessern.

WAS AUGEN UND OHREN MIT EINEM ENTSPANNTEN NACKEN ZU TUN HABEN

Dein Blick und deine Nackenmuskulatur sind neurologisch miteinander verbunden – das hast du bereits in diesem Kapitel erfahren. Doch wusstest du, dass auch deine Ohren eine Rolle bei der Entspannung deines Körpers spielen?

Durch eine gezielte Kombination aus sanften Augenbewegungen und einer Ohrmassage kannst du Verspannungen im Nacken lösen und gleichzeitig dein Nervensystem beruhigen. Diese Technik wirkt nicht nur entspannend, sondern stimuliert auch den Vagusnerv, der eine zentrale Rolle für Erholung und Wohlbefinden spielt. Mehr über seine Wirkung erfährst du in Kapitel 4 auf Seite 226.

Gönn dir diesen Moment der bewussten Entspannung – dein Nacken wird es dir danken!

HEAD NOD – MIT DEM KOPF NICKEN

1. Stell dir wieder eine Achse vor, die durch deine Ohren verläuft (siehe Seite 98). Wenn es dir hilft, lege deine Fingerspitzen der Zeigefinger leicht in deine Ohren, um das Gefühl für diese Achse zu verstärken.
2. Nun beginne, minimal und sanft mit dem Kopf zu nicken, ohne die Halswirbelsäule zu überstrecken oder die Schultern um diese Achse herum zu bewegen – ähnlich wie eine feine, ruhige »Ja«-Bewegung.

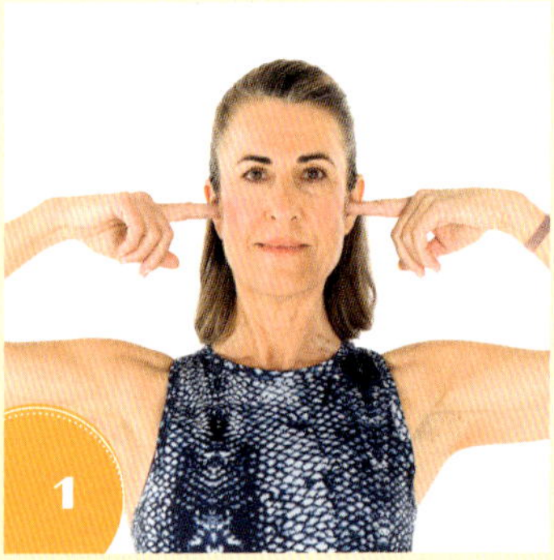

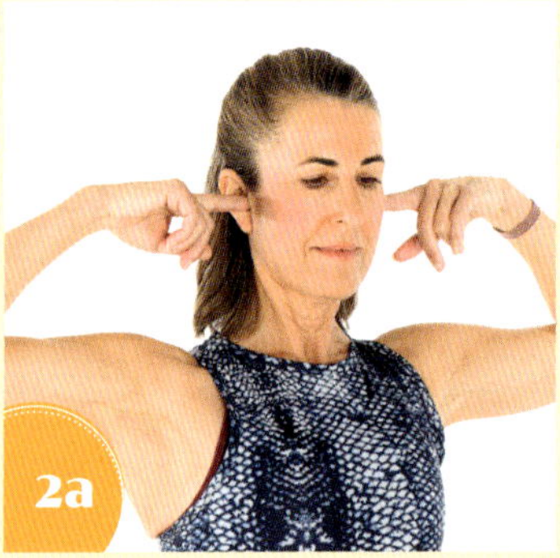

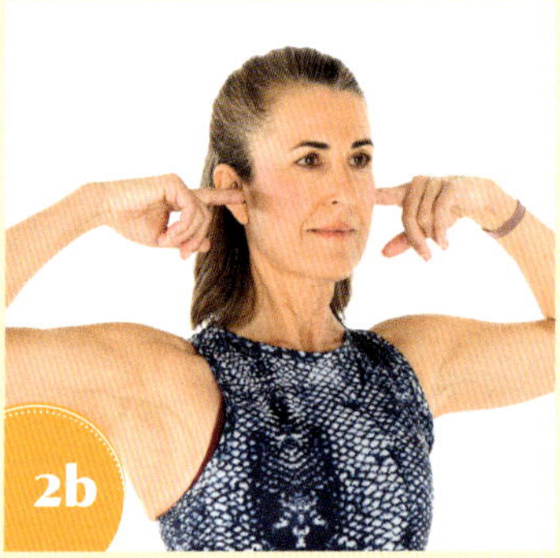

OHRMASSAGE

1. Nimm deine Ohrläppchen zwischen Daumen und Zeigefinger und massiere sie sanft.
2. Wandere dann entlang der Ohrmuschel nach oben und zurück. Übe dabei leichten Druck und Zug aus, der sich angenehm anfühlt. Dabei dürfen die Ohren gerne rot und heiß werden.

Hinweis: Massiere auch die Innenseite deiner Ohrmuschel. Übe dabei mit dem Zeigefinger punktuell sanften Druck aus – ähnlich wie bei einer Akupressurmassage.

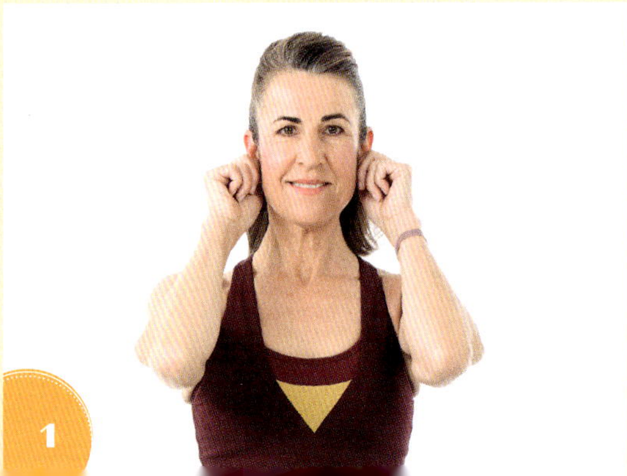

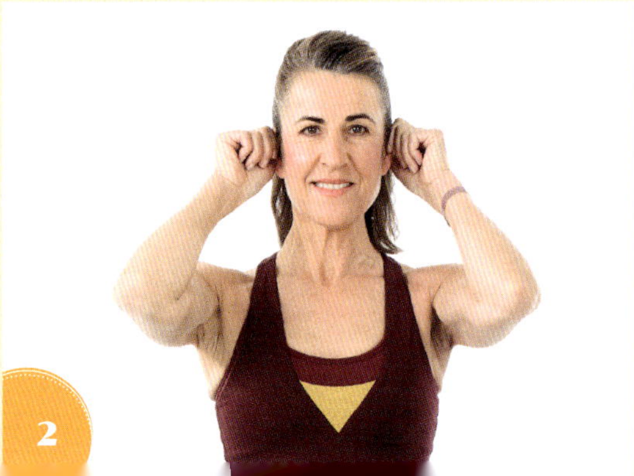

AUGENBEWEGUNGEN

1. Stelle dir eine Uhr vor. Bewege deinen Blick von 12 Uhr im Uhrzeigersinn zurück zu 12 Uhr. Beginne mit einem neutralen Blick geradeaus.
2. Richte den Blick nach oben auf 12 Uhr.
3. Wandere mit den Augen weiter nach rechts auf 3 Uhr.
4. Schaue nach unten auf 6 Uhr.
5. Wandere mit den Augen weiter nach links auf 9 Uhr.

Wiederholungen: 3- bis 6-mal im Uhrzeigersinn, anschließend 3- bis 6-mal gegen den Uhrzeigersinn

Kombination: Führe die Ohrmassage durch, während du langsam deine Augen im und gegen den Uhrzeigersinn bewegst. Atme dabei tief und entspannt ein und aus.

Hinweise

- Achte darauf, dass du nur die Augen bewegst und der Kopf ganz ruhig bleibt.
- Diese Übung verbindet sanfte Stimulation über die Ohren mit präzisen Augenbewegungen, was nicht nur Verspannungen im Nacken löst, sondern auch dein Wohlbefinden steigert – im Alltag ebenso wie beim Einstieg in dein persönliches Pilatestraining.

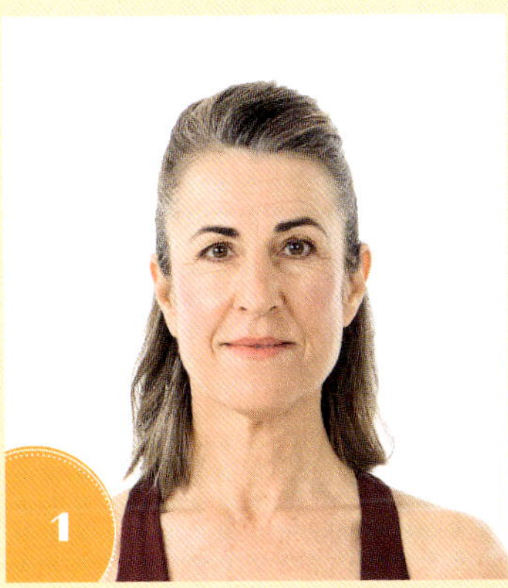

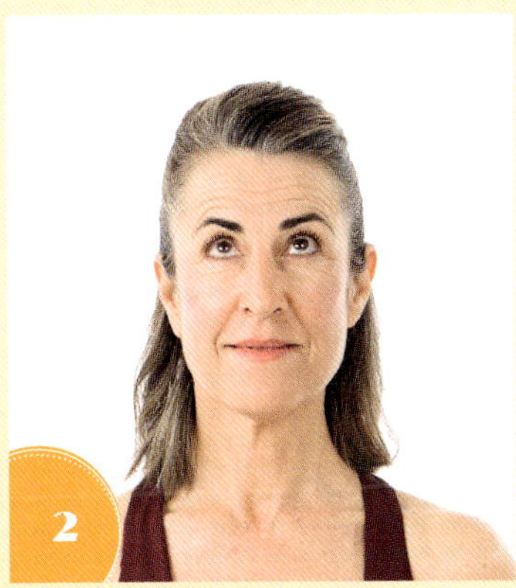

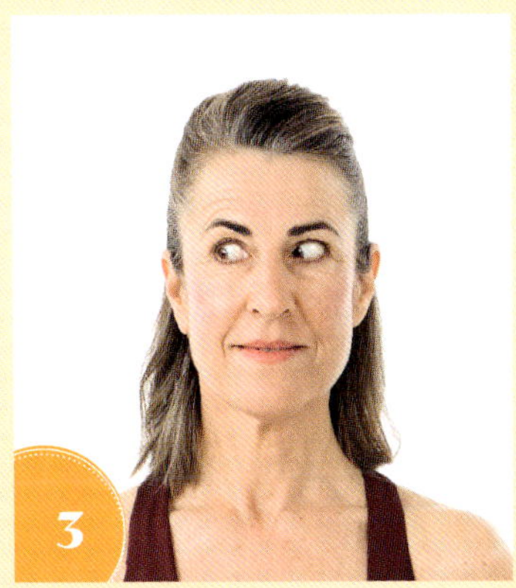

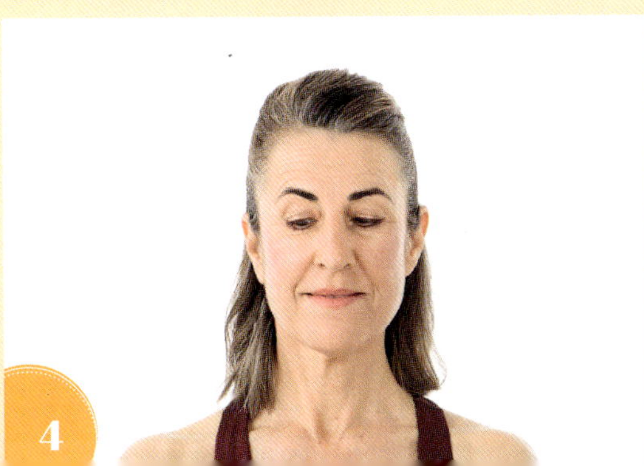

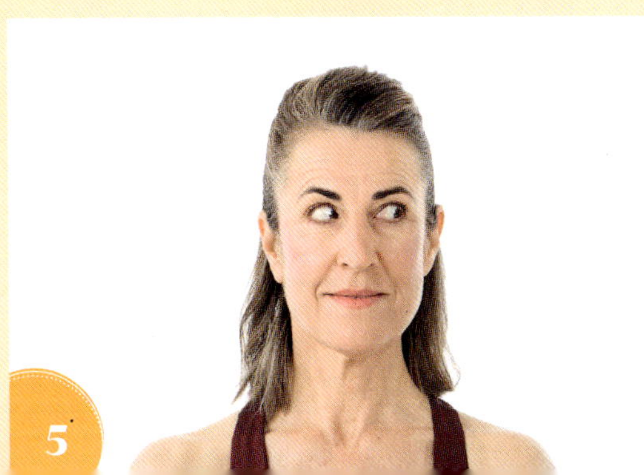

PILATES ESSENTIALS – DIE BASISÜBUNGEN

Im Laufe der Jahre habe ich die Erfahrung machen dürfen, dass die folgenden Pilatesübungen nicht nur Einsteigern dabei helfen, die Grundlagen der Methode zu erlernen, sondern auch Fortgeschrittenen einen wertvollen Mehrwert bieten. Diese Übungen bereiten den Körper optimal auf ein Pilatestraining vor und können ebenso als eigenständiges Mini-Programm genutzt werden, um Beweglichkeit, Stabilität und ein besseres Körpergefühl zu fördern. Sie fokussieren darauf, Muskel- und Faszienketten sowohl isoliert als auch in Verbindung zu aktivieren, wodurch sich eine Art »Körperintelligenz« entwickelt. Diese unterstützt dich dabei, aufbauende und anspruchsvollere Übungen mit Leichtigkeit zu meistern.

Wie du siehst, sind die Übungen mit unterschiedlichen Schwierigkeitsgraden, den Leveln, angegeben:

- 1 steht für Level 1 Einsteiger
- 2 steht für Level 2 Fortgeschrittene
- 3 steht für Level 3 Experten

PILATESATMUNG – BREATHING

LEVEL 1 2 3

Die Atmung fokussiert auch deinen Geist und stimmt dich so gezielt mental auf die Übungen ein. Um die volle Wirksamkeit der Übungen zu entfalten, wird mit der dreidimensionalen Brustkorbatmung gearbeitet.

1. Setze dich aufrecht mit überkreuzten oder hüftbreit aufgestellten Beinen hin, eventuell auf ein Kissen für mehr Komfort. Alternativ kannst du dich neutral ausgerichtet auf den Rücken legen, die Beine gebeugt und hüftbreit geöffnet, die Füße flach auf der Matte. Lege die Hände seitlich auf deinen Brustkorb, um die Atmung zu spüren. Lenke deine Aufmerksamkeit mit der Einatmung auf den Brustkorb. Atme durch die Nase ein und spüre, wie sich dein Brustkorb in alle Richtungen ausdehnt: seitlich in die Flanken, nach hinten in den Brustkorb Richtung Rücken und die unteren Rippenbögen, nach vorn in den Brustbereich.
2. Atme über die Lippenbremse sanft aus, lasse den gesamten Brustkorb wieder sanft zusammensinken. Unterstütze die Ausatmung durch die Aktivierung des *Musculus transversus abdominis*, des tiefen, quer verlaufenden Bauchmuskels, der die Bauchdecke in Richtung Wirbelsäule sinken lässt.

Wiederholungen: 6- bis 8-mal

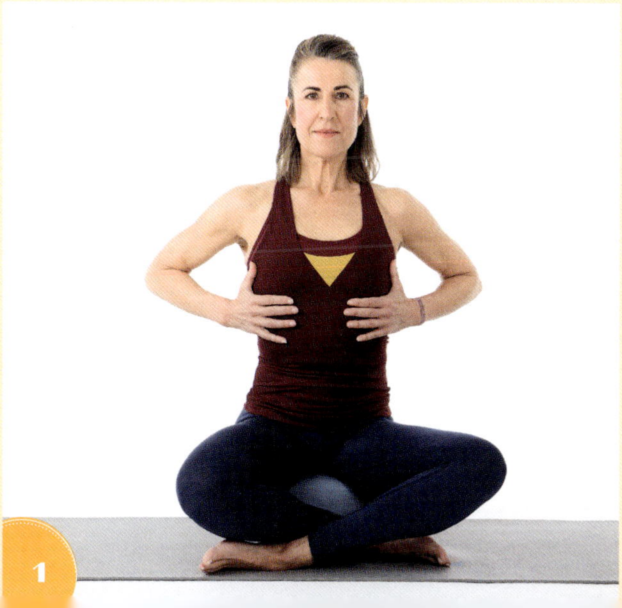

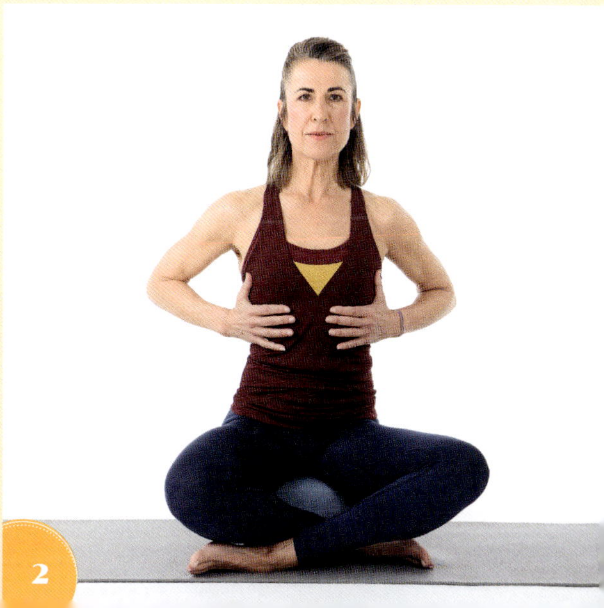

PELVIC TILT

LEVEL 1 2 3

Diese Übung mobilisiert die Lendenwirbelsäule, verbessert die Wahrnehmung für die neutrale Beckenposition und aktiviert sanft den Beckenboden sowie die tiefe Bauchmuskulatur. Sie hilft, die Kontrolle über die Beckenstellung zu entwickeln, und bereitet den Körper auf stabilisierende Übungen vor.

1. Lege dich auf den Rücken. Winkle die Beine hüftbreit an, die Füße flach auf der Matte. Lege die Hände so auf den Bauch, dass die Zeigefinger auf den vorderen Hüftknochen und die Daumen auf dem unteren Rippenbogen liegen. Atme ein und bereite dich vor.
2. Atme aus und aktiviere sanft die tiefen Bauchmuskeln, indem du die Bauchdecke leicht nach innen sinken lässt. Kippe gleichzeitig das Becken Richtung Brustkorb. Die Lendenwirbelsäule sinkt sanft in Richtung Matte und verlängert sich – diese Stellung wird als Imprint bezeichnet. Atme anschließend wieder ein und entspanne die Bauchmuskulatur leicht. Bewege das Becken zurück in die neutrale Stellung.

Wiederholungen: 6- bis 8-mal

Hinweise

- Stelle dir während der Bewegung vor, dass eine volle Teetasse auf deinem Beckenkamm steht, die nicht verschüttet werden darf.
- Beim Zurückkippen Richtung Beine sollte sich die Lendenwirbelsäule nur so weit von der Matte heben, dass eine kleine Ameisenstraße darunter Platz hat. Der hintere Rippenbogen bleibt dabei immer auf der Matte.
- Achte darauf, die Bewegung aus der tiefen Bauchmuskulatur zu initiieren und nicht aus den Gesäßmuskeln.
- Die Bewegung sollte klein und präzise bleiben – vermeide es, den Brustkorb mitzubewegen oder die Lendenwirbelsäule aktiv in die Matte zu drücken.

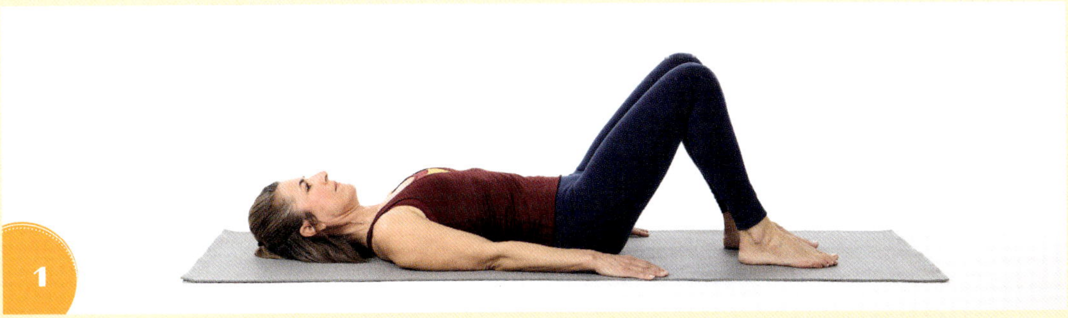

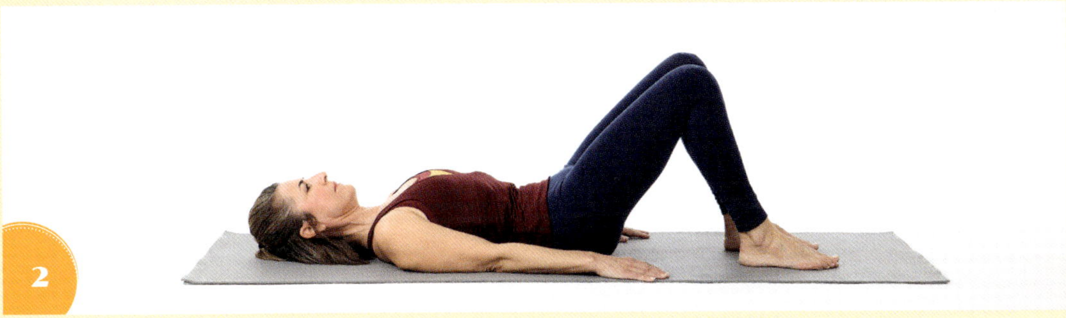

SHOULDER GIRDLE PLACEMENT

Das Shoulder Girdle Placement setzt sich aus den folgenden Pilatesübungen zusammen: **Elevation – Depression, Protraktion – Retraktion** und **Arm Circles.** Diese drei Übungen organisieren den Schultergürtel, damit dieser für die folgenden Übungen optimal ausgerichtet ist. Gleichzeitig lösen sie Nackenverspannungen und stellen die Verbindung vom Schultergürtel über die Rumpfmuskulatur zum Becken her.

ZIELE DER FOLGENDEN DREI ÜBUNGEN

- den Schultergürtel für nachfolgende Übungen optimal auszurichten
- Nackenverspannungen lösen
- die Verbindung zwischen Schultergürtel, Rumpfmuskulatur und Becken herzustellen

ELEVATION – DEPRESSION

LEVEL 1 2 3

Diese Übung verbessert die Beweglichkeit und Stabilität des Schultergürtels, indem sie die kontrollierte Bewegung der Schulterblätter trainiert. Ziel ist es, die Schultern bewusst zu mobilisieren, ohne den Kopf oder das Becken zu bewegen.

1. Lege dich mit neutraler Wirbelsäule auf den Rücken. Stelle die Füße mit angewinkelten Beinen hüftbreit geöffnet auf, die Füße flach auf der Matte. Platziere die Arme neben dem Körper, die Handflächen zeigen nach unten. Die Schulterblätter sind entspannt in Kontakt mit der Matte. Lasse mit der Einatmung die Schulterblätter sanft in Richtung Ohren gleiten (Elevation).
2. Lasse die Schulterblätter mit der Ausatmung unter sanftem Druck gegen die Matte in Richtung Becken zurückgleiten (Depression).

Wiederholungen: 4- bis 5-mal

Hinweise

- Achte darauf, dass die Bewegung aus den Schulterblättern kommt, ohne den Brustkorb oder Nacken zu verspannen.
- Die Bewegung bleibt klein und präzise, um die feine Steuerung der Schultermuskulatur zu trainieren.

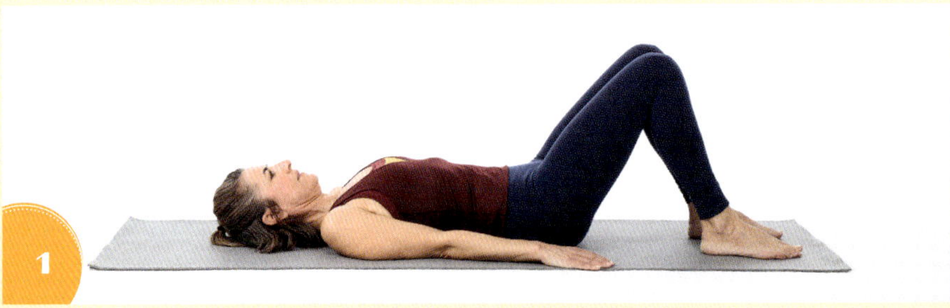

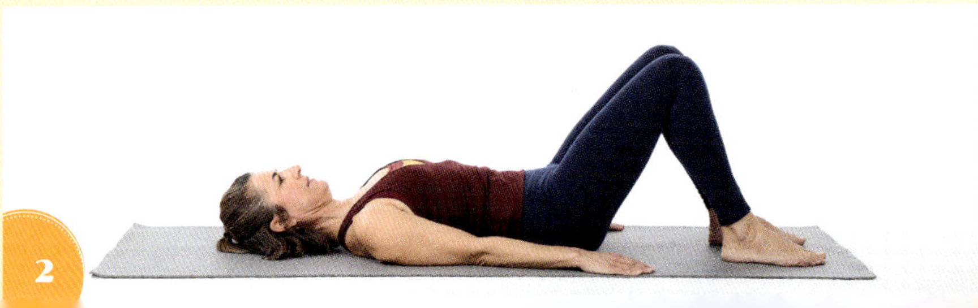

PROTRAKTION – RETRAKTION

LEVEL 1 2 3

Diese Übung trainiert die isolierte Bewegung der Schulterblätter, um die Stabilität und Mobilität des Schultergürtels zu verbessern.

1. Strecke in der Rückenlage mit aufgestellten Füßen die Arme nach oben in Richtung Decke, die Handflächen zeigen zueinander. Lasse die Schultern locker und entspannt. Drücke die Schulterblätter mit der Einatmung sanft in Richtung Matte (Retraktion), sodass sich die Schlüsselbeine weiten.
2. Lasse die Schulterblätter mit der Ausatmung nach oben gleiten, sodass sich die Arme in Richtung Decke verlängern (Protraktion).

Wiederholungen: 4- bis 5-mal

Hinweise

- Halte den Nacken lang und entspannt, vermeide es, den Kopf nach hinten zu neigen.
- Die Bewegung kommt ausschließlich aus den Schulterblättern, nicht aus den Armen oder dem oberen Rücken.

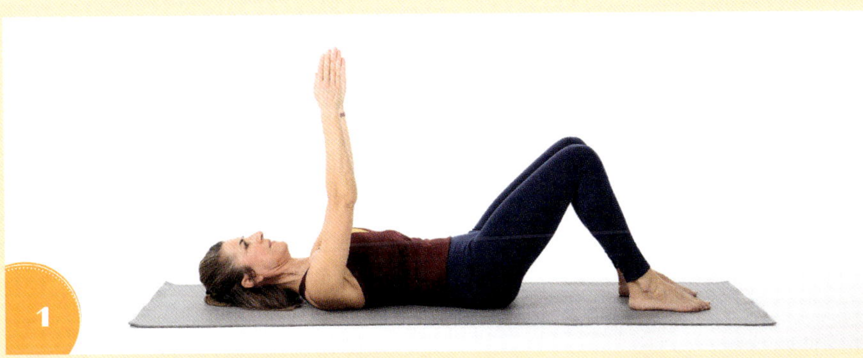

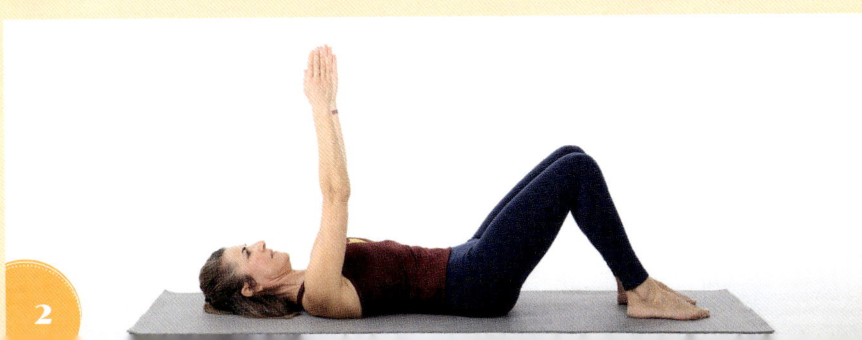

ARM CIRCLES

LEVEL 1 2 3

Diese Übung mobilisiert das Schultergelenk, verbessert die Beweglichkeit des Schultergürtels und unterstützt die Verbindung zwischen Schultern, Rumpfmuskulatur und Becken.

1. Lege dich auf den Rücken und lege die Arme entspannt neben dem Körper ab.
2. Hebe die Arme mit der Einatmung in Richtung Decke.
3. Führe die Arme mit der Ausatmung gestreckt nach hinten und weiter über die Seite knapp über den Boden in einer Kreisbewegung wieder zurück zum Becken. Die Ausatmung verlängert sich dadurch. Wechsle die Richtung nach 3 Wiederholungen, indem du während der Einatmung die Arme knapp über dem Boden zum Kopf führst und während der Ausatmung von dort in einem Bogen wieder nach vorne bis parallel zu deinem Becken führst. Dabei ist die Ein- wie auch die Ausatmung gleich lang.

Wiederholungen: 3-mal in jede Richtung

Hinweis: Die Schulterblätter gleiten mit. Kopf und Becken bleiben stabil.

VARIANTE BEI EINGESCHRÄNKTER BEWEGLICHKEIT

Lege die Fingerkuppen auf die Schultern. Damit verkürzt sich der Hebel, zeichne die Kreise dann mit den Ellbogen.

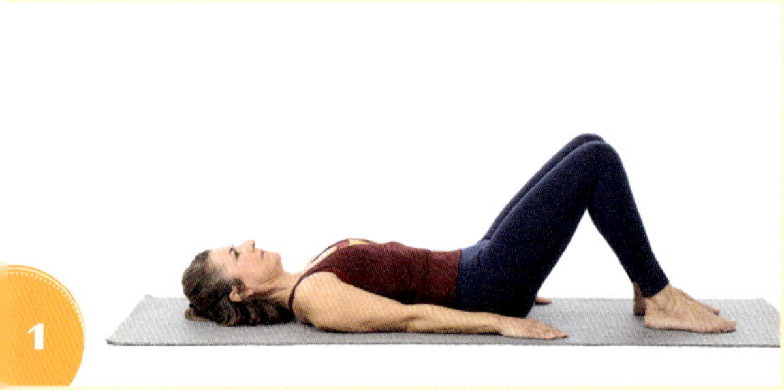

1

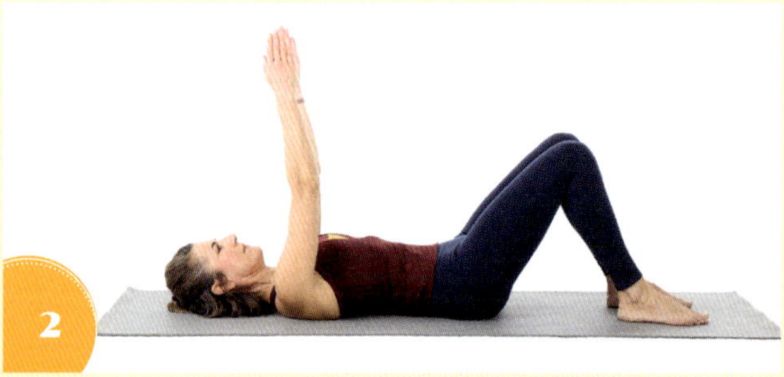

2

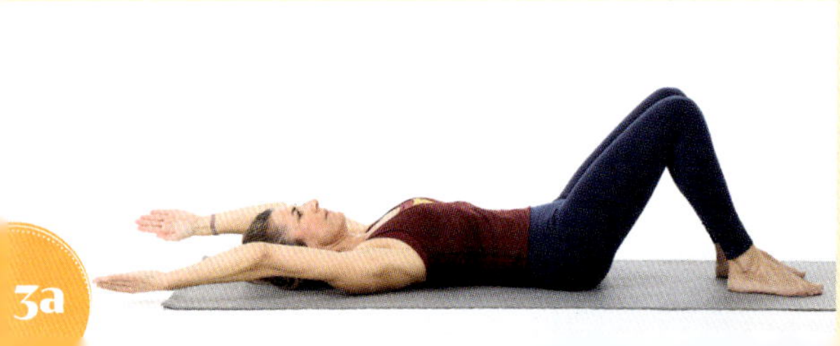

3a

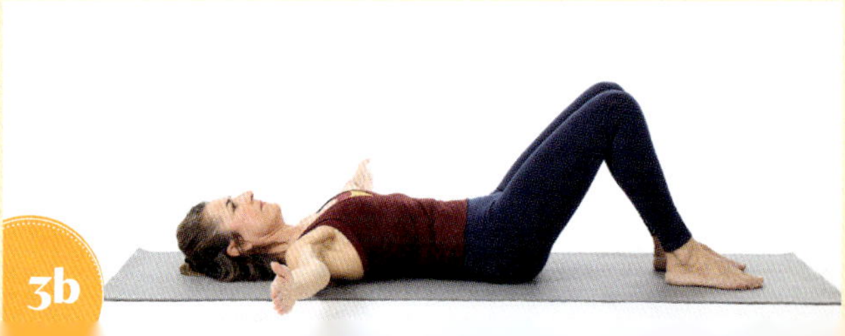

3b

HEAD NOD

LEVEL 1 2 3

Diese Übung löst Verspannungen im Nacken- und Halsbereich und bringt die Kopfstellung in eine natürliche Position. Dabei werden gezielt die ersten beiden Halswirbel, Atlas und Axis, angesprochen, die eine zentrale Rolle für die Statik der gesamten Wirbelsäule spielen. Zudem hat die Übung einen positiven Einfluss auf das Nervensystem, insbesondere auf den parasympathischen Anteil, der für Entspannung und Regeneration verantwortlich ist.

1. Lege dich mit neutraler Wirbelsäule auf den Rücken. Winkle die Beine hüftbreit geöffnet an, die Füße flach auf der Matte. Lege die Arme entspannt neben den Körper, der Kopf ruht in einer neutralen Position. Stelle dir eine gedachte Achse durch deine Ohren vor, wie auf Seite 98 beschrieben. Ziehe den Nacken mit der Einatmung sanft in die Länge. Das Kinn bewegt sich leicht Richtung Brustbein, ohne dass der Kopf von der Matte abhebt.
2. Aktiviere mit der Ausatmung die Körpermitte und schiebe den Kopf kontrolliert zurück in die Ausgangsstellung. Die Bewegung bleibt klein und präzise.

Wiederholungen: 6- bis 8-mal

Hinweise

- Achte darauf, die Bewegung nicht aus der Brustwirbelsäule oder den Schultern einzuleiten.
- Der Blick bleibt entspannt nach oben gerichtet, ohne den Kopf aktiv anzuheben.
- Die Bewegung ist minimal – es reicht, eine sanfte Neigung des Kinns wahrzunehmen.

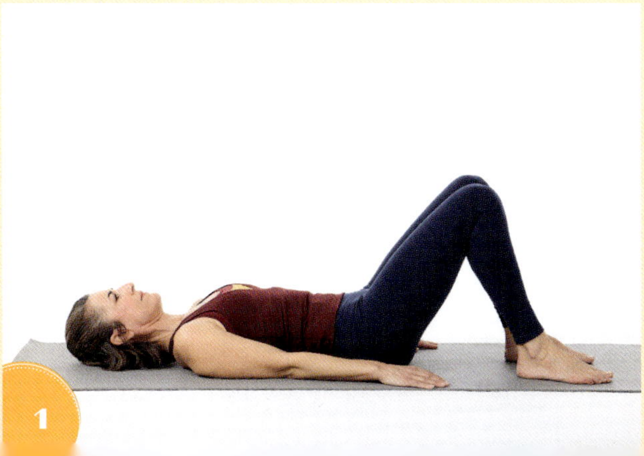

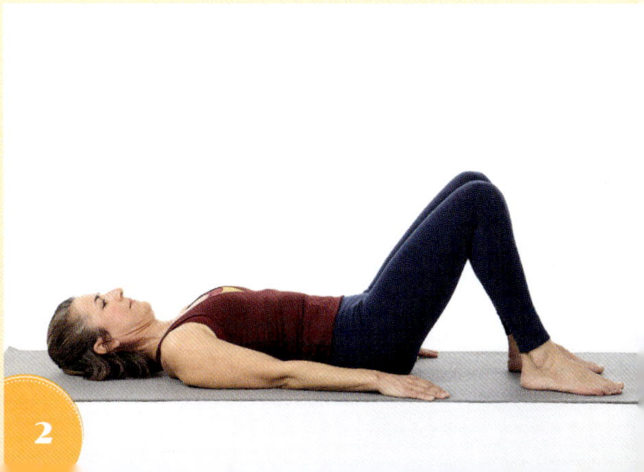

KNEE SWAY

LEVEL 1 2 3

Diese Übung mobilisiert den Übergang vom Brustkorb zur Lendenwirbelsäule und aktiviert die schrägen sowie transversalen Bauchmuskeln. Gleichzeitig dehnt sie tief liegende seitliche Muskeln wie den *Musculus quadratus lumborum* (QL) und spannt die tief liegende Faszienkette auf.

1. Lege dich mit neutraler Wirbelsäule auf den Rücken. Winkle die Beine an, Knie und Füße berühren sich an den Innenseiten. Lege die Arme entspannt seitlich neben dem Körper ab, während die Schultern und der hintere Rippenbogen stabil in Kontakt mit der Matte bleiben.
2. Drehe das Becken sanft in eine Richtung, während Knie und Füße geschlossen bleiben. Die Fußinnenkanten beider Füße bleiben übereinander und geschlossen. Der hintere Rippenbogen und das Schulterblatt bleiben in Kontakt mit der Matte. Der Kopf dreht sich in die entgegengesetzte Richtung.
3. Führe Beine und Kopf mit der Einatmung zurück in die Ausgangsposition.
4. Drehe Becken und Kopf mit der nächsten Ausatmung in die entgegengesetzte Richtung. Achte darauf, dass die Bewegung aus der Core-Muskulatur kommt und die Lendenwirbelsäule sanft rotiert. Die Einatmung bringt dich wieder zurück in die Mitte.

VARIATION FÜR DIE ATMUNG

- Mit der Einatmung die Beine zur Seite sinken lassen und damit in den Twist gehen. Mit der Ausatmung in die Mitte zurückkehren.
- Die Position im Twist für einen Atemzug halten, um die Dehnung zu vertiefen.

Wiederholungen: 4- bis 5-mal pro Seite

Hinweise

- Rippenbogen und Schultern bleiben während der Bewegung auf der Matte.
- Die Bewegung bleibt kontrolliert und kommt aus der Körpermitte – vermeide Schwung.
- Nutze die Atmung, um die Rotation zu vertiefen und Verspannungen sanft zu lösen.

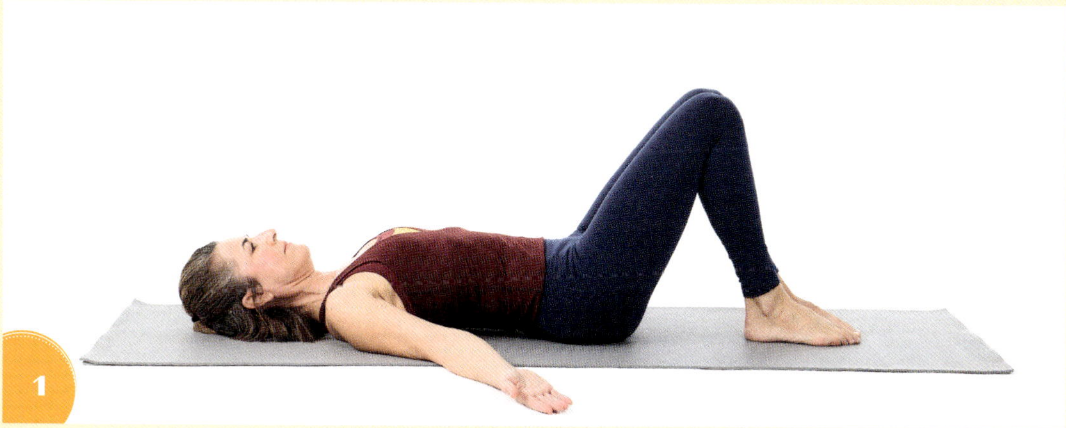
1

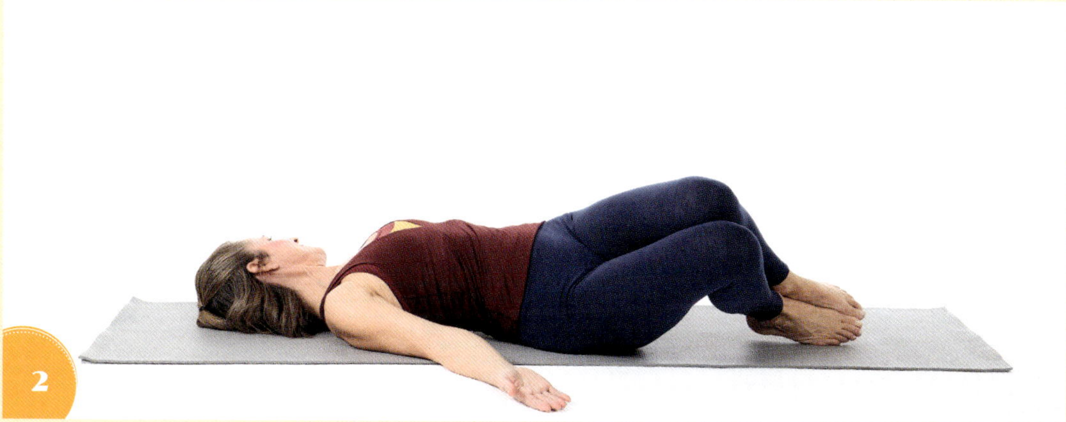
2

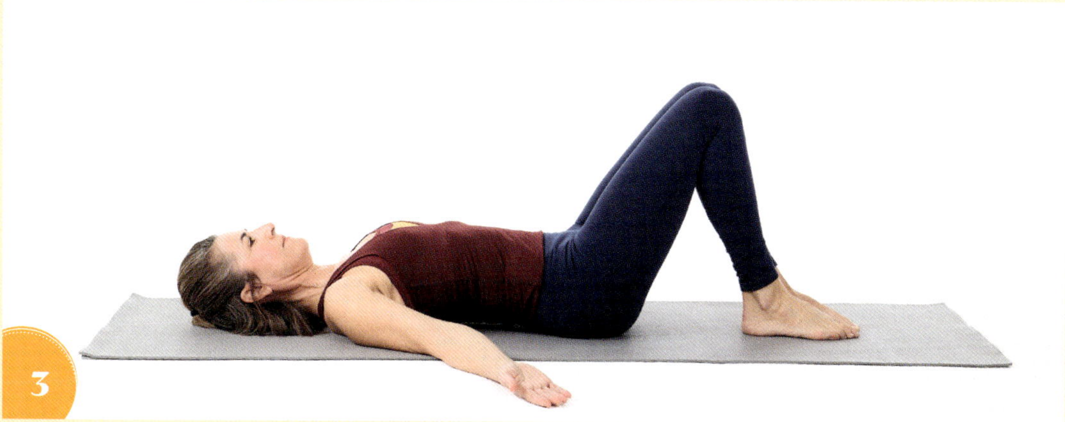
3

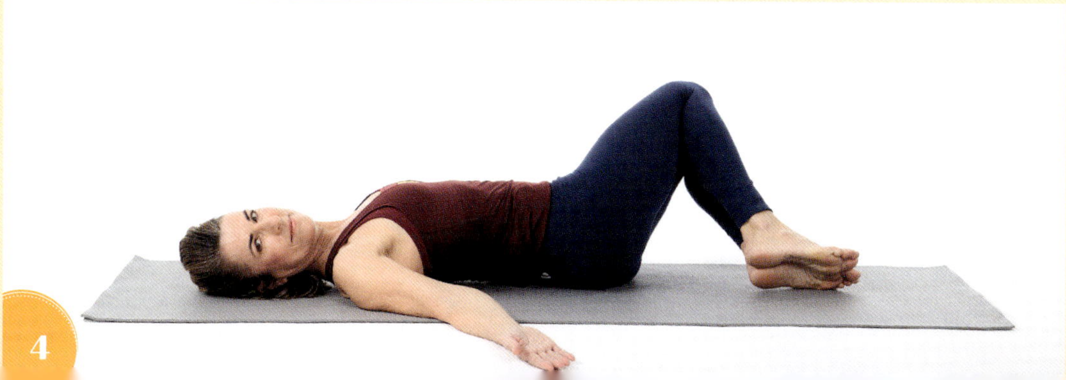
4

SPINAL ROTATION

LEVEL 1 2 3

Diese Übung fördert die Beweglichkeit der Brustwirbelsäule, dehnt und verlängert die Band- und Faszienstrukturen des Brustmuskels und unterstützt eine freiere Atmung durch das Öffnen beziehungsweise Dehnen des Brustkorbs sowie die Aktivierung der Zwischenrippenmuskeln. Mit jeder Wiederholung verbessert sich die Mobilisation der Wirbelsäule, während gleichzeitig die Stabilität im Becken erhalten bleibt.

1. Lege dich mit neutraler Wirbelsäule auf eine Körperseite. Das Becken steht vertikal, das bedeutet, die Hüftknochen sind übereinander ausgerichtet. Die Beine liegen parallel und stabil in einem rechten Winkel zueinander sowie zum Oberkörper. Der Kopf ruht entspannt auf dem unteren Arm. Strecke den oberen Arm in deine Blickrichtung aus.
2. Hebe den oberen Arm mit der Einatmung in Richtung Decke.
3. Drehe den Oberkörper mit der Ausatmung weg von den Beinen und führe den Arm diagonal hinter deine Körperachse, sodass eine Rotation in der Brustwirbelsäule entsteht. Die Bewegung wird vom Oberkörper initiiert, Arm und Kopf folgen der natürlichen Drehung. Du spürst eine Dehnung im Brustmuskel!
4. Strecke den Arm mit der Einatmung zurück Richtung Decke.
5. Führe den Arm mit der Ausatmung nach vorn in die Ausgangsposition zurück.

Wiederholungen: 4- bis 5-mal pro Seite

Hinweise

- Achte darauf, dass die Drehung aus der Brustwirbelsäule kommt und nicht aus dem Schultergürtel.
- Halte das Becken stabil – es bleibt der Fixpunkt der Bewegung.
- Vermeide es, die Wirbelsäule durchhängen zu lassen. Halte eine leichte Aktivierung der Körpermitte, damit bewahrst du die neutrale Position.

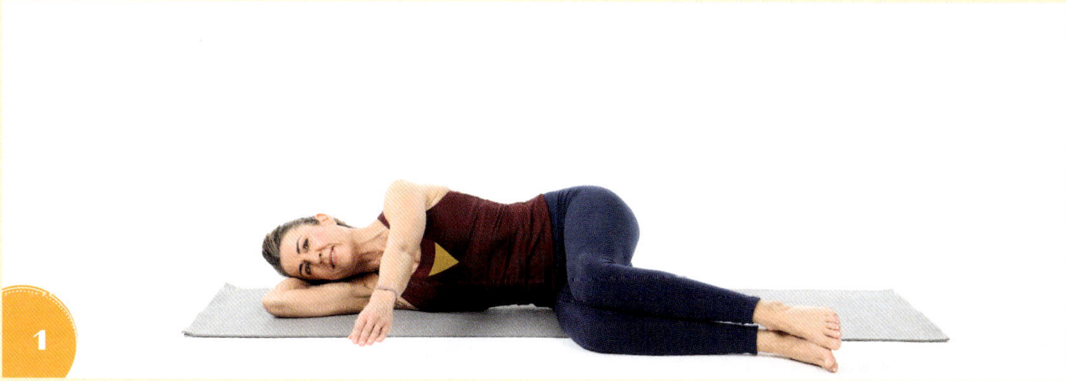
1

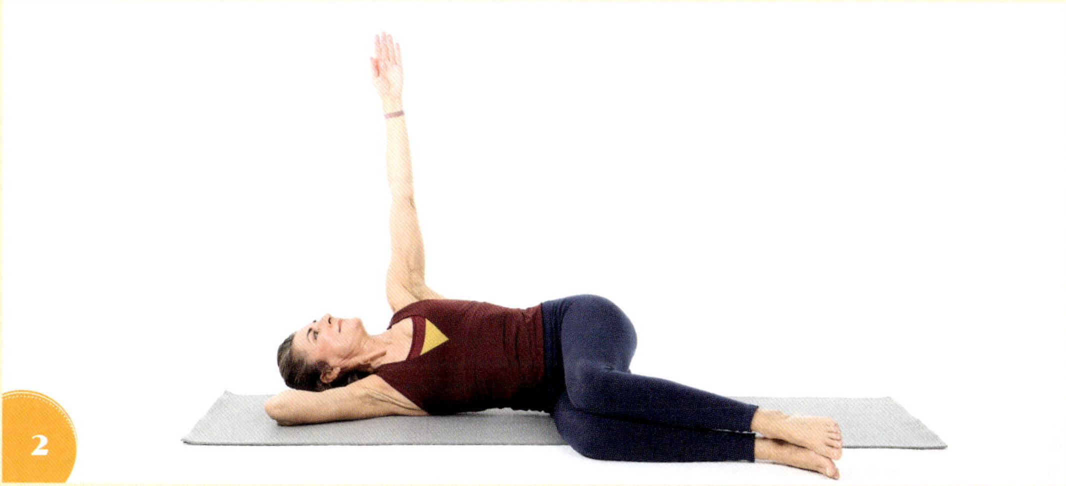
2

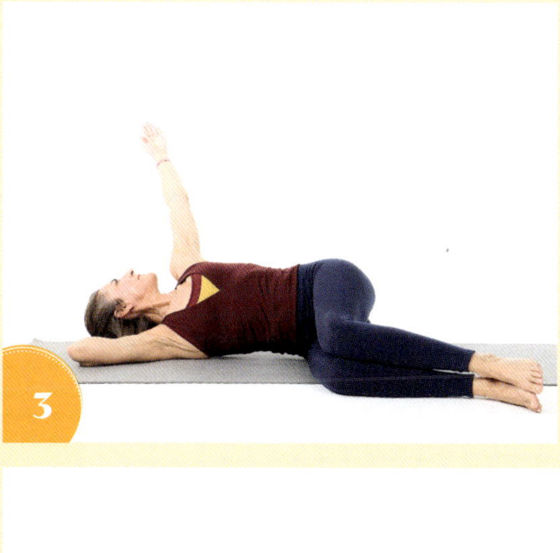
3

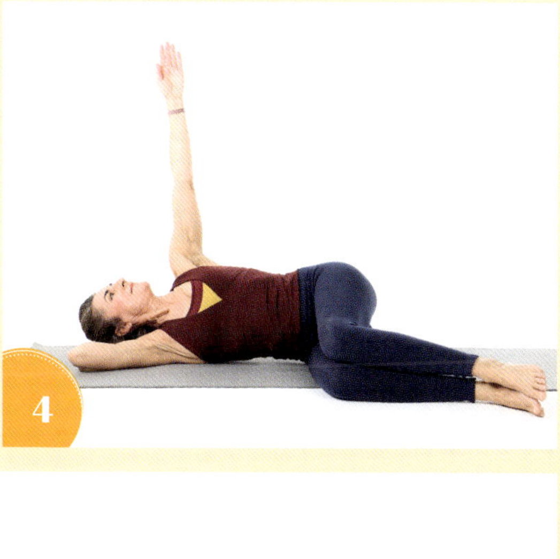
4

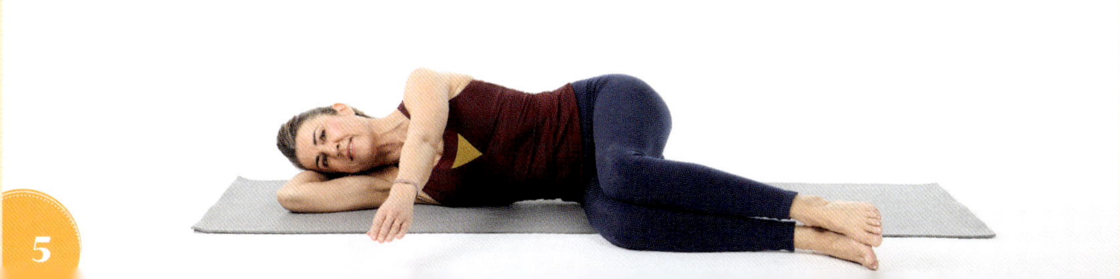
5

SWAN PREP

LEVEL **1** 2 3

Diese Übung mobilisiert die Brustwirbelsäule und kräftigt gezielt die Rückenmuskulatur in diesem Bereich. Gleichzeitig wird die Körperlängsspannung gefördert, was für eine gesunde Ausrichtung der Wirbelsäule essenziell ist.

1. Lege dich auf den Bauch. Die Arme sind angewinkelt, die Fingerspitzen zeigen nach vorn und liegen auf Höhe des Gesichts. Strecke die Beine parallel lang aus, die Stirn ruht sanft auf der Matte.
2. Ziehe die Bauchdecke sanft nach innen und hebe den Brustkorb mit der Ausatmung wie eine Kobra Richtung Decke. Dein Brustbein schaut diagonal nach vorn. Lasse den Oberkörper mit der Einatmung sanft in die Matte zurücksinken.

VARIATION FÜR DIE ATMUNG

Halte die Hebebewegung für einen Atemzug, um die Länge der Wirbelsäule bewusster wahrzunehmen, und lege den Oberkörper mit der Ausatmung wieder ab.

Wiederholungen: 4- bis 5-mal

Hinweise

- Achte darauf, dich mehr in die Länge als in die Höhe zu bewegen, um eine gleichmäßige Aktivierung der Rückenmuskulatur zu erreichen.
- Die Schultern bleiben entspannt und ziehen nicht in Richtung Ohren.
- Die Gesäßmuskulatur locker lassen. Die Bewegung kommt nicht aus dem unteren Rücken.

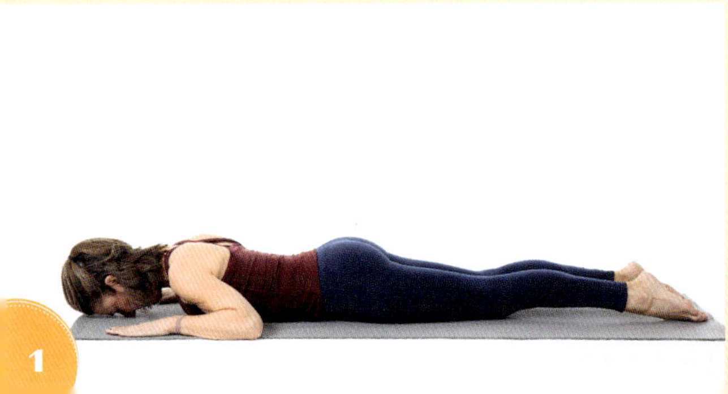

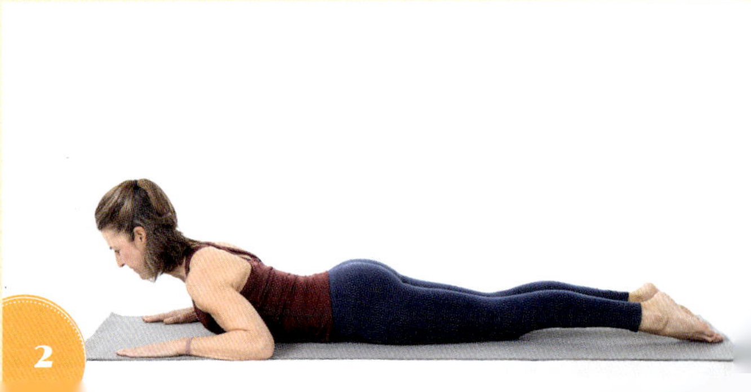

HIP EXTENSION

LEVEL 1 2 3

Diese Übung öffnet die Hüftgelenke und kräftigt die hintere Kette der Bein- und Gesäßmuskulatur. Durch die bewusste Ansteuerung der tiefen Muskelschichten wird nicht nur die Beweglichkeit verbessert, sondern auch die Stabilität der Körpermitte gefördert.

1. Lege dich auf den Bauch. Strecke die Beine lang aus und öffne sie leicht, etwa hüftbreit. Lasse die Stirn auf den übereinandergelegten Händen ruhen. Das Schambein bleibt in Kontakt mit der Matte, um eine stabile Basis für die Bewegung zu schaffen. Verlängere ein Bein mit der Einatmung bewusst aus dem Hüftgelenk heraus, ohne es anzuheben.
2. Hebe das verlängerte Bein mit der Ausatmung sanft von der Matte ab. Achte darauf, dass die Bewegung nicht zu weit Richtung Decke geht. Lasse das Bein mit der Einatmung kontrolliert zurück auf die Matte sinken.

Wiederholungen: 4-mal pro Seite

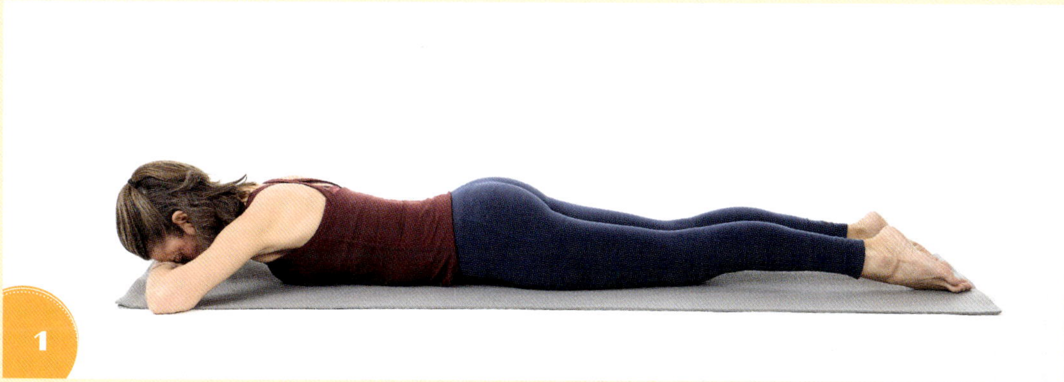

1

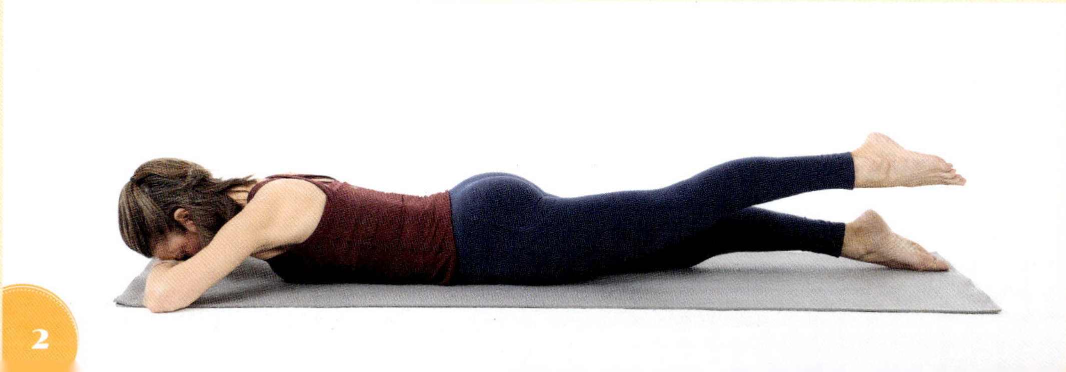

2

HIP EXTENSION DOUBLE LEG

LEVEL 1 2 3

1. Lege dich auf den Bauch. Strecke die Beine lang aus und öffne sie leicht, etwa hüftbreit. Lasse die Stirn auf den übereinandergelegten Händen ruhen. Das Schambein bleibt in Kontakt mit der Matte, um eine stabile Basis für die Bewegung zu schaffen. Verlängere beide Beine bewusst aus dem Hüftgelenk heraus, ohne sie anzuheben.
2. Hebe die Beine mit der Ausatmung sanft von der Matte ab. Achte darauf, dass die Bewegung nicht zu weit Richtung Decke geht. Lasse die Beine mit der Einatmung kontrolliert zurück auf die Matte sinken.

Wiederholungen: 4- bis 6-mal, sofern die Ansteuerung der Körpermitte automatisiert ist und die hintere Kette ausreichend gekräftigt wurde

Hinweise

- Achte darauf, dass das Schambein stabil auf der Matte bleibt, um die Rumpfstabilität zu gewährleisten.
- Die Bewegung sollte aus der Körperlänge heraus initiiert werden – vermeide es, die Beine zu hoch anzuheben.
- Aktiviere zuerst die tiefen Bauchmuskeln, dann verlängere bewusst die Beine und hebe sie erst danach von der Matte, um eine übermäßige Spannung in der Gesäßmuskulatur zu vermeiden.
- Falls sich Verspannungen in Schulter- oder Nackenmuskulatur zeigen, bleibe bei der Hip Extension Level 1 bis die richtige Ansteuerung gefestigt ist.

1

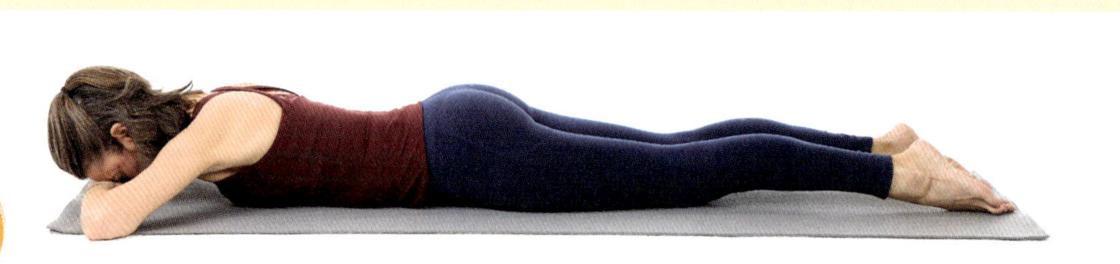

2

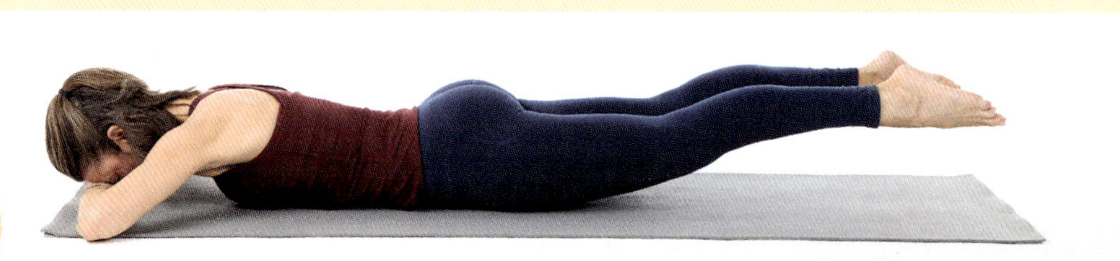

SHELL STRETCH

LEVEL 1 2 3

Diese Übung wird häufig nach einer Bewegung in die Extension, also eine Rückbeuge, durchgeführt. Sie dehnt die hintere Faszienkette, entspannt die Rücken-, Bauch- und Beckenbodenmuskulatur und unterstützt den Stressabbau durch eine vertiefende Atmung.

1. Beginne im Vierfüßlerstand. Platziere die Hände unter den Schultern, die Knie sind hüftbreit aufgestellt und die Wirbelsäule befindet sich in einer neutralen Position. Rolle das Becken mit der Ausatmung sanft ein und schiebe es langsam Richtung Fersen, bis du eine angenehme Dehnung im unteren Rücken spürst. Verweile in dieser Position und atme ein paarmal tief ein und aus, sodass du die Atmung bis in den unteren Rücken wahrnehmen kannst.
2. Lasse das Becken weiter Richtung Fersen sinken. Spüre, wie sich die Wirbelsäule mit jeder Ausatmung mehr löst.

Wiederholungen: 4 bis 6 Atemzüge oder nach Bedarf länger halten

Hinweise

- Je nach Beweglichkeit kannst du die Füße aufstellen oder auf dem Fußrücken ablegen.
- Bei Kniebeschwerden kann die Übung alternativ in der Rückenlage durchgeführt werden, indem du die Knie zur Brust ziehst und den Oberkörper leicht anhebst. Falls Nacken- oder Schulterschmerzen auftreten, lege die Arme entspannt neben den Körper, anstatt sie nach vorn zu strecken.
- Lenke die Atmung bewusst bis in den unteren Rücken für mehr Entspannung.

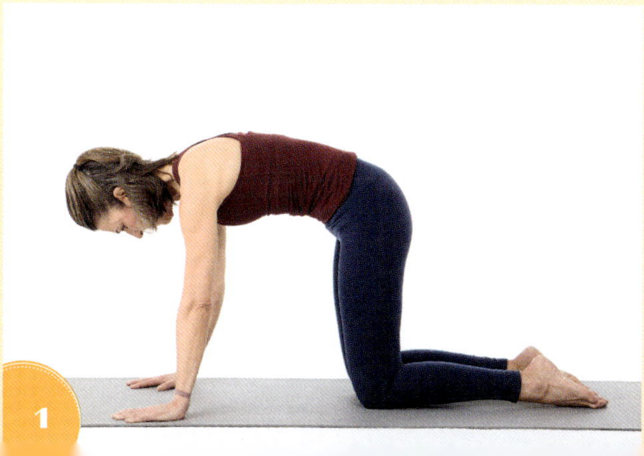
1

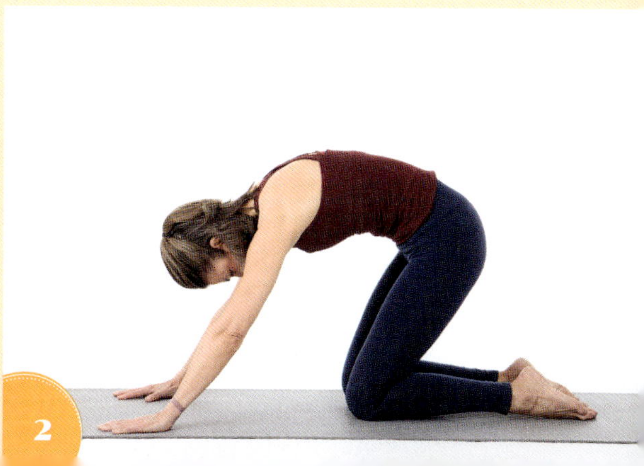
2

DIE KLASSISCHEN ÜBUNGEN IM PILATES

Herzlichen Glückwunsch! Nachdem du die wichtigsten Basisübungen praktiziert hast, bist du jetzt bereit, die nächste Stufe zu erklimmen. Willkommen in der Welt der klassischen Pilatesübungen! Diese Übungen bringen dich nicht nur auf ein neues Level, sondern sie fördern auch deine Vitalität, Stärke und Balance auf eine ganz besondere Art. Doch lass mich noch ein paar Worte zu den sogenannten klassischen Übungen und ihrer »Evolution« sagen: Die klassischen Pilatesübungen werden oft mit der Idee verbunden, dass sie genau nach den Vorgaben von Joseph Pilates ausgeführt werden sollen. Diese Herangehensweise ehrt die Ursprünge seines Trainingssystems und seine präzisen Prinzipien. Doch im Laufe der Jahre hat sich unser Wissen über die Anatomie weiterentwickelt und die Bedürfnisse moderner Menschen haben sich verändert.

Aus meiner eigenen Erfahrung mit einer Vielzahl von Klientinnen und Klienten weiß ich, dass jeder Körper einzigartig ist und oft eine Anpassung der Übungen benötigt. In diesem Sinne verstehe ich die klassischen Übungen nicht als starres Regelwerk, sondern als inspirierende Grundlage, die Raum für individuelle Abwandlungen lässt – sei es, um auf anatomische Gegebenheiten, Verletzungen oder persönliche Befindlichkeiten einzugehen.

Diese Anpassungen sind für mich nicht nur ein Ausdruck von Kreativität, sondern auch ein Weg, den Geist von Joseph Pilates weiterzuführen: Bewegung, die dem Menschen dient und ihn in seiner Ganzheit stärkt. Bist du bereit, die nächste Phase deiner Pilatesreise anzutreten? Lass uns gemeinsam die klassischen Übungen aus der heutigen Sicht entdecken – Übungen, die deine Kraft, Beweglichkeit und Stabilität auf ein neues Level bringen!

DER ÜBUNGSAUFBAU

Zunächst wird die Grundübung für Einsteiger beschrieben, danach folgen die Varianten für Fortgeschrittene und Experten. Ich habe die klassischen Übungen und ihre Varianten deshalb in drei Level eingeteilt. Diese Level erkennst du an an den Zahlen 1 bis 3 in den Balken neben den Übungsnamen.

- 1 steht für Level 1 Einsteiger
- 2 steht für Level 2 Fortgeschrittene
- 3 steht für Level 3 Experten

Bevor die Übung startet, erfährst du, welchen Nutzen und welches Ziel die Übung verfolgt, oder auch, welche Vorteile sie für dich und deinen Körper bietet. Danach werden die Ausgangsposition und der Übungsablauf beschrieben – jeweils im Rhythmus der Ein- und Ausatmung. Beim Übungsablauf wird bei einseitigen Übungen immer nur eine Seite gezeigt und auch beschrieben. Neben der Wiederholungszahl findest du bei manchen Übungen eine Option zur Intensivierung. Anschließend folgen die Varianten für Fortgeschrittene und Experten nach dem gleichen Schema.

Am Ende einer kompletten Übungsbeschreibung findest du darüber hinausgehende Hinweise, worauf du beim Bewegungsablauf achten und was du vermeiden solltest.

HINWEIS ZUR ÜBUNGSANORDNUNG

Die Übungen in diesem Kapitel sind nicht nach Trainingslevel oder einer festen Reihenfolge zum Mittrainieren geordnet. Sie dienen vielmehr dazu, jede einzelne Bewegung kennenzulernen, nachzulesen und zu erlernen. Im nächsten Kapitel findest du zusammengestellte Workouts, die dir eine sinnvolle Reihenfolge für das Training vorschlagen. Die Pilates Essential – Basisübungen hingegen kannst du regelmäßig in der hier vorgestellten Abfolge wiederholen – sie bilden eine stabile Grundlage für dein Pilatestraining.

ABDOMINAL PREP

LEVEL 1 2 3

Diese Übung ist eine vorbereitende Bewegung, die uns lehrt, die tiefe Bauch- und Rückenmuskulatur sowie den Beckenboden zu aktivieren. Besonders wichtig dabei ist, die neutrale Ausrichtung der Lendenwirbelsäule und des Beckens zu bewahren. Dadurch wird die Belastung der Bandscheiben reduziert und der Rücken wird geschont.

1. Lege dich auf den Rücken. Winkle die Beine an und stelle die Füße hüftbreit und flach auf. Die Arme liegen hinter dem Kopf, die Ellbogen zeigen leicht nach außen. Der Kopf ruht entspannt in den Händen. Beginne mit einem Head Nod (Seite 119). Neige dafür den Kopf sanft in Richtung des Brustbeins, ohne die Schultern anzuheben.
2. Hebe den Kopf und den oberen Brustkorb mit der Ausatmung vom Boden ab. Richte den Blick in Richtung der Knie. Achte darauf, dass die Lendenwirbelsäule in einer neutralen Position bleibt – kein starkes Hohlkreuz oder Abflachen. Halte die Position mit der Einatmung und überprüfe, ob der Bauch flach ist. Bleibt die sogenannte Ameisenstraße sichtbar? Senke Brustkorb und Kopf mit der Ausatmung langsam und kontrolliert zurück auf die Matte. Achte darauf, die Bewegung bewusst und ohne Schwung auszuführen.

Wiederholungen: 6- bis 8-mal

Intensivierung

Halte den Oberkörper oben und führe kleine Pulses aus. Dies verstärkt die Aktivierung der oberen schrägen und der geraden Bauchmuskulatur. Gleichzeitig stabilisieren die tiefen schrägen Bauchmuskeln und die *Musculi multifidi* das Becken in der Neutralstellung.

Wiederholungen: 6 bis 8 Pulses

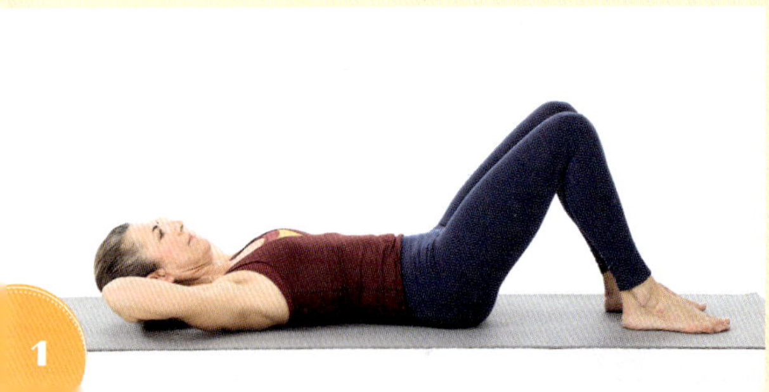

1

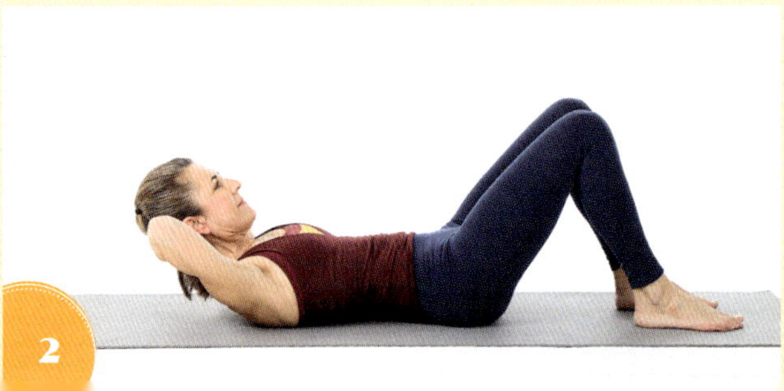

2

VARIANTE: ABDOMINAL PREP OBLIQUES

LEVEL 1 **2** 3

1. Drehe während der Ausatmung den Schultergürtel aus der Körpermitte zu einer Seite.
2. Komme mit dem Einatmen zurück zur Mitte, ohne den Oberkörper abzulegen, und drehe den Oberkörper mit der nächsten Ausatmung zur anderen Seite.

Wiederholungen: 4-mal pro Seite

Intensivierung

Die Variante kannst du intensivieren, indem du in der Endposition auf jeder Seite wieder kleine Pulses ausführst.

Hinweise

- Halte die Lendenwirbelsäule neutral und achte darauf, dass das Becken stabil bleibt.
- Wenn der Nacken schmerzt, beginne mit Head Nod (Seite 119), um die Nackenbeweglichkeit zu fördern. Blicke beim Heben des Kopfes leicht nach vorn und lasse das Gewicht des Kopfes in deinen Händen ruhen.
- Lasse den Kopf stets entspannt in den Händen ruhen und das Gewicht vollständig los. Vermeide ruckartige Bewegungen!
- Achte darauf, dass das Becken nicht kippt, sondern in Neutralstellung bleibt. Visualisiere den unteren Rücken als stabilen Punkt: Die »Ameisenstraße« bleibt erhalten.
- Wenn der Bauch »herauspoppt«, lenke die Atmung über die Lippenbremse und ziehe die Bauchdecke sanft nach innen oben.

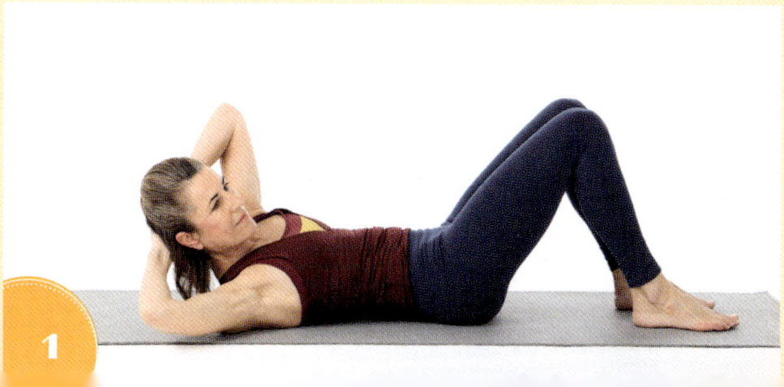

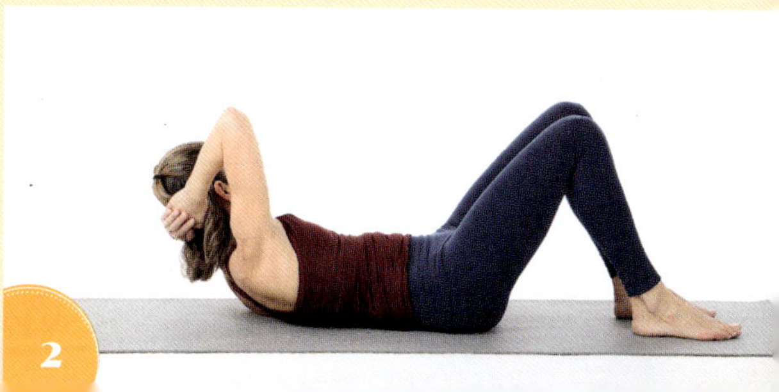

HIP CIRCLES

LEVEL 1 2 3

Diese Übung eignet sich ideal zur Mobilisation der Hüftgelenke und zur Entspannung des unteren Rückens. Sie kann nach einer längeren Sequenz in der Bauchlage integriert oder als eigenständige Übung im Alltag genutzt werden. Die kreisenden Bewegungen fördern eine sanfte Lockerung im Hüftbereich und unterstützen eine fließende Bewegungsausführung.

1. Lege dich auf den Rücken. Ziehe die Beine gebeugt zur Brust. Öffne die Knie schulterbreit, die Füße halten hingegen Kontakt zueinander. Lege die Hände sanft auf die Kniescheiben.
2. Führe die Knie in einer kreisenden Bewegung auf Armlänge nach außen – grätsche sie dabei etwas weiter – und zurück zur Brust, wo du die Knie zueinanderführst.

Wiederholungen: 4- bis 6-mal in beide Richtungen

Hinweise

- Lasse die Atmung während der gesamten Bewegung entspannt fließen.
- Ändere regelmäßig die Richtung der Kreise, um die Mobilisation der Hüftgelenke vielseitig zu gestalten.
- Halte die Fußinnenkanten stets zusammen, um die Kontrolle über die Bewegung zu behalten.
- Führe die Kreise sanft und kontrolliert aus – zu große Bewegungen können das Kreuzbein-Darmbein-Gelenk (ISG) überlasten.
- Achte auf einen entspannten Atemfluss, um eine natürliche Beweglichkeit im Hüftbereich zu fördern.

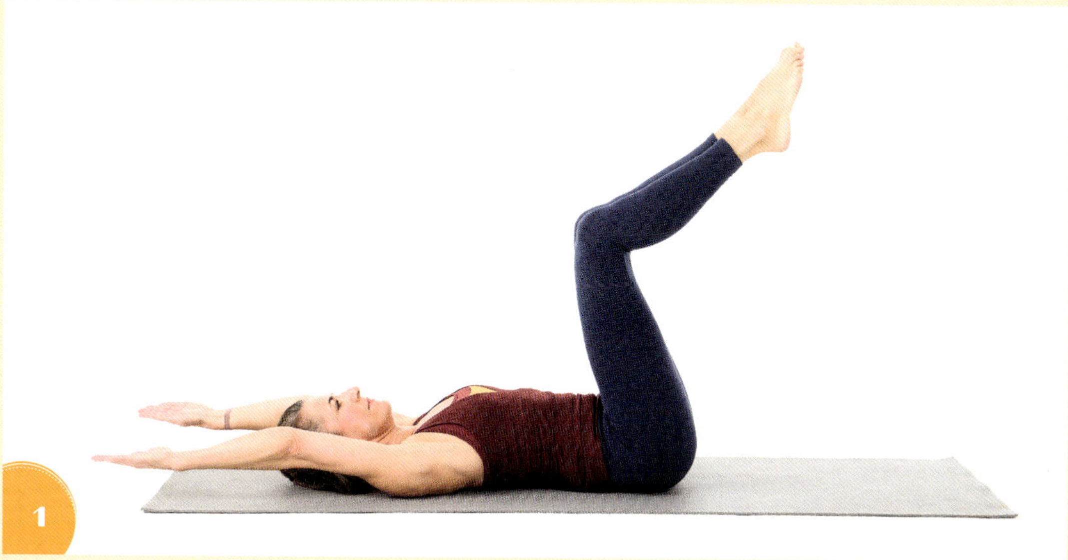
1

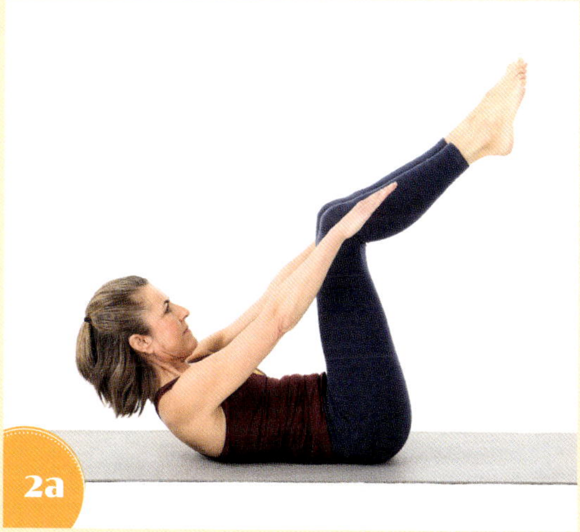
2a

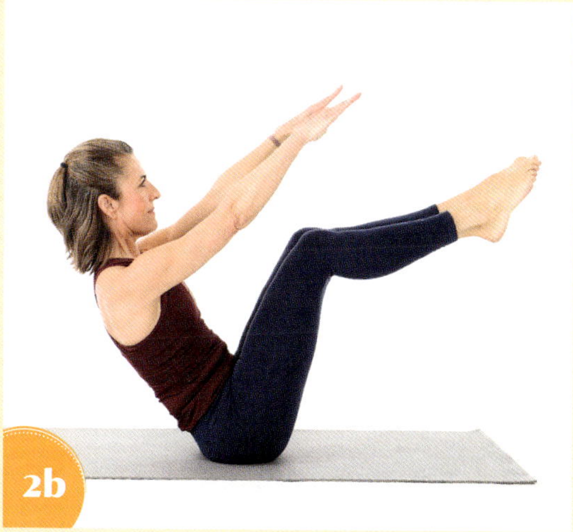
2b

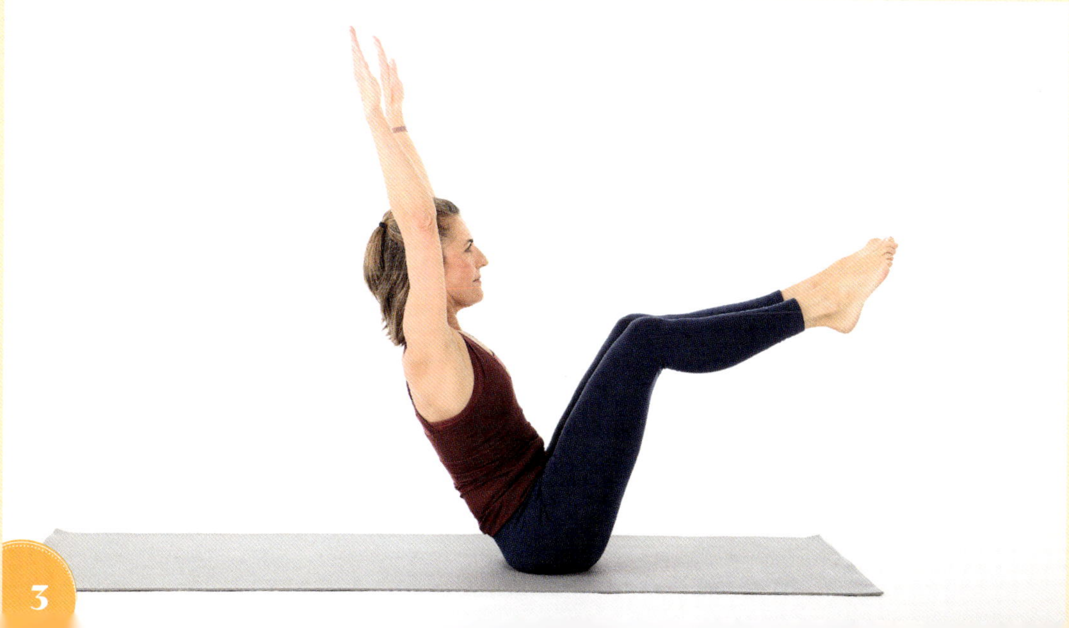
3

TEASER

LEVEL 1 2 **3**

Diese Übung ist die Königsübung im Pilates und erfordert ein Höchstmaß an Stabilität, Kraft und Koordination. Sie kräftigt die tiefen Bauchmuskeln intensiv und verbessert die Kontrolle über die Körpermitte.

1. Lege dich auf den Rücken, strecke die Beine diagonal vom Körper nach oben. Lege die Arme gestreckt hinter dem Kopf auf dem Boden ab.
2. Hebe die Arme mit der Einatmung parallel zu den Ohren an und rolle über den Head Nod Wirbel für Wirbel auf. Die Arme bleiben gestreckt neben den Ohren.
3. In der V Position bleibt das Gewicht hinter den Sitzbeinhöckern und die Arme zeigen parallel zu den Beinen Richtung Füße.
4. Hebe mit der Ausatmung die Arme wieder parallel zu den Ohren und rolle kontrolliert Wirbel für Wirbel in die Ausgangsposition zurück. Die Beine bleiben gestreckt auf gleicher Höhe.

Wiederholungen: 3- bis maximal 5-mal

Hinweise

- Vermeide reißende Bewegungen, die Schultern bleiben entspannt.
- Die Beine sinken nicht Richtung Boden – sie bleiben in einer stabilen Position.
- Arbeite nicht über den Hebel, sondern aus dem Powerhouse.

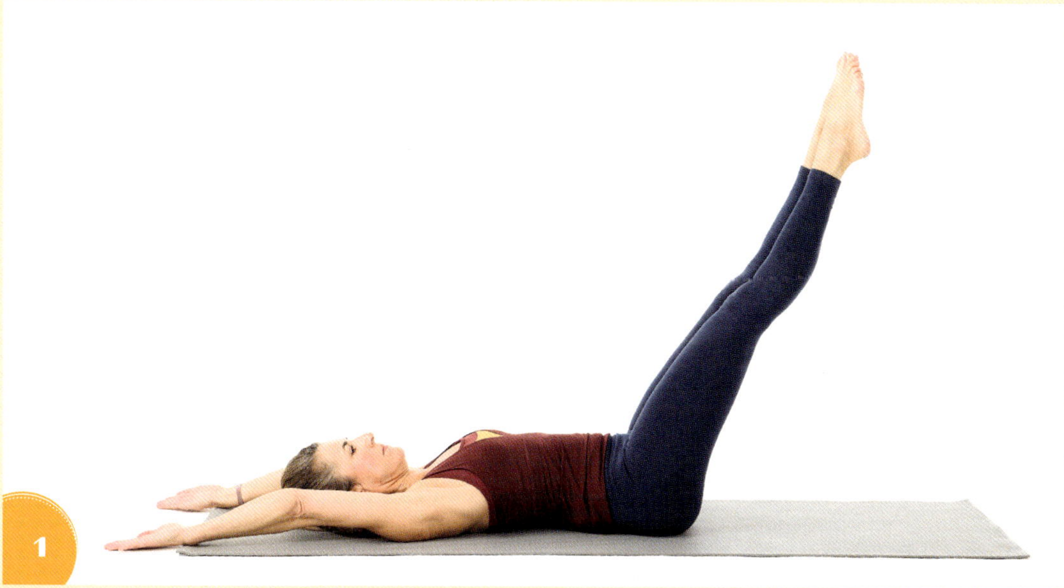
1
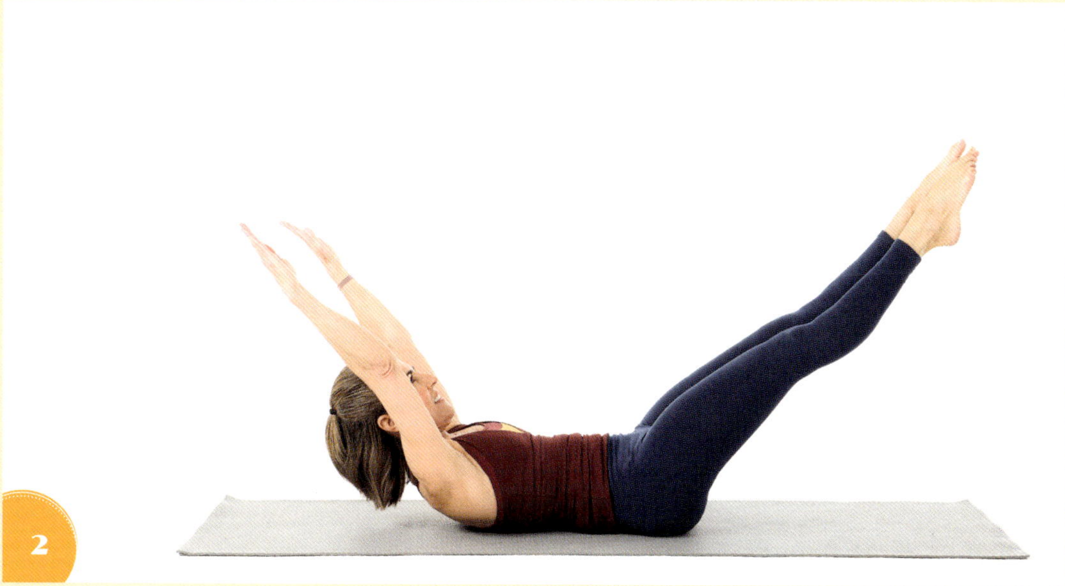
2
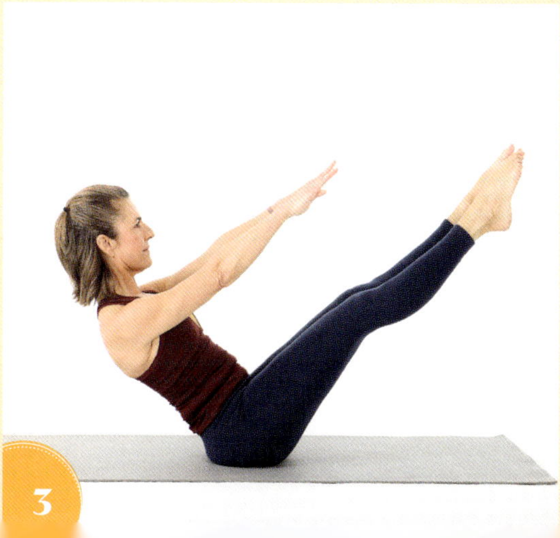
3
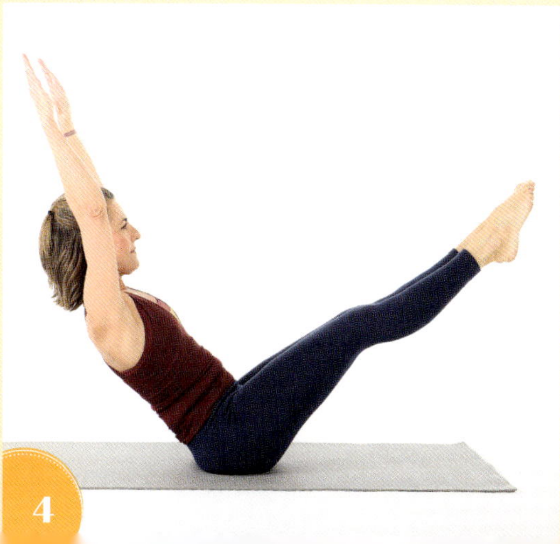
4

HIP TWIST

LEVEL 1 2 3

Diese Übung stärkt die tiefe Bauchmuskulatur und verbessert Rumpf- und Beckenstabilität. Gleichzeitig fördert sie die Kontrolle und Mobilität der Hüften sowie die Koordination. Auch trainiert sie durch das Halten der Beine in die Luft die Beinmuskulatur.

1. Setzte dich aufrecht mit gestreckten Beinen in eine leicht geöffnet in V-Form. Die Hände stützen sich hinter dem Körper am Boden ab, Fingerspitzen zeigen leicht nach außen. Der Oberkörper bleibt lang, das Brustbein hebt sich.
2. Finde in der Einatmung die Länge in der Wirbelsäule und aktiviere deine Körpermitte. In der Ausatmung führe die Beine gemeinsam gestreckt aus der Hüfte in eine kontrollierte Kreisbewegung nach rechts.
3. In der Einatmung lass die Beine in eine gleichmäßige Bewegung zurück zur Mitte führen.
4. Führe die Beine in der nächsten Ausatmung in einer kontrollierten Kreisbewegung nach links. In der Einatmung lass die Beine in einer gleichmäßigen Bewegung zurück zur Mitte führen.

Wiederhole die Bewegung im Wechsel ruhig und gleichmäßig aus der Körpermitte gesteuert.

Wiederholungen: 3 bis 4 Kreise pro Seite

Hinweise

- Der Oberkörper und das Becken bleiben die ganze Zeit über stabil, die Bewegung kommt aus der Hüfte.
- Ellbogengelenke nicht durchdrücken, sondern weich halten.
- Falls die Übung für dich (noch) zu schwierig ist, winkle die Beine leicht an.

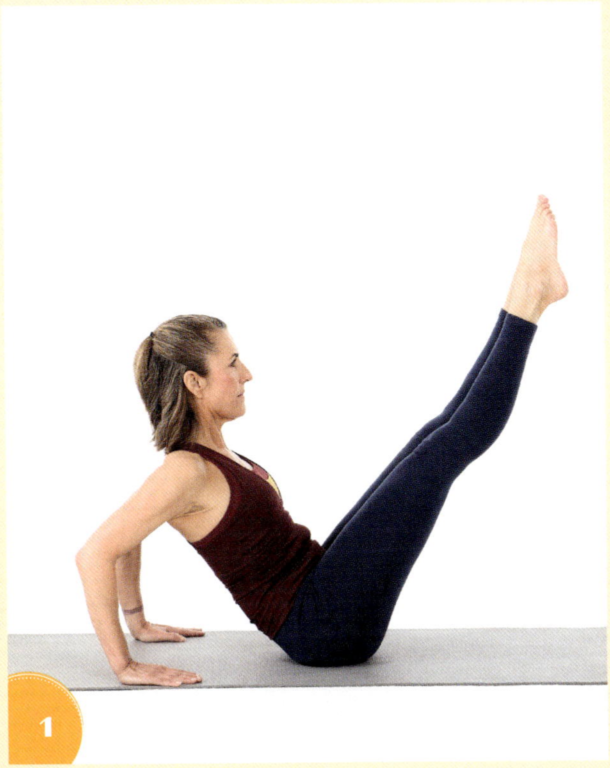
1

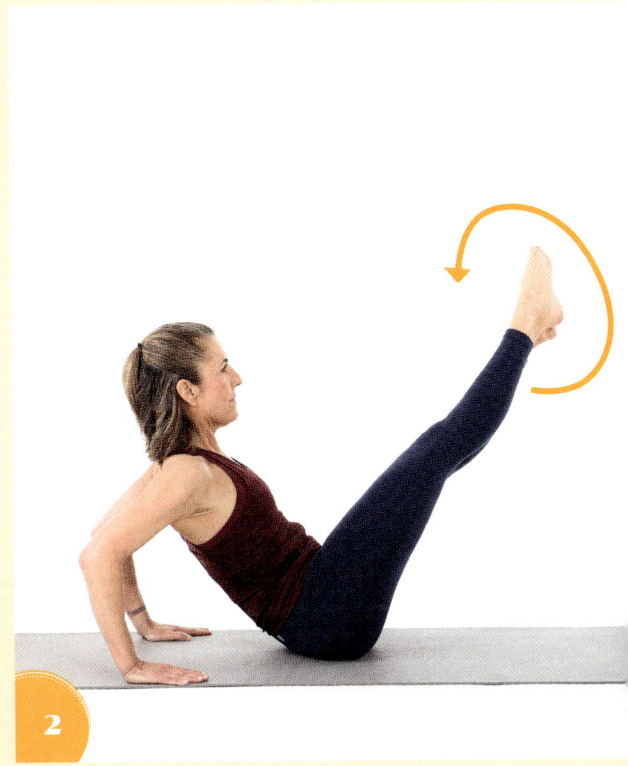
2

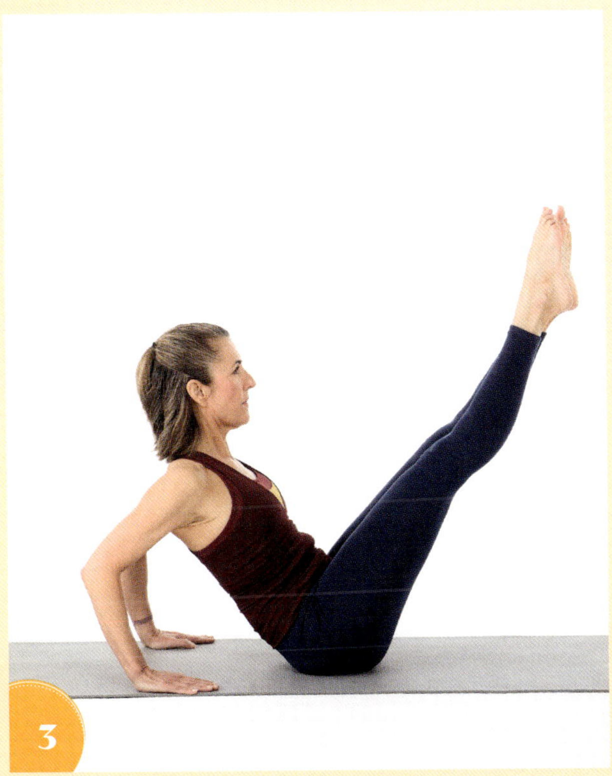
3

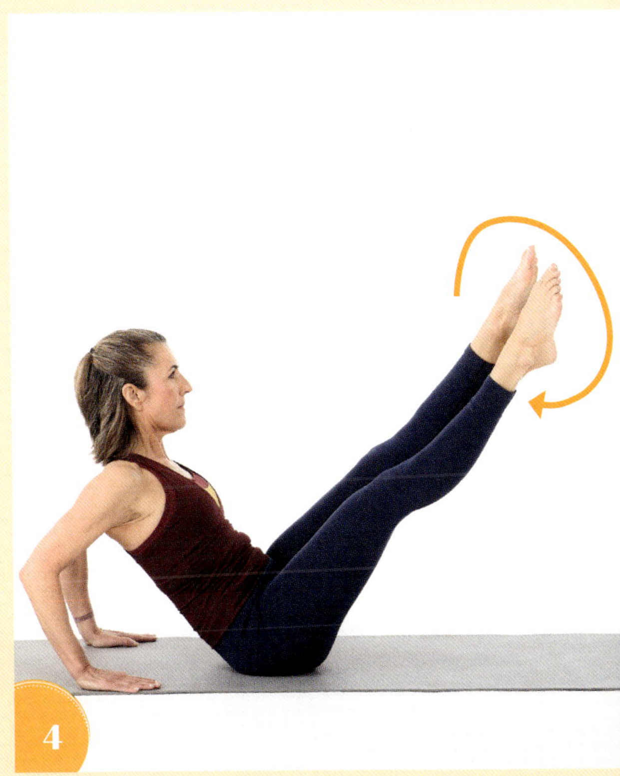
4

SPINE TWIST

LEVEL 1 **2** 3

Diese Übung aktiviert die kleinen stabilisierenden Muskeln der Wirbelsäule, die an der Rotation des Rumpfes beteiligt sind. Gleichzeitig trainiert sie die aufrechte Position der Wirbelsäule gegen die Schwerkraft und integriert die vordere, hintere und tiefe Faszienkette. Sie fördert außerdem die Beweglichkeit der Wirbelsäule und verbessert die Verbindung zwischen Atmung, Stabilität und Dynamik.

1. Setze dich im Langsitz auf die Matte. Flexe die Füße und richte die Wirbelsäule auf. Falls die Oberschenkelrückseite verkürzt ist, wähle eine alternative Sitzposition, zum Beispiel den Schneidersitz, oder beuge die Beine im Langsitz leicht. Wenn du dich auf ein Polster setzt, kann dies zusätzlich helfen, den Rücken aufzurichten. Strecke die Arme auf Schulterhöhe aus. Richte die Wirbelsäule mit der Einatmung vom Steißbein bis Kopf bewusst in die Länge.
2. Drehe den Oberkörper mit der Ausatmung in eine Richtung, während das Becken stabil bleibt. Spüre, wie sich die Faszienketten vom Becken zur Schädelbasis und über die Arme aufspannen. Halte die Position mit der Einatmung in der Wirbelsäule. Führe 3 kleine Pulsbewegungen im Twist aus, um die Faszien sanft in Schwingung zu bringen.
3. Kehre mit dem Einatmen zurück in die Ausgangsposition und drehe dich mit der nächsten Ausatmung zur anderen Seite.

Wiederholungen: 4- bis 6-mal pro Seite

Hinweise

- Die Rotation erfolgt aus der Körpermitte – die Arme begleiten die Bewegung, übernehmen aber nicht die Führung.
- Die Wirbelsäule bleibt während der gesamten Bewegung lang und aufrecht – vermeide es, einzusinken oder dass sich der Oberkörper verkürzt.

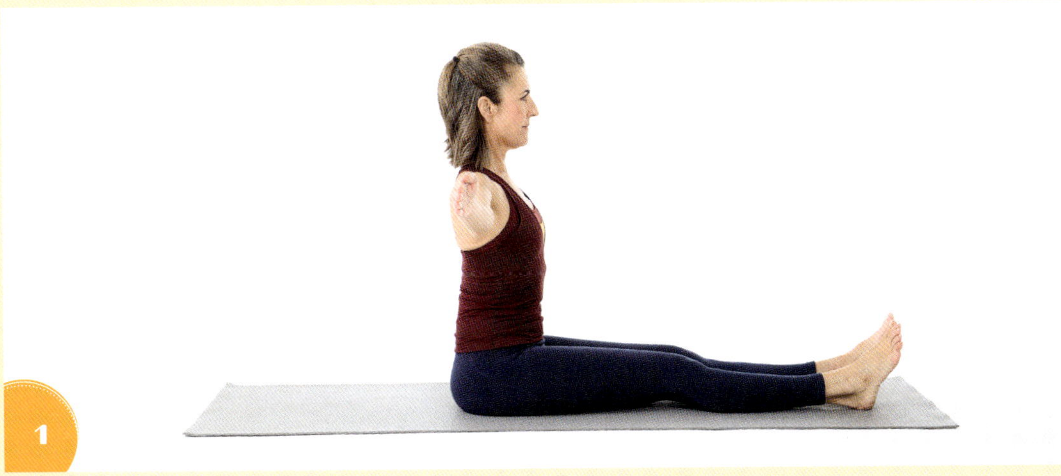

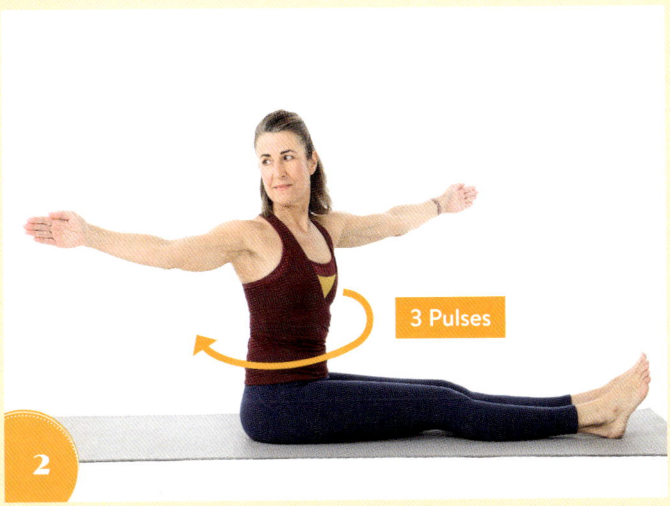

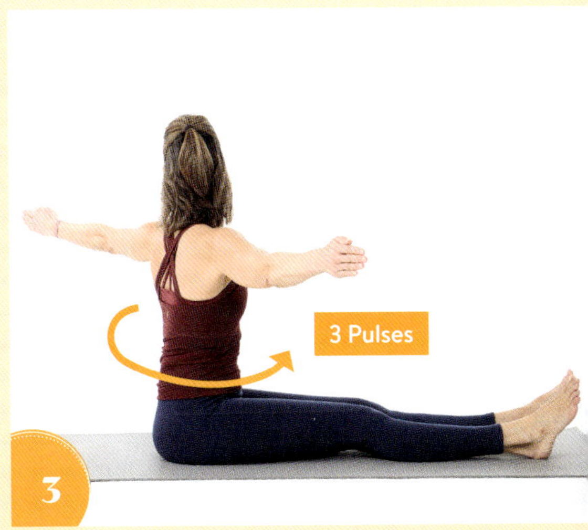

Variante: mit gebeugten Beinen

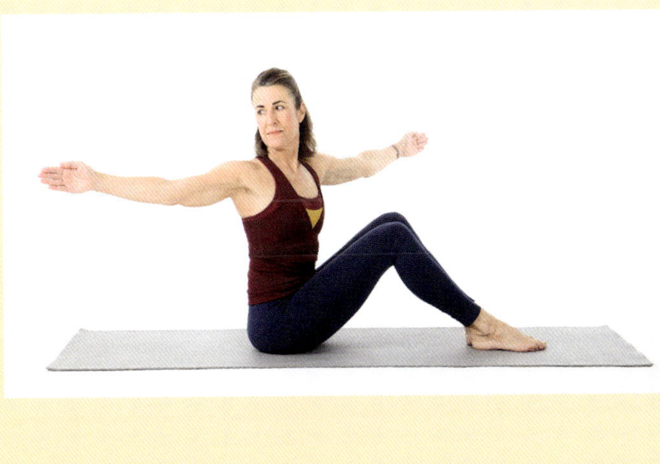

TWIST KNEELING

LEVEL 1 2 **3**

Diese Ausgangspositon steigert den Schwierigkeitsgrad, indem sie aufgrund des Kniestands eine zusätzliche Herausforderung für die Stabilität und Balance des Rumpfes bietet.

1. Knie dich auf die Matte, öffne die Knie dabei hüftbreit, die Hüfte ist über den Knien ausgerichtet und die Wirbelsäule bleibt lang. Strecke die Arme zu beiden Seiten auf Schulterhöhe aus. Richte die Wirbelsäule mit der Einatmung bewusst auf und stelle dir vor, dass du die Wirbelsäule vom Steißbein bis zur Schädelbasis sanft in die Länge ziehst.
2. Drehe den Oberkörper mit der Ausatmung in eine Richtung, während das Becken stabil bleibt. Spüre, wie sich die Faszienketten vom Becken bis zur Schädelbasis sowie über die Arme aufspannt. Halte die Position mit der Einatmung und führe dann in der Ausatmung 3 kleine Pulsbewegungen im Twist aus, um die Faszien sanft in Schwingung zu bringen.
3. Kehre mit dem Einatmen zurück in die Ausgangsposition und drehe dich mit der nächsten Ausatmung zur anderen Seite.

Wiederholungen: 4-mal in jede Richtung

Hinweise

- Klemme dir für mehr Stabilität ein Polster oder einen weichen Pilatesball zwischen die Oberschenkel.
- Die Hüftgelenke bleiben geöffnet und die Leisten lang – das Becken darf während der Drehung nicht nach vorn oder hinten kippen.
- Die Wirbelsäule bleibt während der gesamten Bewegung stabil aufgerichtet.

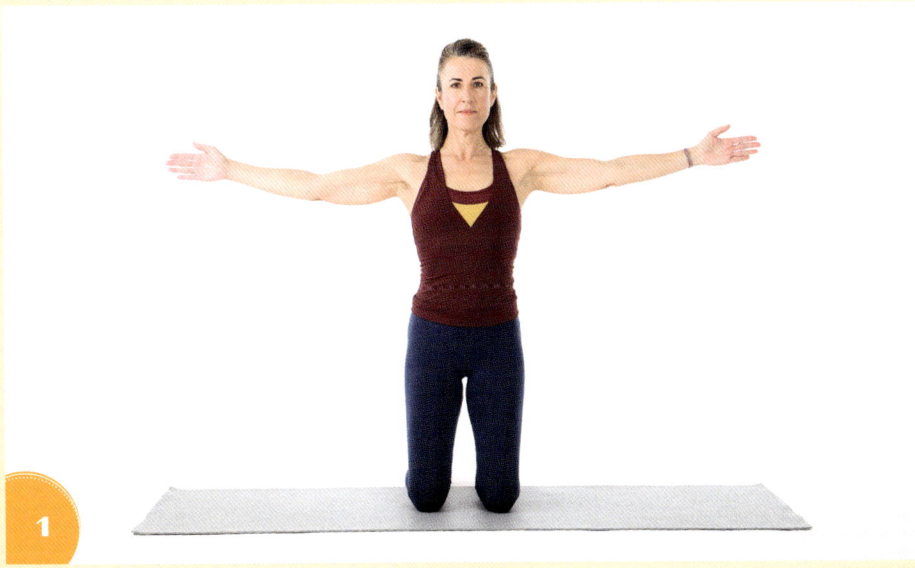
1

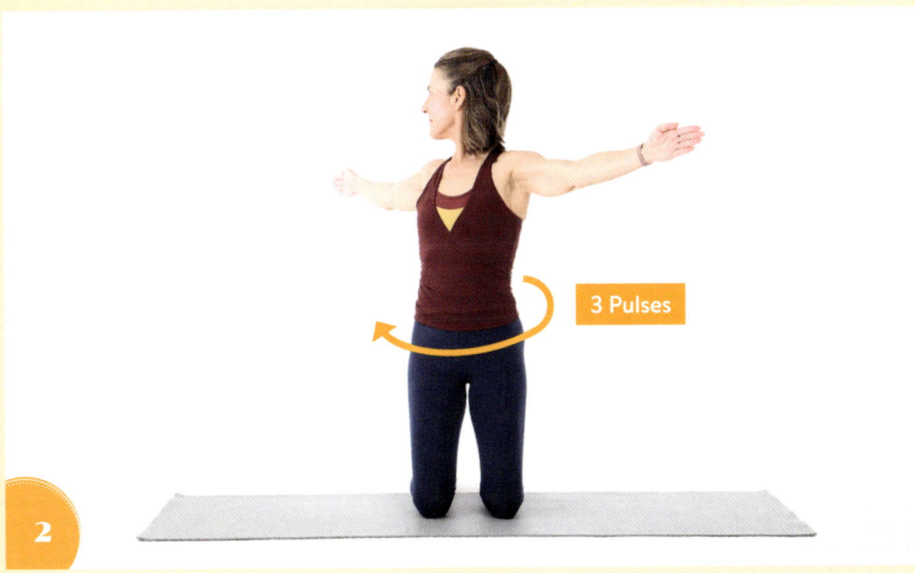
3 Pulses
2

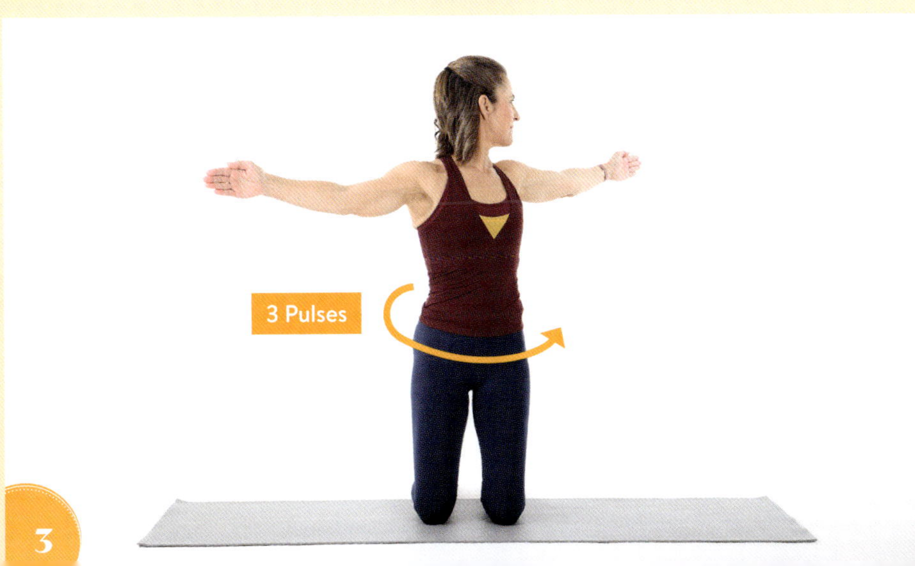
3 Pulses
3

THE SAW

LEVEL 1 2 3

Diese Übung kombiniert die Rotation, die Vorwärtsbeuge und die Aufrichtung der Wirbelsäule. Sie fördert die Mobilität der gesamten Wirbelsäule in alle Richtungen und dehnt gezielt die Rückenfaszie. Sind die Beine lang gestreckt, wird zusätzlich die hintere Faszienkette der Beine intensiv gedehnt.

1. Setze dich aufrecht auf den Boden, strecke die Beine vor dir aus und grätsche sie leicht, flexe die Füße und verankere die Sitzbeinhöcker auf der Matte. Strecke die Arme seitlich auf Schulterhöhe aus, lasse die Schultern entspannt.
2. Dehne dich mit der Einatmung in alle Richtungen weit und lang. Drehe den Oberkörper mit der Ausatmung aus der Körpermitte nach rechts. Beuge dich über das linke Bein nach vorn.
3. Die linke Hand zieht Richtung kleiner Zeh des rechten Fußes, während die rechte Hand mit dem kleinen Finger zur Decke zeigend nach hinten gestreckt wird (der hintere Arm rotiert etwas nach innen). Die Arme spannen sich dabei auf. Richte den Blick zum rechten Knie.
4. Richte dich mit der Einatmung im Twist wieder auf, drehe den Oberkörper mit der Ausatmung zurück zur Mitte. Strecke die Wirbelsäule mit der Einatmung und drehe den Oberkörper mit der nächsten Ausatmung nach links.
5. Ziehe dich hier dann mit dem rechten Arm nach vorn Richtung linker Fuß, ziehe auch hier die Arme aktiv auseinander, während der kleine Finger zum kleine Zeh des linken Fußes strebt, der hintere Arm nach innen rotiert und der Blick zum linken Knie gerichtet ist. Komme auch hier wieder im Twist mit der Einatmung auf und dreh dich über die Ausatmung zurück zur Körpermitte.

Wiederholungen: 3- bis 5-mal pro Seite

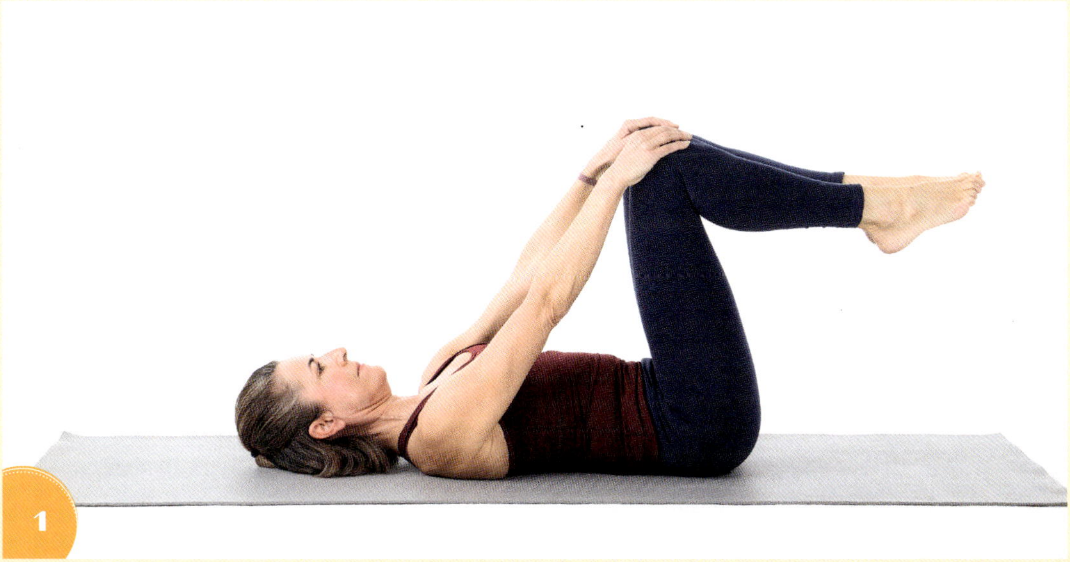
1

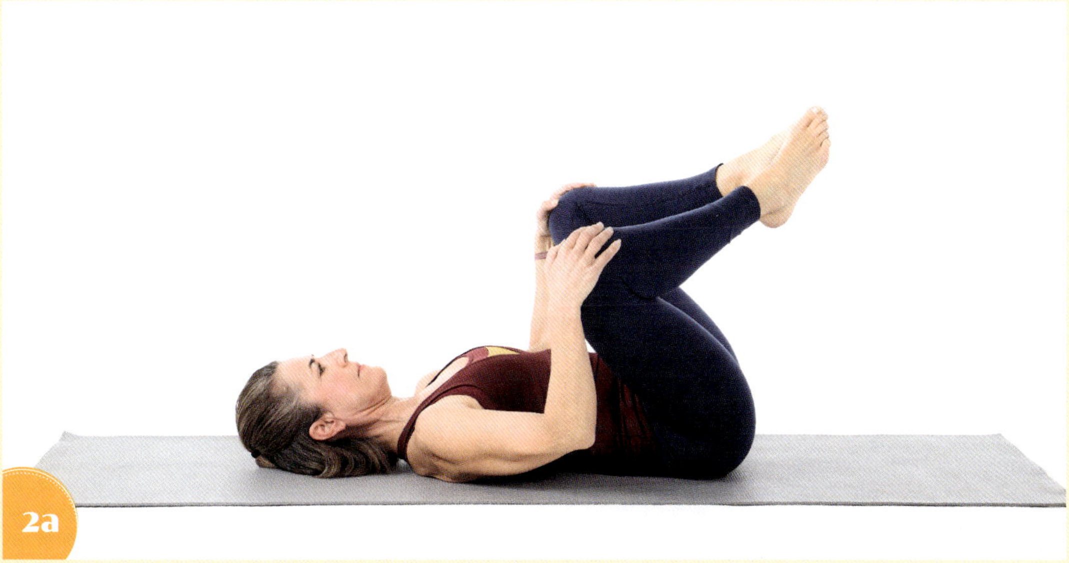
2a

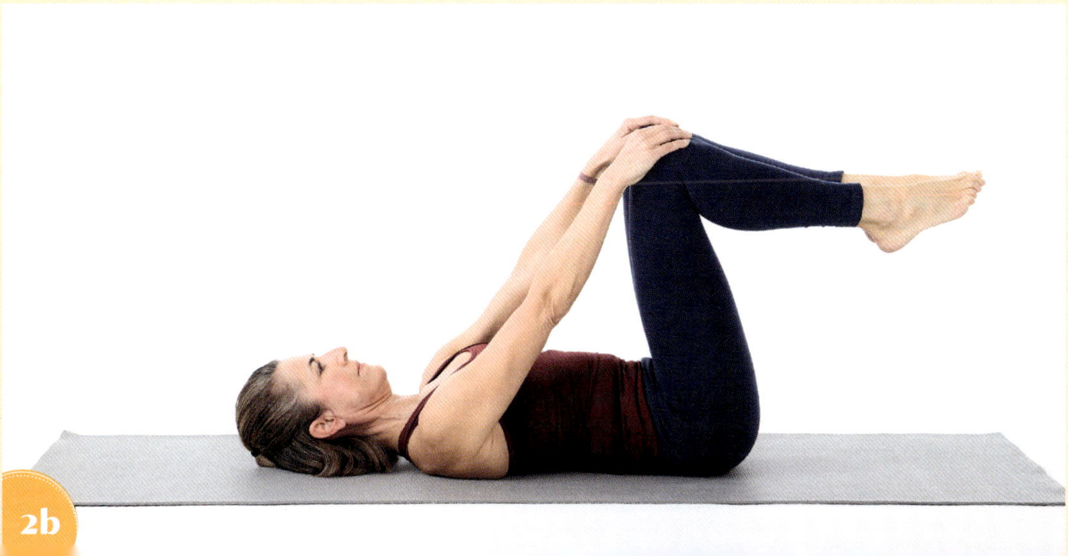
2b

RIB CAGE PLACEMENT

LEVEL 1 2 3

Diese Übung hilft, den Rippenbogen so auszurichten, dass er während der Armbewegungen stabil bleibt und nicht zu stark mitschwingt. Ziel ist es, die Verbindung zwischen Rippenbogen und Becken bewusst herzustellen und das Becken dabei neutral zu halten. Vielleicht hilft dir dabei das Bild von der goldenen Verbindungsschnur, die die beiden Körperstrukturen miteinander verbindet (siehe Seite 96). Gleichzeitig aktiviert die Übung die stabilisierende Rumpfmuskulatur und mobilisiert die Schultergelenke. Sie ist Bestandteil vieler weiterer Pilatesübungen und dient als Grundlage für komplexere Bewegungsmuster.

1. Lege dich auf den Rücken. Winkle die Beine an, die Füße hüftbreit aufgestellt. Halte die Wirbelsäule in einer neutralen Position. Lege die Arme entspannt seitlich am Körper ab.
2. Hebe die Arme mit der Einatmung zur Decke, die Handflächen zeigen zueinander.
3. Führe die Arme mit der Ausatmung weiter nach hinten, seitlich zu den Ohren.
4. Hebe die Arme mit der Einatmung wieder zur Decke.
5. Drehe die Handflächen nach vorne und drücke die Arme mit der Ausatmung langsam gegen einen imaginären Widerstand parallel zum Körper zurück in Richtung Matte.

Wiederholungen: 4- bis 6-mal

Hinweise

- Der Rippenbogen bleibt während der gesamten Bewegung stabil – vermeide es, ihn von der Matte abzuheben. Die Bauchmuskulatur bleibt sanft aktiv.
- Das Becken bleibt neutral und schwingt nicht mit – stabilisiere es durch die Aktivierung der tiefen Bauchmuskeln.
- Die Bewegung sollte fließend und kontrolliert erfolgen, ohne Spannung im Nacken oder oberen Rücken.

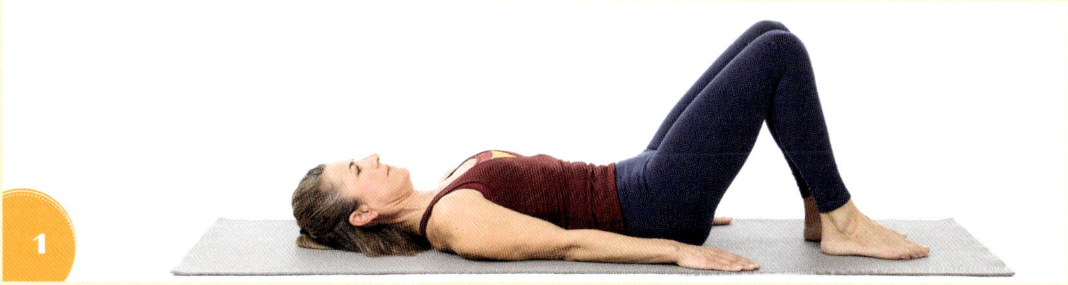
1

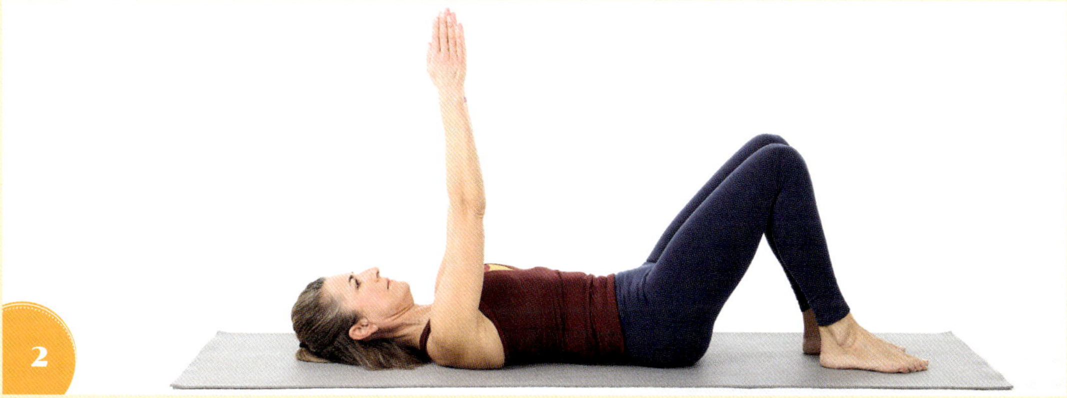
2

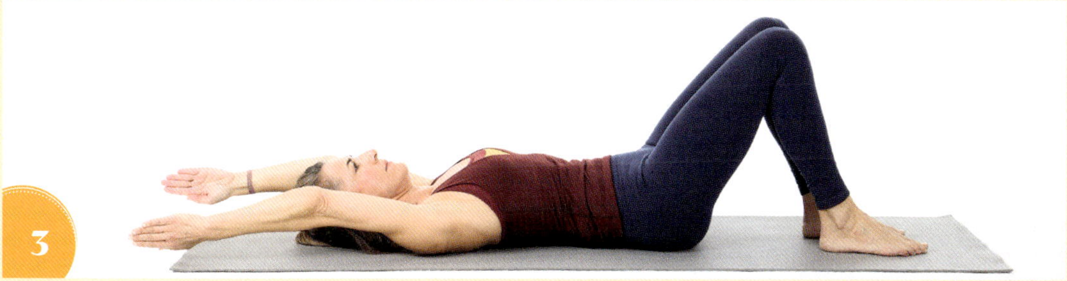
3

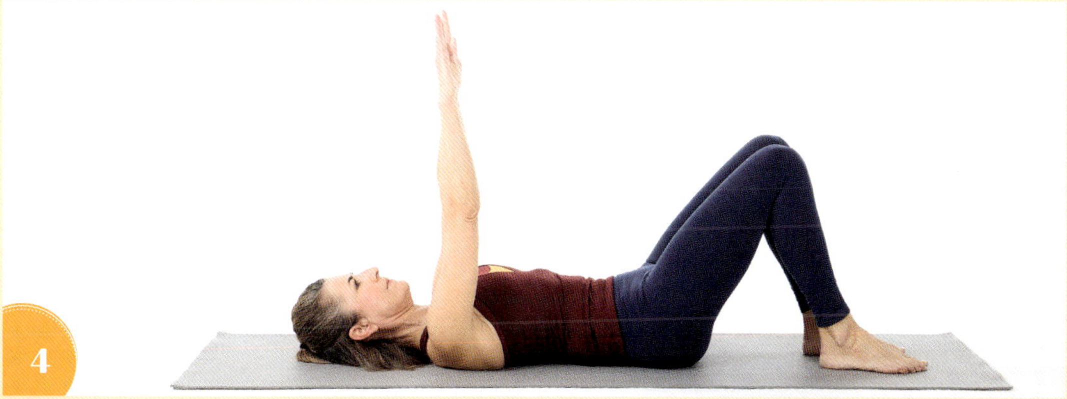
4

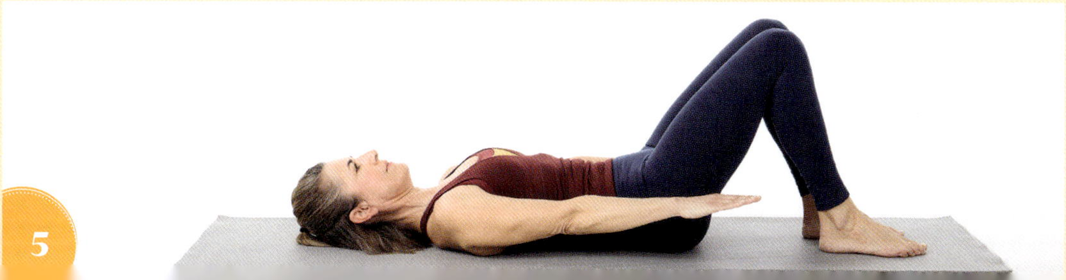
5

LEG LIFT

LEVEL 1 2 3

Diese Übung schult die Fähigkeit, die Bewegung der Beine aus der Bauchmuskulatur zu steuern, ohne dass das Becken mitschwingt. Das Becken wird dabei von der tiefen Bauch- und Rückenmuskulatur stabilisiert, während die tiefen Bauchmuskeln und Hüftbeuger das Bein anheben. Zusätzlich bereitet sie die Muskulatur darauf vor, das Becken bei anspruchsvolleren Übungen stabil zu halten und so den Rücken zu schonen.

Lege dich auf den Rücken. Winkle die Beine an und stelle die Füße hüftbreit auf, die Arme liegen entspannt neben dem Körper. Die Wirbelsäule ist in einer neutralen Position. Aktiviere die Core-Muskulatur mit der Ausatmung und hebe ein Bein aus dem Hüftgelenk nach oben. Halte das Bein mit der Einatmung in der Table-Top-Position. Der Oberschenkelkopf sinkt dabei sanft in die Hüftgelenkspfanne. Senke das Bein mit der Ausatmung rechtwinklig gebeugt wieder kontrolliert ab, ohne dass das Becken mitschwingt. Wiederhole diese Bewegung mit dem anderen Bein.

Wiederholungen: 4-mal pro Seite

Hinweis: Die Lendenwirbelsäule darf während das Bein gehoben wird etwas in den Boden sinken, sie nimmt eine leichte Imprint-Position (Seite 95) ein. Vermeide es jedoch, sie nach unten zu drücken.

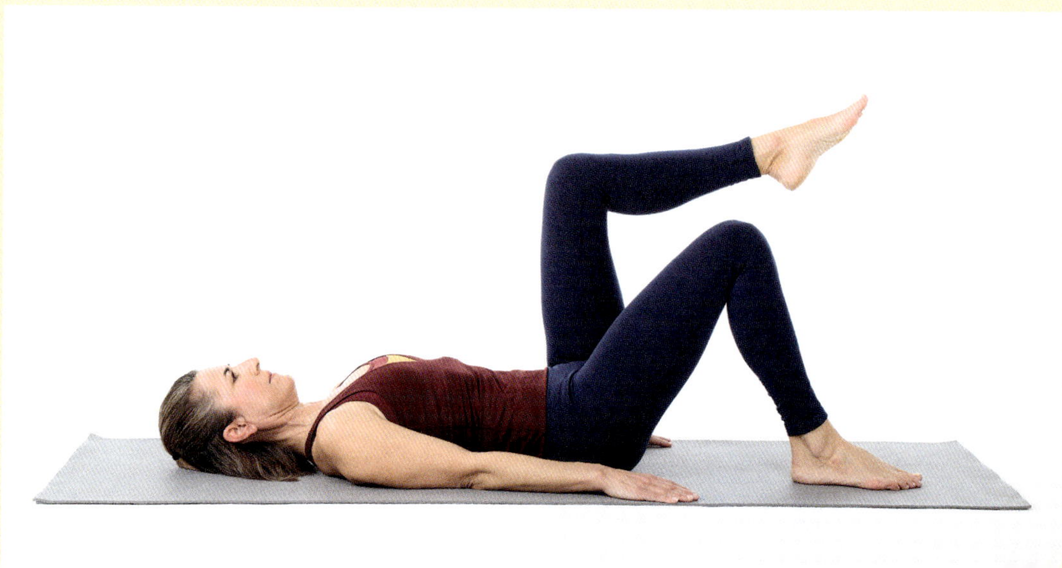

LEG SLIDE

LEVEL 1 2 3

Diese Übung stellt die Verbindung zwischen Oberkörper und Beinen über den *Iliopsoas* (Hüftbeuger) her. Sie mobilisiert das Hüftgelenk, öffnet die Leisten und fördert die Stabilität des Beckens und der Lendenwirbelsäule während der Beinbewegungen. Gleichzeitig bereitet sie auf anspruchsvollere Übungen vor, die eine ruhige Beckenführung erfordern.

1. Lege dich auf den Rücken. Beine aufgestellt und hüftbreit auseinander. Die Hände liegen auf dem Beckenkamm. Die Wirbelsäule ist in einer neutralen Position.
2. Schiebe ein Bein mit der Einatmung entlang einer imaginären Linie am Boden nach vorn. Ziehe das Bein mit der Ausatmung kontrolliert zurück in die Ausgangsposition.

Wiederholungen: 4- bis 6-mal pro Seite

Hinweis: Achte darauf, dass weder der Brustkorb noch das Becken während der Bewegung mitgehen.

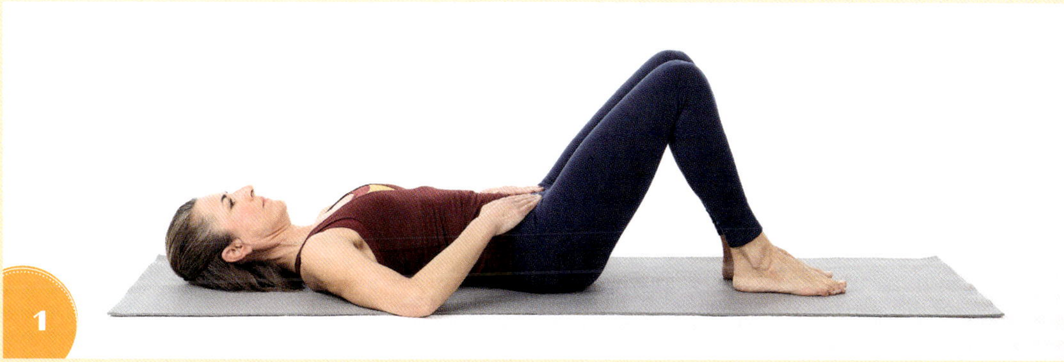

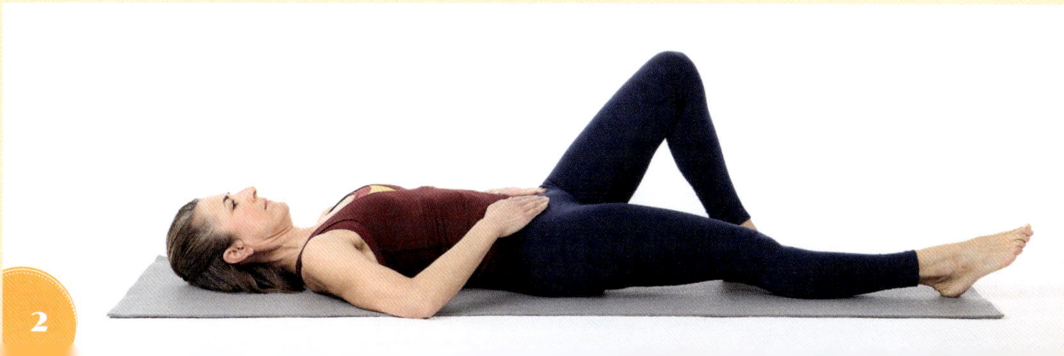

VARIANTE 1: STEIGERUNG – AUSSENROTATION AUS DEM HÜFTGELENK

LEVEL 1 2 3

1. Lege dich auf den Rücken. Beine aufgestellt und hüftbreit auseinander. Die Hände liegen auf dem Beckenkamm. Die Wirbelsäule ist in einer neutralen Position.
2. Lasse das Knie von der Beinachse weg leicht nach außen sinken und strecke es dabei während der Einatmung in der Außenrotation vom Körper weg. Der Fuß selbst bleibt auf der Linie der Beinachse.
3. Lasse das Knie in der Streckung wieder zur Decke schauen und führe das Bein entlang der Beinachse mit der Ausatmung zurück.

Wiederholungen: 4- bis 6-mal pro Seite

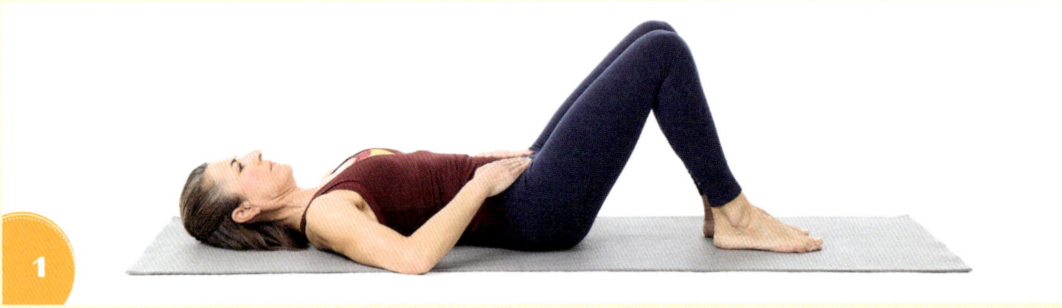
1

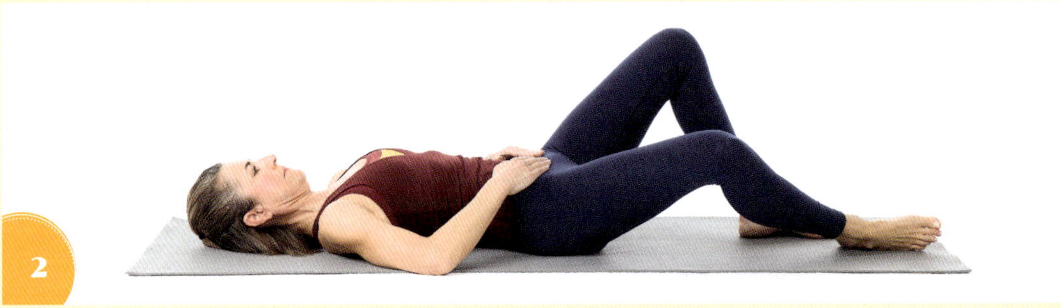
2

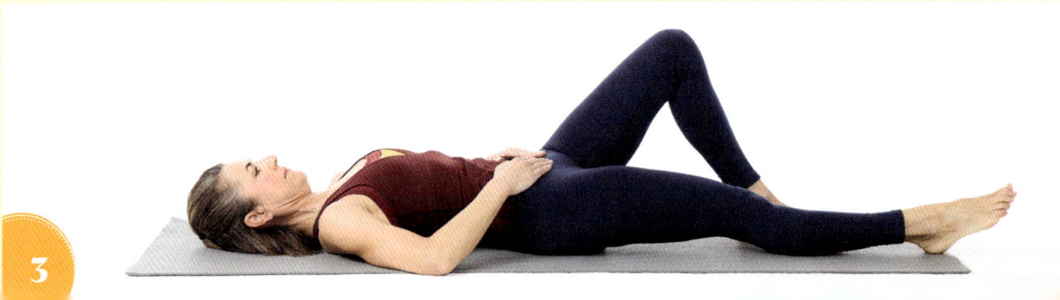
3

VARIANTE 2: STEIGERUNG – INNENROTATION AUS DEM HÜFTGELENK

LEVEL 1 2 3

1. Lege dich auf den Rücken, Beine aufgestellt und hüftbreit auseinander. Die Hände liegen auf dem Beckenkamm.
2. Lasse das Knie von der Beinachse weg leicht nach innen sinken und strecke es dabei während der Einatmung in der Innenrotation vom Körper weg. Der Fuß selbst bleibt auf der Linie der Beinachse.
3. Lasse das Knie in der Streckung wieder zur Decke schauen und führe das Bein entlang der Beinachse mit der Ausatmung zurück.

Wiederholungen: 4- bis 6-mal pro Seite

Hinweise für beide Varianten

- Achte darauf, dass das Knie während der Bewegung weder in der Außen- noch Innenrotation nicht unkontroliert wegkippt.
- Die Lendenwirbelsäule bleibt in einer neutralen Position – vermeide ein übermäßiges Hohlkreuz.
- Die Bewegung sollte fließend und kontrolliert erfolgen, ohne das Becken oder den Brustkorb zu bewegen.

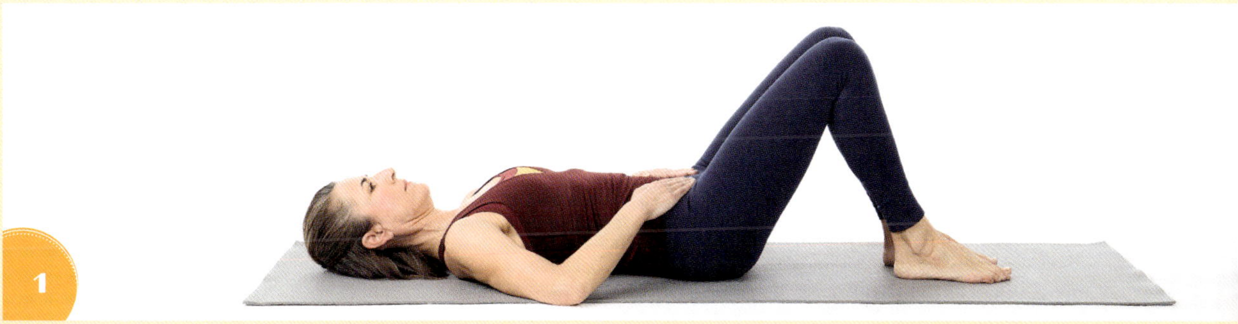

1

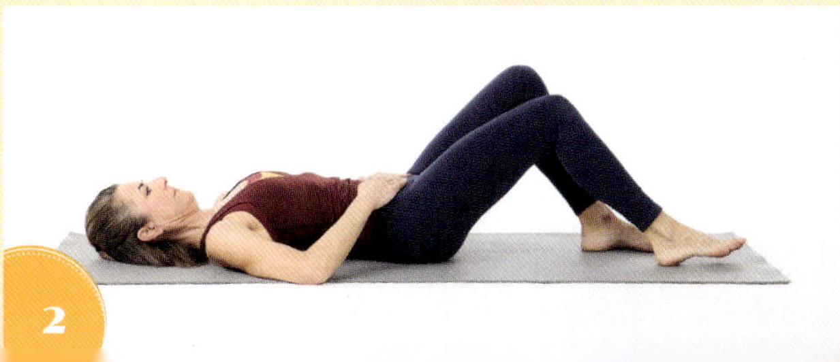

2

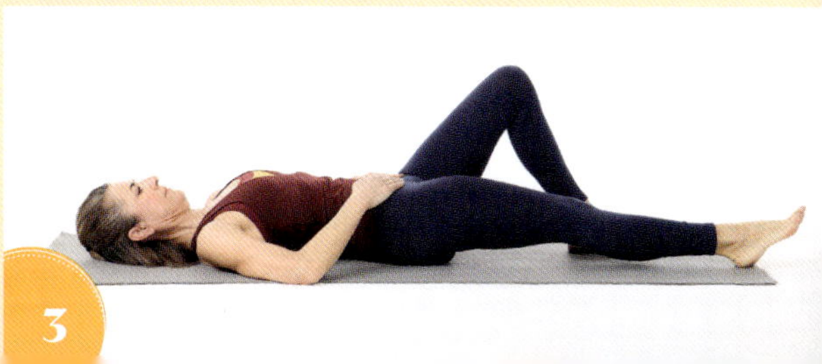

3

ONE LEG CIRCLE

LEVEL 1 (2) 3

Diese Übung verbessert die Beweglichkeit im Hüftgelenk und schult die Stabilität des Beckens durch die Aktivierung der tiefen Bauchmuskulatur. Zusätzlich dehnt sie die Muskulatur der Beinrückseiten und fördert die Koordination, da die Bewegung des Spielbeins kontrolliert in der Luft ausgeführt werden muss.

1. Lege dich auf den Rücken. Strecke ein Bein über die Table-Top-Position vertikal nach oben aus. Pointe die Füße. Lege die Arme neben dem Körper ab.
2. Führe das Spielbein mit der Einatmung in Richtung Boden und weiter kreisförmig während der Ausatmung vom Körper weg zurück in die Vertikale. Das Becken bleibt stabil.

Wiederholungen: das Spielbein 4-mal in eine Richtung kreisen, dann die Richtung wechseln und erneut 4 Kreise ausführen, anschließend das Bein wechseln

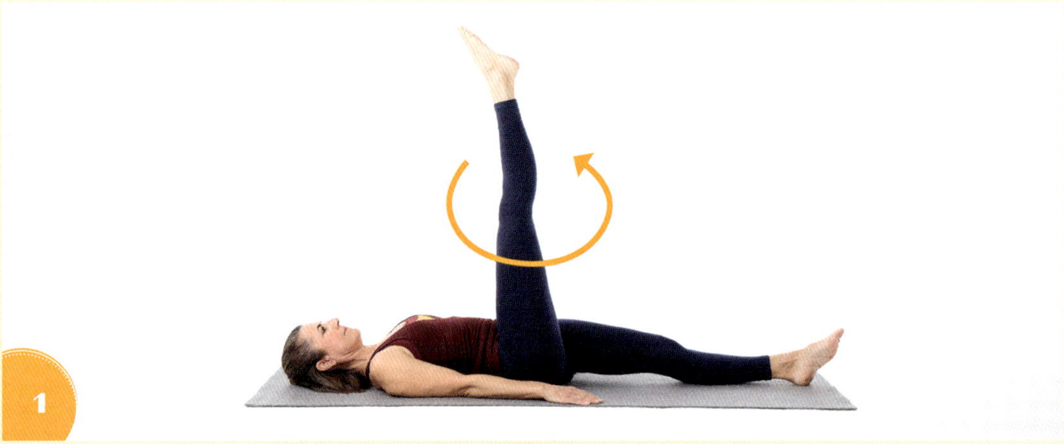

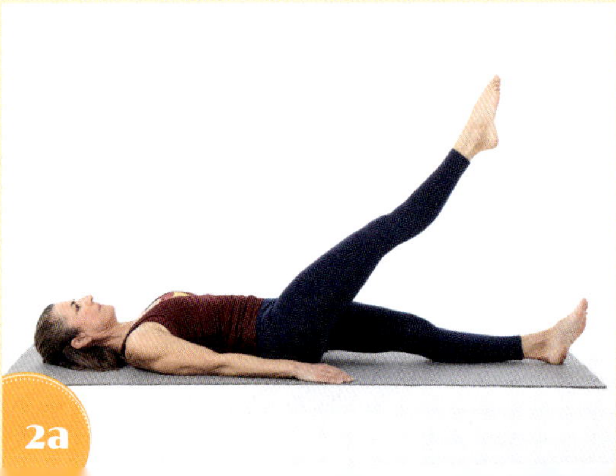

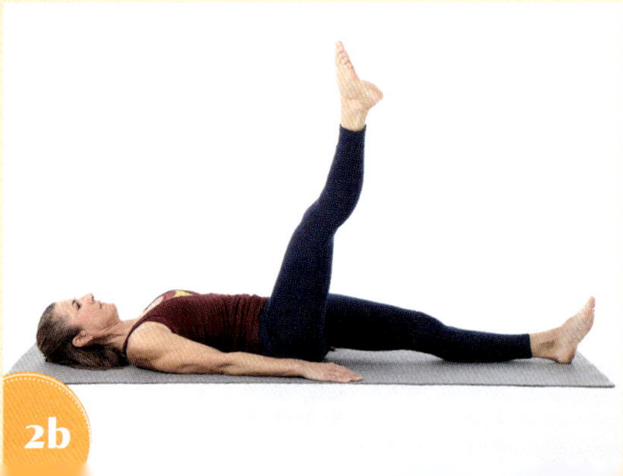

VARIATION: ONE LEG CIRCLE MIT FLEXBAND

LEVEL 1 2 3

1. Lege dich auf den Rücken. Platziere ein Flexband über eine Fußsohle und strecke das Bein über die Table-Top-Position vertikal nach oben aus. Halte das Band an beiden Enden mit den Händen fest.
2. Führe das Spielbein mit der Einatmung in Richtung Boden und weiter kreisförmig während der Ausatmung vom Körper weg zurück in die Vertikale. Das Becken bleibt stabil.

Wiederholungen: das Spielbein 4-mal in eine Richtung kreisen, dann die Richtung wechseln und erneut 4 Kreise ausführen, anschließend das Bein wechseln

Hinweise

- Bei eingeschränkter Beweglichkeit oder verkürzter Oberschenkelrückseite kann das Spielbein leicht gebeugt werden. Alternativ kann auch das Standbein aufgestellt werden, das Spielbein bleibt dann gestreckt.
- Die Füße können alternativ in der Flex-Position gehalten werden – die Zehen Richtung Schienbein ziehen –, für eine intensivere Dehnung der hinteren Beinmuskulatur.
- Der Radius der Kreise sollte so gewählt werden, dass das Becken stabil bleibt – sobald es mitschaukelt, verkleinere die Bewegung.

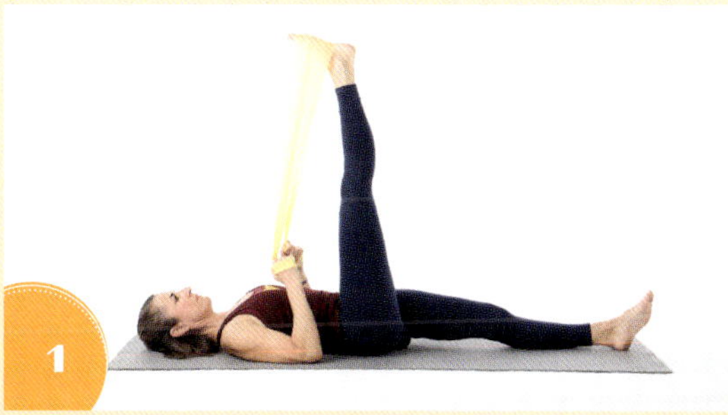

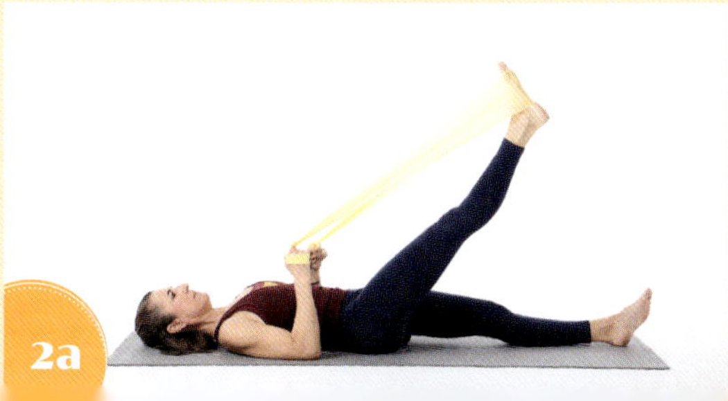

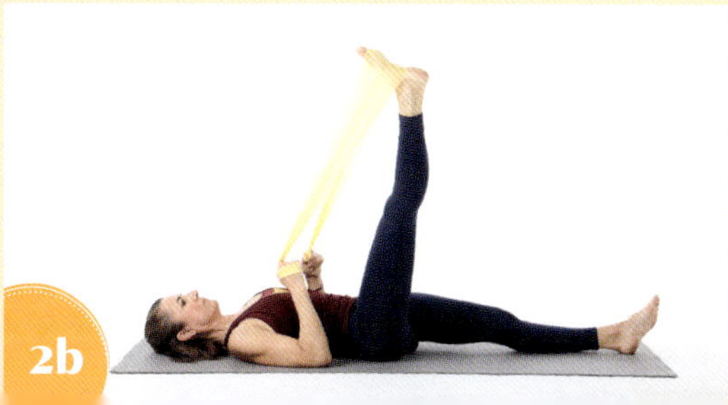

HUNDRED

LEVEL 1 2 3

Die Pilatesübung »Hundred« ist eine der bekanntesten Übungen aus dem klassischen Pilatesrepertoire. Sie verbessert die Kraftausdauer der Rumpfmuskulatur und fördert durch den vorgegebenen Atemrhythmus das Herz-Kreislauf-System, wodurch der Kreislauf in Schwung gebracht und gleichzeitig die Atemmuskulatur gestärkt wird. Joseph Pilates entwickelte diese Übung als Einstieg in sein Programm, um die Atemtiefe zu verbessern.

Ich empfehle dir, zum Einstieg diese Variante »Hundred Prep« durchzuführen. Sie führt den Körper schrittweise an die klassische Übung heran.

HUNDRED PREP

LEVEL 1 2 3

1. Lege dich auf den Rücken. Stelle die Beine hüftbreit auf der Matte auf. Die Arme liegen seitlich am Körper.
2. Komme mit der Einatmung über den Head Nod in einen Roll-up bis zu den Schulterblattspitzen und hebe die Arme waagrecht über den Boden. Die Wirbelsäule in der neuralen Position stabilisieren. Das bedeutet die »Ameisenschraße« bleibt aufrecht.
3. Beginne mit der Ausatmung 5 kleine, kraftvolle Pumpbewegungen mit den Armen durchzuführen. Dasselbe macht du bei der Einatmung. Wenn möglich, halte diesen Zyklus für bis zu 5 Atemzüge.

Wiederholungen: Wiederhole diesen Zyklus zu Beginn für 5 Atemzüge – das entspricht etwa 50 kleinen Bewegungen. Wenn du Fortgeschritten bist, kannst du die Anzahl der Atemzüge weiter auf 10 Atemzyklen – das entspricht 100 kleinen Pumpbewegungen – steigern.

Hinweise

- Achte darauf, dass der Schultergürtel entspannt bleibt und sich die Bewegung aus dem Schultergelenk ergibt.
- Die Bauchdecke bleibt sanft nach innen gezogen und der Nacken lang.
- Die Bewegung soll kraftvoll, aber kontrolliert erfolgen.

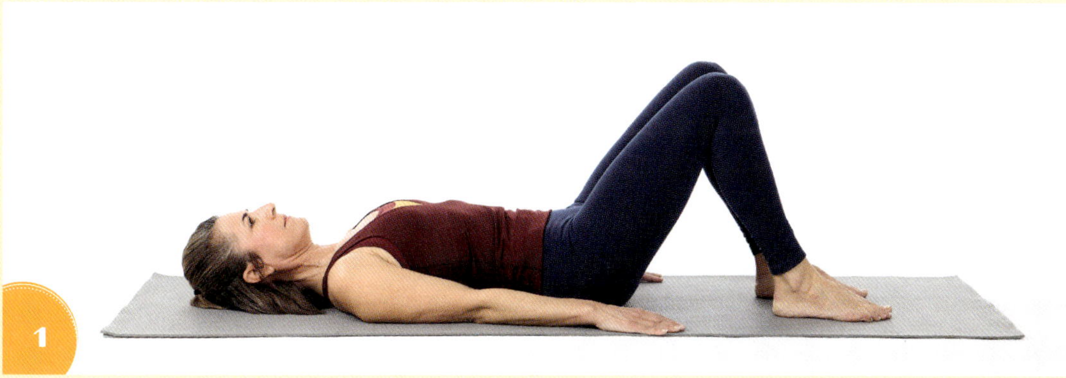
1

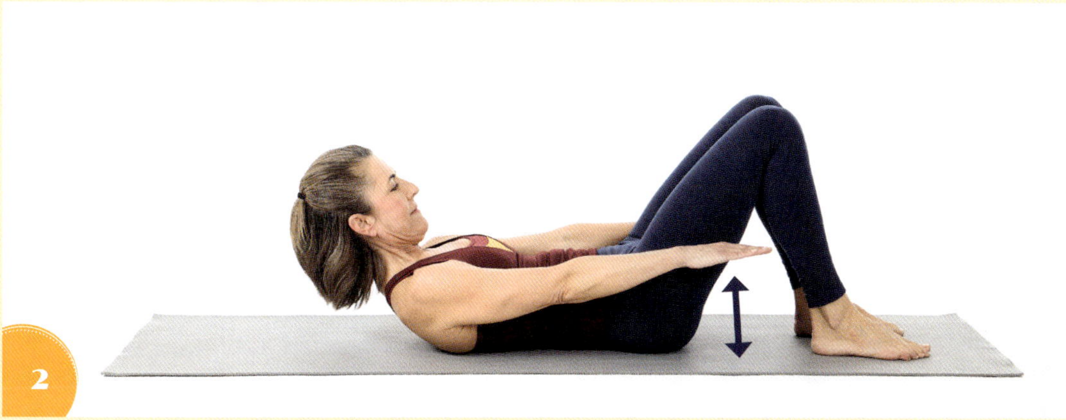
2

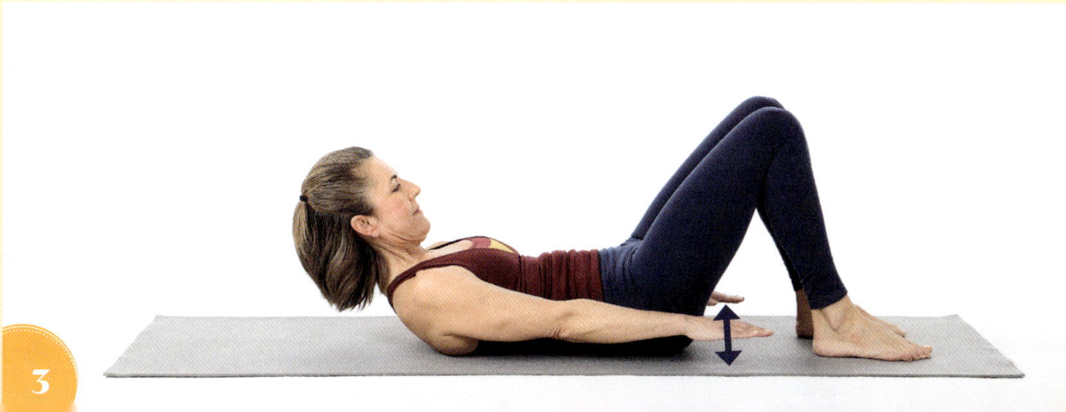
3

HUNDRED – BEINE IN TABLE-TOP-POSITION

LEVEL 1 2 3

1. Lege dich auf den Rücken. Stelle die Beine hüftbreit auf der Matte auf. Lege die Arme entspannt seitlich am Körper ab.
2. Mit der nächsten Einatmung rolle über den Head Nod den Kopf und den Schultergürtel bis zu den Schulterblattspitzen auf und hebe die Arme in die Waagrechte.
3. Mit der Ausatmung hebe die Beine in die Table-Top-Position und führe 5 kleine, kraftvolle Pumpbewegungen mit den Armen durch – halte die Beine in Table-Top. Mit der nächsten Einatmung wieder 5 Pumpbewegungen ausführen. Die Beine bleiben weiterhin in der Table-Top-Position.

Wiederholungen: 10 Atemzyklen in der Table-Top-Position oder mit gestreckten Beinen

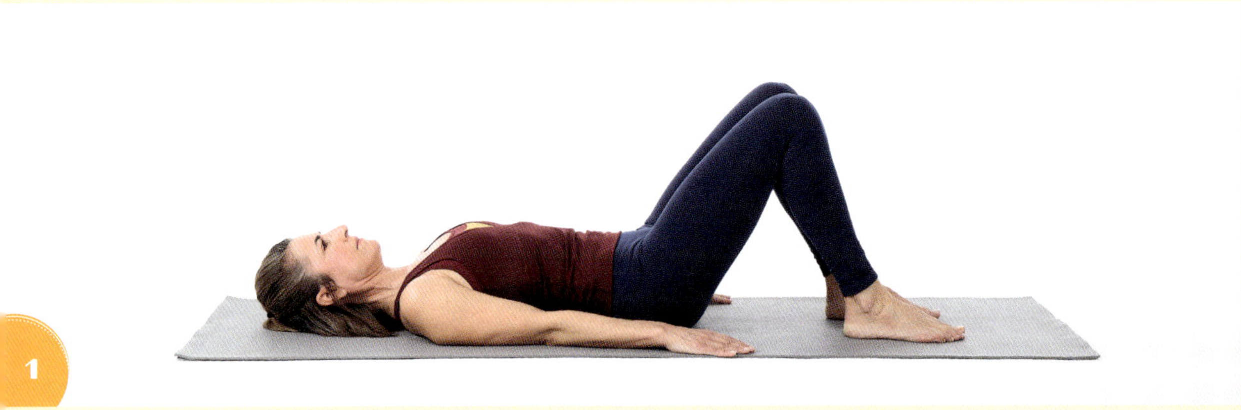

1

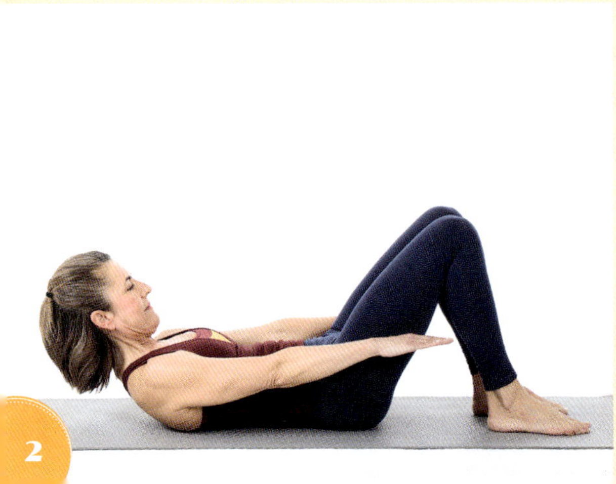

2

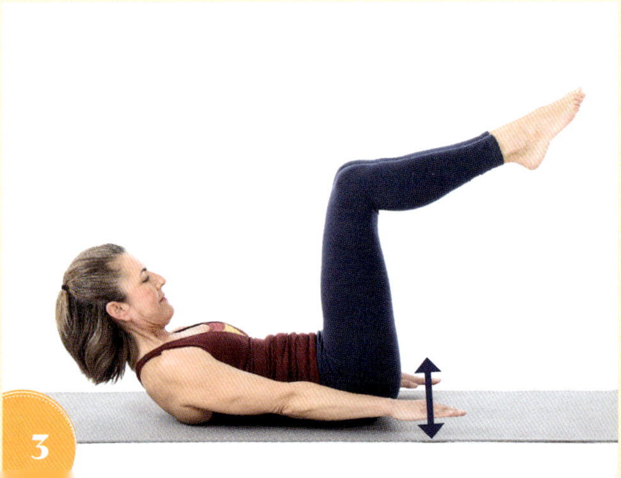

3

Intensivierung

Strecke bei der Ausatmung die Beine diagonal aus und während der Einatmung wieder in die Table-Top-Position oder lasse die Beine während der gesamten Übung gestreckt.

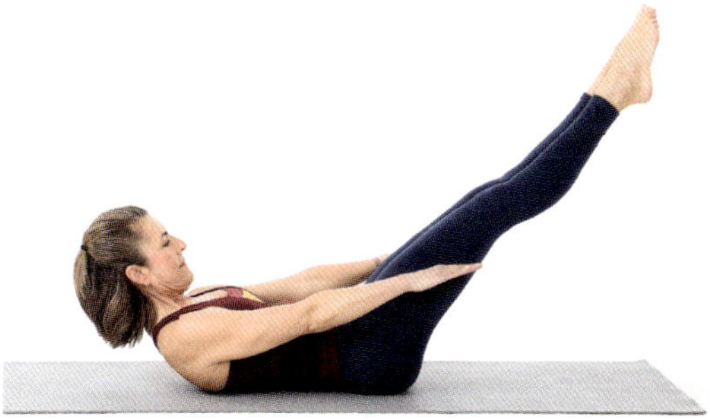

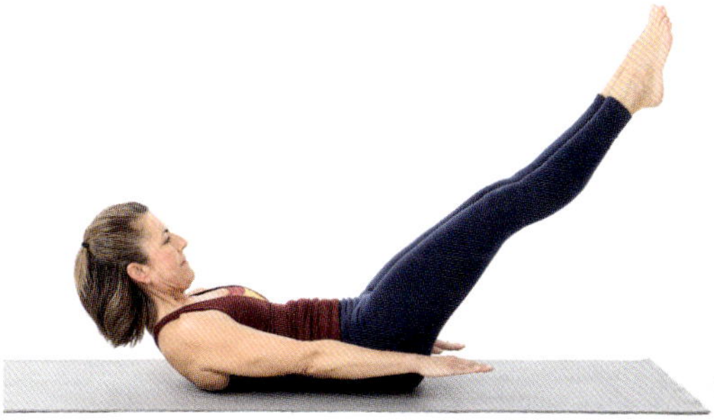

Hinweise

- Wenn du die Beine streckst, hebe den Kopf und den Schultergürtel mit der Einatmung noch etwas höher.
- Rolle immer mit der Ausatmung kontrolliert zurück in die Ausgangsposition.
- Die Arme bleiben während der gesamten Bewegung aktiv – halte die Spannung bis in die Fingerspitzen.
- Der Oberkörper bleibt stabil – vermeide es, mit dem Rumpf mitzuschwingen.
- Die Beine dürfen nur so weit abgesenkt werden, dass die Lendenwirbelsäule stabil auf der Matte bleibt.
- Falls Nackenschmerzen auftreten, reduziere die Pumpbewegungen auf 50 Wiederholungen, stütze den Kopf mit einer Hand oder lasse den Kopf abgelegt, während die Beine höher bleiben.

HALF ROLL BACK

LEVEL 1 **2** 3

Diese Übung aktiviert die tiefe Rumpfmuskulatur und dehnt die hinteren Rückenfaszien, wodurch die Beweglichkeit der Wirbelsäule gefördert wird.

Trainingstool: Pilatesball (optional)

1. Setze dich aufrecht auf die Matte. Stelle die Beine hüftgelenksbreit auf, die Fußsohlen sind mit dem Boden verankert.
2. Strecke die Arme parallel zum Boden nach vorn aus, die Schultern bleiben entspannt, die Schlüsselbeine weit. Falls vorhanden, fixiere den Ball oberhalb des Kniegelenks zwischen den Oberschenkeln.
   a. Rolle mit der Ausatmung langsam über das Kreuzbein nach hinten ab, während du den Oberkörper in eine C-Kurve bringst. Die Bewegung wird von der tiefen Bauchmuskulatur gesteuert, der Beckenboden wird sanft nach innen oben gehoben. Halte die Position mit der Einatmung, ohne die Aktivierung der Muskeln zu verlieren, und verlängere die Wirbelsäule in der C-Kurve.
   b. Rolle mit der Ausatmung kontrolliert zurück in die Ausgangsposition.

Wiederholungen: 4- bis 8-mal

Hinweise

- Rolle nur so weit ab, dass du die Füße stabil am Boden halten und ohne Schwung wieder kontrolliert ins aufrechte Sitzen rollen kannst.
- Halte die C-Kurve während der gesamten Bewegung, um eine effektive Aktivierung der Bauchmuskulatur zu gewährleisten.
- Der Nacken bleibt lang – ein sanfter Head Nod ist erlaubt, aber vermeide es, das Kinn zu stark zur Brust zu ziehen.
- Die Knie bleiben stabil im gleichen Abstand wie die Füße – vermeide es, sie nach innen (X-Beine) oder nach außen (O-Beine) kippen zu lassen.
- Nutze die Atmung bewusst, um die Kontrolle über die Bewegung zu unterstützen und eine gleichmäßige Muskelaktivierung zu erreichen.

Variante

Durch das Fixieren eines Soft Balls zwischen den Knien ist es leichter, die Beinachse zu stabilisieren, und du trainierst zusätzlich die Oberschenkelinnenseiten.

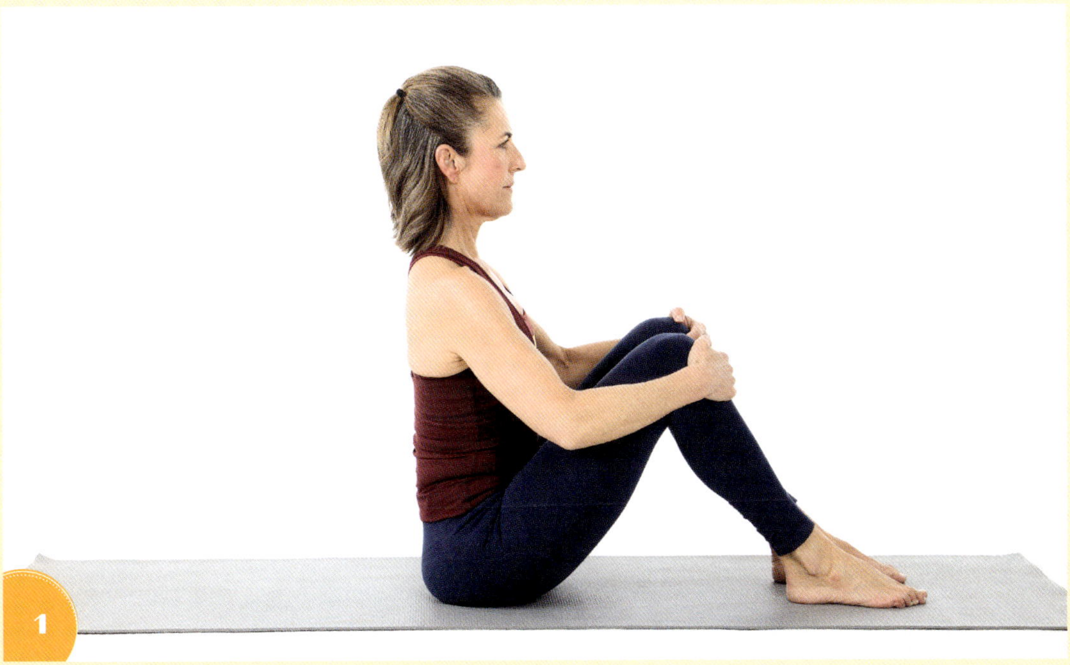

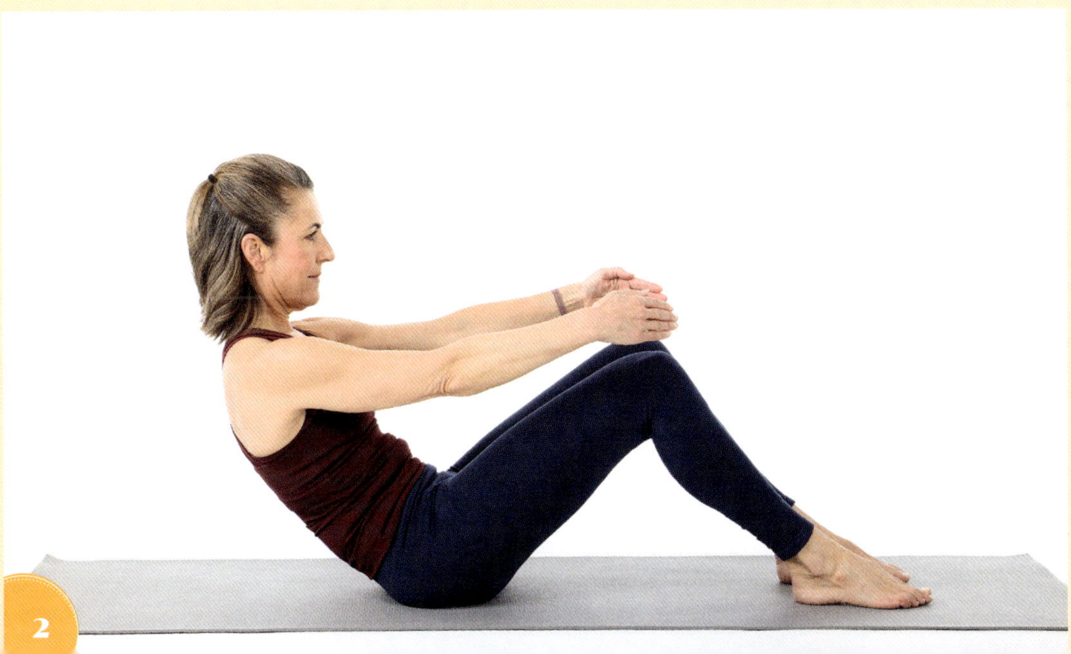

OBLIQUES ROLL BACK

LEVEL 1 2 3

Trainingstool: Pilatesball oder Polster (optional)

Mit dieser Übung kräftigst du die schräge und tiefe Bauchmuskulatur, mobilisierst die Wirbelsäule und verbesserst die Koordination. Sie baut auf der vorangegangenen Übung Half Roll Back auf und integriert eine Rotationskomponente. Der Ball zwischen den Beinen hilft, die Beinachsen zu stabilisieren und gleichzeitig die Oberschenkelinnenseiten zu aktivieren.

1. Setze dich aufrecht auf die Matte. Stelle die Beine hüftgelenksbreit auf, die Fußsohlen mit dem Boden verbunden. Wenn du möchtest, kannst du dir einen Ball oder ein Polster zwischen die Oberschenkel klemmen, um die Verbindung zum Becken zu unterstützen. Strecke die Arme parallel zum Boden nach vorn aus, die Schultern bleiben entspannt, die Schlüsselbeine weit.
2. Rolle mit der Ausatmung langsam über das Kreuzbein Wirbel für Wirbel nach hinten ab. Drehe dabei den Oberkörper auf die rechte Seite. Der linke Arm bleibt nach vorn ausgestreckt, der rechte Arm öffnet sich zur rechten Seite. Halte den Bauch flach und drücke den Ball zwischen den Knien sanft zusammen. Halte die Rotation mit der Einatmung stabil. Drehe den Oberkörper mit der Ausatmung zurück zur Mitte und rolle kontrolliert in die Ausgangsposition auf. Entspanne den Druck auf den Ball.
3. Rolle nun mit der nächsten Ausatmung wieder nach hinten ab und wechsle die Seite.

Wiederholungen: 3- bis 6-mal pro Seite

Variationen – umgekehrte Atmung

- Rolle mit der Ausatmung nach hinten in den Twist.
- Richte dich mit der Einatmung kontrolliert wieder auf.

Hinweise

- Die Bewegung wird von der Körpermitte aus gesteuert, nicht aus den Schultern.
- Die Füße bleiben auf der Matte, um die Stabilität des Beckens zu sichern.
- Die nicht drehende Hand bleibt stabil nach vorn ausgerichtet.

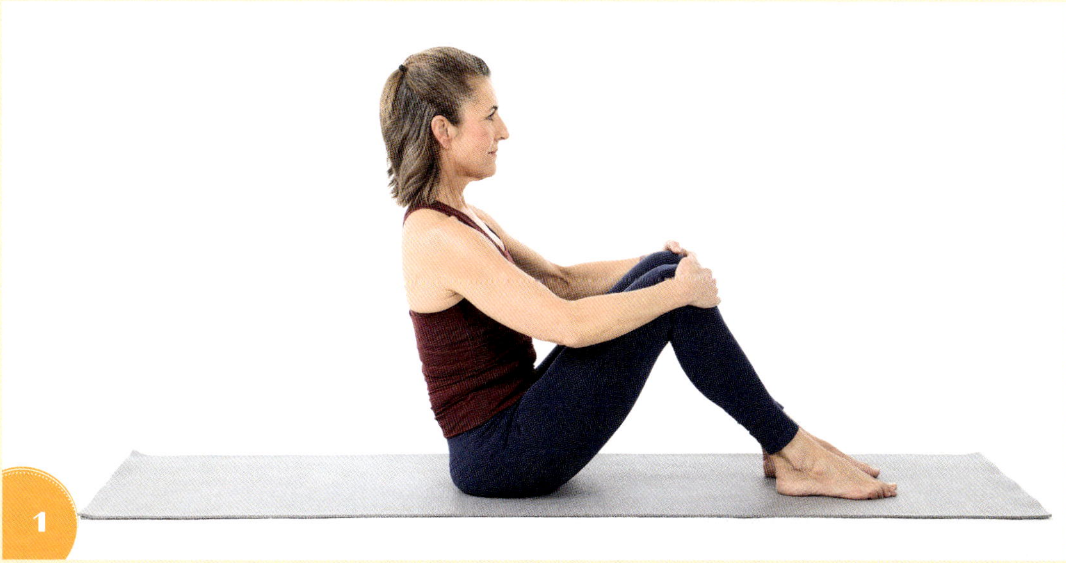

1

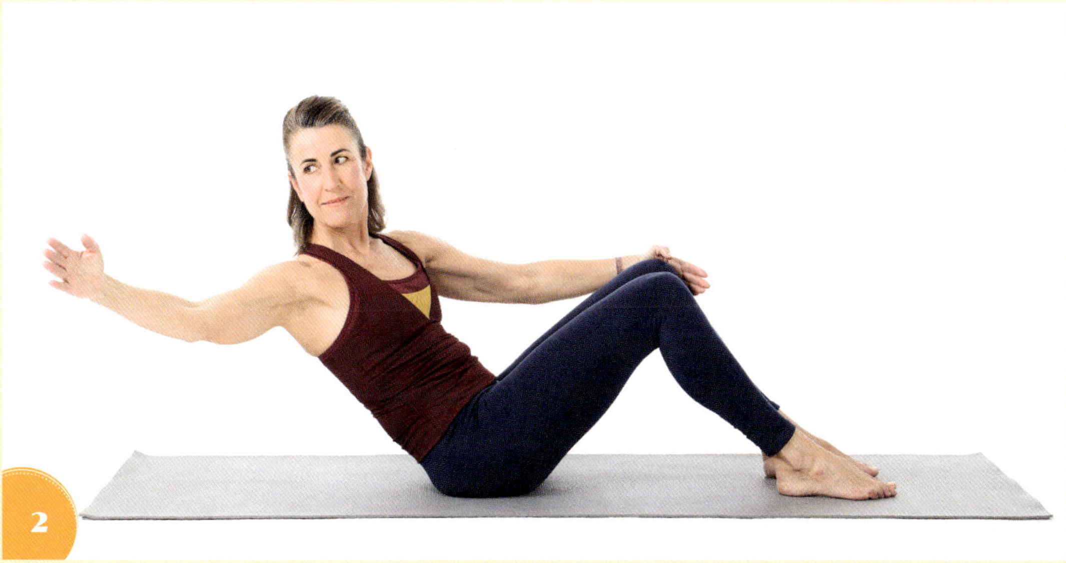

2

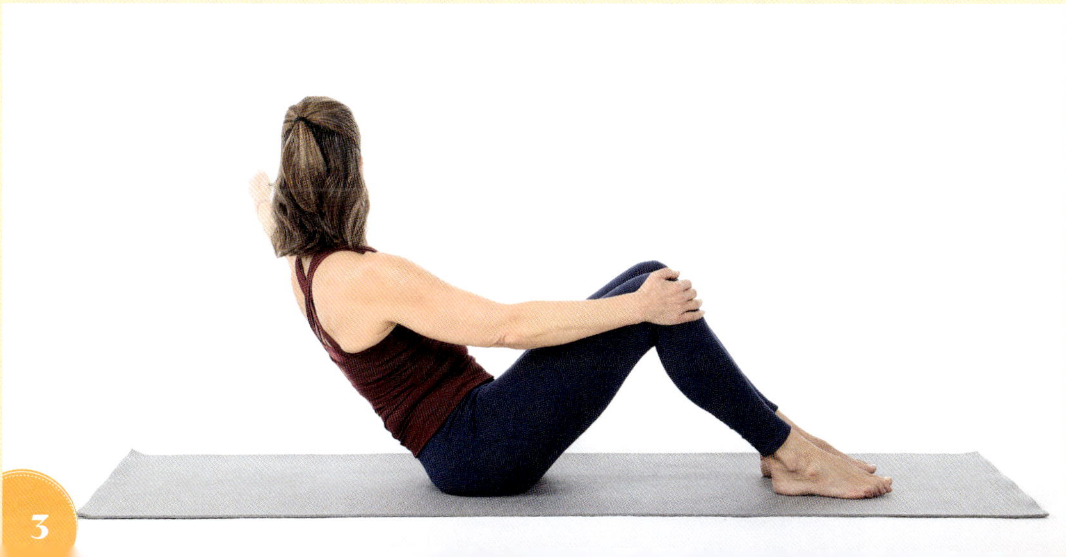

3

KNEELING LEAN BACK

LEVEL 1 **2** 3

Diese Übung aktiviert die vordere Muskel- und Faszienkette intensiv durch eine exzentrisch gehaltene Bewegung aus dem Kniegelenk und fördert dabei die Stabilität und Kontrolle des Beckens.

1. Richte dich im hüftbreiten Kniestand auf, verlängere dabei die Wirbelsäule axial nach oben, das Becken bleibt neutral.
2. Lehne mit der Einatmung den Oberkörper langsam und kontrolliert aus dem Kniegelenk nach hinten. Das Becken wird dabei leicht nach vorn geschoben, um den Hüftbeuger zu dehnen. Der Oberkörper bleibt in einer Linie mit den Oberschenkeln, ohne ins Hohlkreuz zu kippen. Kehre mit der Ausatmung zurück in den aufrechten Kniestand.

Wiederholungen: 5- bis 6-mal

Tipp

Wenn es dir schwerfällt, wieder aus der Position herauszukommen, dann stütze dich auf dem Rückweg mit den Händen an einem Türrahmen oder an einer Wand ab.

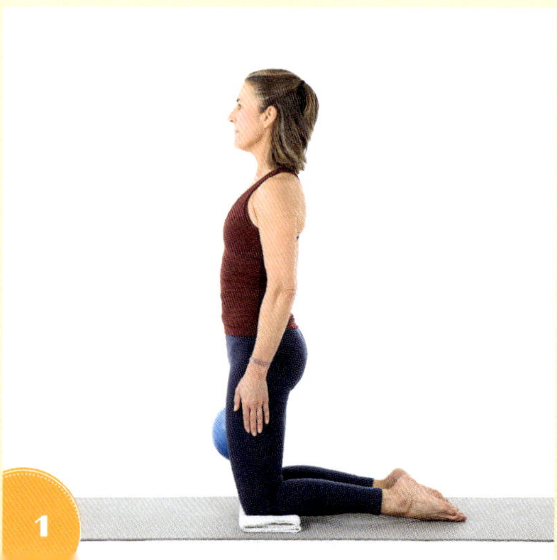

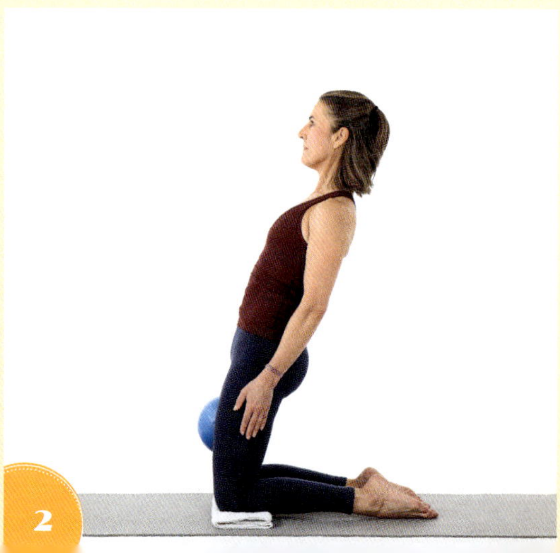

Hinweise

- Die Sitzbeinhöcker bleiben während der gesamten Übung verankert auf der Matte, auch in der Drehung und Vorwärtsbeuge.
- Der Nacken bleibt entspannt, der Blick leicht nach unten gerichtet, um Verspannungen zu vermeiden.
- Halte die Bauchmuskulatur, um die Bewegung aus der Wirbelsäule und nicht aus den Hüftgelenken zu führen.
- Falls die Dehnung in der Beinrückseite zu intensiv ist, können die Knie leicht gebeugt werden.

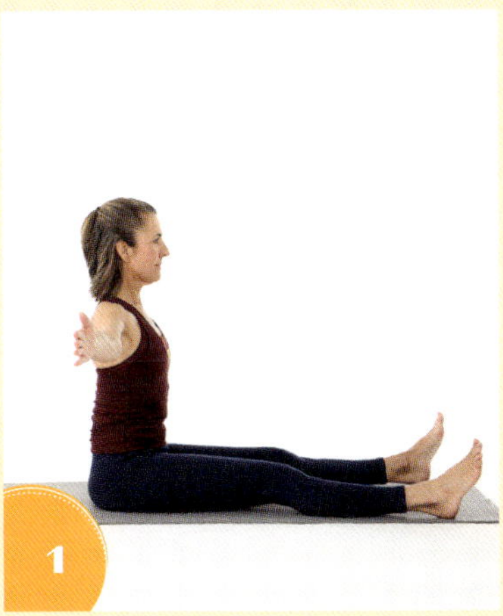

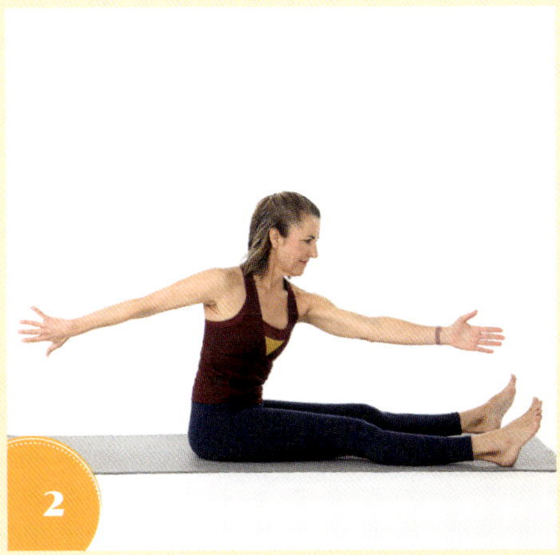

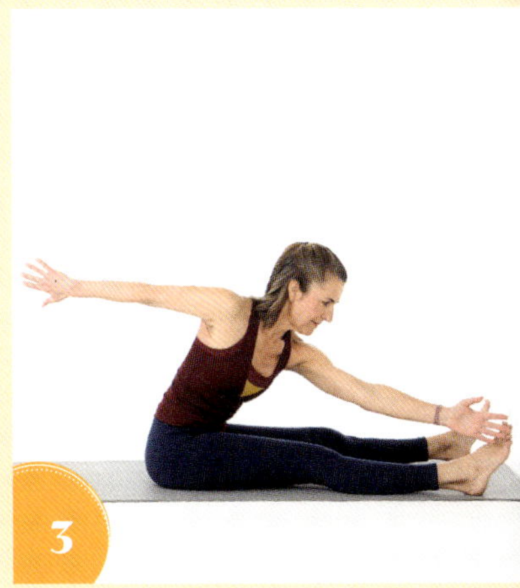

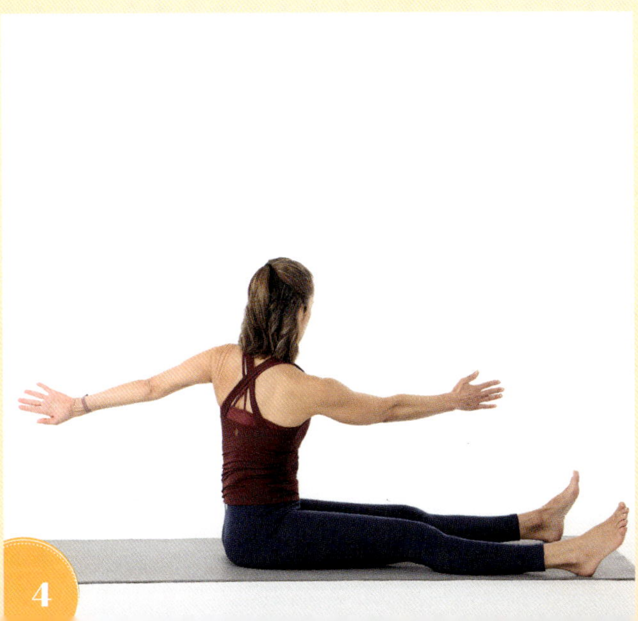

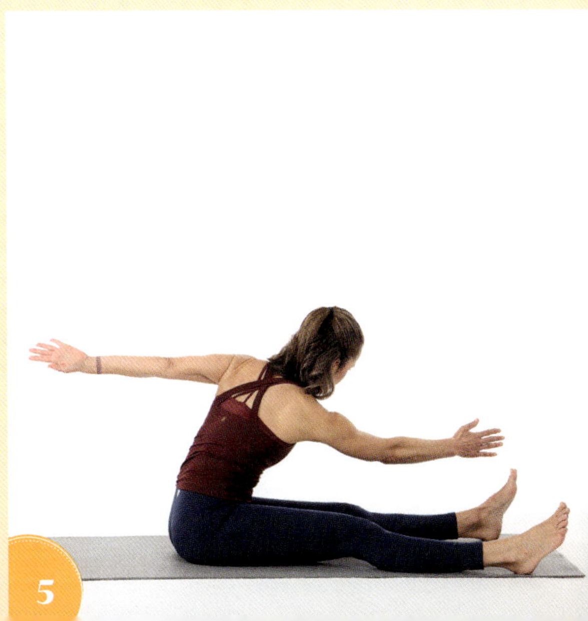

SINGLE LEG STRETCH

LEVEL 1 2 3

Diese Übung trainiert die gesamte Bauch-, Hüft- und Oberschenkelmuskulatur. Gleichzeitig fördert sie die Koordination und verbessert die Kraftausdauer der Rumpfmuskulatur.

1. Lege dich auf den Rücken. Bringe die Beine in die Table-Top-Position und rolle den Oberkörper auf, sodass sich die Schulterblätter bis zu den Schulterblattspitzen leicht vom Boden lösen. Blicke zu den Knien. Strecke mit der Ausatmung ein Bein aktiv vom Körper weg, während du das andere Bein zur Brust ziehst. Beide Hände bewegen sich zum gebeugten Bein: Führe die äußere Hand zum Knöchel, die innere Hand zum Knie.
2. Wechsle mit der nächsten Einatmung die Arm- und Beinposition.

Wiederholungen: 8- bis 12-mal im fließenden Wechsel

Hinweise

- Achte darauf, das gestreckte Bein nur so tief zu senken, dass die Imprint-Stellung der Lendenwirbelsäule erhalten bleibt.
- Falls das Becken nach vorn kippt, senke das gestreckte Bein weniger tief.
- Halte den Nacken lang, der Blick geht zu den Knien. Stelle dir vor, du hältst sanft einen Apfel zwischen Kinn und Brustbein.
- Die Beine bleiben aktiv – strecke sie bewusst aus dem Hüftgelenk, anstatt sie passiv mit der Schwerkraft sinken zu lassen.
- Achte darauf, dass die Hände immer wie beschrieben an das gebeugte Bein geführt werden, um die richtige Arm-Bein-Koordination zu bewahren.

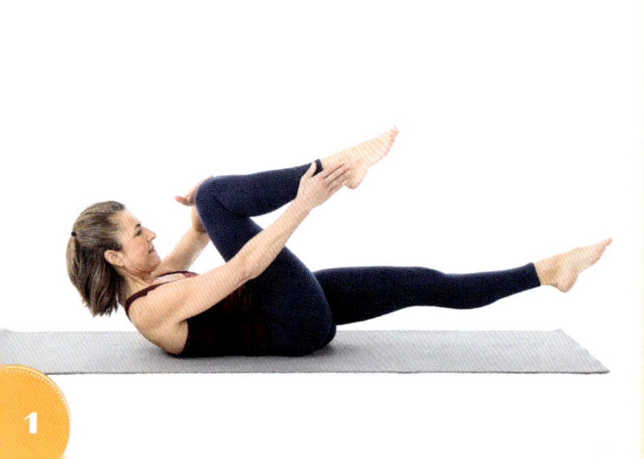
1

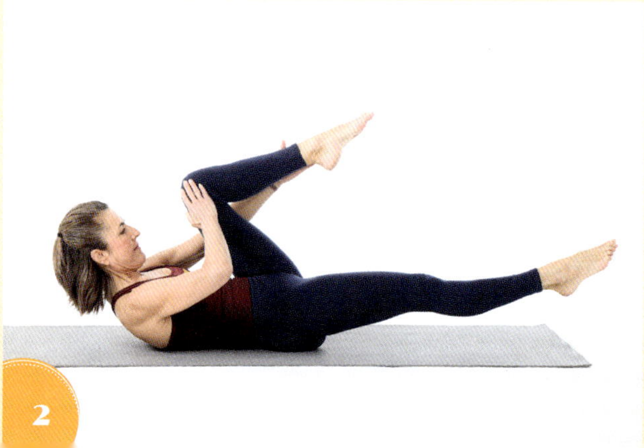
2

DOUBLE LEG STRETCH

LEVEL 1 2 3

Diese Übung fordert gezielt die Bauchmuskulatur über den verlängerten Hebel. Halte die Aktivierung der Körpermitte während der großen Arm- und Beinbewegung durchgehend aufrecht. Zusätzlich trainiert die Übung die Hüft- und Oberschenkelmuskulatur sowie die Koordination zwischen Arm- und Beinbewegung.

1. Lege dich mit leicht aufgerolltem Oberkörper auf den Rücken. Hebe die Beine in die Table-Top-Position, greife mit den Händen seitlich an die Unterschenkel und richte den Blick zu den Knien.
2. Strecke Arme und Beine mit der Einatmung synchron aus – die Arme weit über den Kopf, sodass sie nah an den Ohren vorbeiziehen, und senke die Beine so weit in Richtung Boden, wie du die Imprint-Position der Lendenwirbelsäule halten kannst.
3. Arme und Beine führen mit der Ausatmung synchron über eine Halbkreisbewegung knapp über den Boden in die Ausgangspositon zurück.

Wiederholungen: 6- bis 8-mal

Hinweise

- Strecke, falls das Becken kippt, die Beine weiter Richtung Decke, um die Belastung der Lendenwirbelsäule zu reduzieren.
- Der Oberkörper bleibt stabil – vermeide es, während der Bewegung abzusinken.
- Halte die Körpermitte durchgehend aktiv, nur dann ist die Ausführung präzise.

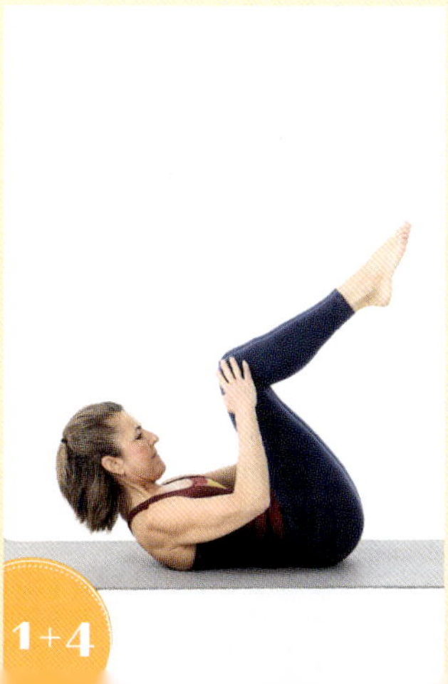

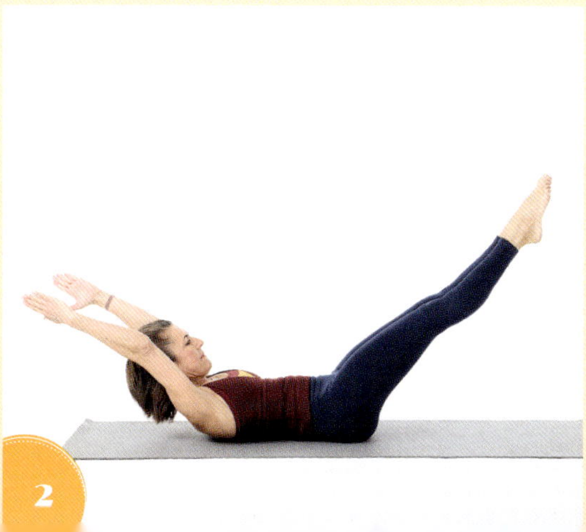

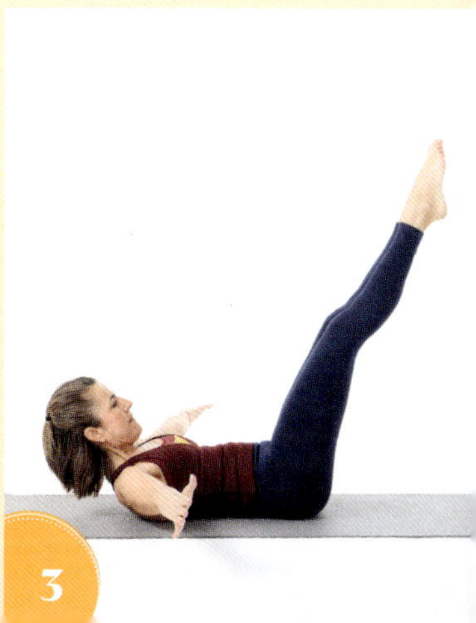

CRISS CROSS

LEVEL 1 2 3

Diese Übung trainiert neben den tiefen Bauchmuskeln auch die oberflächlichen schrägen Bauchmuskeln sowie die Oberschenkel- und Hüftmuskulatur. Gleichzeitig wird die Koordination zwischen Rumpf- und Beinarbeit gefördert.

1. Lege dich auf den Rücken. Hebe die Beine in die Table-Top-Position. Lege die Hände hinter dem Kopf übereinander. Hebe den Oberkörper leicht an, sodass sich die Schulterblätter bis zu den Schulterblattspitzen von der Matte abheben. Richte dabei den Blick zu den Oberschenkeln.
2. Strecke mit der Ausatmung ein Bein aktiv vom Körper weg aus und ziehe gleichzeitig das andere Bein zur Brust. Drehe den Oberkörper kontrolliert zum gebeugten Bein, sodass die gegenüberliegende Schulter in Richtung Knie zeigt.
3. Wechsle die Position von Beinen und Oberkörper mit der nächsten Einatmung, halte den Oberkörper während der Rotation angehoben. Wechsle mit der folgenden Ausatmung wieder auf die andere Seite.

Wiederholungen: 8- bis 12-mal im fließenden Wechsel

Hinweise

- Falls das Becken nach vorn kippt, halte die Beine weiter oben Richtung Decke, um die Belastung der Lendenwirbelsäule zu reduzieren.
- Das gestreckte Bein bleibt aktiv – verlängere es bewusst aus dem Hüftgelenk.
- Die Hände unterstützen den Kopf, ziehen jedoch nicht daran. Der Nacken bleibt entspannt.
- Lasse einen kleinen Abstand zwischen Kinn und Brustbein, so kannst du Nackenverspannungen vermeiden.

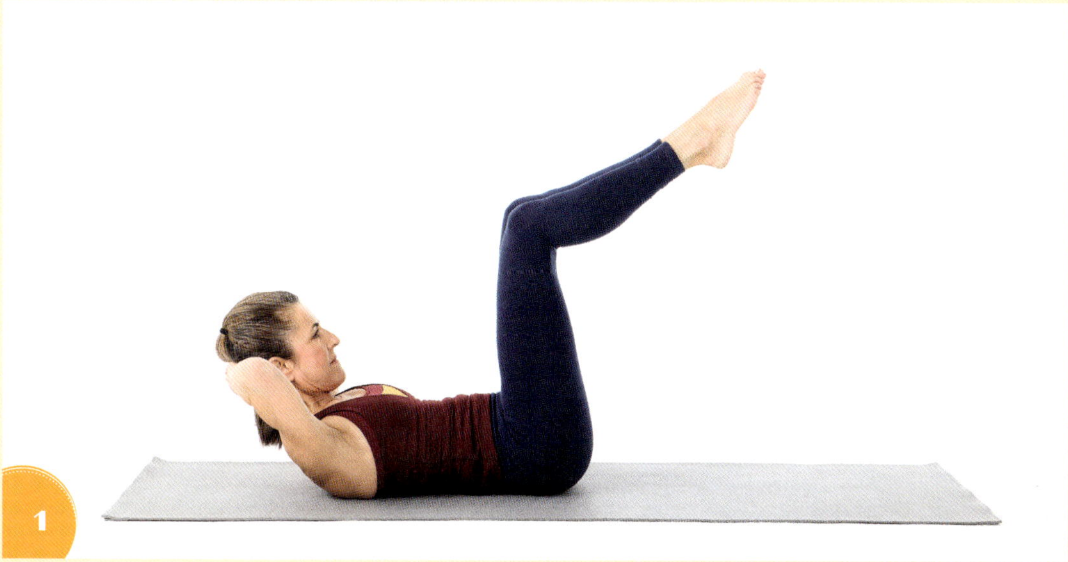
1
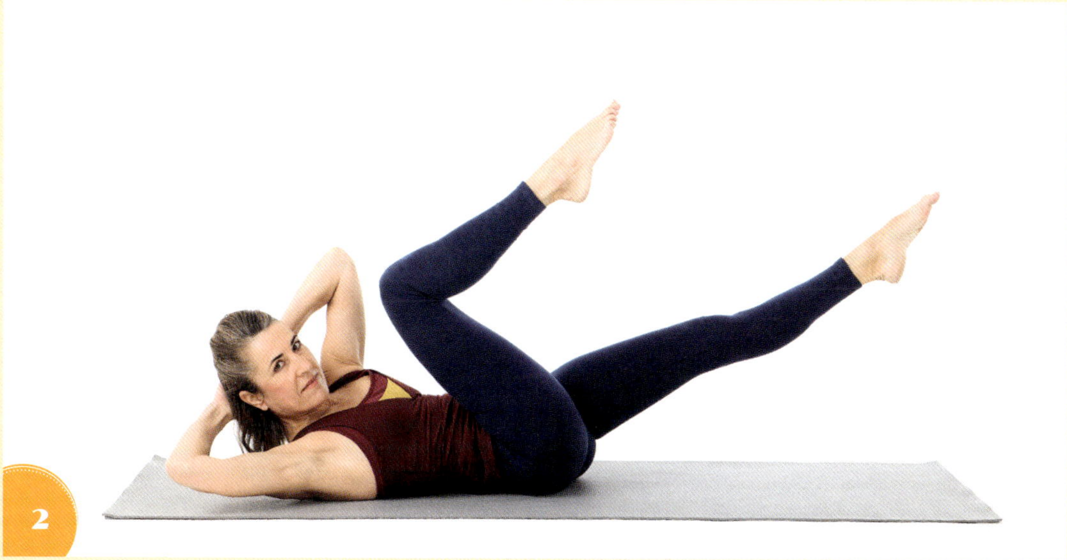
2
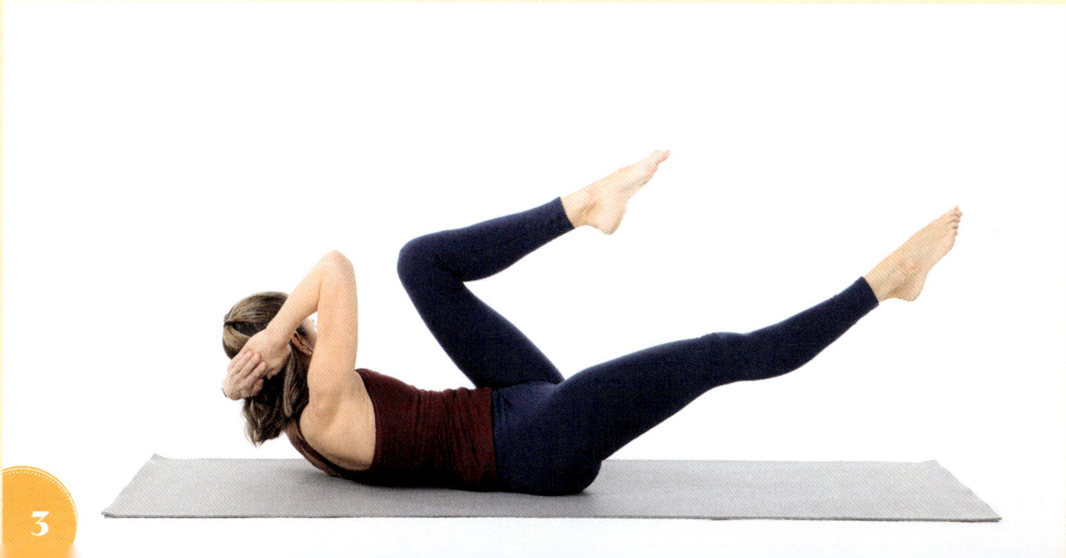
3

SCISSORS

LEVEL 1 2 3

Diese Übung verbindet Beweglichkeit, Kraft und Koordination. Die Kraft entsteht primär auf der Vorderseite der Rumpfmuskulatur, während Flexibilität und Beweglichkeit in der hinteren Faszien- und Muskelkette der Bein- und Rückenmuskulatur gefördert werden. Durch das federnde Nachziehen des Beins wird die hintere Faszienkette aktiviert, während das kontrollierte Senken des anderen Beins die vordere Faszienkette anspricht. Aufgrund ihrer Komplexität fördert die Übung auch die koordinativen Fähigkeiten.

1. Lege dich auf den Rücken. Strecke die Beine aus der Table-Top-Position vertikal aus. Rolle den Oberkörper bis zu den Schulterblattspitzen vom Boden auf.
2. Umfasse mit beiden Händen einen Unterschenkel. Ziehe das Bein gestreckt und zweimal federnd mit der Ausatmung in Richtung Körper. Das andere Bein sinkt kontrolliert Richtung Boden.
3. Wechsle mit der Einatmung die Beinposition. Ziehe nun das andere Bein gestreckt und 2-mal federnd mit der Ausatmung zum Körper und lasse das andere kontrolliert sinken.

Wiederholungen: 6- bis 8-mal pro Seite

Hinweise

- Die hintere Faszienkette (Oberschenkelrückseite und Rücken) des herangezogenen Beins wird gedehnt; bei dem Bein, das sich senkt, wird die vordere Faszienkette angesprochen und die Länge der Hüftbeuger gefördert.
- Falls die Muskulatur der Beinrückseite verkürzt ist, beuge die Beine leicht, damit du die Übung sauber ausführen kannst.
- Die Bewegung bleibt kontrolliert – vermeide es, das gestreckte Bein mit zu viel Kraft aus den Armen zum Körper zu ziehen.
- Senke das freie Bein aktiv – bremse die Bewegung bewusst ab, so wird die Faszienkette gleichmäßig aktiviert.
- Umfasse den Unterschenkel, nicht den Oberschenkel, mit den Händen, nur dann erreichst du eine optimale Dehnung.

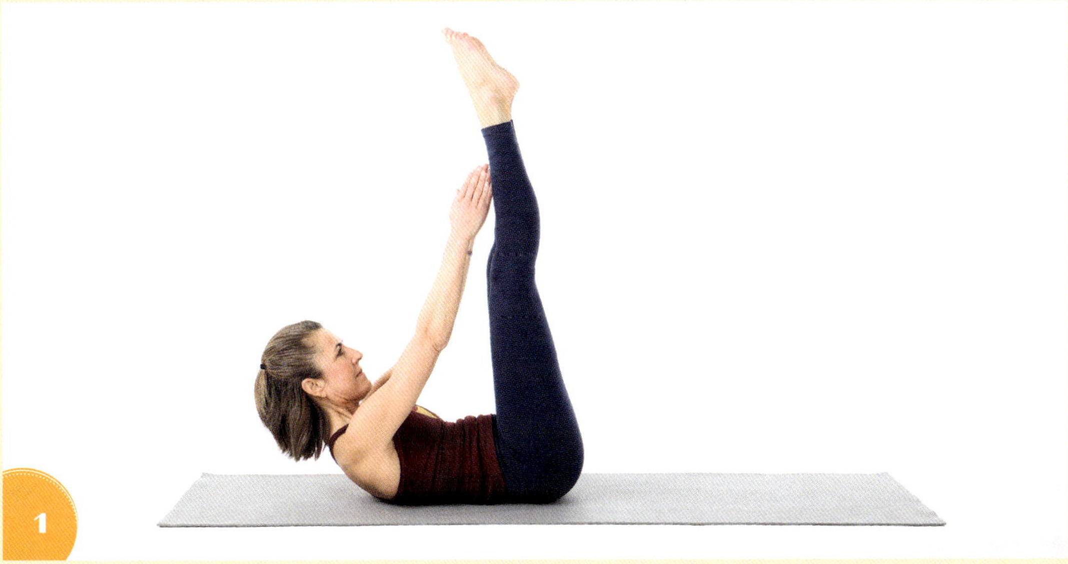

1

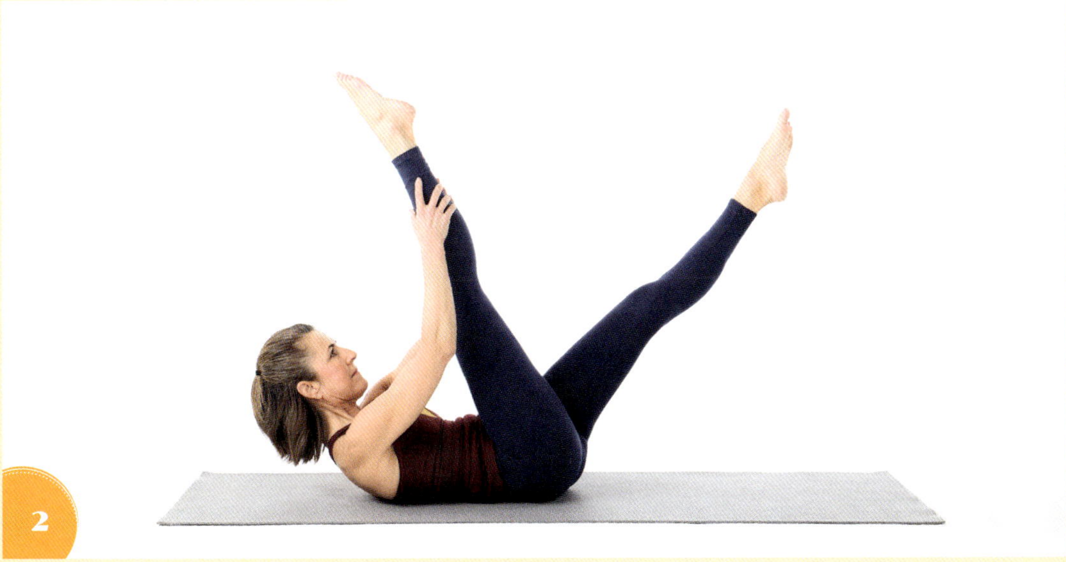

2

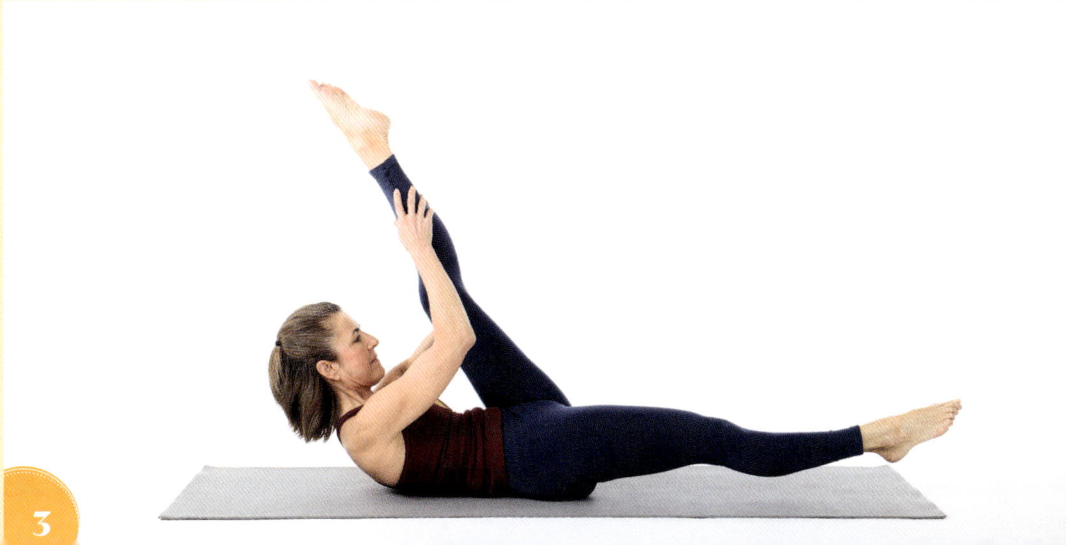

3

SCISSORS IN AIR

LEVEL 1 2 3

Baue diese fortgeschrittene Übung erst dann in dein Training ein, wenn du den Roll Over (Seite 158) bereits sicher beherrschst. Sie verbindet Stabilität, Beweglichkeit, Kraft und Koordination. Die Kraft entsteht primär durch die vordere Rumpfmuskulatur, während Dehnung und Beweglichkeit in der hinteren Faszien- und Muskelkette der Bein- und Rückenmuskulatur gefördert werden.

1. Lege dich auf den Rücken. Strecke die Beine aus der Table-Top-Position so weit diagonal in den Raum nach vorn oben, wie du die Imprint-Position der Lendenwirbelsäule halten kannst.
2. Ziehe die gestreckten Beine so weit zum Körper, bis sich das Steißbein leicht von der Matte hebt. Löse mit der Einatmung Wirbel für Wirbel die Wirbelsäule, bis die Beine über den Kopf parallel zur Matte ausgerichtet sind.
3. Hebe die Beine mit der Ausatmung und über die Anspannung der Gesäßmuskulatur Richtung Decke, bis die Zehenspitzen zur Decke zeigen. Stütze das Becken mit den Händen. Halte die Position mit der Einatmung.
4. Öffne die gestreckten Beine mit der Ausatmung in eine Scherposition und lasse sie in der Endposition kontrolliert nachfedern.
5. Ziehe die Beine mit der Einatmung wieder parallel zur Decke.
6. Wechsle die Beine zur anderen Seite in die Scherposition und lasse sie erneut nachfedern. Führe die Beine mit der Einatmung wieder parallel zur Decke.

Wiederholungen: 6- bis 8-mal pro Seite

Hinweise

- Das Körpergewicht soll weder auf Nacken noch auf den Schulterblättern balanciert werden, sondern ruht auf dem Schultergürtel.
- Die Kraft kommt aus der Rumpfmuskulatur, um eine Überbelastung der Handgelenke zu vermeiden.
- Führe die Beinbewegung kontrolliert aus, sodass du die Stabilität während der gesamten Bewegung gewährleistest.

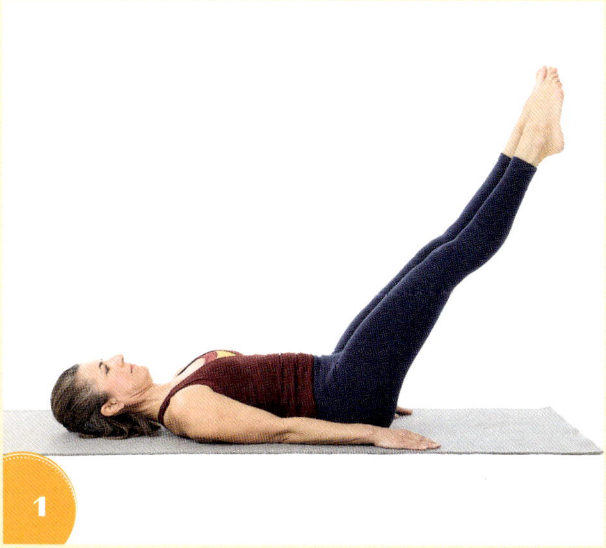

1

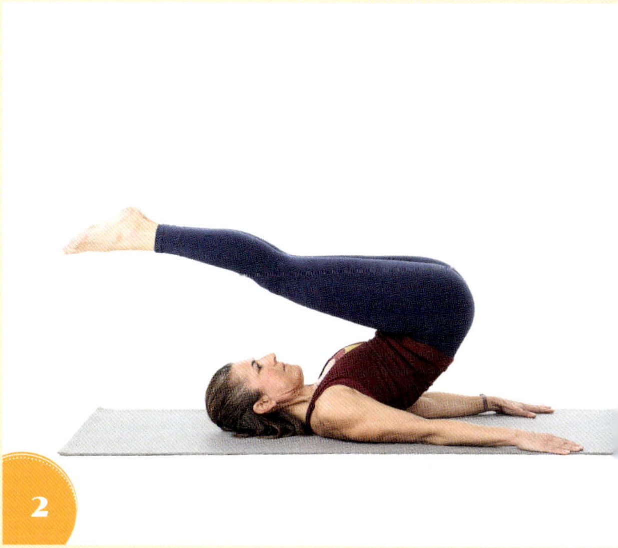

2

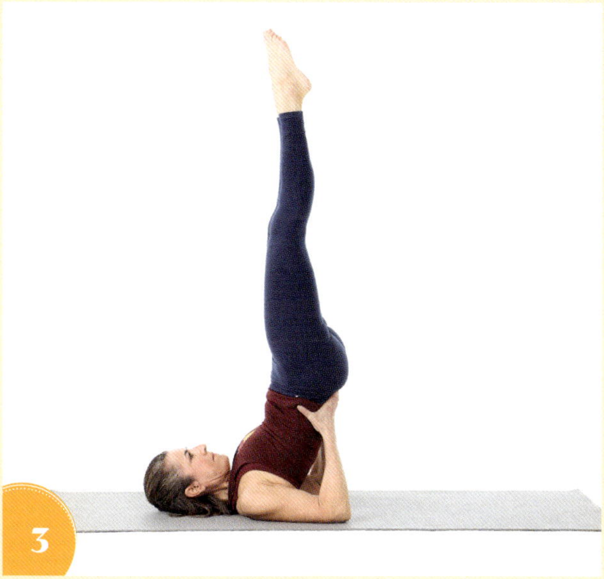

3

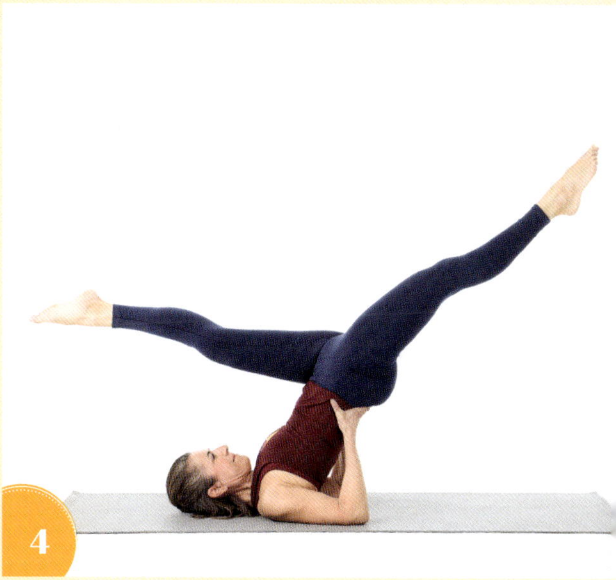

4

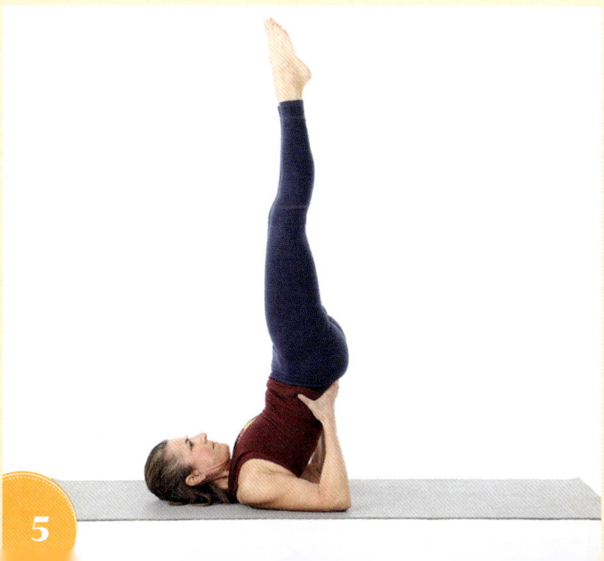

5

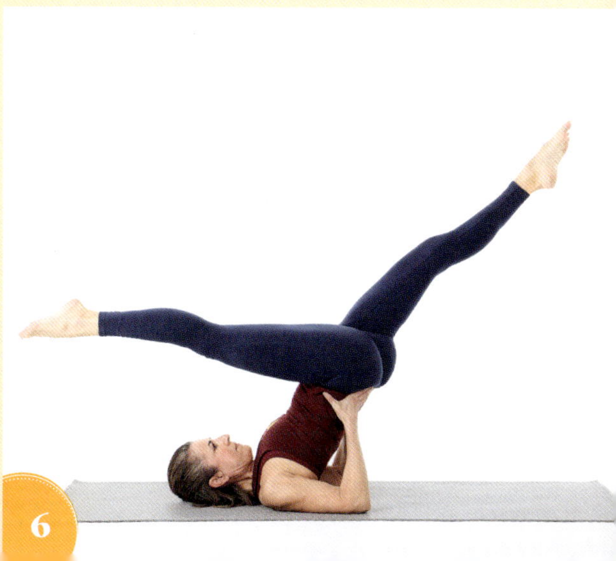

6

SIDE LYING SERIES – LIFT AND LOWER MIT EINEM BEIN

LEVEL 1 2 3

Diese Serie trainiert gezielt alle Muskeln rund um das Hüftgelenk, wie die der Gesäßmuskulatur sowie der Oberschenkelinnen- und -außenseiten. Je nach Beinstellung wird eine spezifische Muskelgruppe mehr beansprucht. Die Übung verbessert die Stabilität, Kraft und Beweglichkeit der Hüfte und Beine.

1. Lege dich auf eine Körperseite. Das untere Bein kannst du anwinkeln oder strecken. Richte das Becken vertikal aus, sodass die Wirbelsäule in einer neutralen Achse bleibt. Unter der Taille entsteht ein kleiner Bogen. Ziehe das obere Bein (Spielbein) aus der Hüfte bewusst in die Länge, um die Faszien zu aktivieren.
2. Hebe das Spielbein mit der Einatmung an. Ziehe es gleichzeitig in die Länge. Pointe den Fuß.
3. Drücke das Bein mit der Ausatmung kontrolliert gegen einen imaginären Widerstand nach unten. Ziehe dabei den Fuß an, sodass er in der Flex-Position ist. Hebe anschließend das Bein wieder an uns starte von Neuem.

Wiederholungen: 6- bis 8-mal

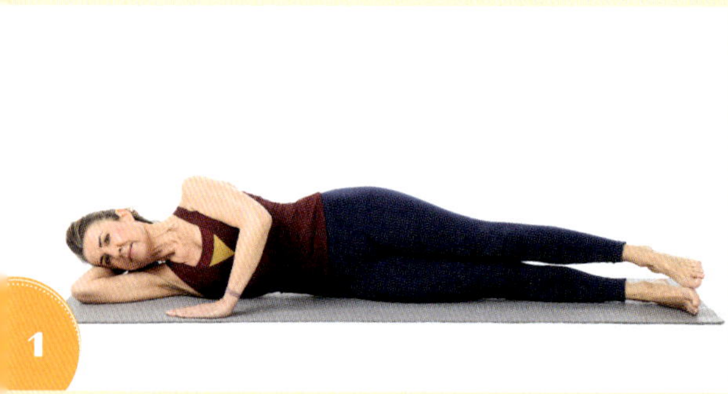
1

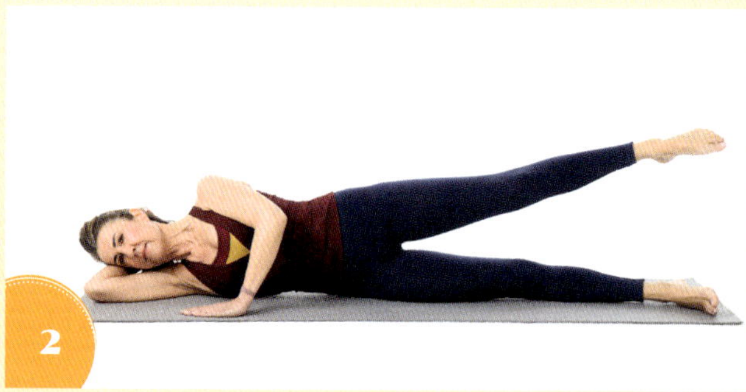
2

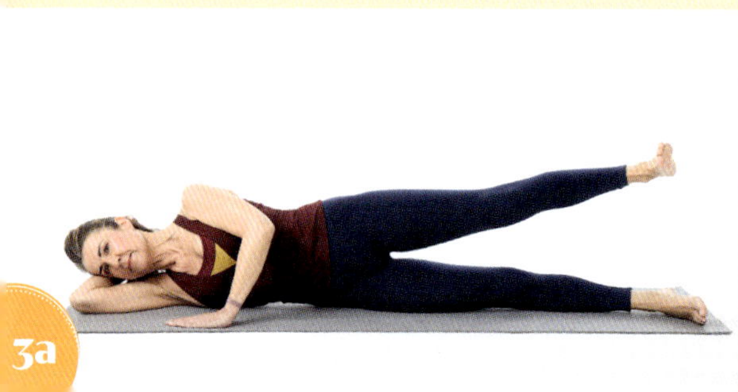
3a

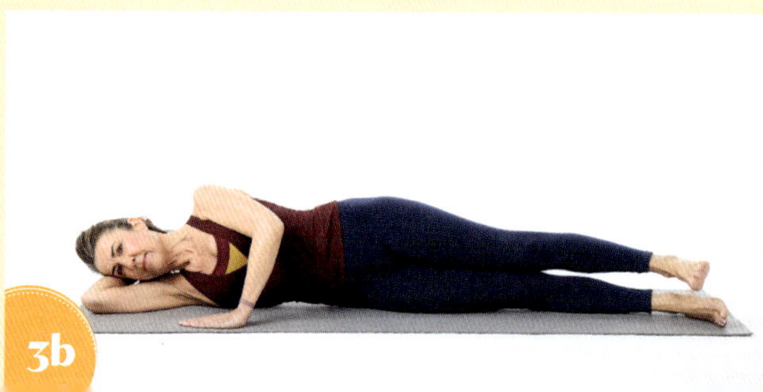
3b

Hinweise

- Achte auf einen stabilen Rumpf und eine aktive Gesäßmuskulatur.
- Achte darauf, dass das Becken nicht nach hinten wegknickt.
- Aktiviere bewusst die Gesäßmuskulatur, um die Hüftstreckung zu kontrollieren.
- Der Blick bleibt neutral – lasse den Kopf nicht in den Nacken fallen.
- Wenn du die Knie weiter abpolstern möchtest, lege dir eine (zusätzliche) Matte unter die Knie oder verändere die Fußposition leicht, um Knie, Schienbeine und Fußrücken gegebenenfalls zu entlasten.
- Vielleicht ist es für dich hilfreich, wenn du dir einen Ball oder ein kleines Polster zwischen die Beine klemmst – probiere es aus.

Variante

Wenn du schon fortgeschritten bist, probiere, die Hände zu den Füßen zu führen.

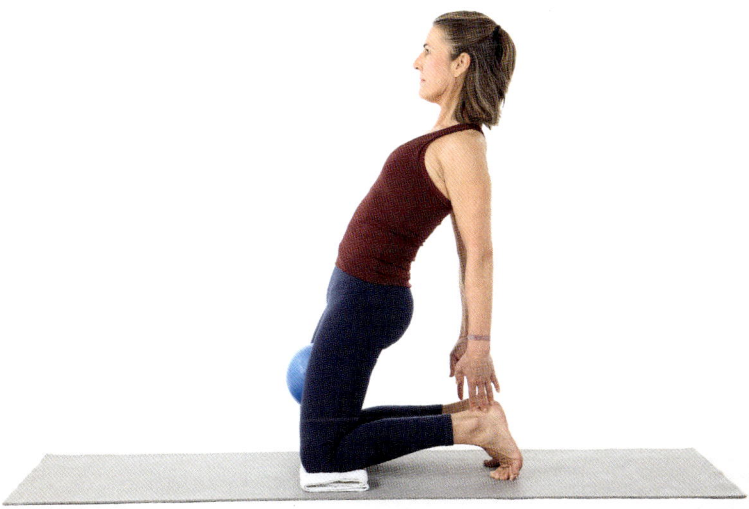

FULL ROLL-UP

LEVEL 1 2 **3**

Diese Übung mobilisiert die gesamte Wirbelsäule, indem sie Wirbel für Wirbel von der Matte auf- und abgerollt wird. Gleichzeitig wird die vordere Muskel- und Faszienkette aktiviert, während die hintere Faszienkette gedehnt wird. Besonders die Oberschenkelrückseiten (ischiokrurale Muskulatur) und die Faszien entlang der Wirbelsäule profitieren, da sie sanft in die Länge gedehnt werden.

1. Lege dich in neutraler Rückenlage mit gestreckten Armen und Beinen parallel zum Ohr auf die Matte.
2. Hebe die Arme mit der Einatmung zur Decke, der Kopf folgt dabei der Bewegung.
3. Rolle weiter mit der Ausatmung Wirbel für Wirbel zum Sitzen auf.
4. Lasse das Gewicht in der Sitzposition auf den Sitzbeinhöckern und forme mit dem Oberkörper eine C-Kurve, während du dich über einen imaginären Ball nach vorn beugst. Vertiefe die Dehnung in der hinteren Kette mit der Einatmung. Rolle mit der Ausatmung Wirbel für Wirbel zurück auf die Matte, beginnend mit dem unteren Rücken, und führe die Arme in der Rückenlage wieder hinter den Kopf.

Wiederholungen: 4- bis 6-mal

Hinweise

- Achte darauf, dass jede Wirbelsäulensektion bewusst bewegt wird, um eine gleichmäßige Artikulation der Wirbelsäule zu erreichen.
- Falls die Beweglichkeit eingeschränkt ist, können die Beine leicht gebeugt werden.
- Die Arme sollten in einer natürlichen Linie geführt werden – zu enge Armbewegungen können die Schlüsselbeine einengen und die Atmung einschränken.
- Die Beine bleiben während der gesamten Bewegung am Boden – wenn sie sich vom Boden abheben, belastet das die Wirbelsäule unnötig.
- Führe die Übung langsam und kontrolliert aus, um die gewünschte Mobilisation und Kräftigung zu erreichen.

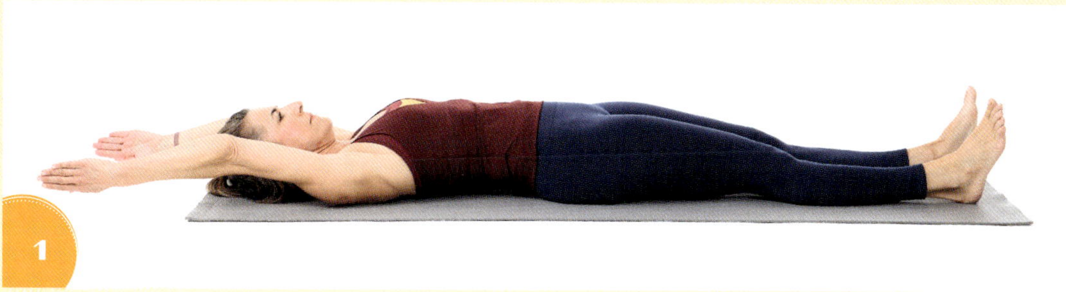
1

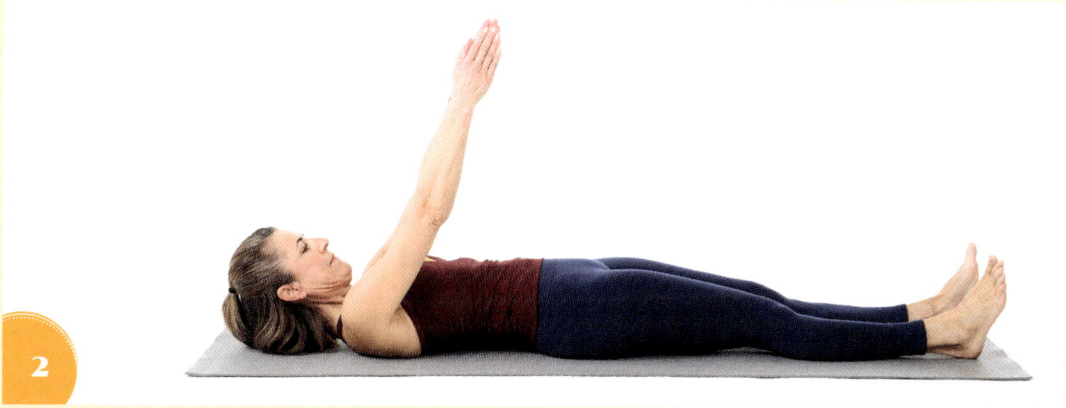
2

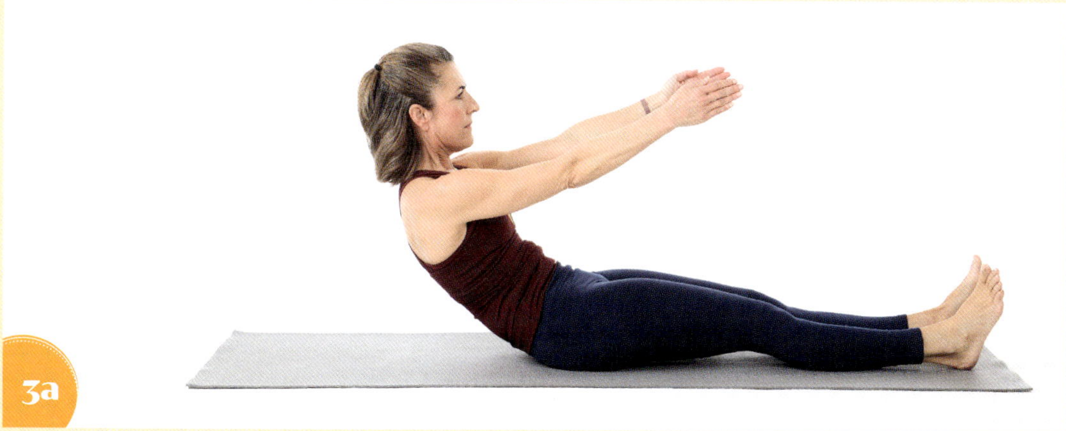
3a

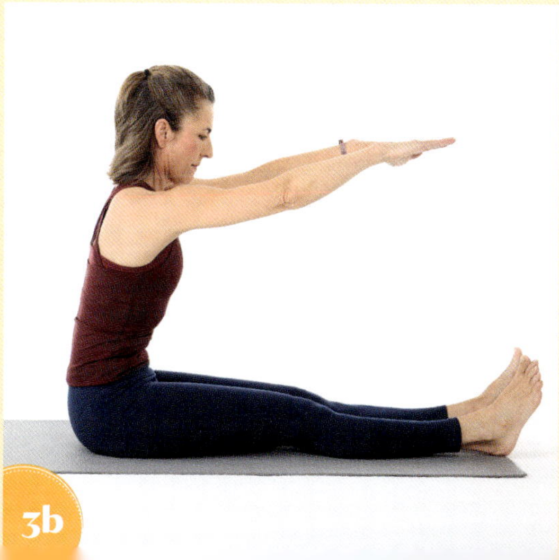
3b

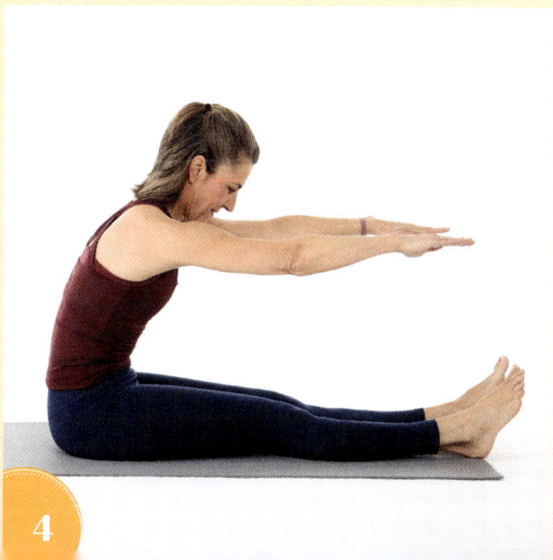
4

NECK PULL

LEVEL 1 2 3

Diese Übung ist eine Steigerung zum Full Roll-up (Seite 152). Neben der tiefen und oberflächlichen Bauch- und Hüftmuskulatur wird auch die Rückenmuskulatur trainiert. Zudem wird die gesamte hintere Faszienkette gedehnt.

1. Lege dich in die neutrale Rückenlage, Beine gestreckt und hüftgelenksbreit. Platziere die Hände hinter dem Kopf, die Ellbogen zeigen weit zu beiden Seiten.
2. Beginne, dich mit der Einatmung über den Head Nod (Seite 119) aufzurollen. Die Ellbogen zeigen weiterhin zur Seite.
3. Rolle mit der Ausatmung Wirbel für Wirbel weiter auf und beuge dann den Oberkörper über einen imaginären Ball nach vorn.
4. Verlängere mit der Einatmung die Wirbelsäule vom Steißbein bis zum Scheitel in eine aufrechte Haltung und hebe das Brustbein Richtung Decke.
5. Lehne dich mit der Ausatmung hinter die Sitzbeinhöcker zurück, bis du die Aktivierung der Bauchmuskeln in der Länge nicht mehr halten kannst.
6. Runde die Wirbelsäule und rolle Wirbel für Wirbel über den unteren Rücken langsam zur Matte zurück, bis du die Ausgangsposition erreicht hast.

Wiederholungen: 3- bis 5-mal

Hinweise

- Falls sich die Beine heben und du nicht aufrollen kannst, führe die Hände entweder vor deine Stirn oder streck sie nach dem ersten Drittel der Bewegung nach vorn. Halte die Hände beim Abrollen wieder, wenn möglich, hinter oder überlappend dem Kopf.
- Die Bewegung bleibt kontrolliert – vermeide ein Reißen am Nacken oder ein Aufrollen mit Schwung.
- Die Beine bleiben in Kontakt mit der Matte, damit bleibst du stabil in der Körpermitte.
- Die Übung dehnt die hintere Faszienkette, indem die Wirbelsäule Segment für Segment bewegt wird.

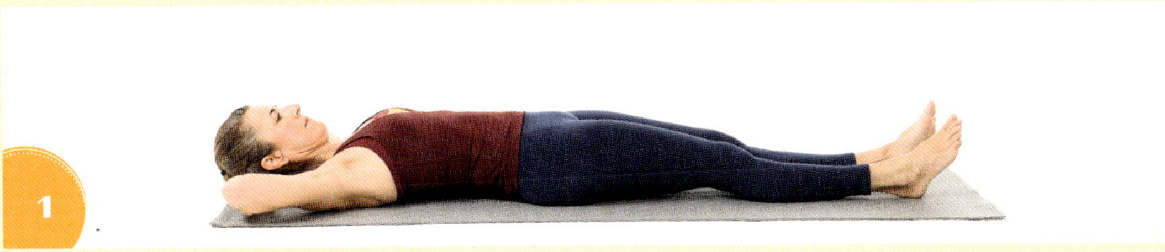
1

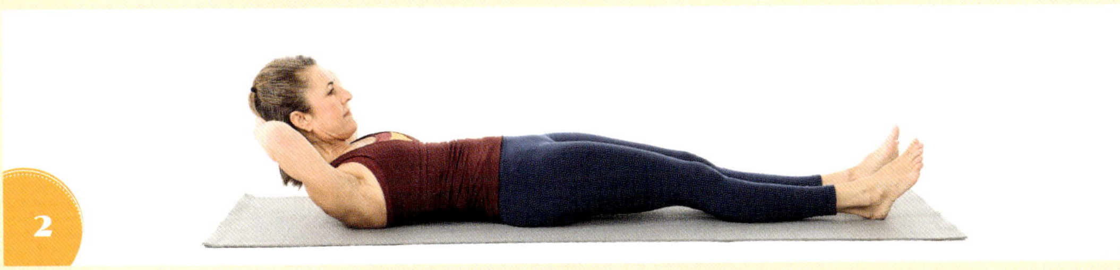
2

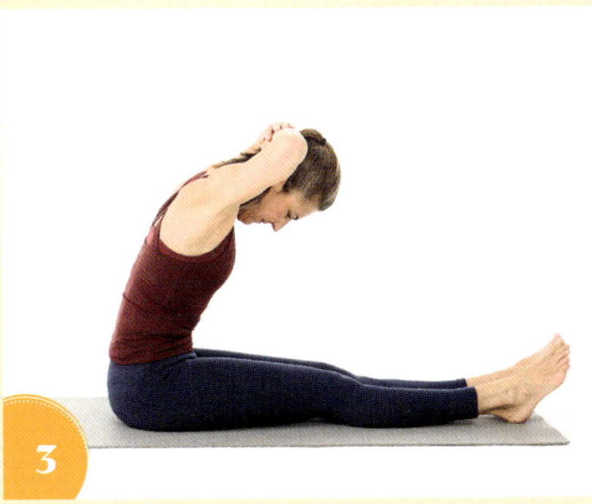
3

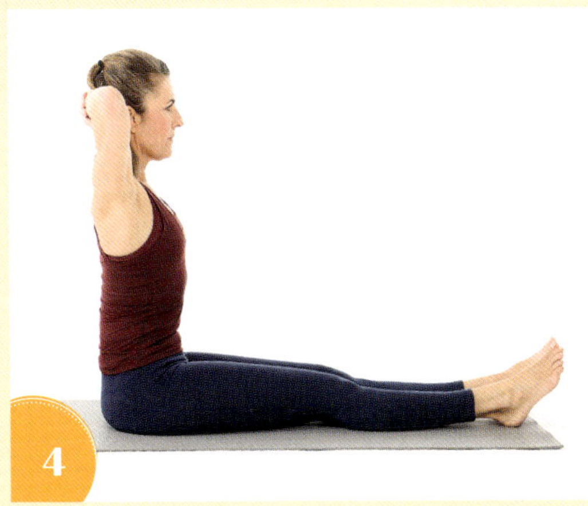
4

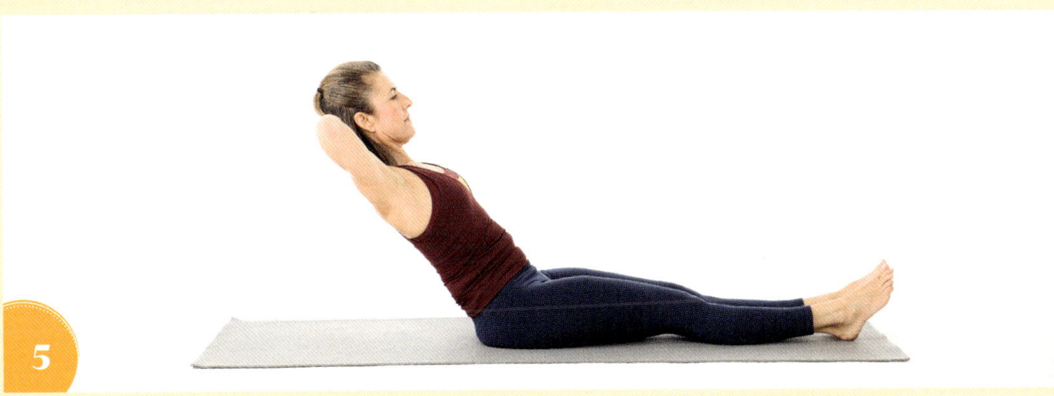
5

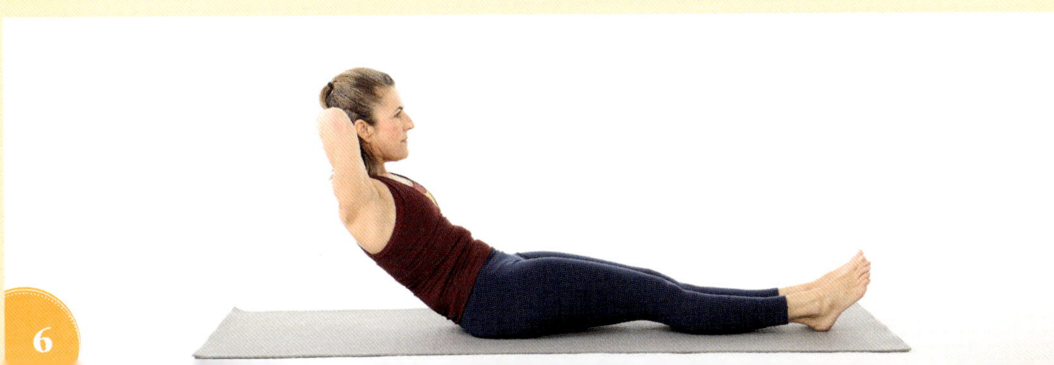
6

ROLLING LIKE A BALL

LEVEL 1 2 3

Diese Übung unterstützt die Flexibilität und Artikulation der Wirbelsäule, indem sie die an der Wirbelsäule ansetzende Muskulatur lockert und den Rücken sanft massiert. Gleichzeitig stimuliert sie die hintere Faszienkette und löst dort etwaige Verspannungen, was die Beweglichkeit verbessert und zu einem angenehmen Entspannungsgefühl beiträgt. Zudem trainiert sie die dynamische Stabilisation und die Balance.

1. Setze dich aufrecht auf die Matte. Winkle die Beine an und stelle die Füße flach auf den Boden. Aktiviere die Bauchdecke, indem du sie sanft nach innen oben ziehst, runde den Rücken und ziehe das Schambein Richtung Brustbein, sodass die Wirbelsäule eine sanfte C-Kurve bildet. Hebe die Füße vom Boden ab, halte die Beine gebeugt und parallel zueinander. Greife mit den Hände sanft die Schienbeine und richte den Blick leicht nach unten, damit sich die Nackenmuskulatur entspannt.
2. Rolle mit der Einatmung dynamisch nach hinten, bis du auf den Schulterblättern balancierst. Rolle mit der Austatmung kontrolliert zurück in die Ausgangsposition. Balanciere kurz hinter den Sitzbeinhöckern und halte die Füße in der Luft.

Wiederholungen: 5- bis 8-mal

Hinweise

- Behalte während der gesamten Bewegung die C-Kurve des Rückens bei und vermeide es, den Blick nach hinten zu richten. Der Blick geht immer leicht nach unten.
- Rolle nur bis zu den Schulterblättern, um den Nacken zu entlasten.
- Führe die Bewegung fließend und kontrolliert aus – vermeide Schwung oder ruckartige Bewegungen.

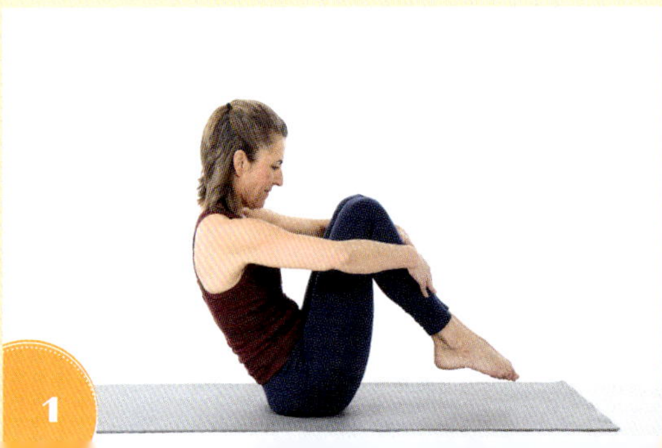

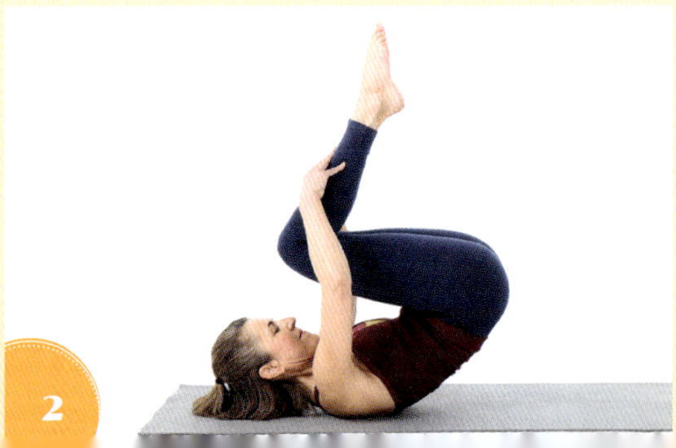

SEAL

LEVEL 1 **2** 3

Mit dieser Übung massierst du nicht nur die Wirbelsäule, sondern öffnest auch die Hüften. Sie fördert die Geschmeidigkeit und gleichzeitig die Stabilität in einer dynamischen Bewegung. Durch das Klatschen der Füße wird zudem die Koordination geschult.

1. Setze dich auf die Matte, aktiviere die Bauchdecke und ziehe das Schambein Richtung Brustbein, der Rücken wird dabei rund. Schließe die Füße und lasse die Knie zu beiden Seiten öffnen – eine Froschposition. Greife die Fußrücken von innen nach außen und hebe die Füße vom Boden an. In dieser Position schulst du schon einmal die Balance.
2. Rolle dynamisch nach hinten, halte kurz inne und klatsche 3-mal die Füße aneinander.
3. Rolle wieder nach vorn in die Ausgangsposition und klatsche erneut 3-mal die Füße aneinander.

Wiederholungen: 5- bis 8-mal

Hinweise

- Der Nacken berührt nicht den Boden, um die Dynamik der Bewegung zu erhalten und die Halswirbelsäule nicht zu belasten.
- Die Füße bleiben nach dem Aufrollen in der Luft, die Balance wird weiterhin herausgefordert.
- Der Blick bleibt nach vorn gerichtet, um eine Überstreckung der Wirbelsäule zu vermeiden.

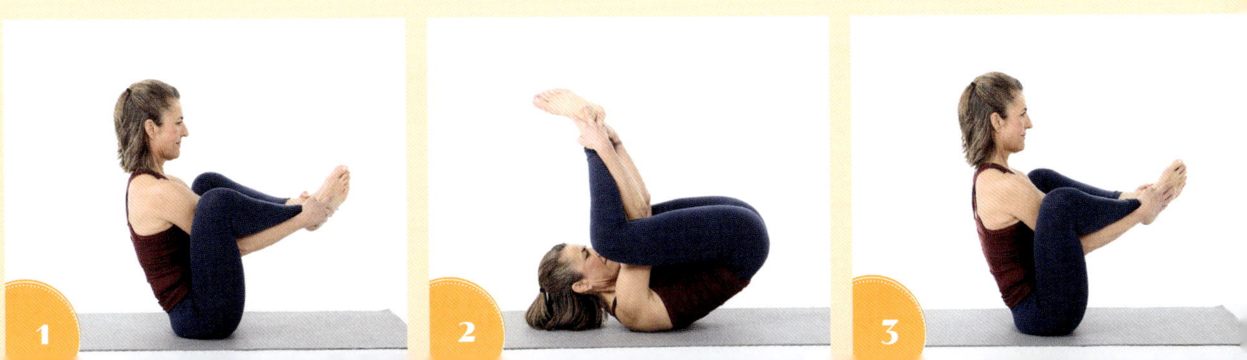

ROLL OVER

LEVEL 1 **2** 3

Bei dieser Übung handelt es sich um eine kontrollierte Aufrollbewegung von der Lendenwirbelsäule bis zur Brustwirbelsäule. Die hintere Faszienkette wird gedehnt, die Bauch-, Hüft- und Rückenmuskulatur gekräftigt und die Beweglichkeit der Wirbelsäule verbessert. Wenn dir die Übung noch als zu herausfordernd erscheint, probiere es mit dem Roll Over Prep (Variante, Seite 160) – eine vorbereitende Übung, die dir den Einstieg erleichtert.

1. Lege dich auf den Rücken und strecke die Beine aus der Table-Top-Position diagonal nach vorn oben. Die Lendenwirbelsäule bleibt dabei stabil in der Imprint-Position.
2. Führe die Beine gestreckt und geschlossen mit der Einatmung Richtung Decke und weiter während der Ausatmung waagrecht über den Kopf. Pointe dabei die Füße.
3. Öffne die Beine in der waagrechten Position mit der Einatmung schulterbreit und flexe dabei die Füße.
4. Rolle die Wirbelsäule mit der Ausatmung langsam wieder ab. Die Beine bleiben leicht gegrätscht und die die Füße geflext. Wenn das Becken wieder auf dem Boden liegt, schließe die Beine und lass diese etwas Richtung Boden in eine Diagonale sinken. Pointe dabei die Füße.

Wiederholungen: 3- bis 5-mal

Hinweise

- Achte darauf, dass du die Beine während der Bewegung nicht zu stark öffnest.
- Führe die Übung langsam und kontrolliert aus, um die Muskulatur gezielt zu aktivieren.
- Vermeide, dass Nacken und Kopf in die Matte drücken, um Verspannungen zu verhindern.

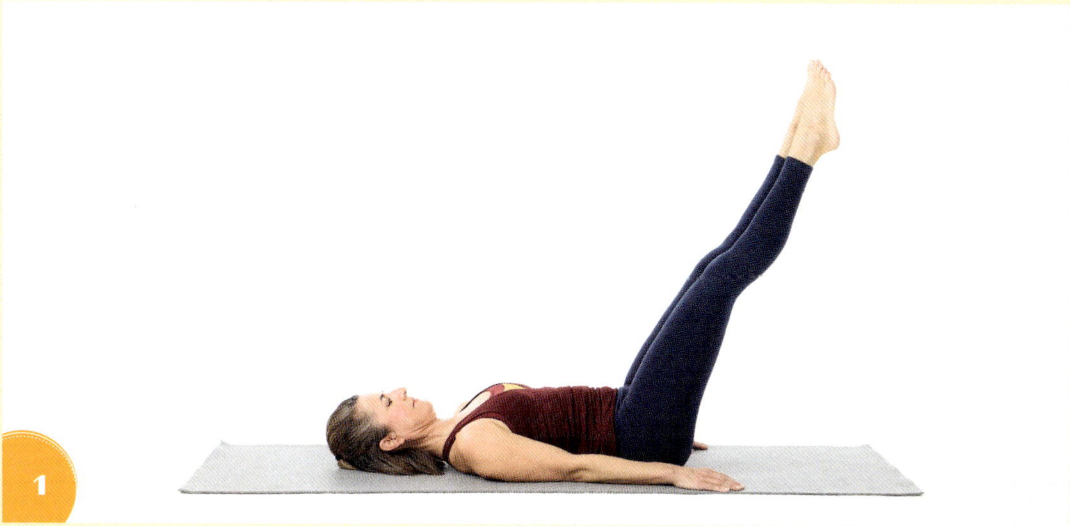
1

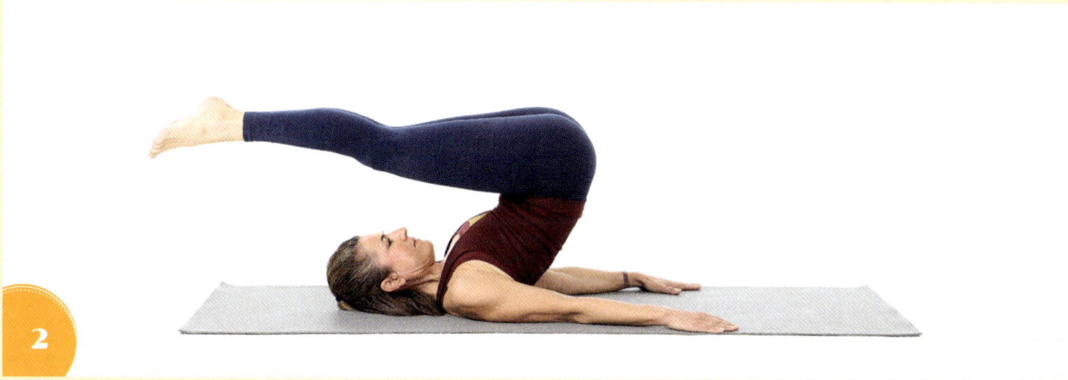
2

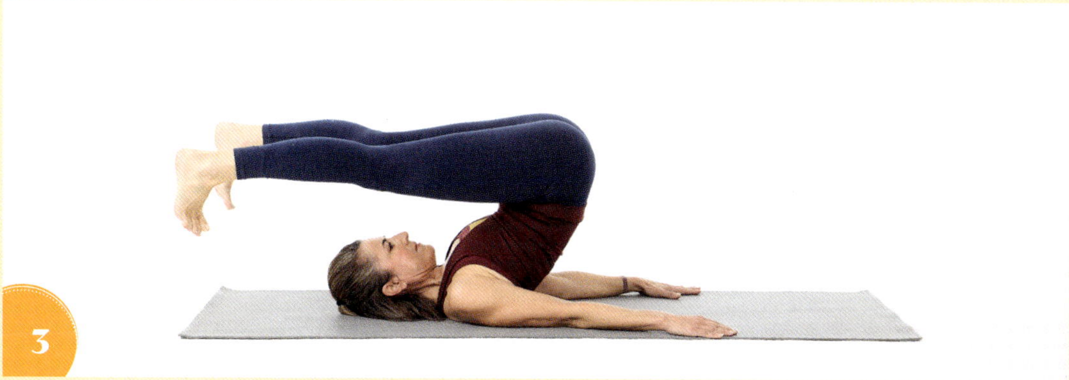
3

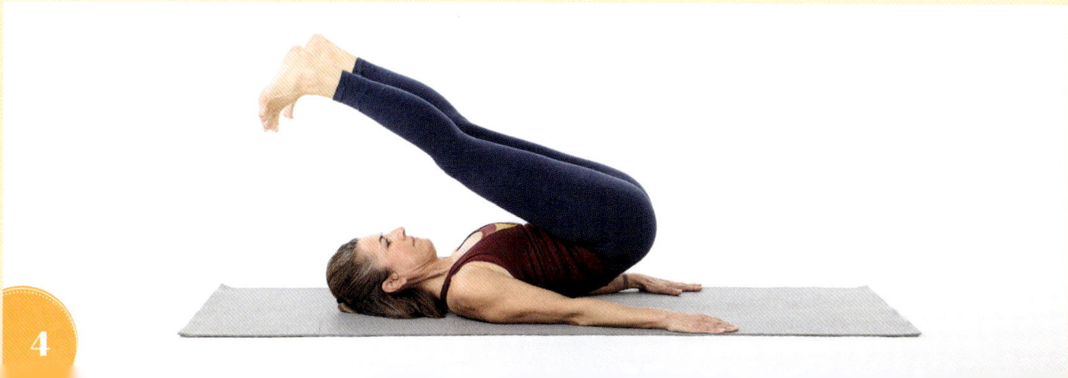
4

ROLL OVER PREP

LEVEL 1 2 3

Arbeite mit dieser Variante, wenn der zuvor vorgestellte Roll Over (noch) zu herausfordernd für dich ist.

1. Lege dich auf den Rücken, überkreuze die Beine und beginne mit der Einatmung die Beine Richtung Körper zu bewegen
2. Drücke die Handflächen leicht in die Matte und löse mit der Ausatmung die Wirbelsäule Wirbel für Wirbel vom Boden, bis die Knie über dem Gesicht angekommen sind, die Füße reichen dabei schon hinter den Kopf. Lasse die Beine dabei leicht gebeugt.
3. Wechsle während der Einatmung die Beinposition und rolle die Wirbelsäule mit der Ausatmung kontrolliert wieder auf die Matte und halte die Beine mit den überkreuzten Füßen etwas vom Körper weg diagonal in die Luft.
4. Behalte die Beinstellung und wiederhole die Übung.

Wiederholungen: 3- bis 5-mal

Hinweise

- Wenn es dir nicht gelingt, das Becken anzuheben, lege dir ein Kissen unters Becken. Diese Höherlagerung erleichtert dir den Start in die Bewegung.
- Führe die Bewegung langsam und kontrolliert aus – vermeide es, mit Schwung zu arbeiten.
- Verteile das Gewicht gleichmäßig auf die Schultern, um den Druck vom Nacken zu nehmen.
- Wechsle die Beinposition immer über dem Körper gerichtet.

JACK KNIFE

LEVEL 1 2 3

Diese sehr fortgeschrittene Übung ist eine Steigerung zu Roll Over (Seite 158). Der Körper balanciert auf den Schulterblättern. Trainiert wird die tiefe Bauch-, Rücken- und Hüftmuskulatur. Zudem fördert die Übung die Balance in einer Kopfüberstellung.

1. Strecke die Beine über die Table-Top-Position diagonal nach vorn oben. Platziere die Hände flach neben dem Körper, der Schultergürtel bleibt stabil auf der Matte.
2. Ziehe die Beine mit der Einatmung Richtung Körper und weiter Richtung Kopf und löse die Wirbelsäule vom Boden, bis die Beine über den Kopf zeigen.
3. Aktiviere mit der Ausatmung die Gesäßmuskeln und schiebe die Beine möglichst vertikal Richtung Decke. Halte mit der Einatmung kurz inne und verlängere dann die Beine weiter Richtung Decke. Der Körper balanciert dabei in einer Linie auf den Schulterblättern.
4. Rolle mit der Ausatmung langsam und kontrolliert Wirbel für Wirbel zurück in die Ausgangsposition, die Beine bleiben dabei Richtung Decke gestreckt.

Wiederholungen: 4- bis 6-mal

Hinweise

- Die Bewegung bleibt kontrolliert – vermeide es, mit Schwung zu arbeiten.
- Balanciere das Gleichgewicht auf den Schulterblättern, nicht auf dem Nacken oder Hinterkopf.
- Die Übung fördert die Kraft und Stabilität der hinteren Faszienkette, indem die Beine aktiv aus der Körpermitte geführt werden.

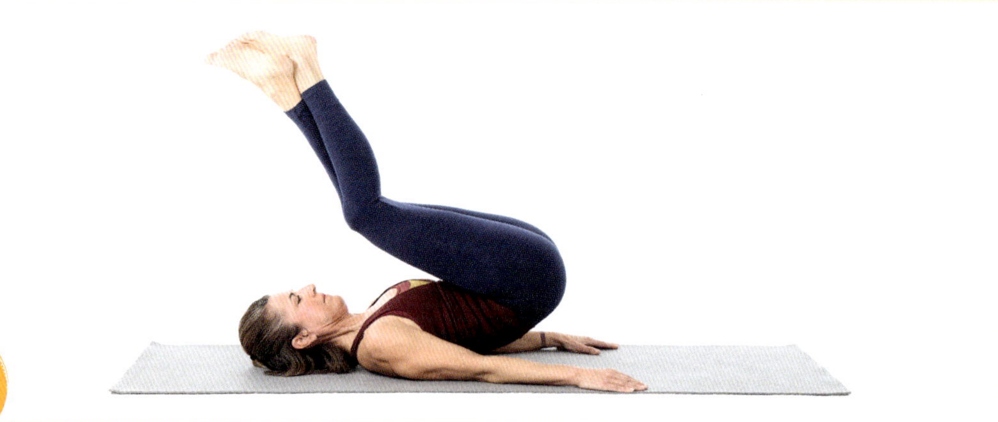

1

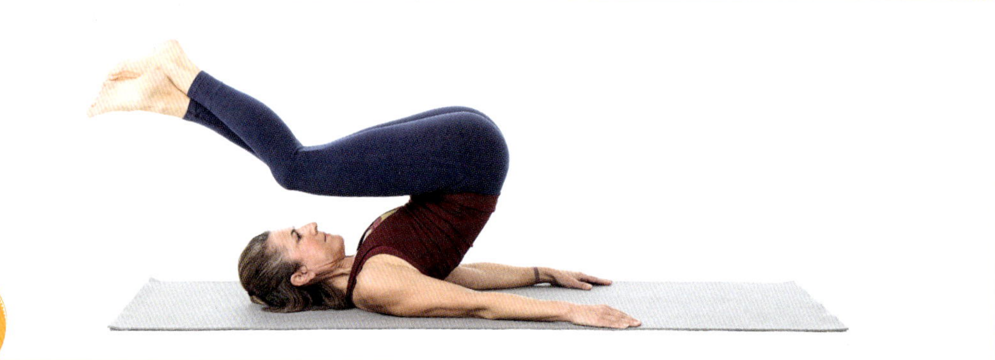

2

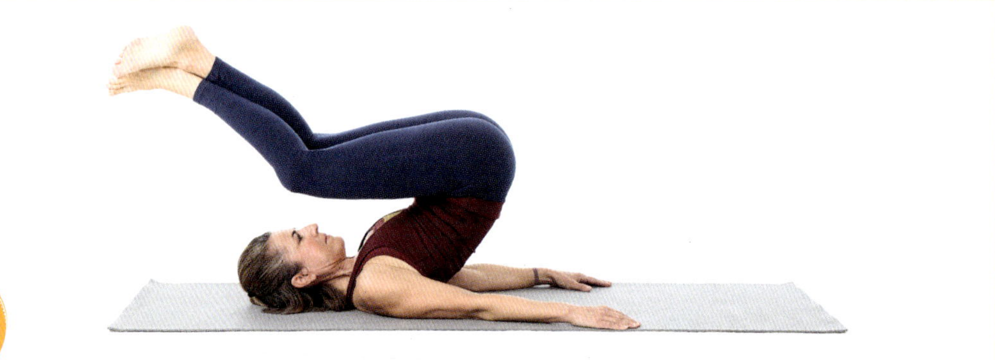

3

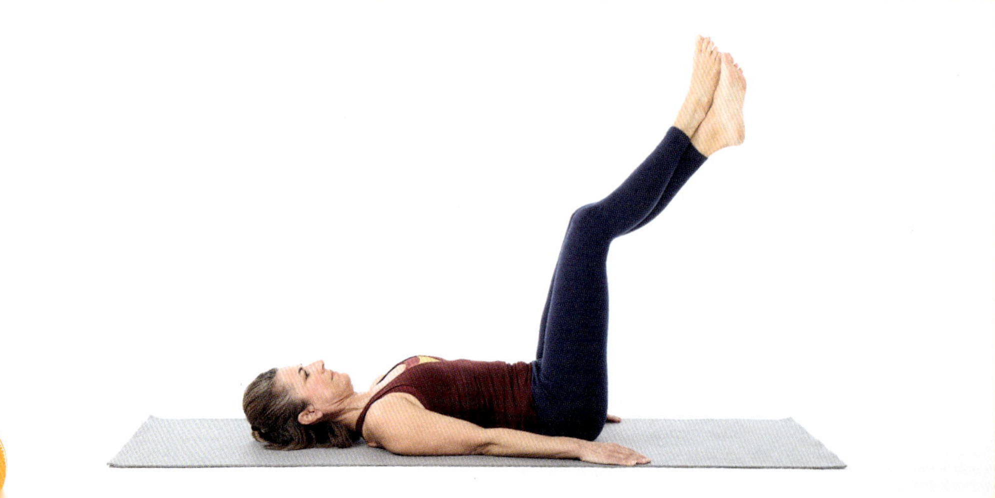

4

TEASER PREP

LEVEL 1 2 3

Diese vorbereitende Übung bereitet gezielt auf den Teaser (Seite 166) vor. Die Herausforderung besteht darin, die Beine in einem bestimmten Winkel in der Luft zu halten. Sie erfordert Kraft, Kontrolle des Körperzentrums und eine bewegliche Wirbelsäule. Die Übung kräftigt die tiefen Bauchmuskeln und verbessert die Kontrolle über die Körpermitte.

1. Die Beine befinden sich in der Table-Top-Position, die Arme sind hinter den Kopf gestreckt.
2. Hebe die Arme mit der Einatmung über den Kopf Richtung Beine. Rolle Wirbel für Wirbel zum Sitzen auf, bis das Gewicht leicht hinter den Sitzbeinhöckern balanciert. Oberkörper und Oberschenkel bilden ein V. Die Wirbelsäule bleibt lang.
3. Hebe die Arme mit der Ausatmung wieder zur Decke und rolle Wirbel für Wirbel in die Ausgangsposition.

Wiederholungen: 3- bis 5-mal

Hinweise

- Die Bewegung bleibt kontrolliert, vermeide es, mit Schwung zu arbeiten.
- Lasse die Schultern entspannt, sie sollten nicht zu den Ohren ziehen.

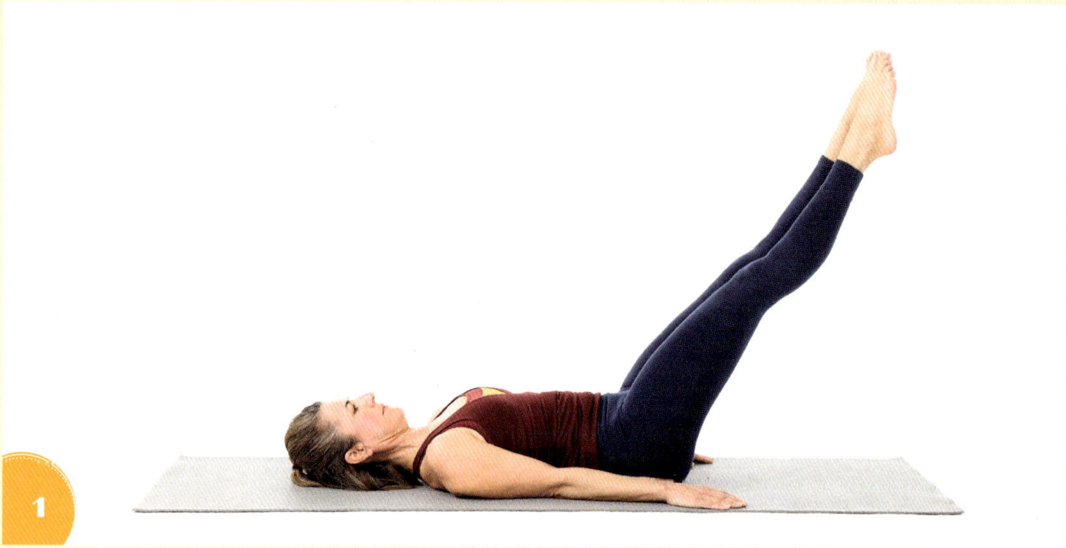
1

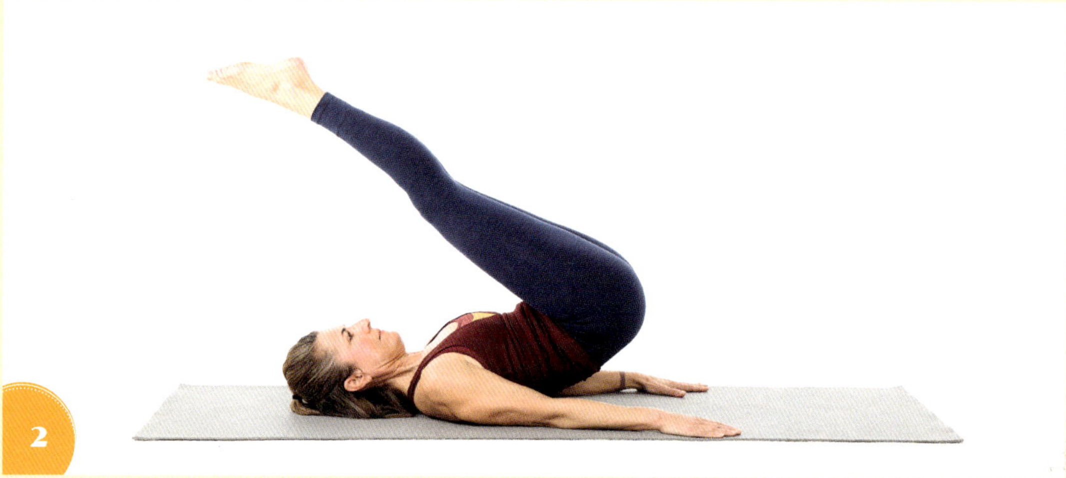
2

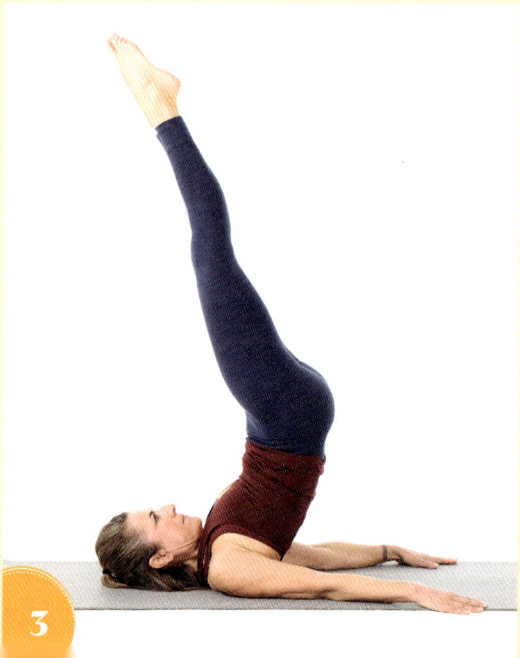
3

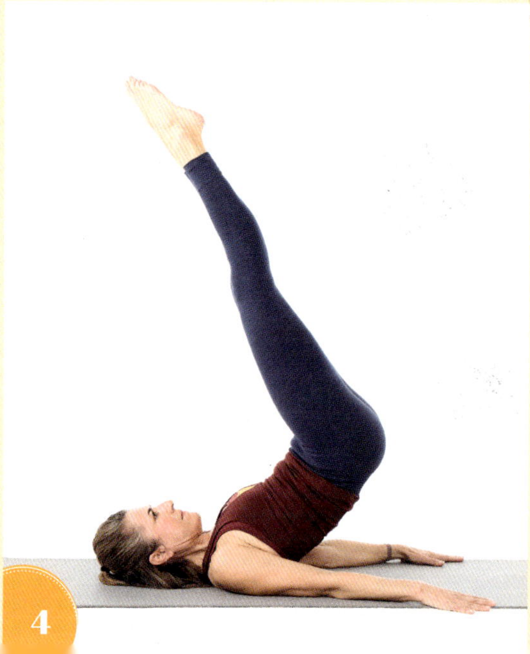
4

LEG CIRCLE

LEVEL 1 2 3

1. Lege dich auf eine Körperseite. Das untere Bein kannst du anwinkeln oder strecken. Richte das Becken vertikal aus, sodass die Wirbelsäule in einer neutralen Achse bleibt. Unter der Taille entsteht ein kleiner Bogen. Ziehe das obere Bein (Spielbein) aus der Hüfte bewusst in die Länge, um die Faszien zu aktivieren. Hebe das Spielbein leicht an.
2. Führe 4 kontrollierte Kreise um deine Beinachse in eine Richtung aus. Halte mit einer Einatmung kurz inne und wechsle dann die Richtung.

Wiederholungen: 4-mal in jede Richtung pro Seite

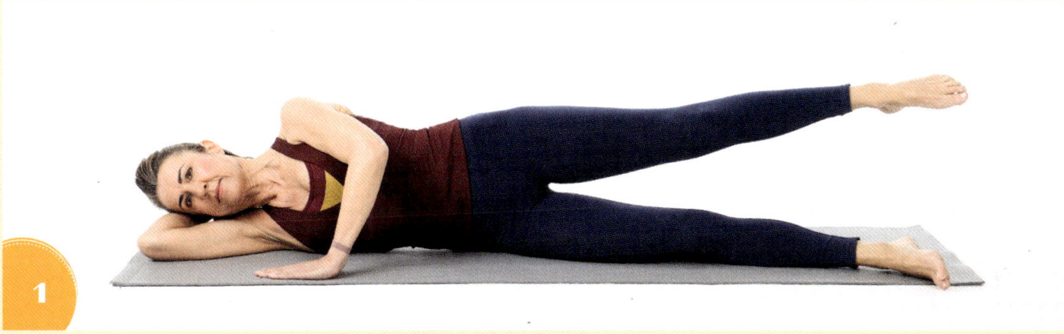

1

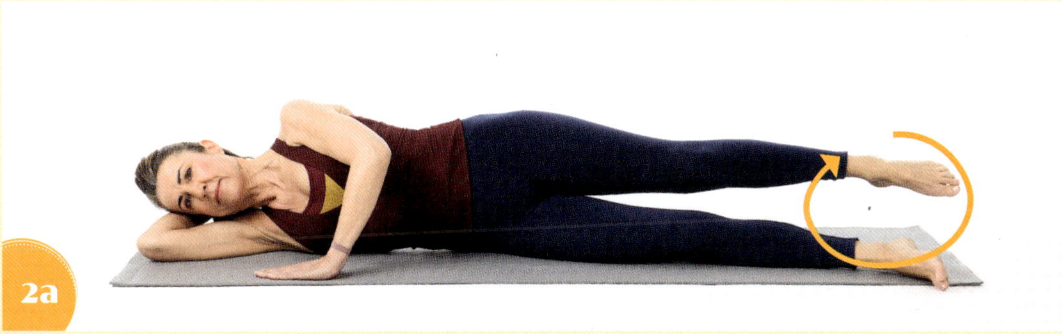

2a

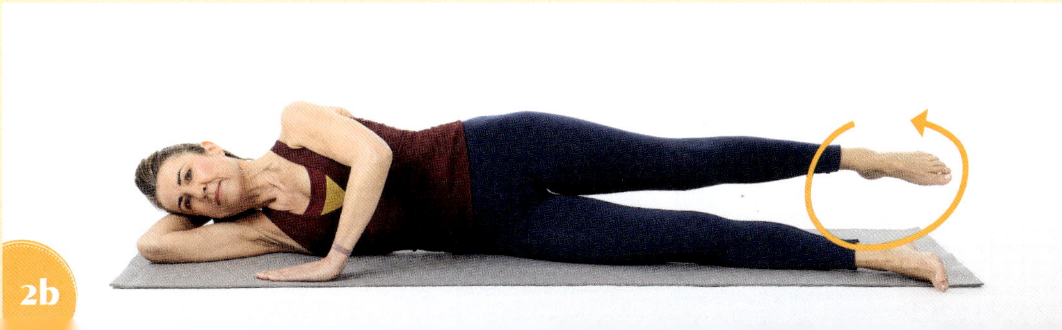

2b

LIFT AND LOWER MIT BEIDEN BEINEN

LEVEL 1 2 3

1. Lege dich auf eine Körperseite. Richte das Becken vertikal aus, sodass die Wirbelsäule in einer neutralen Achse bleibt. Unter der Taille entsteht ein kleiner Bogen. Ziehe das obere Bein (Spielbein) aus der Hüfte bewusst in die Länge, um die Faszien zu aktivieren. Hebe beide Beine mit einer Einatmung an, die Beininnenseiten berühren sich.
2. Lasse mit der Ausatmung beide Beine geschlossen wieder Richtung Boden sinken, lege diese jedoch nicht ganz ab, sondern hebe wieder beide Beine geschlossen an.

Wiederholungen: 4- bis 6-mal

Hinweise

- Führe die gesamte Serie zuerst auf einer Seite aus und wiederhole sie anschließend auf der anderen Seite.
- Hebe die Beine nicht zu hoch, da sonst das Becken kippen und die Stabilität der Wirbelsäule beeinträchtigt werden kann.
- Die Bewegungen bleiben klein, kontrolliert und in der Achse.

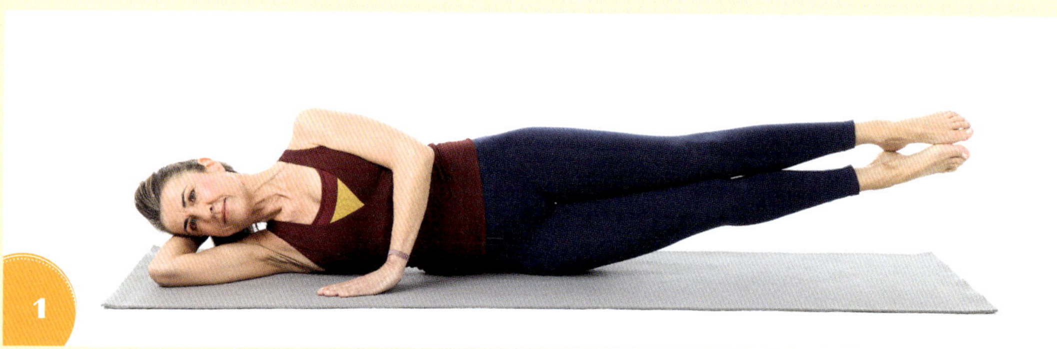

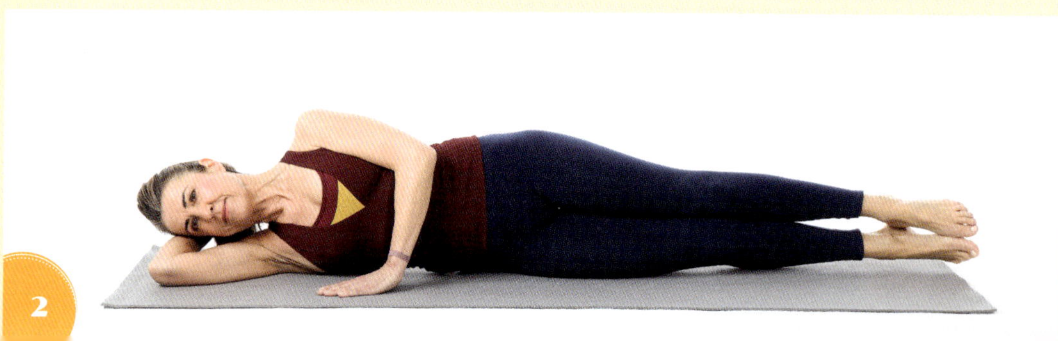

SIDE KICK

LEVEL 1 2 3

Diese Übung aktiviert die tiefe und seitliche Rumpfmuskulatur, mobilisiert das Hüftgelenk und dehnt dynamisch sowohl den Hüftbeuger als auch die hintere Faszienkette. Der kontrollierte Schwung und das Federn fördern die Elastizität der Faszien und verbessern die funktionale Beweglichkeit der Hüfte.

1. Lege dich auf eine Körperseite, die Wirbelsäule neutral ausgerichtet, die Beine befinden sich etwa im 70-Grad-Winkel vor dem Körper. Lasse den Kopf auf dem unteren Arm oder einem Kissen ruhen und stütze die obere Hand vor dem Brustbein ab. Bringe das obere Bein mit der Einatmung nach vorn und führe am vorderen Endpunkt 2 kleine Pulses aus. Der Fuß ist dabei geflext.
2. Führe das Bein mit der Ausatmung gegen einen imaginären Widerstand nach hinten, bis du eine Dehnung im Hüftbeuger spürst. Führe das Bein mit der Einatmung mit geflextem Fuß über zwei zippende Einatmungen erneut nach vorn, so weit, dass Oberkörper und Becken stabil bleiben.

Wiederholungen: 5- bis 6-mal pro Seite

Hinweise

- Der kontrollierte Schwung aktiviert die Faszienketten und mobilisiere die Hüfte dynamisch.
- Achte darauf, dass das Becken stabil bleibt – es sollte während der Bewegung nicht kippen.
- Die Bewegung bleibt fließend, ohne abruptes Stoppen oder übermäßigen Schwung.

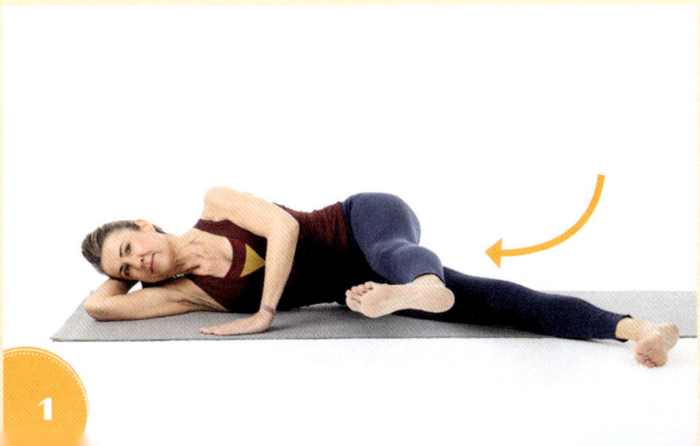

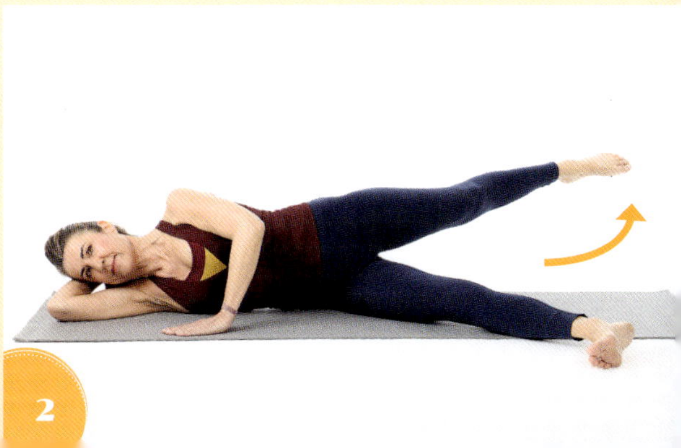

VARIATION: SIDE KICK KNEELING ADVANCED

LEVEL 1 2 **3**

Diese Variante des Side Kicks intensiviert die Aktivierung der Rumpfmuskulatur und die Mobilisation des Hüftgelenks, indem der Rumpf quasi in der Luft schwebt und die Übung im Seitstütz ausgeführt wird. Hüftbeuger und hintere Faszienkette werden dynamisch gedehnt, während die seitliche Faszienkette durch Balance und Stabilisation besonders beansprucht wird.

1. Knie dich auf die Matte und stütze dich seitlich mit der flachen Hand unterhalb der Schulter ab. Platziere die andere Hand mit angewinkeltem Ellbogen hinter dem Kopf. Das Knie des Standbeins ist vertikal unter der Hüfte ausgerichtet. Strecke das Spielbein in Verlängerung des Oberkörpers aus und pointe den Fuß.
2. Führe das Spielbein kontrolliert nach vorn. Federe dort 2-mal leicht nach vorn, halte den Fuß dafür geflext.
3. Schwinge das Spielbein hinter den Oberkörper, bis du eine Dehnung im Hüftbeuger spürst. Federe auch hier 2-mal leicht nach. Pointe hierfür den Fuß.

Wiederholungen: 4- bis 6-mal pro Seite

Hinweise

- Achte darauf, dass das Becken stabil bleibt und nicht nach vorn oder hinten kippt.
- Halte den Oberkörper aktiv – die Bewegung erfolgt nur im Bein, während die Körpermitte stabil bleibt.
- Die Dehnung sollte dynamisch, aber kontrolliert erfolgen. Damit stimulierst du die Faszien optimal.

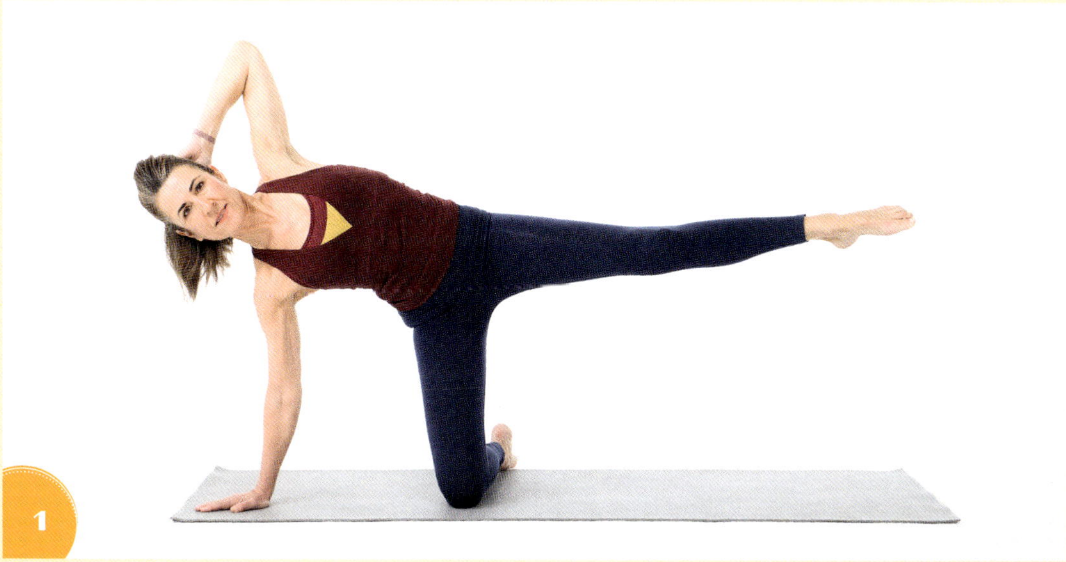
1

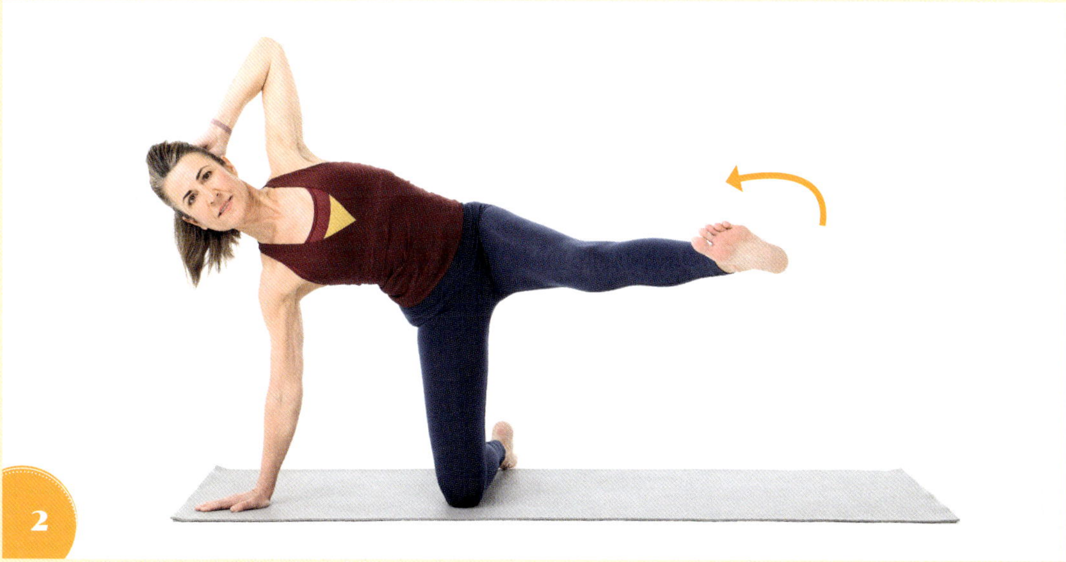
2

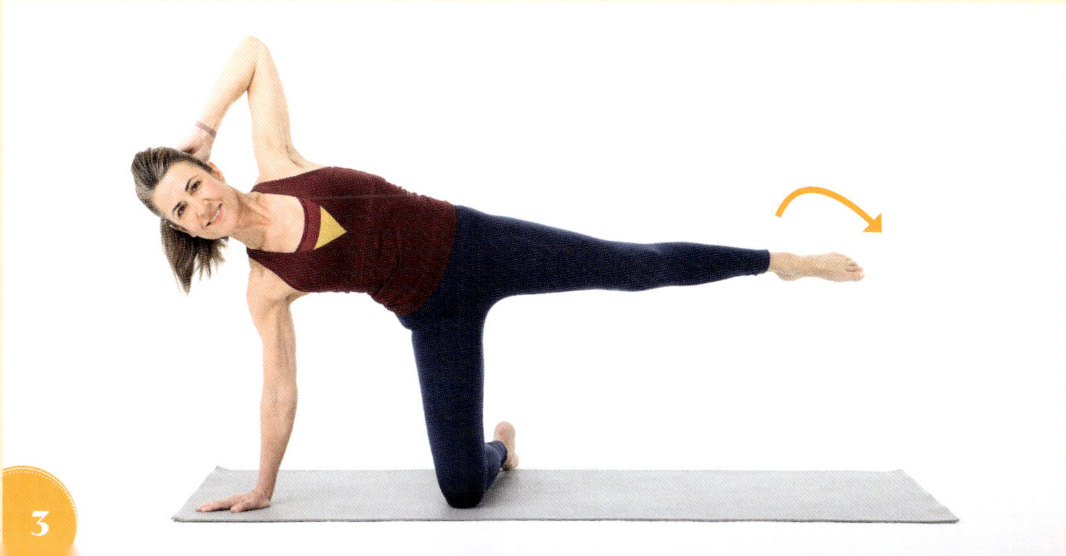
3

SIDE BEND

LEVEL 1 2 **3**

Diese Übung führt die Wirbelsäule in eine Seitneigung, eine Lateralflexion, indem der Körper von den Zehen bis zum Kopf einen großen Bogen bildet. Dabei wird die untere Flanke der Rumpfmuskulatur gekräftigt und die obere Flanke der Rumpfmuskulatur gedehnt. Die Übung fördert die Rumpfstabilität, indem der Körper auf einer stützenden Hand und den Füßen ausbalanciert und das Körpergewicht gegen die Schwerkraft gestützt werden muss.

1. Setze dich auf eine Pobacke. Beuge die Beine, das untere Bein liegt mit der Außenseite auf dem Boden, das obere Bein richtest du so auf, dass das Knie nach oben zeigt und die Fußsohle auf dem Boden steht. Hake den Fuß des unteren Beins hinter der Ferse des aufgestellten Fußes ein. Stütze dich mit einer Hand mit etwas Abstand zum Gesäß auf dem Boden ab, die Fingerspitzen zeigen weg vom Körper. Platziere die freie Hand auf dem aufgestellten Knie.
2. Verlagere das Gewicht mit der Einatmung auf die stützende Hand, drücke gleichzeitig die Füße in die Matte und hebe den Oberkörper aus der Körpermitte heraus in einem Bogen Richtung Decke. Strecke dabei den oberen Arm zur Decke.
3. Strecke anschließend den Arm über den Kopf, sodass er den Bogen des Körpers fortführt. Senke das Becken mit der Ausatmung kontrolliert zurück auf die Matte und kehre in die Ausgangsposition zurück.

Wiederholungen: 3- bis 6-mal pro Seite

Tipp

Falls die volle Übung zu anspruchsvoll ist, kann das untere Knie auf der Matte bleiben. Diese Variation bietet mehr Stabilität und reduziert die Belastung auf das Handgelenk.

Hinweise

- Falls Schmerzen im Handgelenk auftreten, setze die Hand etwas weiter weg, um den Winkel im Handgelenk zu vergrößern. Alternativ kannst du dich auch auf dem Unterarm abstützen – achte dabei auf eine stabile Schultergürtelausrichtung.
- Die Bewegung sollte aus der Körpermitte kommen, nicht aus dem Schultergürtel.
- Spüre intensiv die Polarität von Kraft und Länge – die Wirbelsäule wächst in die Länge, während die Kraft aus der Stützhand kommt.
- Die Übung aktiviert die seitliche Faszienkette, indem der Körper über die gesamte Länge aufgespannt wird.

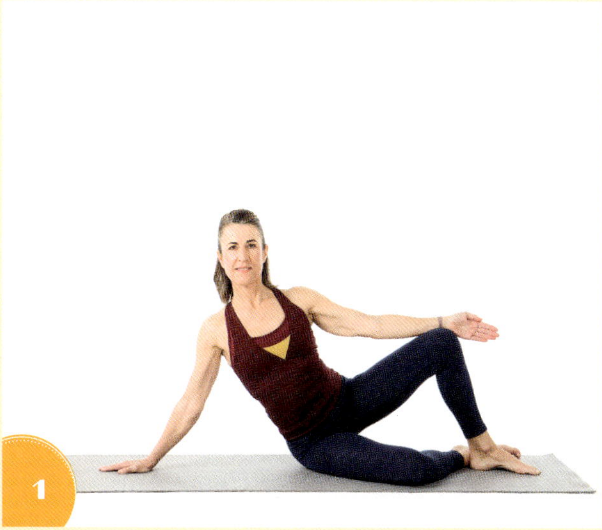
1

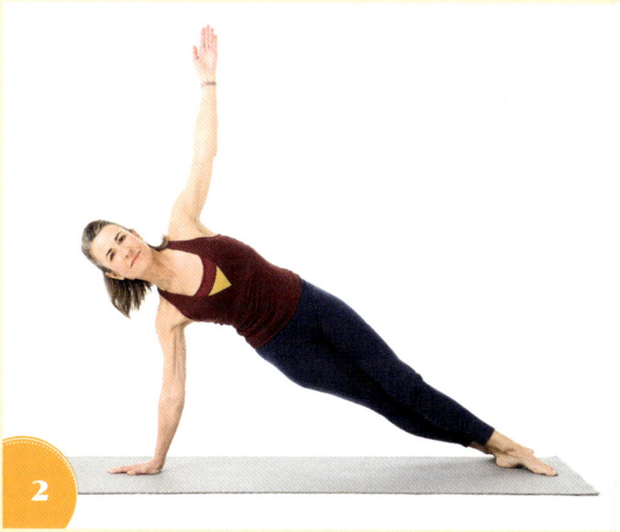
2

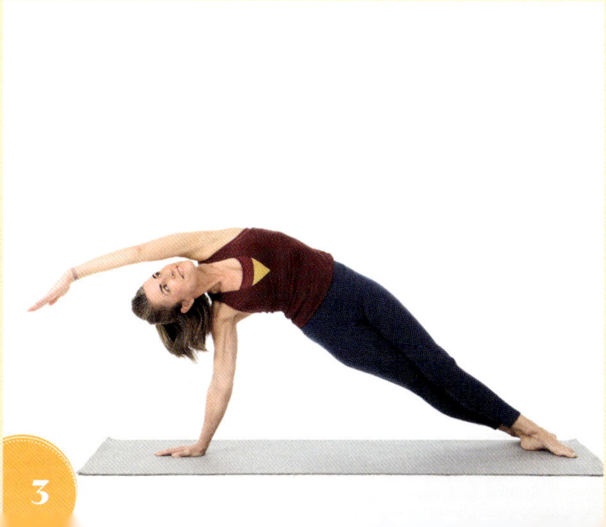
3

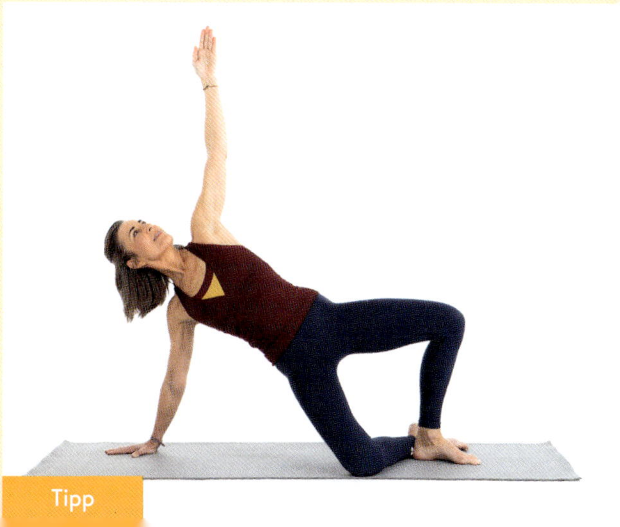
Tipp

SHOULDER BRIDGE

LEVEL 1 2 **3**

Diese Ganzkörperübung aktiviert die Bauch-, Rücken-, Gesäß- und Beinmuskulatur. Sie trainiert die Stabilisierung des Rumpfes gegen große Beinbewegungen und fördert die Beweglichkeit sowie Kraft der vorderen und hinteren Faszienkette. Wenn dir diese Übung zu intensiv ist, probiere die Shoulder Bridge Prep (Seite 194). Diese kann auch als vorbereitende Übung für die volle Ausführung genutzt werden.

1. Lege dich auf den Rücken. Stelle die Beine hüftgelenksbreit auf und lege die Arme neben dem Körper ab. Verlängere mit der Einatmung die Wirbelsäule gedanklich und verankere die Fußsohlen fest in der Matte.
2. Hebe die Wirbelsäule mit der Ausatmung im Ganzen nach oben in die Brücke. Stabilisiere mit der Einatmung das Becken.
3. Hebe mit der Ausatmung ein Bein in die Table-Top-Position.
4. Strecke das Bein vertikal nach oben. Stabilisiere die Position mit der Einatmung.
5. Senke das gestreckte Bein mit der Ausatmung kontrolliert Richtung Boden. Flexe dabei den Fuß.
6. Hebe das Bein mit der Einatmung wieder an. Pointe dabei den Fuß. Wiederhole die Bewegung 3-mal und stelle den Fuß nach allen Wiederholungen wieder kontrolliert zurück auf die Matte. Atme dabei aus und wechsle die Seite, führe die Bewegung mit dem anderen Bein aus.

Wiederholungen: 3-mal pro Seite

Hinweise

- Achte darauf, dass das Becken stabil bleibt und nicht kippt.
- Die Verbindung zwischen Rippenbogen und Becken bleibt erhalten – vermeide ein Überstrecken im unteren Rücken.
- Die Bewegung kommt aus dem Hüftgelenk, das Becken schwingt nicht mit.
- Das Körpergewicht bleibt auf dem Schultergürtel verteilt – vermeide Druck auf den Nacken.

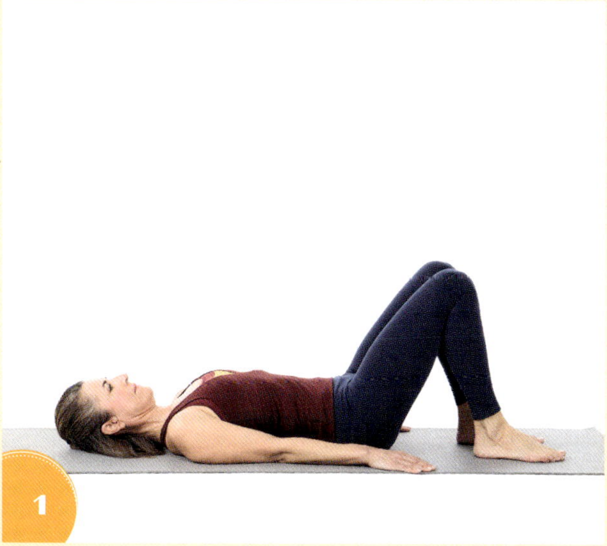
1

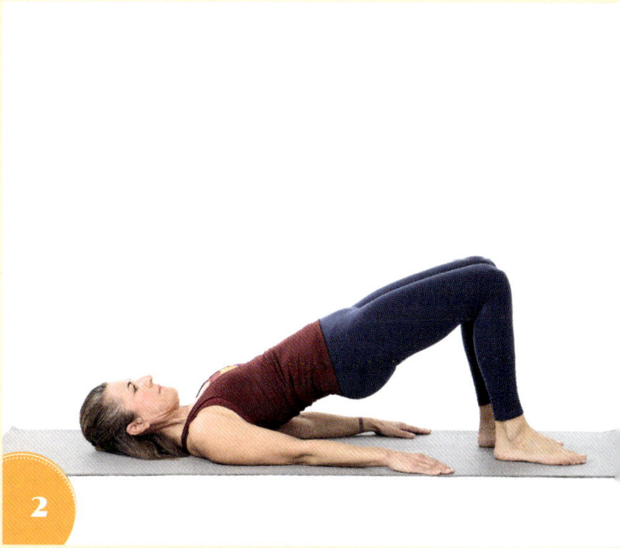
2

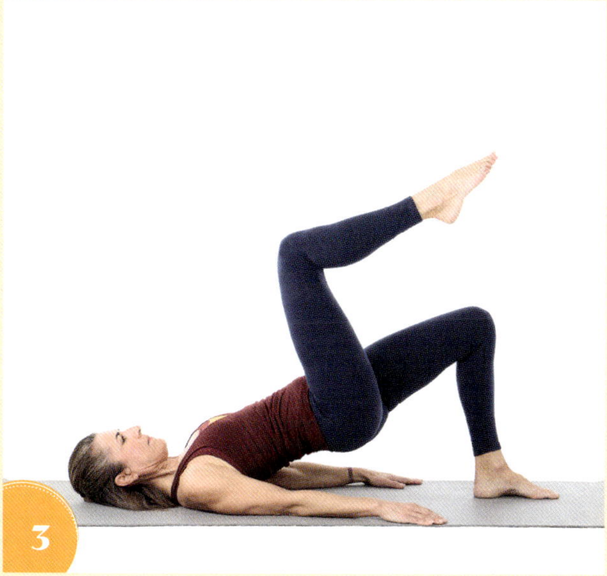
3

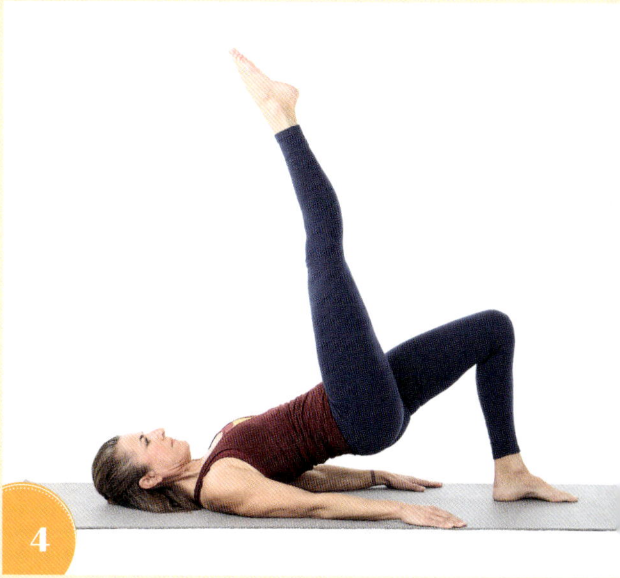
4

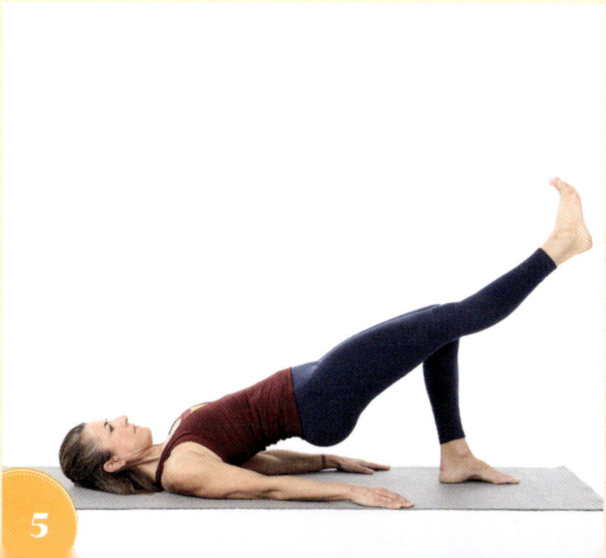
5

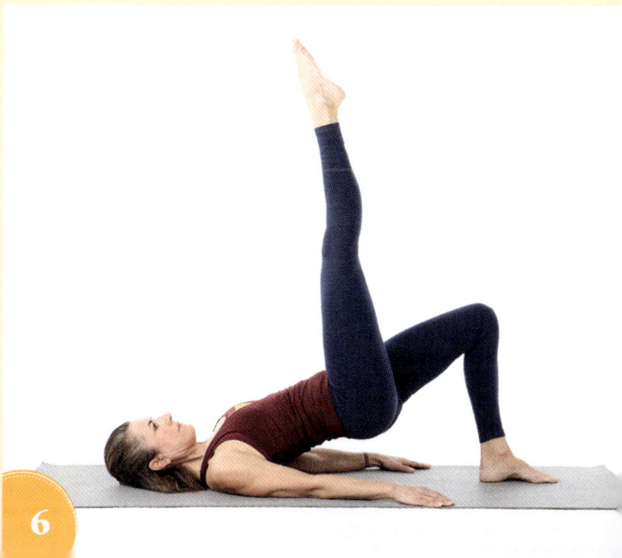
6

SHOULDER BRIDGE PREP

LEVEL 1 2 3

Diese Variante der Shoulder Bridge (Seite 192) kann sowohl als vorbereitende Übung für die volle Ausführung dienen als auch eine gute Option für Anfänger sein, um sich langsam an diese Übung heranzutasten.

1. Lege dich auf den Rücken. Stelle die Beine hüftgelenksbreit auf und lege die Arme neben dem Körper ab. Verlängere die Wirbelsäule gedanklich mit der Einatmung und verankere die Fußsohlen fest in der Matte.
2. Hebe die Wirbelsäule mit der Ausatmung im Ganzen vom Boden ab in die Brücke. Stabilisiere das Becken.
3. Hebe mit der Ausatmung ein Bein in die Table-Top-Position. Halte die Stabilität mit der Einatmung. Führe das gebeugte Bein kontrolliert aus dem Hüftgelenk zurück auf die Matte, das Becken bleibt stabil. Wiederhole die Bewegung mit dem anderen Bein.

Wiederholungen: 3-mal pro Seite

Hinweise

- Halte das Becken stabil – vermeide, dass es zur Seite kippt, während du das Bein bewegst.
- Die Bewegung kommt aus der Hüfte, nicht aus dem unteren Rücken.
- Achte darauf, dass das Körpergewicht gleichmäßig auf den Schultergürtel verteilt bleibt, ohne Druck auf den Nacken.

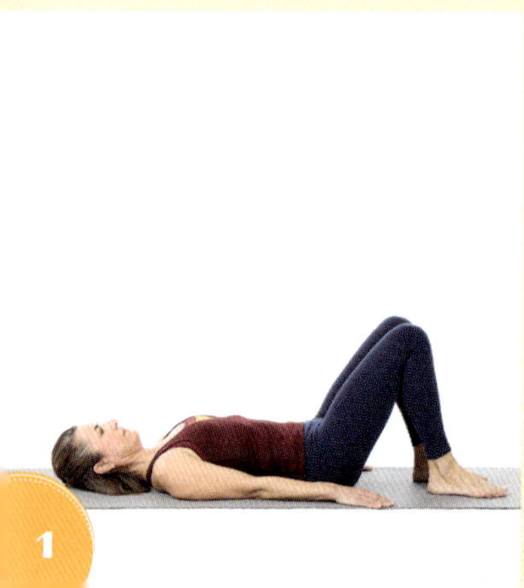
1

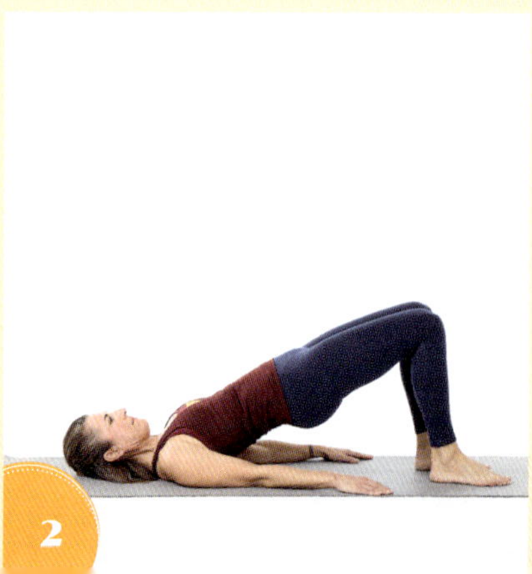
2

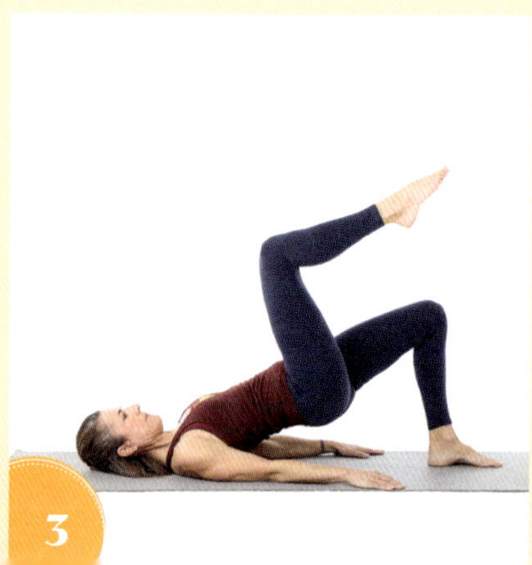
3

RHOMBOID SQUEEZE

LEVEL 1 2 3

Diese Übung unterstützt die Aufrichtung der Brustwirbelsäule und trägt zu einer guten Haltung bei. Die Rhomboiden – eine wichtige Muskelgruppe zwischen den Schulterblättern – stabilisieren die Schulterblätter und ziehen sie in Richtung Wirbelsäule. Gleichzeitig verbessert die Bewegung die Verbindung zwischen Schultergürtel und Rumpfmuskulatur.

1. Lege dich auf den Bauch. Strecke die Beine lang aus, die Fußrücken liegen entspannt auf der Matte. Winkle die Arme seitlich an, sodass die Hände auf Brustkorbhöhe liegen. Denke die Wirbelsäule mit der Einatmung lang und ziehe dabei sanft die Bauchdecke nach innen.
2. Hebe mit der Ausatmung Kopf, Arme und Brust leicht vom Boden ab. Ziehe gleichzeitig die Schulterblätter sanft zusammen und Richtung Becken. Halte die Position mit der Einatmung und verlängere bewusst die Wirbelsäule. Senke den Oberkörper und die Arme mit der Ausatmung kontrolliert wieder ab.

Variation für die Atmung

Drehe die Atmung um und hebe den Oberkörper mit der Einatmung an.

Wiederholungen: 6-mal

Hinweise

- Die Bewegung bleibt klein und kontrolliert – vermeide es, den Oberkörper zu weit anzuheben, um eine Überlastung der Wirbelsäule zu verhindern.
- Die Schulterblätter werden sanft zusammengezogen, ohne sie übermäßig zu fixieren – sie sollen in einer natürlichen Bewegung stabilisieren, nicht blockieren.
- Die Bauchmuskulatur bleibt leicht aktiv, um den unteren Rücken zu entlasten.
- Denke an die Länge der Wirbelsäule, nicht nur an die Höhe der Bewegung.

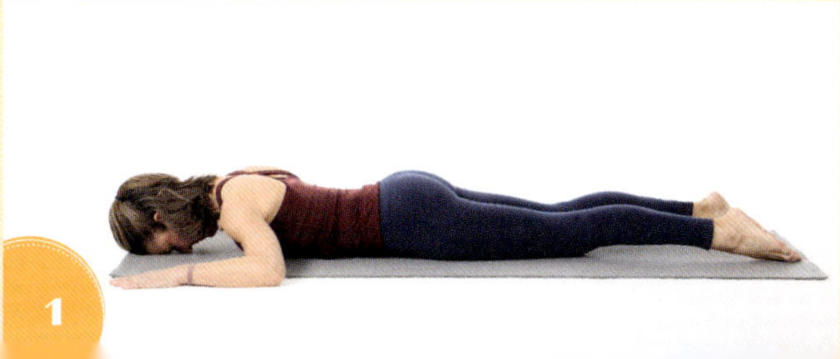
1

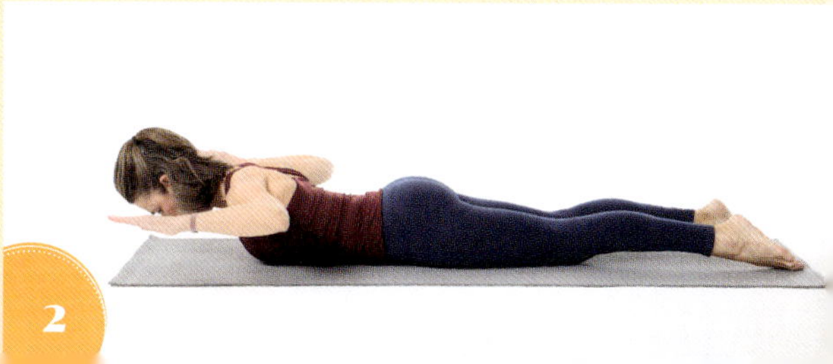
2

BREAST STROKE 1

LEVEL 1 2 3

Diese Übung fördert das Körpergefühl für die Länge der Wirbelsäule in der Bauchlage. Stell dir dabei eine Harpune vor, die sich nach vorn verlängert. Die Bewegung bereitet auf anspruchsvollere Übungen wie Swimming und Swan Dive vor, die eine stabile Aktivierung der tiefen Muskulatur erfordern.

1. Lege dich auf den Bauch. Strecke die Beine lang und hüftbreit aus, die Fußrücken liegen entspannt auf der Matte. Platziere die Arme parallel zum Körper, die Handflächen zeigen nach innen. Der Kopf ruht in einer neutralen Position. Konzentriere dich mit der Einatmung auf die Länge deiner Wirbelsäule und aktiviere die tiefe Muskulatur, indem du den Bauch sanft nach innen ziehst.
2. Hebe mit der Ausatmung Kopf, Schultern und Arme leicht von der Matte ab. Ziehe die Schulterblätter sanft zueinander und in Richtung Becken. Halte die Position mit der Einatmung kurz und verlängere bewusst die Wirbelsäule. Senke Kopf, Schultern und Arme mit der Ausatmung kontrolliert zurück auf die Matte.

Wiederholungen: 3- bis 5-mal

Hinweise

- Lasse den Blick zur Matte gerichtet, um den Nacken lang zu halten und Verspannungen zu vermeiden.
- Die Bewegung bleibt klein und kontrolliert – vermeide ein übermäßiges Anheben des Oberkörpers, um die Länge der Wirbelsäule aufrechtzuerhalten.
- Die Gesäßmuskulatur bleibt entspannt, damit die Bewegung aus der tiefen Rückenmuskulatur erfolgt.
- Die Schultern nicht in Richtung Ohren ziehen.

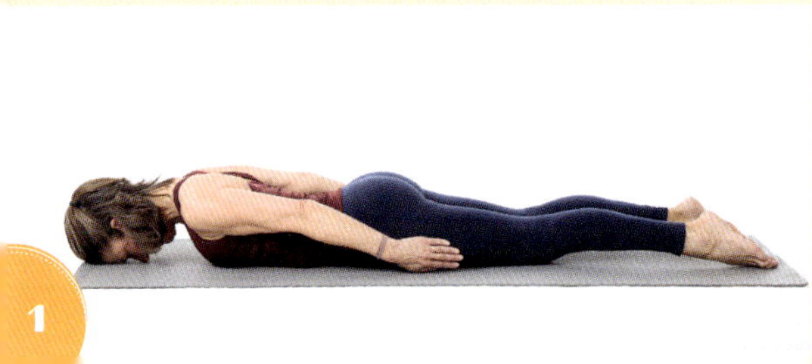
1

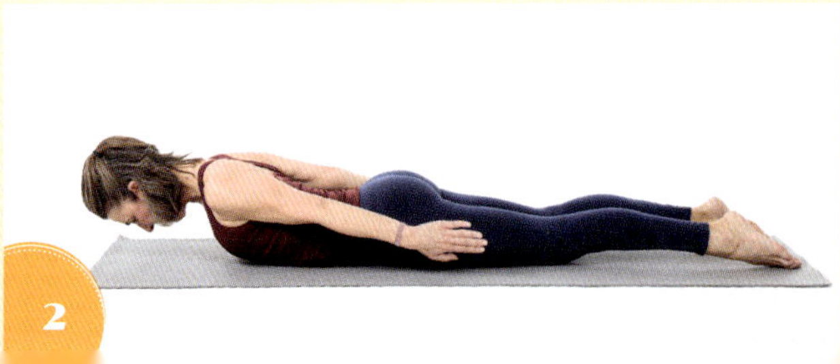
2

BREAST STROKE 2

LEVEL 1 2 3

Diese Übung fördert ein noch stärkeres Körpergefühl für die Länge der Wirbelsäule in der Bauchlage. Durch das Platzieren der Hände unter der Stirn wird der Hebel verlängert, was eine bewusstere Aktivierung der Tiefenmuskulatur erfordert.

1. Lege dich auf den Bauch. Strecke die Beine lang und hüftbreit aus, die Fußrücken liegen entspannt auf der Matte. Beuge die Arme, lasse die Stirn auf den Handrücken ruhen. Konzentriere dich mit der Einatmung auf die Länge der Wirbelsäule und aktiviere die tiefe Muskulatur, indem du die Bauchdecke nach innen ziehst.
2. Hebe Kopf, Schultern und Arme mit der Ausatmung leicht von der Matte ab. Die Stirn bleibt auf den Fingern, während die Schulterblätter sanft zueinander und Richtung Becken streben. Überprüfe mit der Einatmung noch einmal die Länge der Wirbelsäule oder senke den Oberkörper direkt kontrolliert zurück auf die Matte. Falls du in der Schwebe geblieben bist, senke dich mit der nächsten Ausatmung auf die Matte.

Wiederholungen: 3- bis 5-mal

Hinweise

- Der Blick bleibt zur Matte gerichtet, damit der Nacken lang bleibt – vermeide es, den Kopf in den Nacken zu ziehen.
- Die Bewegung bleibt klein und kontrolliert, um die Länge in der Wirbelsäule zu erhalten.
- Die Gesäßmuskulatur bleibt entspannt, um die Rückenmuskulatur gezielt zu aktivieren.
- Die Füße bleiben auf der Matte, damit gewährleistest du die Stabilität in der Übung.
- Die Bauchdecke bleibt sanft nach innen oben gezogen, um die Tiefenmuskulatur während der gesamten Bewegung zu unterstützen.
- Falls die Handstellung vor der Stirn das Schultergelenk einengt, lege die Fingerspitzen alternativ an die Schläfen.

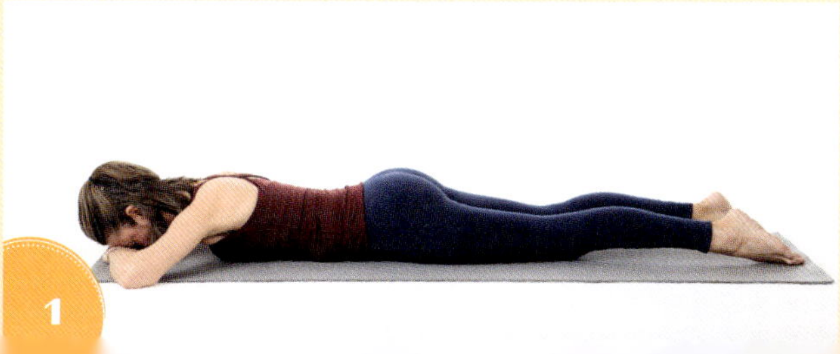

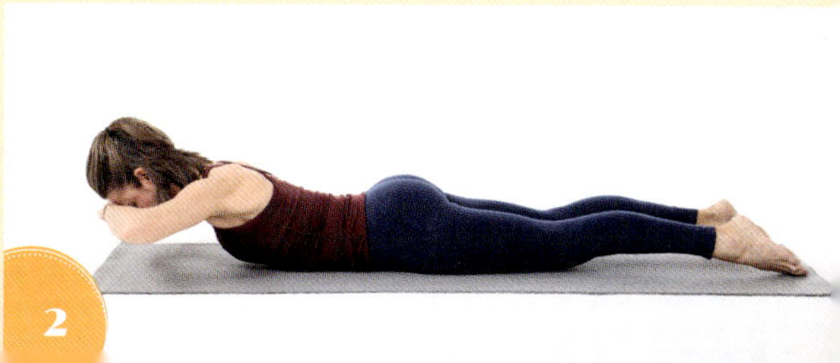

BEATS BAUCHLAGE

LEVEL 1 2 3

Mit dieser Pilatesübung entwickelst du ein Körpergefühl für die Länge in der Wirbelsäule. Die Beinmuskulatur wird definiert und deine koordinativen Fähigkeiten werden sich verbessern. Zudem werden die vordere Hüftmuskulatur gedehnt und die hintere Faszienkette aktiviert.

1. Lege dich auf den Bauch. Lagere die Stirn auf die Handrücken. Strecke die Beine und halte sie geschlossen. Konzentriere dich auf die Länge in der Wirbelsäule und aktiviere mit der Einatmung die tiefe Rumpfmuskulatur, indem du den Bauch leicht einziehst und gleichzeitig die Beine aus dem Hüftgelenk sanft verlängerst. So erreichst du eine sanfte Hüftöffnung.
2. Hebe die Beine mit der Ausatmung aus dem Hüftgelenk an, ohne den Oberkörper zu bewegen.
3. Drehe die Beine mit einer kurzen Einatmung aus dem Oberschenkel in die Außenrotation – in eine V-Position –, bis sie einen hüftbreiten Abstand haben. Die Füße sind dabei geflext.
4. Schließe und öffne die Beine 3-mal schnell und aktiv – das sind die sogenannten Beats. Atme bei jeder Wiederholung der Beats kurz aus. Lege die Beine anschließend mit der Einatmung kontrolliert auf die Matte ab.

Wiederholungen: 3- bis 5-mal

Hinweise

- Hebe die Beine nicht zu hoch, damit die Länge in der Wirbelsäule nicht beeinträchtigt wird.
- Der Schultergürtel bleibt entspannt – vermeide unbewusste Anspannung, um Nackenverspannungen zu verhindern.
- Arbeite dynamisch, aber kontrolliert, damit aktivierst du die hintere Faszienkette optimal.

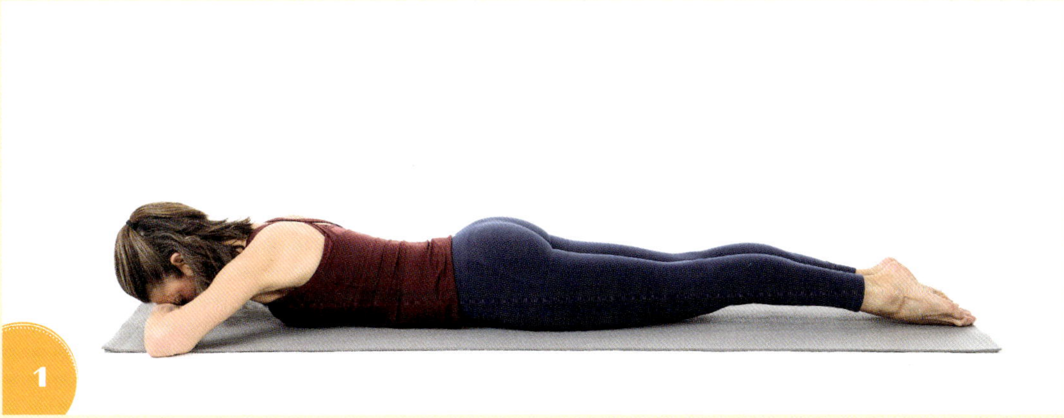

1

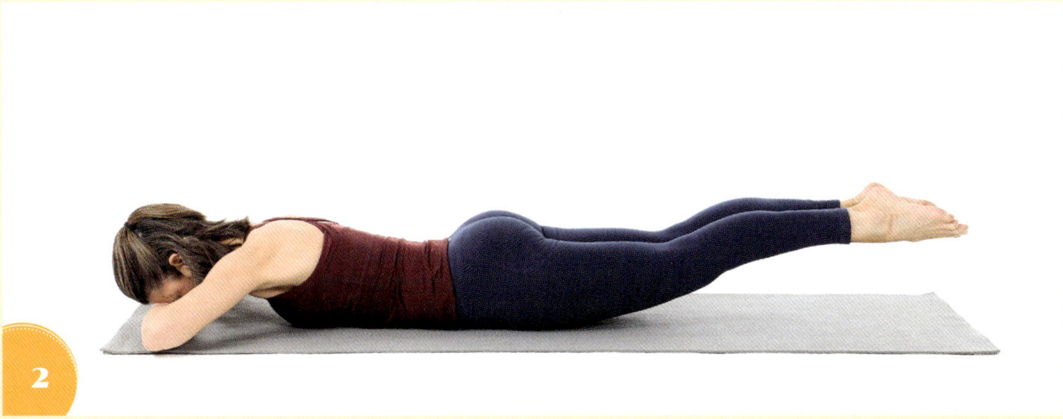

2

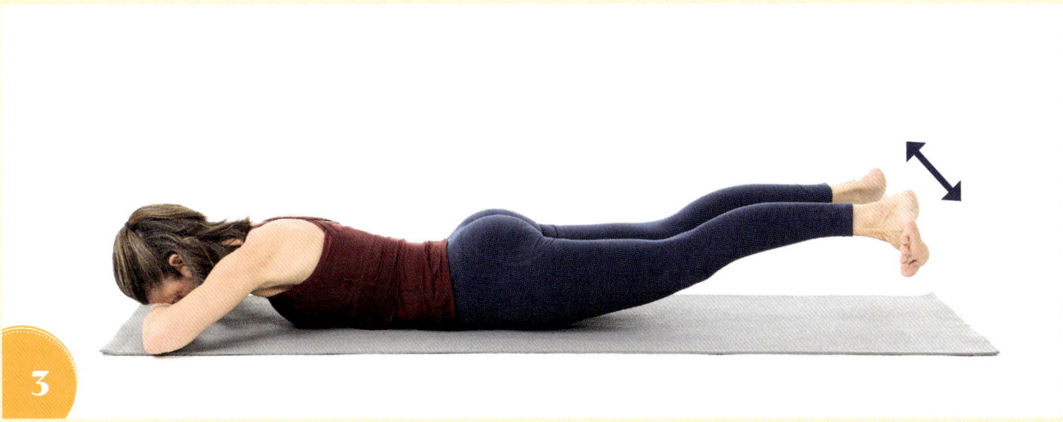

3

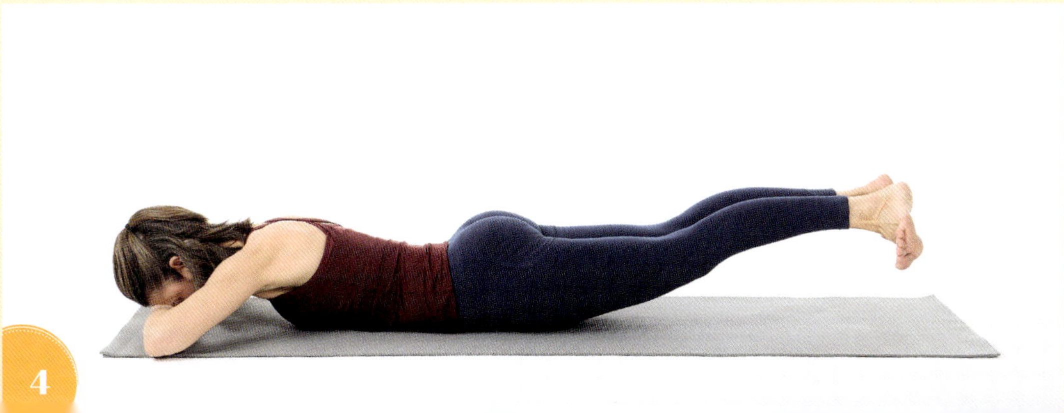

4

SWIMMING

LEVEL 1 **2** 3

Diese Übung kräftigt die gesamte tiefe Rumpfmuskulatur sowie die hintere Bein-, Gesäß- und Schultermuskulatur. Swimming fördert die Kraftausdauer dieser Muskelgruppen, mobilisiert die Schulter- und Hüftgelenke und aktiviert und stärkt die gesamte hintere Faszienkette. Sie fördert außerdem die Elastizität durch die gleichmäßige Bewegung der Gliedmaßen. Sie bereitet auf komplexe Übungen vor, indem sie Koordination und Stabilität in einer dynamischen Bewegung trainiert.

1. Lege dich auf den Bauch. Becken und Wirbelsäule sind neutral ausgerichtet. Strecke die Arme über Kopf V-artig aus, öffne die Beine leicht, der Körper bildet eine Seestern-Position. Verlängere die Wirbelsäule mit der Einatmung, indem du dich gedanklich vom Scheitel bis zum Steißbein aufspannst.
2. Aktiviere die Körpermitte mit der Ausatmung und hebe Arme, Beine, Kopf und Brustkorb leicht vom Boden ab.
3. Bewege mit der Einatmung Arme und Beine wechselseitig kurz und präzise 5-mal auf und ab. Wiederhole die Bewegung mit der Ausatmung mit der gleichen Präzision.

Wiederholungen: bis zu 20 Auf-und Abbewegungen

Hinweise

- Die Bewegung kommt aus den Schulter- und Hüftgelenken – der Rumpf bleibt stabil und schaukelt nicht mit.
- Falls die Schulter sperrt, winkle die Arme leicht an und bewege sie weniger weit nach oben.

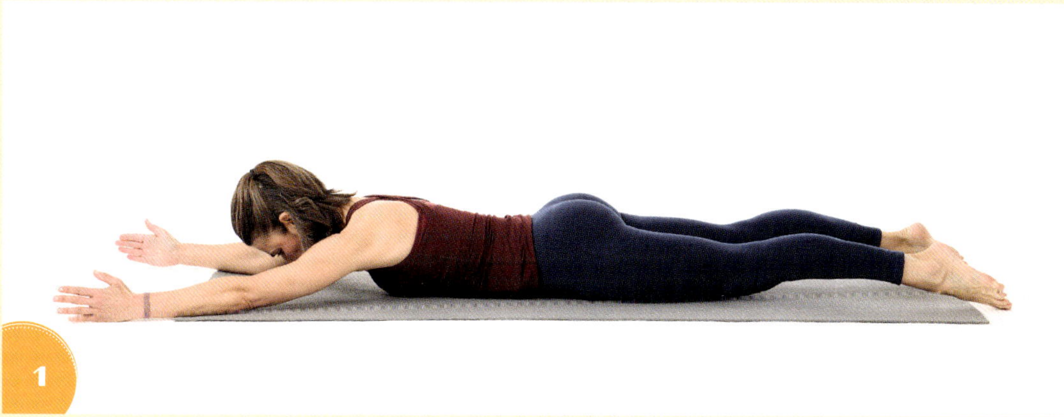
1

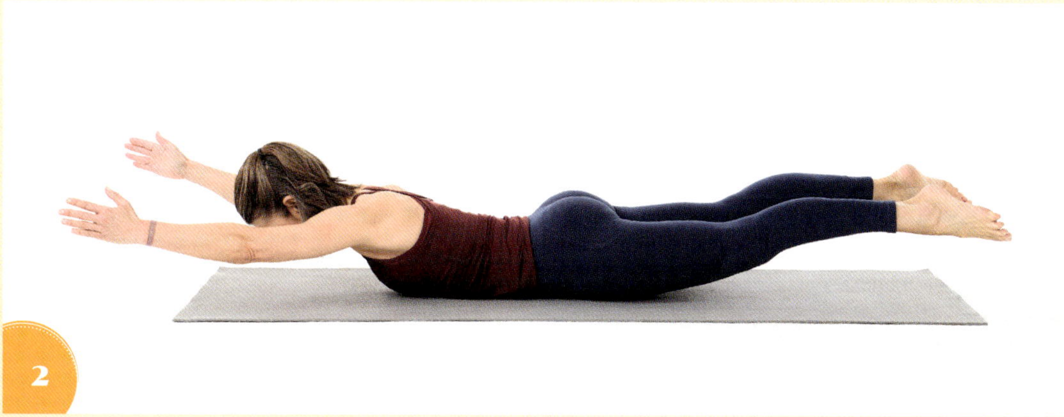
2

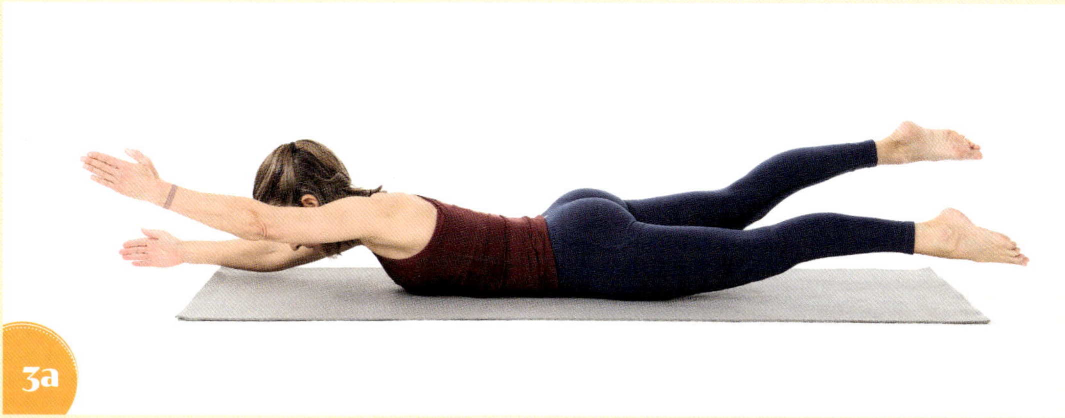
3a

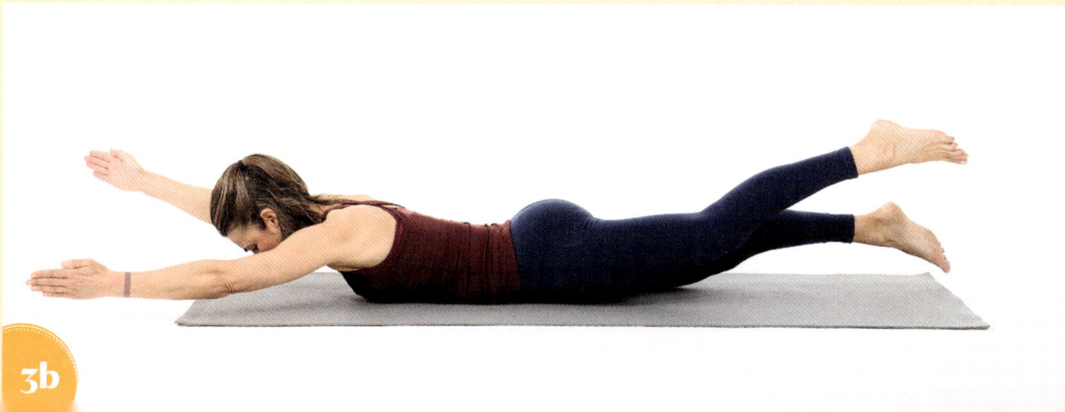
3b

ONE LEG KICK

LEVEL **1** 2 3

Mit dieser Übung dehnst du dynamisch die Vorderseite des Oberschenkels, kräftigst die Oberschenkelrückseite und förderst die Koordination durch das Wechseln der Fußstellung. Gleichzeitig wird die vordere Faszienkette elastisch gedehnt.

1. Lege dich auf den Bauch und stütze dich auf die Unterarme, die Ellbogen befinden sich direkt unter den Schultern. Die Wirbelsäule bleibt lang, die Beine liegen gestreckt und parallel auf der Matte. Stabilisiere mit der Einatmung die tiefe Rumpfmuskulatur.
2. Ziehe mit der Ausatmung einen Unterschenkel 3-mal aktiv in Richtung Gesäß. Atme dabei 3-mal rhythmisch aus und wechsle dabei die Fußstellung zwischen Point, Flex und wieder Point. Lege das Bein anschließend wieder ab und wechsle zum anderen Bein.

Wiederholungen: 4- bis 6-mal pro Seite

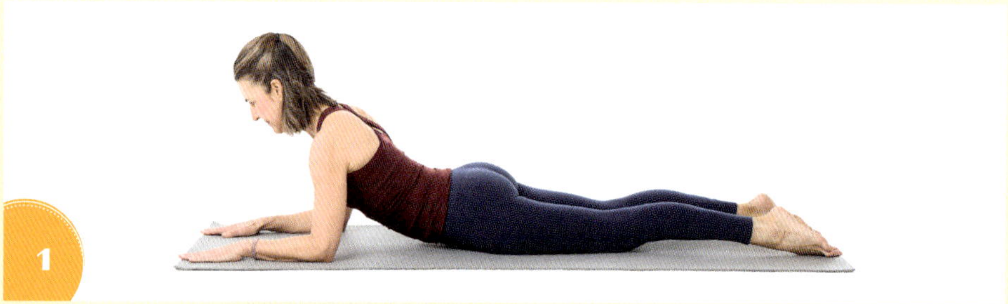

1

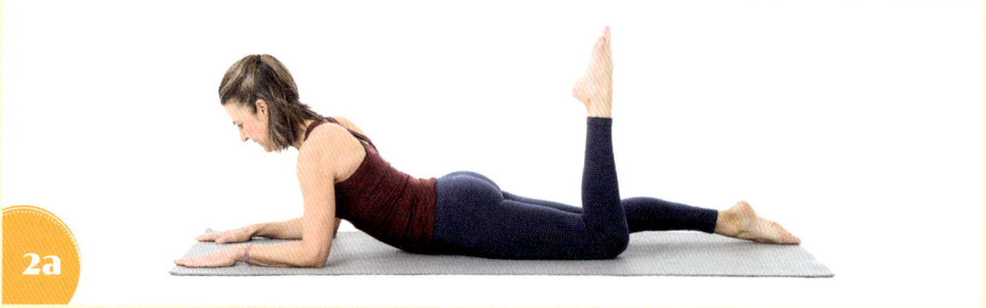

2a

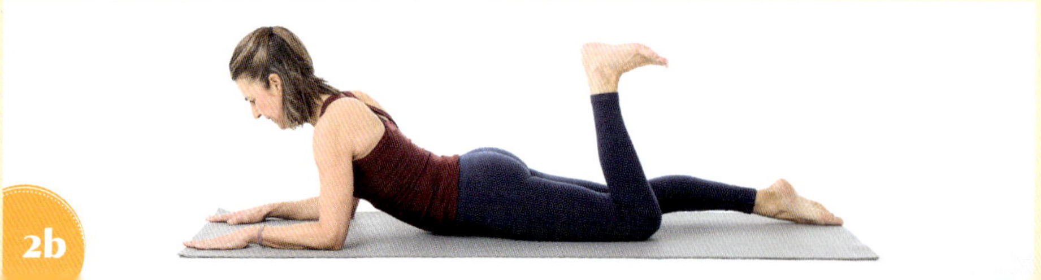

2b

Hinweise

- Die Bewegung bleibt kontrolliert – vermeide ruckartiges Reißen des Unterschenkels.
- Achte auf einen gleichmäßigen Rhythmus, damit bleibst du stabil im Core.
- Die Koordination zwischen Point- und Flex-Fußstellung sollte präzise ausgeführt werden.
- Falls du unter Knieschmerzen leidest, kann die Übung helfen, die Stabilität zu fördern und die Kniescheibe durch aktive Dehnung zu entlasten – Voraussetzung ist eine kontrollierte Ausführung.

Variante

Bleibe in der Bauchlage, lasse die Stirn auf den Händen abgelegt und führe die Beinbewegungen wie beschrieben aus.

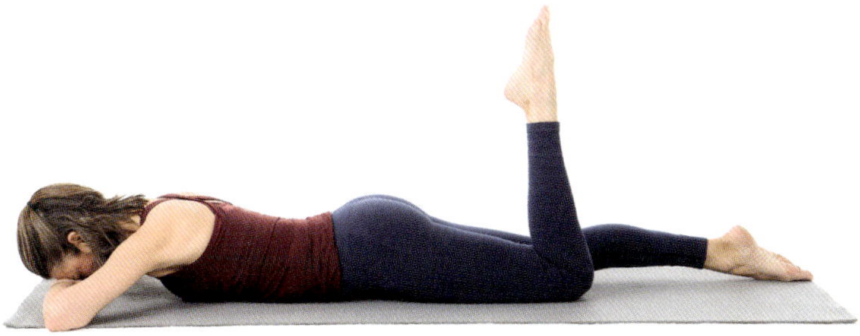

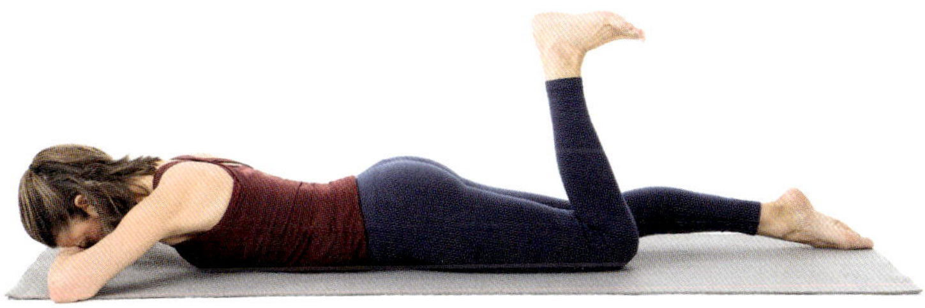

SWAN DIVE

LEVEL 1 2 **3**

Diese fortgeschrittene Übung erfordert eine ausgezeichnete Körperspannung und Kontrolle in der Extension der Wirbelsäule. Sie aktiviert die tiefe Rumpfmuskulatur, stärkt die hintere Bein- und Gesäßmuskulatur sowie den Schultergürtel. Zudem fördert sie die dynamische Stabilität der Wirbelsäule, öffnet die Hüftgelenke und aktiviert die hintere Faszienkette.

Runde 1:

1. Lege dich auf den Bauch und grätsche die Beine leicht, lasse sie leicht nach außen rotieren. Auf eine gute Ausrichtung der Wirbelsäule sowie des Schultergürtels achten.
2. Drücke den Oberkörper mit der Einatmung in eine lange Kobra-Position. Richte den Blick leicht nach vorn, ohne den Nacken zu verkürzen.
3. Senke den Oberkörper mit der Ausatmung kontrolliert ab, ziehe dabei die Beine lang und hebe sie vom Boden ab.

Wiederholungen: 2- bis 3-mal

Runde 2:

4. Hebe den Oberkörper mit der Einatmung erneut in die Kobra-Position an.
5. Hebe die Arme mit der Ausatmung von der Matte an, lasse den Oberkörper dynamisch über den Bauch eintauchen und hebe gleichzeitig die Beine in einem Bogen nach oben. Strecke die Arme nach vorn lang aus.
6. Hebe den Oberkörper mit der Einatmung wieder an und senke die Beine, lege sie aber nicht auf dem Boden ab, sondern lasse sie ein paar Zentimeter über dem Oberkörper schweben. Kehre nach allen Wiederholungen in die Kobra-Position zurück.

Wiederholungen: 3- bis 5-mal

Hinweise

- Achte auf eine gleichmäßige Dynamik und führe den gesamten Bewegungsablauf kontrolliert aus dem Rumpf und ohne Schwung aus Armen oder Beinen aus.
- Halte die Beine lang und gestreckt, um die Spannung in der hinteren Kette zu halten.

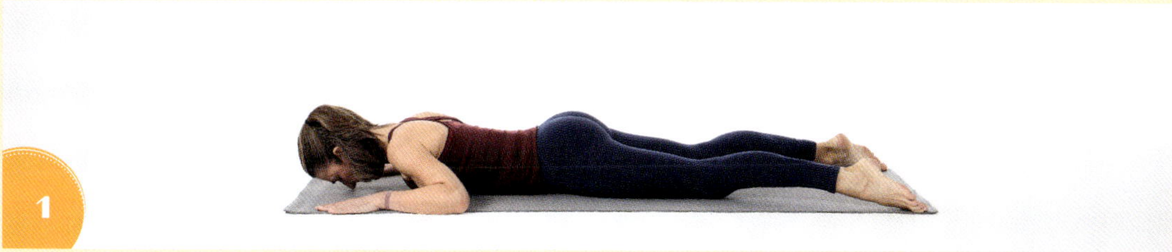
1

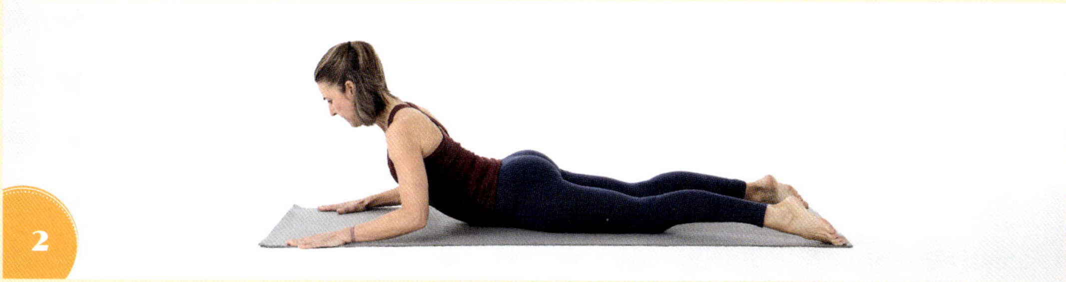
2

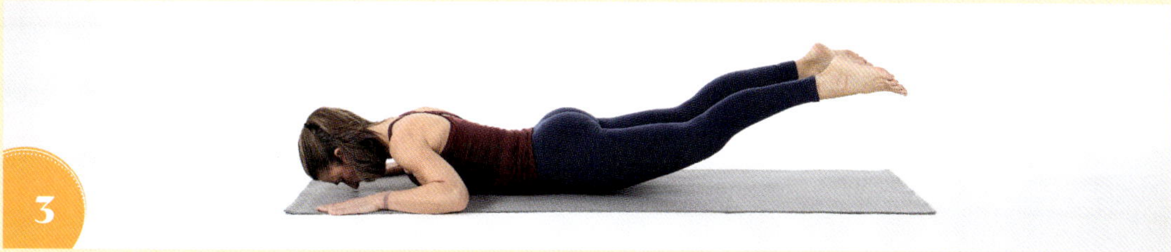
3

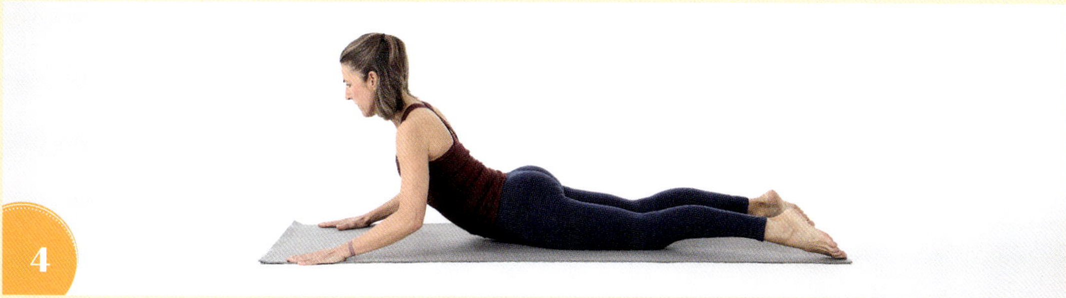
4

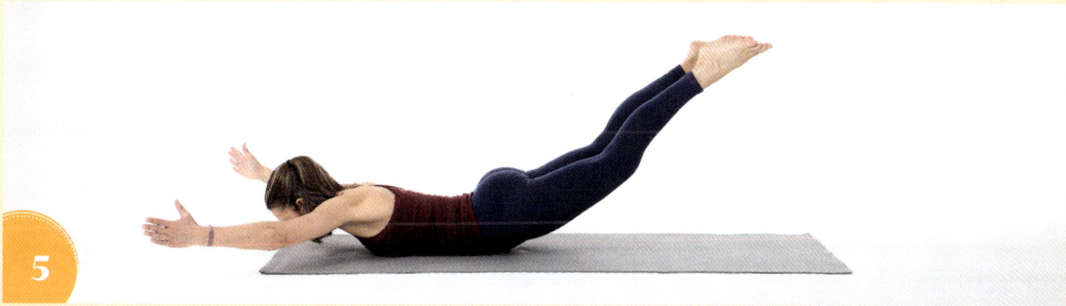
5

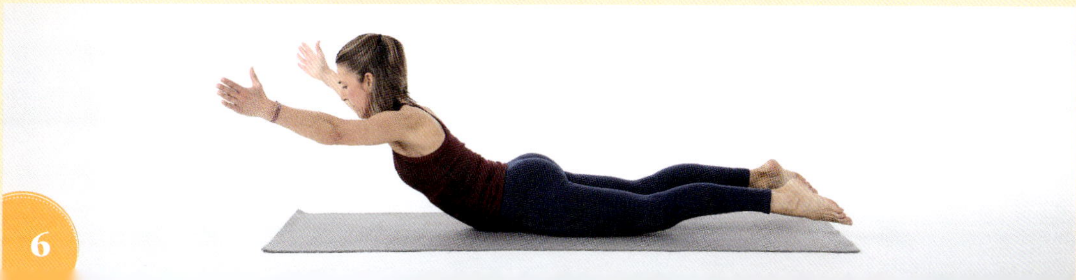
6

SPINE STRETCH FORWARD

LEVEL **1** 2 3

Diese Übung dehnt die Rückenmuskulatur und bei lang gestreckten Beinen auch deren hintere Muskelkette. Die Beweglichkeit der Wirbelsäule wird gefördert und die hintere Faszienkette aktiv gedehnt.

1. Setze dich in den Langsitz. Grätsche die Beine leicht. Das Becken befindet sich in neutraler Position. Richte die Wirbelsäule auf. Spüre die Sitzbeinhöcker auf der Matte und halte die Arme gestreckt auf Schulterhöhe vor dem Körper. Die Handflächen zeigen zum Boden. Verlängere die Wirbelsäule mit der Einatmung aktiv vom Scheitel bis zum Steißbein.
2. Beuge die Brustwirbelsäule mit der Ausatmung kontrolliert nach vorn. Stelle dir vor, dass die Hände gegen einen imaginären Widerstand drücken. Achte darauf, dass die Lendenwirbelsäule aufrecht bleibt. Die tiefen und oberen schrägen Bauchmuskeln unterstützen die Vorwärtsbeugung aktiv. Kehre anschließend mit der Einatmung kontrolliert und Wirbel für Wirbel in die aufrechte Haltung zurück.

Wiederholungen: 6-mal

Hinweise

- Spanne während der Bewegung die tiefen Bauchmuskeln an für mehr Stabilität.
- Wenn es dir schwerfällt, die Sitzposition zu halten, lege ein Polster unters Gesäß, um die Aufrichtung in der Lendenwirbelsäule zu erleichtern.
- Halte die Schultern entspannt und achte darauf, dass sie nicht zu den Ohren ziehen.
- Achte darauf, dass die Sitzbeinhöcker in Kontakt mit der Matte bleiben und du den Oberkörper aktiv verlängerst.

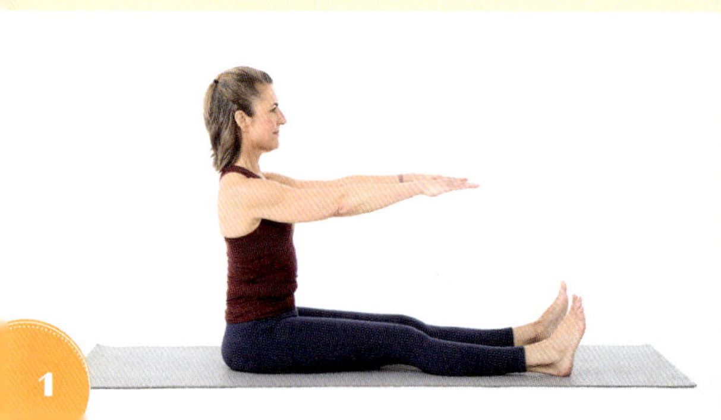

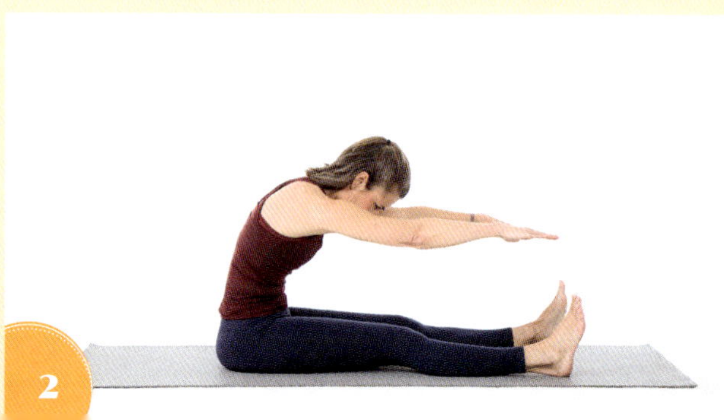

FRONT SUPPORT CLASSIC

LEVEL 1 2 3

Diese Übung kräftigt die Arm-, Schulter- und Rumpfmuskulatur. Sie verbessert Stabilität und Koordination und bereitet auf alle Übungen in der Liegestützposition vor.

1. Knie dich in den Vierfüßlerstand, platziere die Knie hüftgelenksbreit und die Hände schulterbreit. Das Becken und die Wirbelsäule bleiben neutral, die Schulterblätter schmiegen sich sanft an den Rippenbogen.
2. Hebe mit der Ausatmung synchron ein Bein und den gegenüberliegenden Arm in die Waagrechte. Stabilisiere die Körpermitte und strecke dich polarisierend von den Fingerspitzen bis zu den Zehenspitzen in die Länge.
3. Führe mit der Ausatmung Knie und Ellbogen unter deinem Körper zueinander, und runde dabei die Wirbelsäule. Hebe mit der folgenden Einatmung wieder synchron Bein und Arm in die Waagrechte und führe sie dann in der anschließenden Ausatmung zurück auf den Boden.

Wiederholungen: 4-mal pro Seite im Wechsel strecken und zusammenziehen

Hinweise

- Die Bewegung bleibt kontrolliert – Arme und Beine sollten nicht über die Waagrechte hinausgehoben werden.
- Die Stabilität kommt aus der Rumpfmuskulatur, nicht aus dem Schultergürtel.
- Die Übung stärkt die hintere Faszienkette, indem du die Gliedmaßen aktiv in die Länge ziehst.

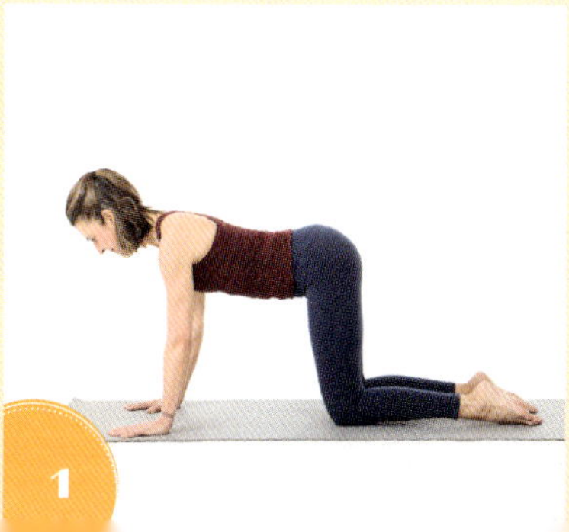

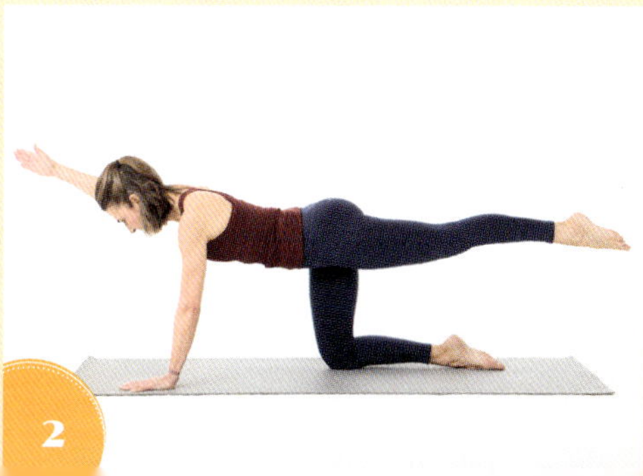

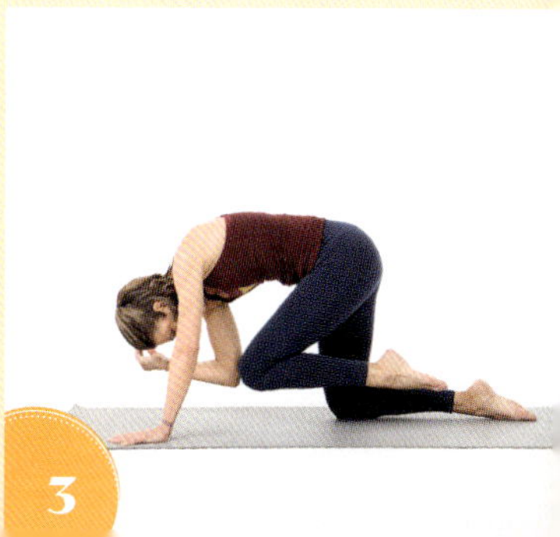

FRONT SUPPORT NEEDLE

LEVEL 1 **2** 3

Diese Variation fordert die Balance und Rumpfkraft noch intensiver als die zuvor beschriebene Übung Front Support Classic und steigert die Stabilität im gesamten Körper.

1. Strecke mit der Ausatmung ein Bein aus dem Vierfüßlerstand am Boden entlang nach hinten, die Zehenspitzen berühren den Boden. Hebe synchron dazu den gegenüberliegenden Arm seitlich in die Waagrechte.
2. Drehe den Brustkorb mit der Einatmung zur Seite auf und führe den Arm Richtung Decke. Das gestreckte Bein bleibt am Boden.
3. Drehe den Rumpf zurück und fädle den Arm weiter unter deinem Körper hindurch.
4. Hebe das hintere Bein gestreckt an, während du nach unten tauchst. Bringe Arm und Bein in die Ausgangsposition zurück und wechsle die Seite.

Wiederholungen: 3- bis 5-mal pro Seite

Hinweise

- Achte darauf, dass du Arme und Beine nicht zu hoch anhebst.
- Die Bewegung kommt primär aus dem Rumpf, nicht aus dem Schultergürtel.
- Die Übung aktiviert die hintere und die seitliche Faszienkette durch die Rotationsbewegung.

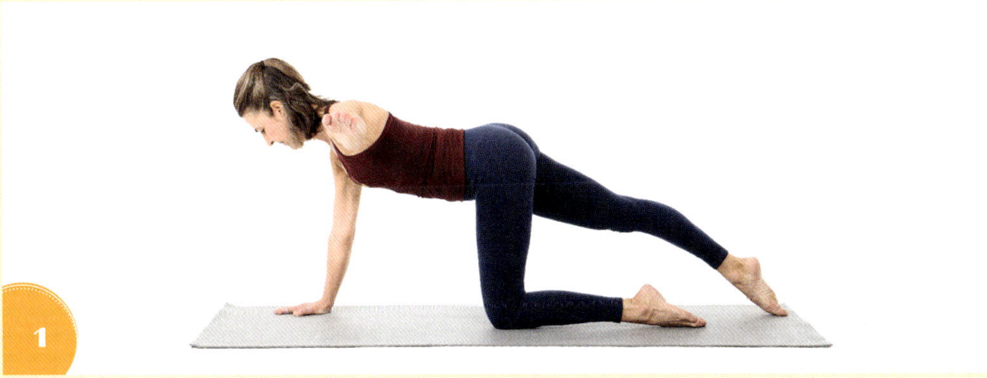
1

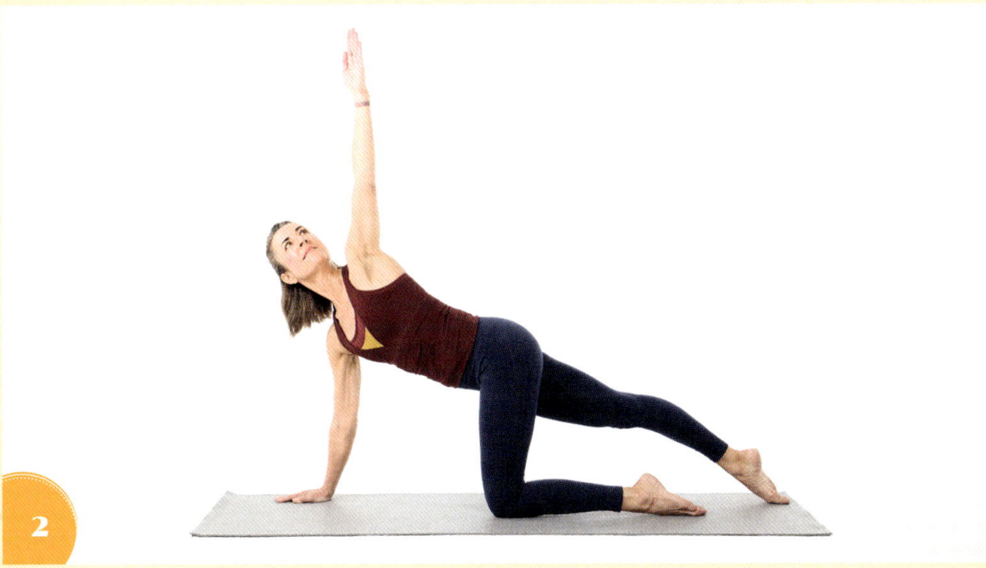
2

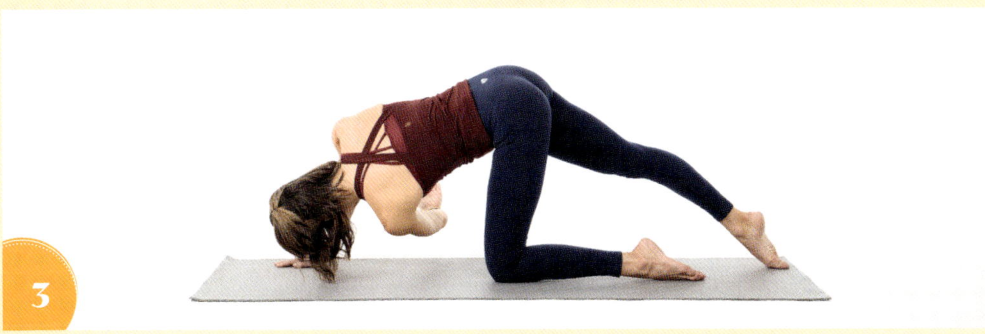
3

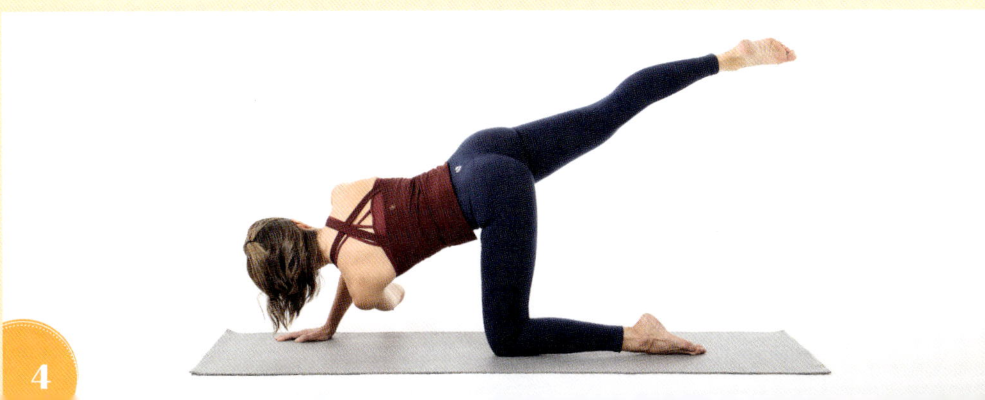
4

PUSH-UP

LEVEL 1 2 **3**

Diese Ganzkörperübung kräftigt nicht nur die Arm- und Schultermuskulatur, sondern auch die Brust- und Rumpfmuskulatur. Während der Bewegung wird die hintere Faszienkette gedehnt und gestärkt, während die vordere Faszienkette in der Stützposition aktiviert wird.

1. Stelle dich aufrecht hin, die Beine hüftgelenksbreit ausgerichtet. Verschränke die Arme vor dem Körper.
2. Hebe mit der Einatmung die Fersen in den Ballenstand.
3. Senke die Fersen mit der Ausatmung wieder und rolle Wirbel für Wirbel vom Scheitel bis zum Steißbein nach unten ab.
4. Krabble mit der Ausatmung mit den Händen nach vorn in die Planke. Halte den Körper in einer Linie und spanne die Körpermitte aktiv an.
5. Beuge die Arme mit der Einatmung in die Liegestüzposition und halte sie einen Moment.
6. Drücke dich mit der Ausatmung zurück in die Planke und krabble mit den Händen zurück zu den Füßen. Richte dich mit der Einatmung Wirbel für Wirbel wieder auf.

Wiederholungen: 3- bis 5-mal

Hinweis

Führe den Liegestütz in der ersten Runde nur einmal aus, steigere die Wiederholungen in den nächsten Runden.

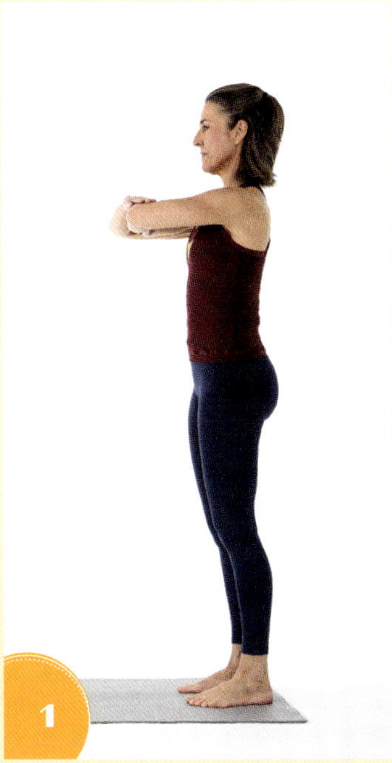
1
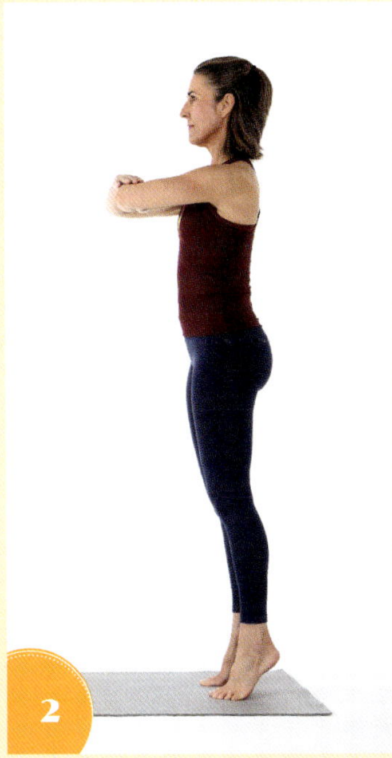
2
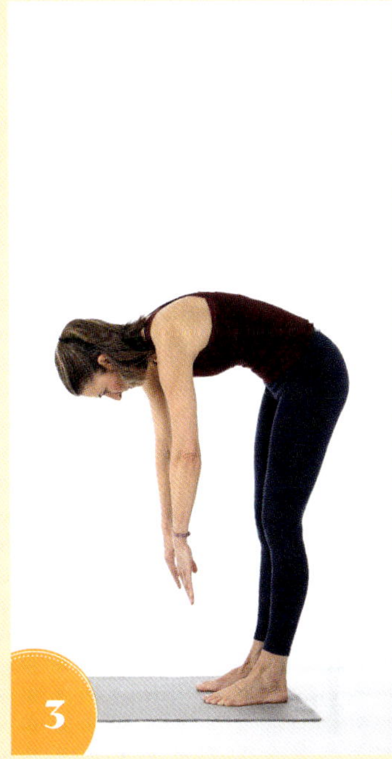
3
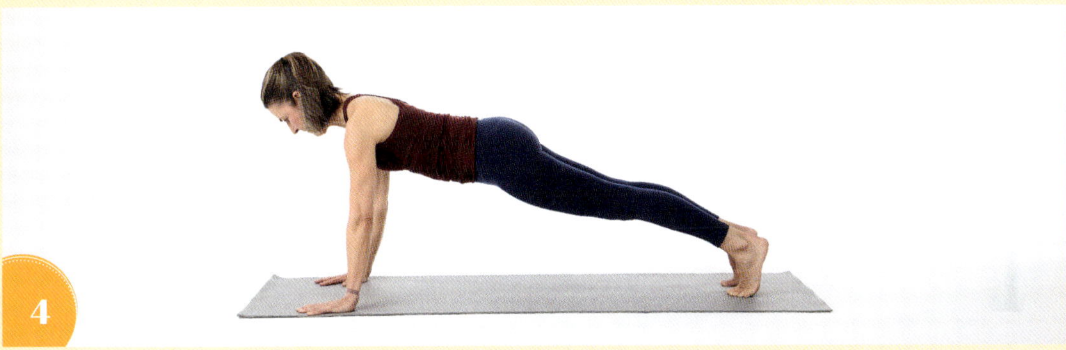
4
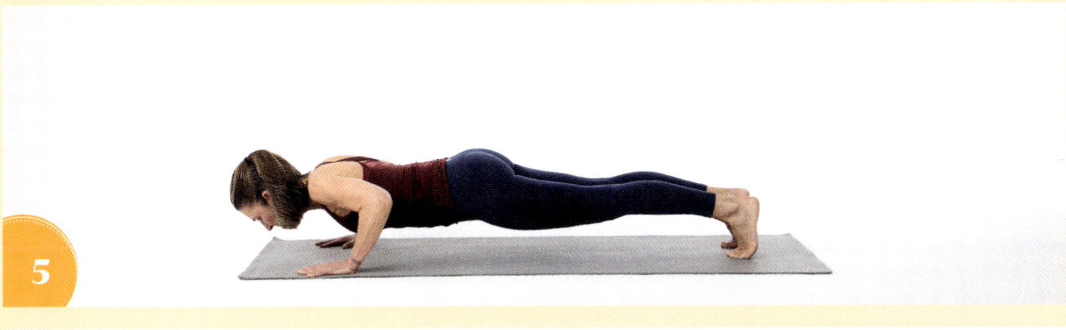
5
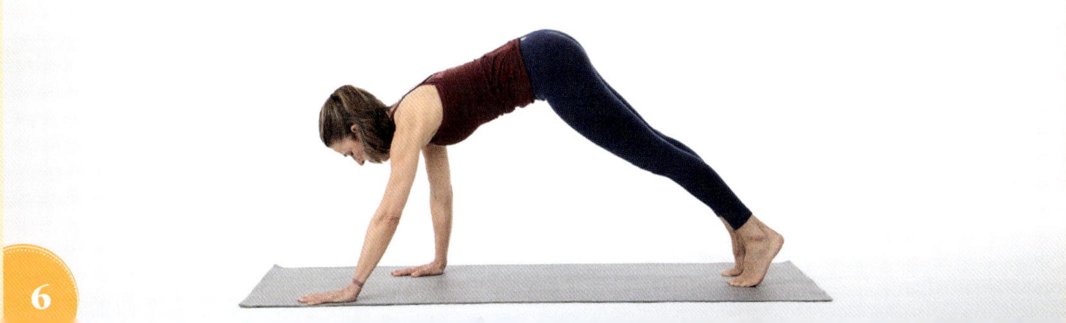
6

Variation

Falls die volle Übung zu anspruchsvoll ist, kannst du die Knie auf der Matte ablegen. Achte darauf, das Gesäß nicht zur Decke zu strecken, sondern bleibe mit dem Oberkörper bis zu den Knien in einer diagonalen Linie.

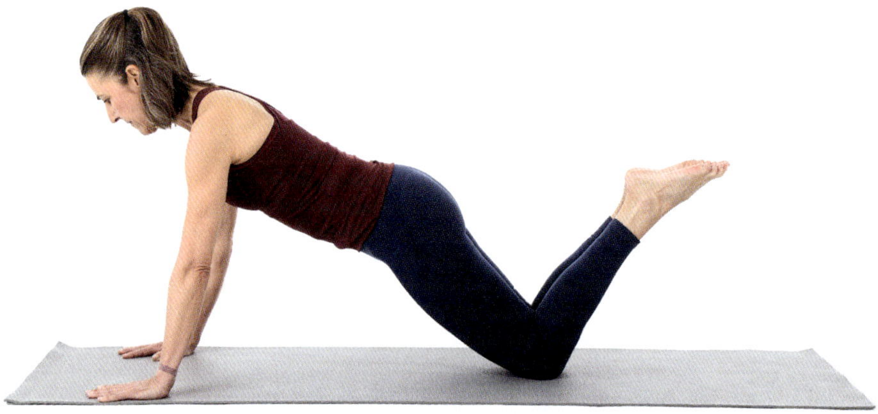

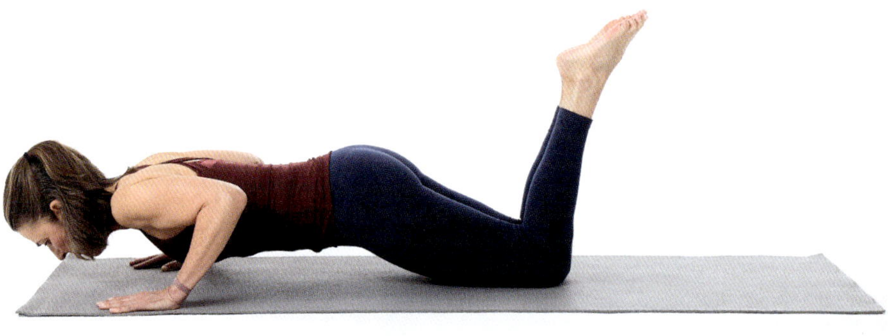

PUSH-UP ADVANCED

LEVEL 1 2 3

Diese Variante intensiviert die Stabilisationsarbeit im Rumpf und fordert zusätzlich die Balance.

Stabilisiere die Körpermitte mit der Einatmung und hebe ein Bein aus dem Hüftgelenk in die Waagrechte. Das Bein bleibt auf Höhe des Beckens – vermeide ein übermäßiges Hohlkreuz. Denke an eine imaginäre Schnur vom Brustbein bis zum Steißbein – halte den Rumpf stabil. Beuge die Arme mit der Ausatmung, bis der Oberkörper knapp über dem Boden schwebt. Strecke mit der Einatmung die Arme wieder und wechsle in der Plank-Position das Bein.

Wiederholungen: 3- bis 5-mal pro Seite

Hinweise

- Das Becken bleibt stabil – vermeide, dass es zur Seite kippt.
- Aktiviere die Bauchmuskulatur bewusst, um die Wirbelsäule zu schützen.
- Hebe das Bein nur so hoch, dass du die Kontrolle über die Bewegung behältst.
- Falls dir die Balance schwerfällt, beginne mit einer kleineren Bewegung und steigere dich allmählich.

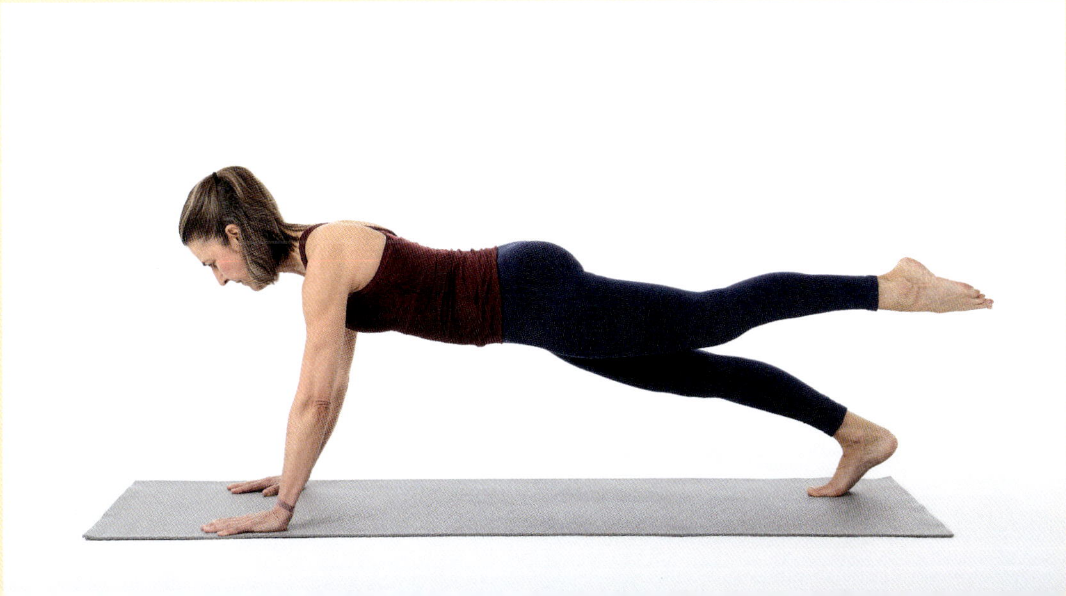

LEG PULL FRONT

LEVEL 1 2 3

Diese Übung erfordert bereits in der Ausgangsposition eine hohe Ganzkörperstabilität, da sie in der Liegestützposition ausgeführt wird. Die tiefe Rumpfmuskulatur wird durch die zusätzliche Beinbewegung intensiv gefordert. Gleichzeitig werden die Gesäß- und Beinmuskulatur sowie der Schultergürtel und die Armmuskulatur gestärkt. Aktiviert wird auch die hintere Faszienkette, indem das Bein aktiv verlängert und der Rumpf aufgespannt werden. Aufgrund ihrer Komplexität ist diese Übung also besonders effektiv für den gesamten Körper.

1. Komme in den Vierfüßlerstand und strecke von dort aus die Beine. Die Wirbelsäule bleibt lang, das Becken ist neutral positioniert.
2. Hebe mit der Einatmung ein Bein in die Waagrechte, beide Füße geflext. Halte Wirbelsäule und Becken stabil.
3. Schiebe den Körper mit der Ausatmung in dieser Position nach hinten. Die Ferse des Standbeins drückt gegen eine imaginäre Wand,. Pointe den Fuß des gehobenen Beins.
4. Schiebe den Körper mit der Einatmung wieder nach vorn, bis der Schultergürtel direkt über den Händen ist. Flexe dabei den Fuß des gehobenen Beins. Setze das Bein wieder ab und wechsle zur anderen Seite.

Wiederholungen: 3- bis 5-mal pro Seite

Hinweise

- Halte das Becken stabil, sodass der Körper in einer Linie bleibt und das Becken weder absinkt noch ansteigt.
- Halte den Kopf in Verlängerung der Wirbelsäule, weder zu tief noch überstreckt.
- Das Spielbein bleibt aktiv und sinkt nicht während der Bewegung Richtung Boden.

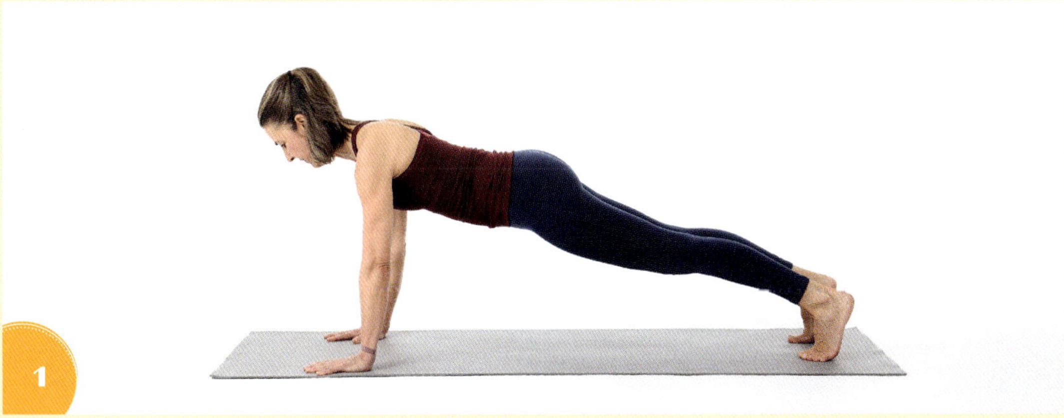

1

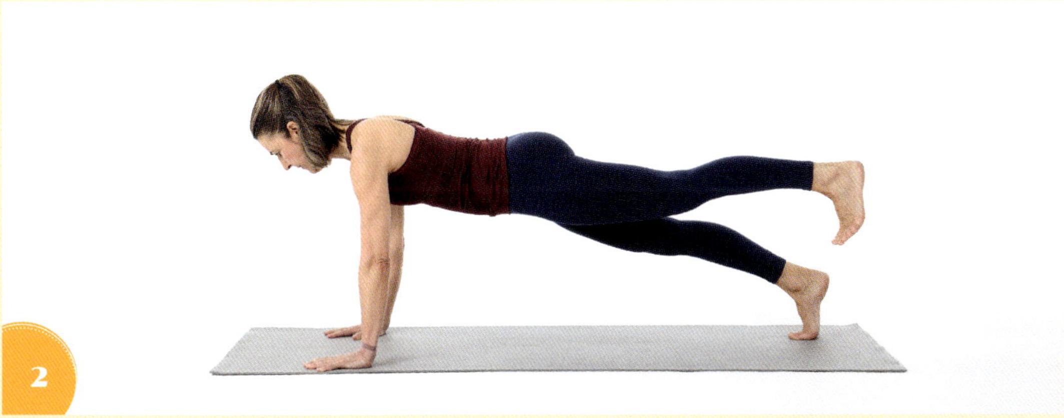

2

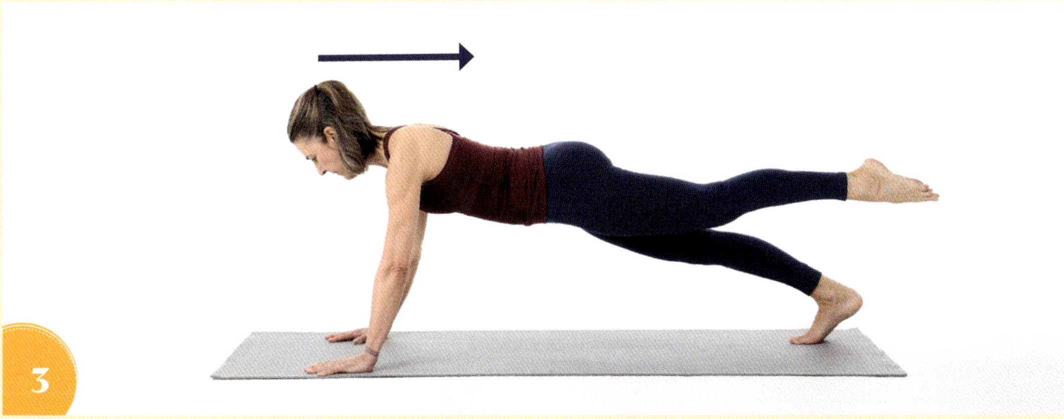

3

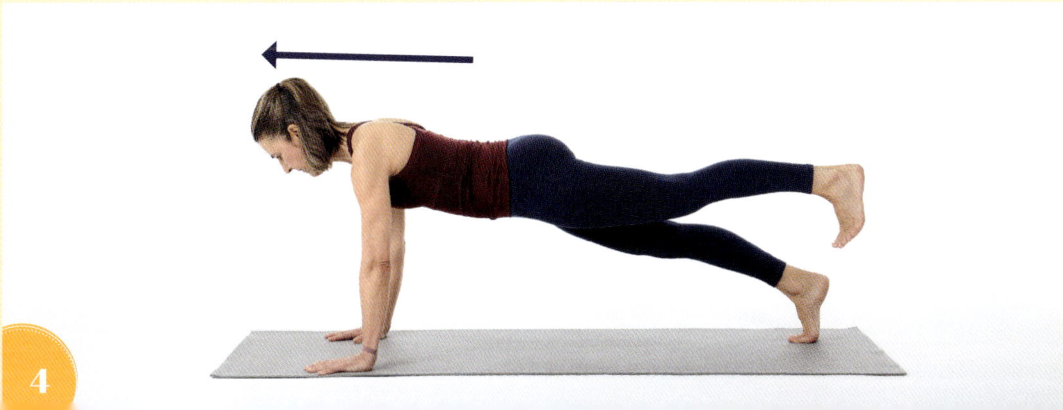

4

LEG PULL BACK – PREP

LEVEL 1 2 3

Diese Ganzkörperübung kräftigt die gesamte Rückseite des Körpers. Sie öffnet den Brustkorb, stärkt den Schultergürtel und fördert die Flexibilität sowie Kraft im Hüftbeuger und in der Oberschenkelvorderseite. Die hier gezeigte Übung mit gebeugten Beinen bietet eine stabile Basis für diese anspruchsvolle Übung.

1. Setze dich auf die Matte, platziere die Hände hinter dem Körper mit den Fingern zum Körper oder zur Seite gerichtet. Winkle die Beine an und hebe mit der Einatmung leicht das Brustbein an. Die Schlüsselbeine öffnen sich.
2. Hebe das Becken mit der Ausatmung vom Boden ab. Halte diese Position mit der Einatmung und senke das Becken mit der Ausatmung wieder ab.

Wiederholungen: 3- bis 5-mal

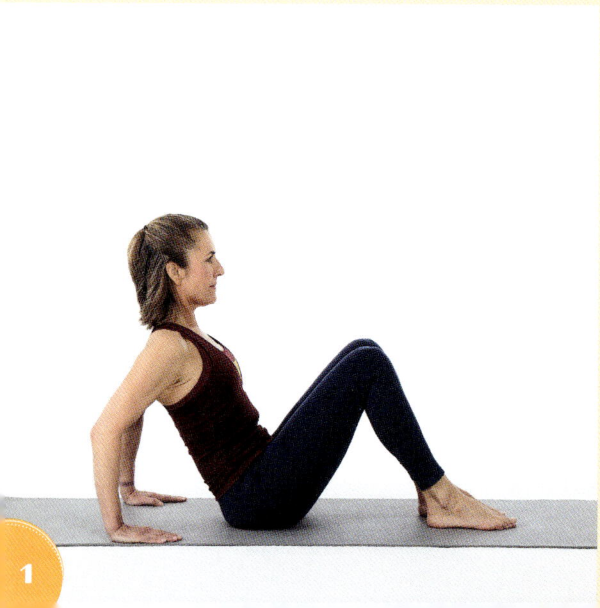

1

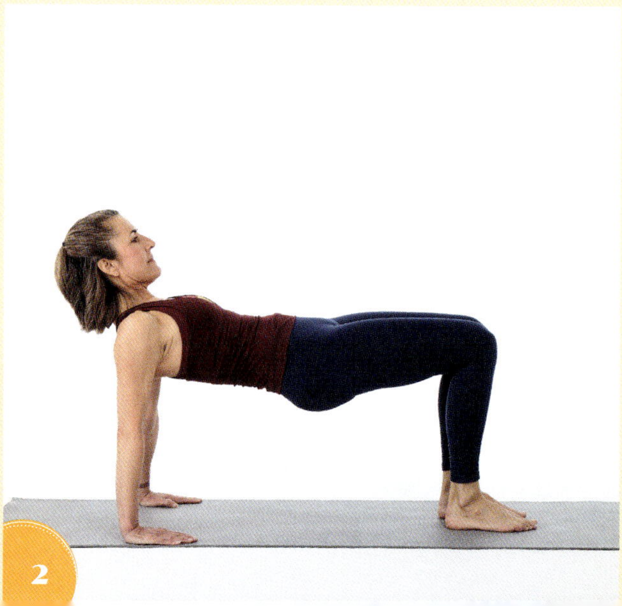

2

LEG PULL BACK

LEVEL 1 2 3

Diese Ganzkörperübung kräftigt die gesamte Rückseite des Körpers. Sie öffnet den Brustkorb, stärkt den Schultergürtel und fördert die Flexibilität sowie Kraft im Hüftbeuger und in der Oberschenkelvorderseite. In der hier gezeigten Variante hebst du in der oberen Position ein Bein gebeugt an, damit steigerst du den Kraftaufwand und brauchst auch mehr Rumpfstabilität als in der Basisübung, um das Gleichgewicht zu halten.

1. Setze dich auf die Matte, platziere die Hände hinter dem Körper mit den Fingern zum Körper oder zur Seite gerichtet. Verlängere den Oberkörper mit der Einatmung und hebe leicht das Brustbein an, um die Schlüsselbeine zu öffnen.
2. Hebe das Becken mit der Ausatmung vom Boden ab. Halte diese Position mit der Einatmung. Mit der Ausatmung hebe ein Bein angewinkelt vom Boden ab, das Bein behält den 90-Grad-Winkel im Knie bei, der Unterschenkel ist parallel zum Boden ausgerichtet. Das Becken bleibt angehoben. Setze das Bein mit der Einatmung wieder ab und wechsle beim nächsten Beckenheben die Seite.

Wiederholungen: 3- bis 5-mal pro Seite

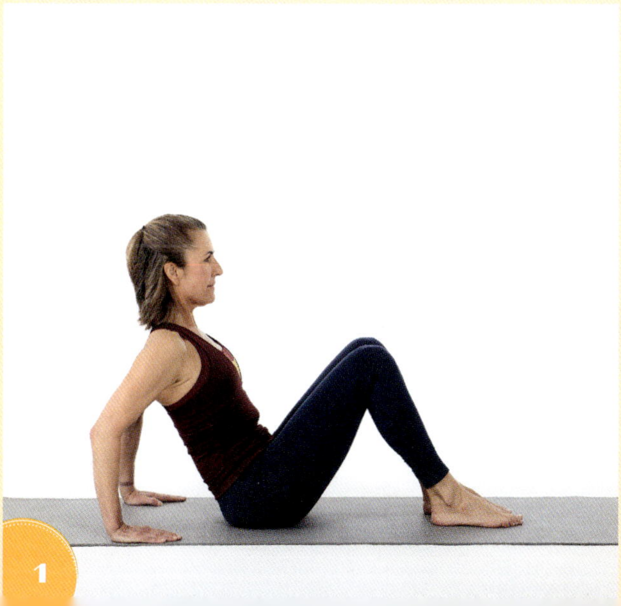
1

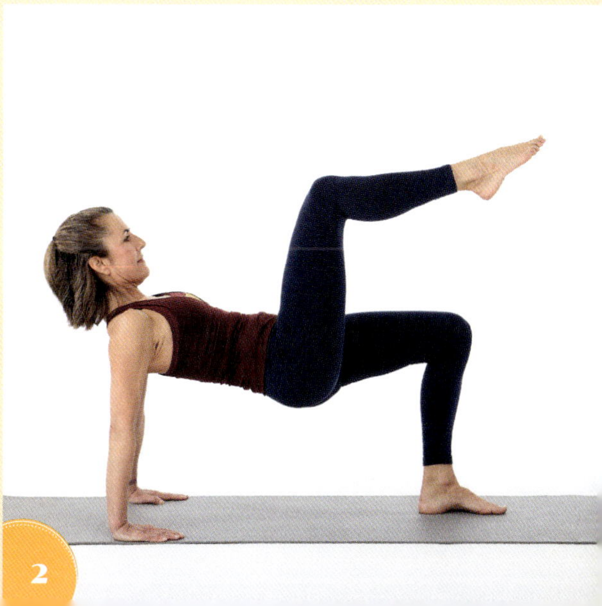
2

LEG PULL BACK ADVANCED

LEVEL 1 2 **3**

Hier trainierst du nun die Originalfassung dieser anspruchsvollen Ganzkörperübung. Sie kräftigt die gesamte Rückseite des Körpers, öffnet den Brustkorb, stärkt den Schultergürtel und fördert die Flexibilität sowie Kraft im Hüftbeuger und in der Oberschenkelvorderseite. Die Übung aktiviert die gesamte hintere Faszienkette und verbessert die Schulterstabilität.

1. Setze dich auf die Matte, platziere die Hände hinter dem Körper mit den Fingern zum Körper oder zur Seite gerichtet. Strecke beide Beine vor dir in den Langsitz.
2. Hebe das Becken mit der Ausatmung in die umgekehrte Liegestützposition an, die Beine bleiben gestreckt. Halte die Position für eine Einatmung.
3. Drehe die Beine aus der Hüfte in die V-Position, also in die Außenrotation. Hebe mit der Ausatmung ein Bein gestreckt nach oben.
4. Senke es wieder ab und halte die Stützposition mit der Einatmung.
5. Hebe mit der Ausatmung das andere Bein gestreckt in der Außenrotation nach oben und senke es wieder ab. Senke das Becken mit der Einatmung zurück in die Ausgangsposition.

Wiederholungen: 3- bis 5-mal pro Seite

Hinweise

- Achte darauf, dass das Becken stabil bleibt und nicht durchhängt.
- Halte die Brustwirbelsäule in einer neutralen Position, vermeide eine übermäßige Überstreckung.
- Der Kopf bleibt in Verlängerung der Wirbelsäule und fällt nicht in den Nacken.

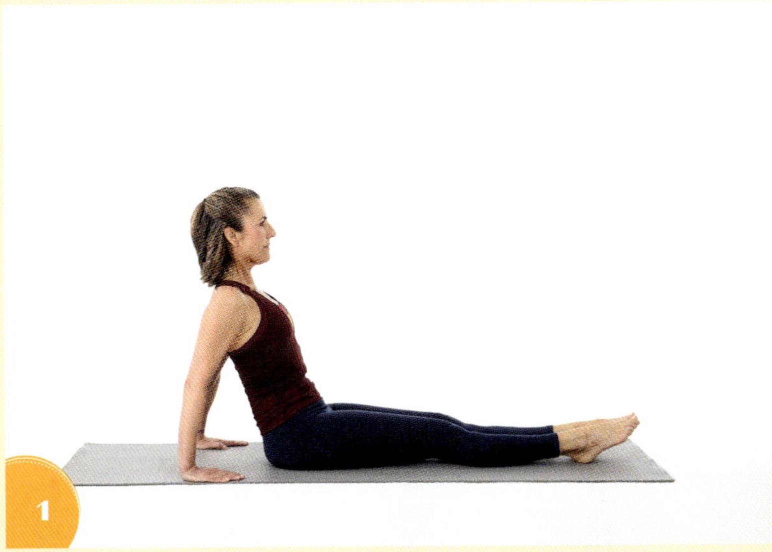
1

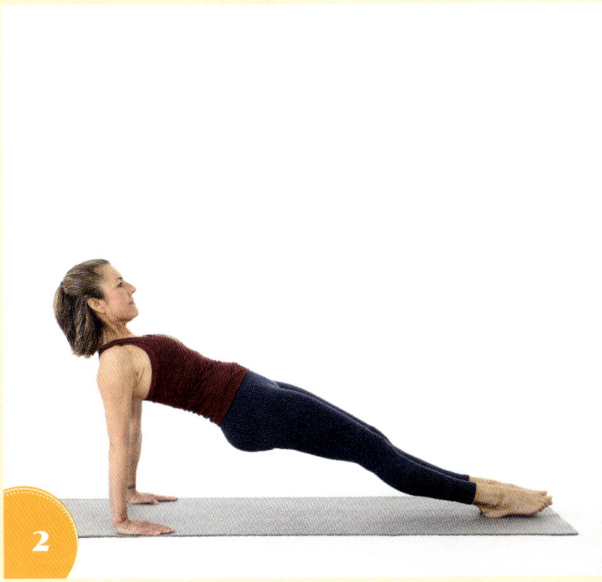
2

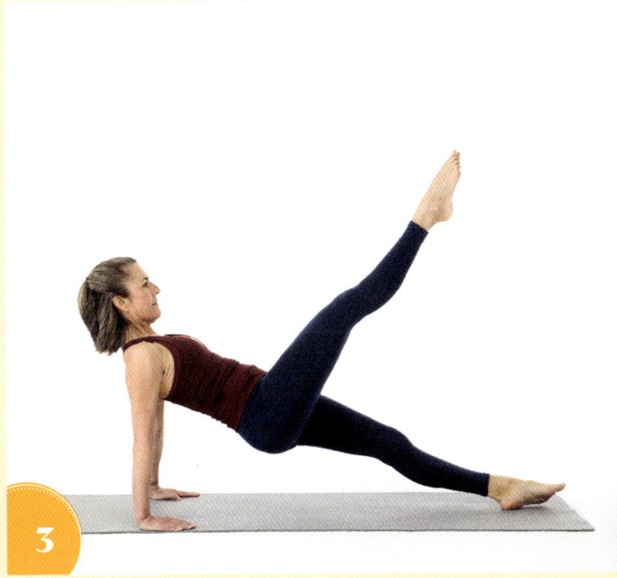
3

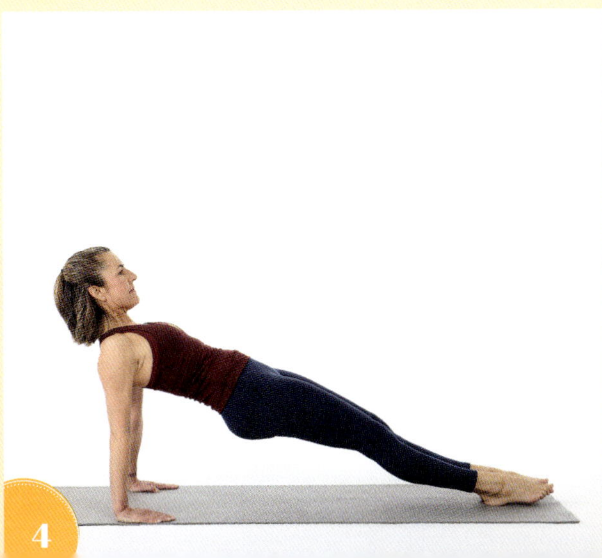
4

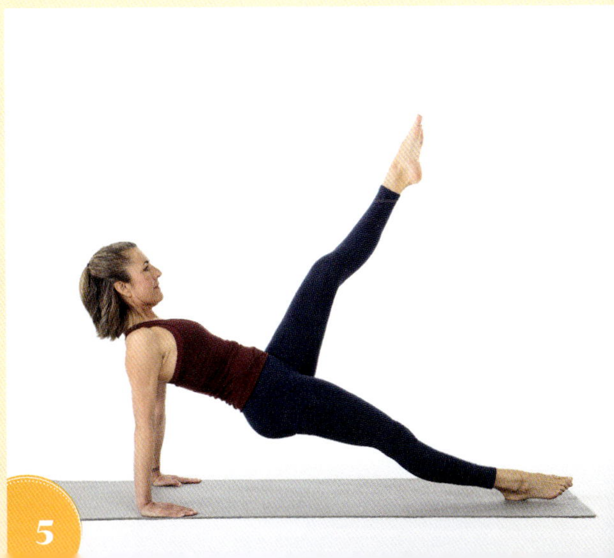
5

ÜBUNGEN FÜR DEN COOL-DOWN

Für den Cool-down eignen sich beruhigend wirkende Atemübungen, aber auch ein sanftes Rückenprogramm. Die Regeneration unterstützende Übungen für die Hüfte oder die progressive Muskelentspannung nach Jacobson eignen sich sehr gut, um eine intensive Übungseinheit abzuschließen. Für die letzteren Optionen findest du QR-Codes, die du scannen kannst. Lasse dich dann durch die jeweilige Übung hindurchführen. Die Anleitung für eine wunderbar entspannende Atemübung findest du gleich hier im Anschluss.

ATEMÜBUNG FÜR DEN COOL-DOWN: BERUHIGENDE 4-6-8-ATMUNG

Diese Atemübung hilft, nach dem Training das Nervensystem zu beruhigen, die Herzfrequenz zu senken und in einen entspannten Zustand zu gelangen. Diese Übung eignet sich perfekt als Abschluss nach einer Pilatessession oder einem intensiven Training. Du kannst sie aber auch vor dem Einschlafen praktizieren, um deine Schlafqualität zu verbessern.

1. Setze dich bequem hin oder lege dich auf den Rücken. Schließe sanft die Augen und lege eine Hand auf den Bauch und die zweite auf den Brustkorb.
2. Atme langsam durch die Nase ein und zähle dabei bis vier. Halte den Atem für 6 Sekunden. Atme langsam durch den Mund aus und zähle bis acht.

Dauer: Wiederhole die Sequenz für 3 bis 5 Minuten, idealerweise vor dem Einschlafen.

Hinweise

- Achte darauf, dass dein Atem ruhig und gleichmäßig bleibt.
- Wenn dir der Zyklus zu lang ist, beginne mit der 2-3-4-Atmung, das heißt, du atmest auf zwei zählend ein, hältst den Atem an, währed du bis drei zählst, und atmest auf vier Zählzeiten aus.
- Verlängere das Ausatmen bewusst, um den Parasympathikus (Ruhemodus) zu aktivieren.
- Spüre, wie sich dein Körper mit jeder Ausatmung mehr entspannt.

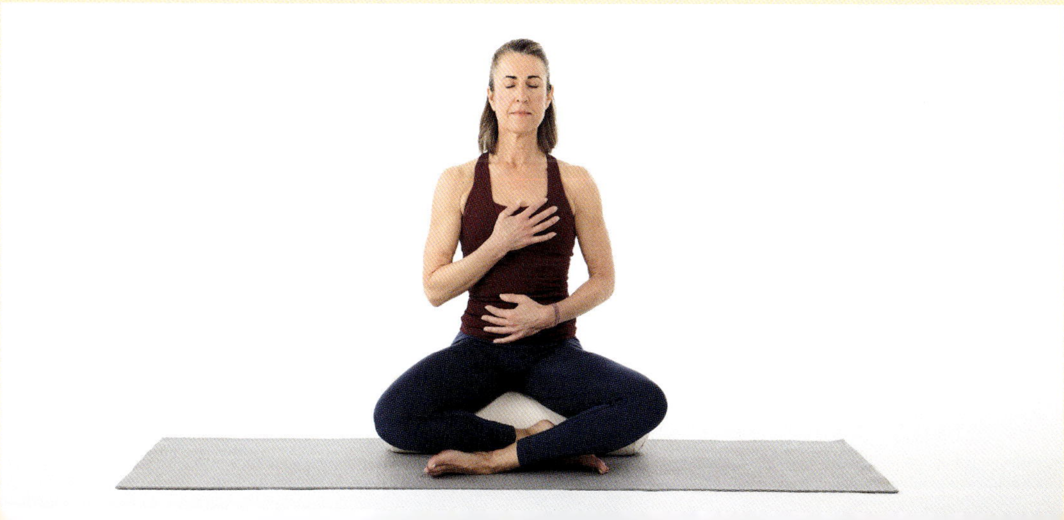

KAPITEL 4

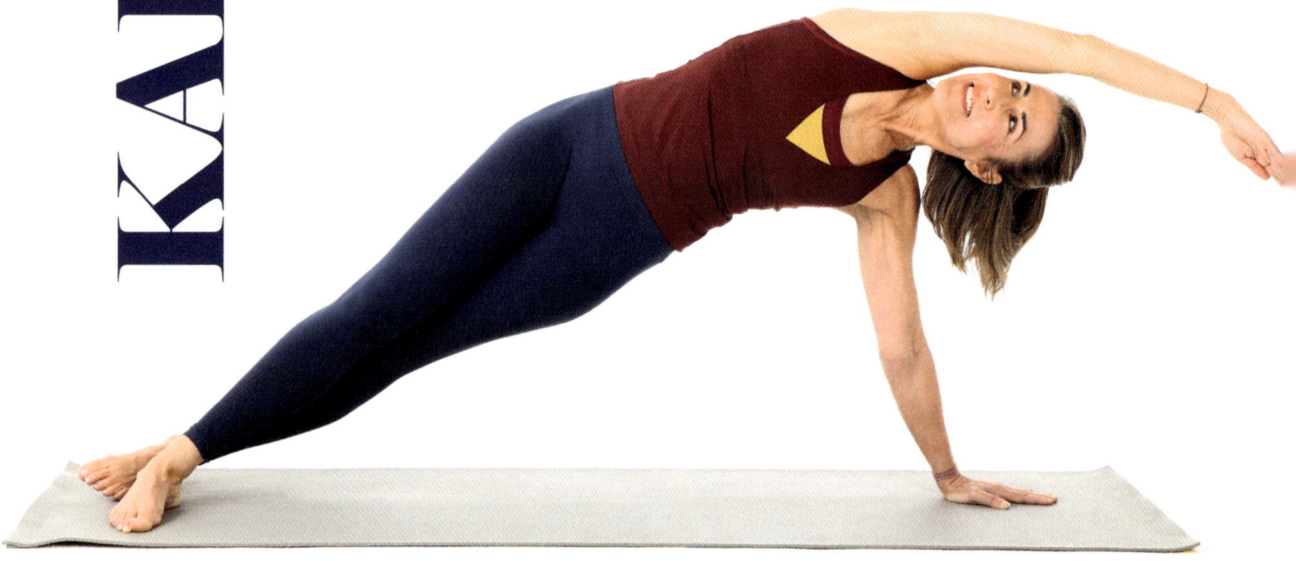

TAKE-AWAYS – WERTVOLLE ERGÄNZUNGEN FÜR DEIN TRAINING

Pilates ist ein ganzheitliches Bewegungssystem, das weit über Kräftigung und Mobilisation hinausgeht. Es verbindet Atmung, Achtsamkeit und präzise Bewegung, um den Körper in seiner natürlichen Funktion zu unterstützen. Doch manchmal sind es die kleinen zusätzlichen Elemente – bewährte Übungen, neue wissenschaftliche Erkenntnisse oder gezielte Impulse –, die dein Training noch effektiver machen. In diesem abschließenden Kapitel findest du wertvolle Take-aways, die du flexibel in dein Pilatesprogramm integrieren kannst. Diese zusätzlichen Impulse helfen dir, dein Training zu intensivieren und bestimmte Aspekte deines Körpers gezielt zu fördern.

DEN FOKUS AUF NEUE SCHWERPUNKTE LEGEN

Welche Themen erwarten dich?

- Das vegetative Nervensystem – die Schaltzentrale unseres Wohlbefindens
- Basiswissen zum Beckenboden – Fundament einer stabilen Körpermitte
- Faszientraining – die Kraft der Geschmeidigkeit
- Die Muskulatur – unser biologischer Jungbrunnen

Jedes dieser Themen ergänzt dein Pilatestraining auf sinnvolle Weise. Du kannst die Übungen zusätzlich in dein Training integrieren oder als Inspiration für deinen Alltag nutzen. Dein Körper wird es dir danken.

DAS VEGETATIVE NERVENSYSTEM – DEIN INNERER TAKTGEBER UND DIE ROLLE VON PILATES

Das vegetative Nervensystem (VNS) steuert viele lebenswichtige Prozesse in unserem Körper – darunter Herzschlag, Atmung, Verdauung und die Fähigkeit, zwischen Aktivierung und Entspannung zu wechseln. Es arbeitet größtenteils unbewusst, doch wir haben die Möglichkeit, es positiv zu beeinflussen.

Anatomisch gesehen besteht das vegetative Nervensystem aus zwei Hauptbereichen:

- Der Sympathikus bereitet den Körper auf Aktivität und Leistungsbereitschaft vor. Er erhöht die Herzfrequenz, erweitert die Bronchien und versetzt den Körper in einen Zustand der Anspannung – bereit zu handeln.

- Der Parasympathikus mit dem Vagusnerv als Hauptakteur fördert Regeneration, Verdauung und Entspannung. Er senkt die Herzfrequenz, reguliert den Blutdruck, unterstützt die Verdauung und hilft dem Körper, sich zu erholen.

Darüber hinaus steuert das enterische Nervensystem, das als »Bauchhirn« bekannt ist, unabhängig von Gehirn und Rückenmark viele Verdauungsprozesse. In diesem Abschnitt konzentrieren wir uns jedoch auf die Hauptsysteme des vegetativen Nervensystems.

Diese beiden Systeme arbeiten in einem dynamischen Gleichgewicht und passen sich ständig an innere und äußere Reize an. Besonders der Vagusnerv, welcher dem Parasympathischen System zugeordnet ist, spielt dabei eine zentrale Rolle, da er viele Organe direkt beeinflusst und eine Verbindung zwischen Nervensystem, Atmung und emotionalem Wohlbefinden herstellt. Die Polyvagal-Theorie von Stephen Porges, Psychiater und Neurowissenschaftler, beschreibt nicht nur den Wechsel zwischen Stress (Sympathikus) und Entspannung (Parasympathikus), sondern auch die Bedeutung sozialer Interaktion für ein stabiles Nervensystem.

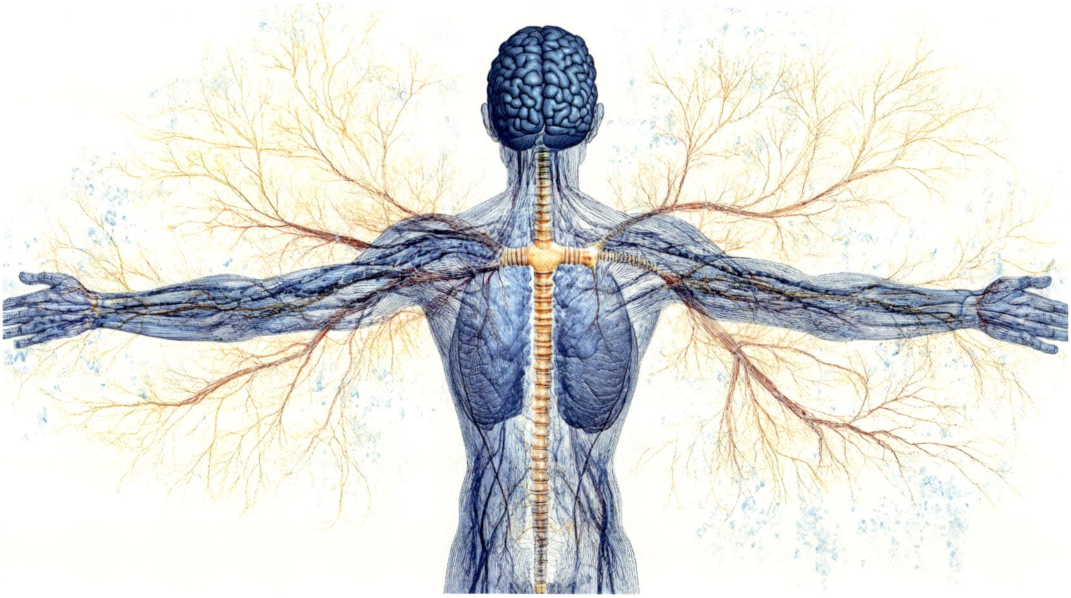

Symbolische Darstellung des vegetativen Nervensystems.

Pilates kann das vegetative Nervensystem positiv beeinflussen, indem es bewusste Atmung, sanfte Bewegungen und gezielte Aktivierung bestimmter Körperregionen kombiniert. Diese Verbindung fördert nicht nur körperliche Stabilität, sondern schafft auch ein Gefühl von Sicherheit und innerer Ausgeglichenheit.

Im nächsten Abschnitt schauen wir uns genauer an, welchen Einfluss der Vagusnerv auf unser Wohlbefinden hat und wie er gezielt aktiviert werden kann.

INNERE RUHE UND REGENERATION – DIE KRAFT DES VAGUSNERVS

Als wichtiger Akteur des Parasympathikus beeinflusst der Vagusnerv zahlreiche lebenswichtige Prozesse. Er ist damit ein Schlüssel zu Entspannung und Regeneration. Sein Name leitet sich vom lateinischen Wort *vagus* (»umherschweifend«) ab, was seine weitreichende Verbindung zu vielen Organen treffend beschreibt. Er reguliert unter anderem Atmung, Herzschlag, Blutdruck, Verdauung und unsere Fähigkeit, Stress zu verarbeiten.

Ein hoher Vagustonus – also eine starke Aktivität des Vagusnervs – fördert:

- schnellere Erholung nach Stress,
- eine tiefere, ruhigere Atmung,
- eine stabile Herzratenvariabilität,
- optimale Verdauung und allgemeines Wohlbefinden,
- emotionale Ausgeglichenheit und Resilienz.

Pilatesübungen, die Atmung, sanfte Bewegung und Selbstberührung kombinieren, können den Vagusnerv aktivieren und das Nervensystem in eine tiefe Entspannung versetzen.

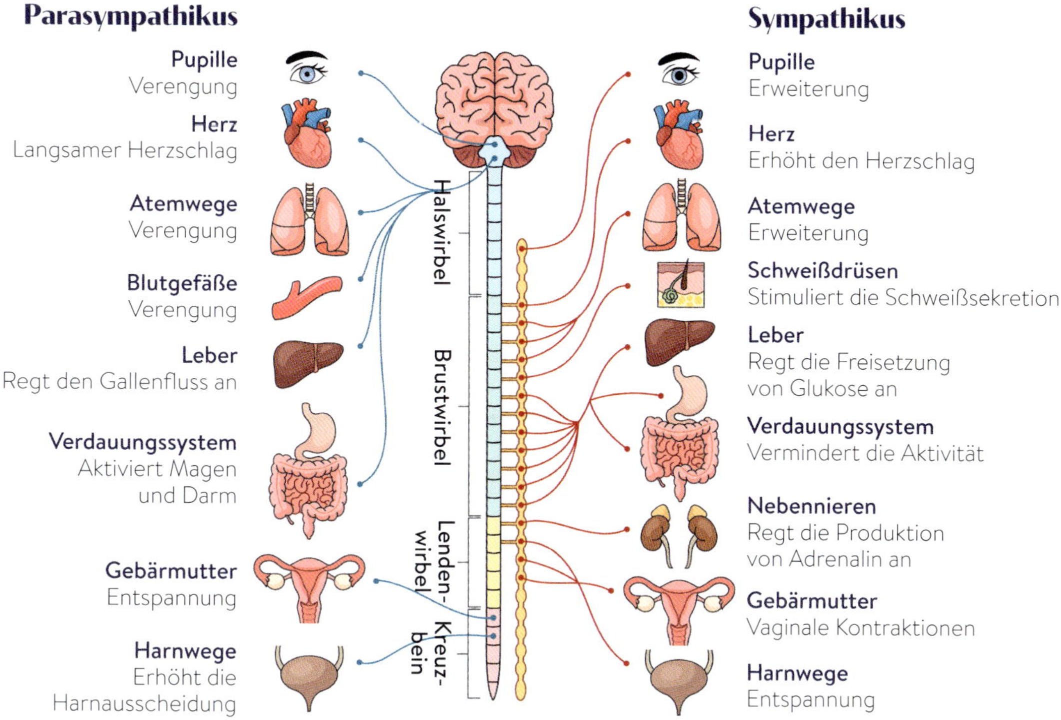

Das vegetative Nervensystem teilt sich in Sympathikus und Parasympathikus. Sie sind Gegenspieler, die sich im besten Fall situativ anpassen und uns zur rechten Zeit aktivieren und entspannen lassen.

DER VAGUSNERV – SEIN VERLAUF UND SEINE BEDEUTUNG

Der Vagusnerv entspringt im Hirnstamm, genauer in der *Medulla oblongata* (Bulbärhirn), die für lebenswichtige Funktionen wie Atmung, Herzschlag und Reflexe zuständig ist. Von dort verläuft er nach unten und verlässt den Schädel durch das *Foramen jugulare*, eine kleine Öffnung direkt hinter dem Ohr. Diese Region ist besonders sensibel für Verspannungen, die die Reizweiterleitung in den Nerven stören können.

Auf seinem Weg durch den Hals verläuft der Vagusnerv nahe am ersten Halswirbel (Atlas) und in Richtung Kehlkopf. Deshalb spielt eine gute Kopfhaltung eine wichtige Rolle. Da er mit Kehlkopf, Stimmbändern und Rachen verbunden ist, können Summen, Singen oder Gurgeln den Nerv direkt stimulieren und seinen Tonus verbessern. Diese Techniken haben nicht nur eine entspannende Wirkung, sondern unterstützen auch das Immunsystem: Ein gut tonisierter Vagusnerv wirkt entzündungshemmend unter anderem über die Freisetzung von Acetylcholin (ein beruhigender Botenstoff des parasympathischen Nervensystems), senkt den Cortisolspiegel und fördert regenerative Prozesse im Körper.

Weiter unten erreicht der Vagusnerv das Herz, wo er den Rhythmus des Herzschlags reguliert: Der rechte Zweig steuert den Sinusknoten (Herzschlag), der linke beeinflusst die Frequenz. Eine sanfte Berührung oder Massage des Brustbereichs kann die vagale Aktivität anregen und das Nervensystem beruhigen.

Vom Herzen aus zieht der Nerv durch das Zwerchfell, unseren wichtigsten Atemmuskel. Weil er direkt hindurch verläuft, ist die Atmung eine der effektivsten Möglichkeiten, ihn zu stimulieren. Besonders tiefes Atmen in den Bauch mit einer verlängerten Ausatmung aktiviert den Vagusnerv. Auch sanfte Seitdehnungen helfen, das Zwerchfell geschmeidig zu halten und die vagale Aktivität zu fördern.

Schließlich erreicht der Vagusnerv den Bauchraum, wo er die Verdauung reguliert. Er steuert die Ausschüttung von Verdauungssäften, unterstützt die Darmbewegung und beeinflusst das gesamte Magen-Darm-System. Eine sanfte Bauchmassage kann dabei helfen, die Verdauung zu harmonisieren und den Nerv weiter zu aktivieren.

WARUM DER VAGUSNERV WICHTIG FÜR DIE PILATESÜBUNGEN IST

Die Pilatespraxis integriert auf natürliche Weise Techniken, die den Vagusnerv indirekt stimulieren. Viele klassische Übungen fördern über sanfte Bewegungen die Mobilisation der Wirbelsäule und die bewusste Atmung eine positive Wirkung auf das Nervensystem. Auch sanftes Ausklopfen oder gezielte Massagen unterstützen die Regulation und Entspannung.

Zusätzlich gibt es spezielle Techniken, die den Vagusnerv noch intensiver aktivieren. Dazu gehören das bewusste Ablegen der Hand auf das Brustbein, die gezielte Mobilisation des Zwerchfells durch Bewegung sowie die Aktivierung der tiefen Bauchmuskulatur zur Förderung der Peristaltik. Diese gezielten Impulse helfen, den Körper noch effektiver in einen Zustand der Regeneration zu führen.

WIE DU DEN VAGUSNERV GEZIELT AKTIVIEREN KANNST

Der Vagusnerv lässt sich durch bewusste Bewegung, Berührung und Atmung direkt stimulieren. Besonders wirksam sind:

- **Massage hinter dem Ohr:** Am Warzenfortsatz des Schädels verläuft der Vagusnerv relativ oberflächlich. Eine Massage in diesem Bereich fördert tiefe Entspannung.
- **Ohrmassage:** Über feine Nervenfasern ist das Ohr mit dem Vagusnerv verbunden. Massagen der Ohrmuschel, sanftes Ziehen oder das Drücken bestimmter Punkte – besonders nahe dem Gehöreingang – unterstützen die vagale Aktivität.
- **Bewegungen für Kopf und Nacken:** Sanftes Nicken oder kreisende Bewegungen mit der Nase lösen Verspannungen und erleichtern den Fluss des Vagusnervs.
- **Summen, Singen und Gurgeln:** Die Vibrationen der Stimme stimulieren den Vagusnerv durch seine Verbindung zum Kehlkopf.
- **Sanftes Klopfen oder Streichen über das Brustbein:** Unterstützt die vagale Kontrolle des Herzens.
- **Tiefe Bauchatmung mit verlängerter Ausatmung:** Fördert die vagale Aktivität und hilft dem Körper, Stress abzubauen.
- **Sanfte Bauchmassage im Oberbauch:** Unterstützt die Verdauung und bringt das Nervensystem ins Gleichgewicht.
- **Sanftes Blinzeln, Augenyoga oder Blicksenken:** kann Nervensystem beruhigen und tiefe Entspannung fördern.
- **Kaltwasseranwendungen:** Allein das Gesicht zehnmal mit kaltem Wasser zu waschen, hat bereits einen positiven Einfluss auf den Vagusnerv – ganz abgesehen von kalten Duschen. Weit verbreitet ist mittlerweile auch das Eisbaden, wobei Letzteres ausschließlich unter professioneller Führung und Anleitung durchgeführt werden sollte.

MIT DER PRAXIS STARTEN

Hier findest du eine Auswahl an Übungen, die du entweder als kompaktes Vagus-Workout absolvieren oder flexibel in deinen Alltag integrieren kannst. Wähle, was dir guttut – sei es eine Übung für zwischendurch oder als bewusste Pause. Mit der Zeit wird dein Körper sich daran erinnern und immer schneller in einen Zustand der Entspannung zurückfinden.

MINIPROGRAMM ZUR STIMULATION DES VAGUSNERVS

Dieses kurze Programm kombiniert sanfte Pilatesübungen mit gezielten Techniken zur Aktivierung des Vagusnervs. Es eignet sich ideal als energievoller Start in den Tag oder als beruhigende Einheit am Abend. Die Übungen können sowohl als vollständige Sequenz praktiziert als auch einzeln herausgepickt und flexibel in den Alltag integriert werden – wichtig ist vor allem, dass du regelmäßig übst.

NACKENMASSAGE MIT EINEM HANDTUCH

Diese Massage lockert die Nackenmuskulatur, fördert die Durchblutung und kann Spannungen im Schulterbereich reduzieren. Da der *Nervus phrenicus* – dies ist der Nerv, der das Zwerchfell steuert – durch den Nacken verläuft, kann eine entspannte Nackenmuskulatur auch eine freiere und tiefere Atmung unterstützen.

Warum beeinflusst diese Massage die Atmung? Der Zwerchfellnerv *(Nervus phrenicus)* entspringt im Halsbereich (Wirbel C3 bis C5) und steuert die Bewegung des Zwerchfells. Er sorgt dafür, dass wir automatisch und tief atmen können. Verspannungen im Nacken können ihn beeinträchtigen, was sich auf die Atmung auswirken kann.

1. Setze oder stelle dich aufrecht hin und lege ein Handtuch locker um den Nacken. Halte beide Enden in den Händen.
2. Reibe es mit kleinen, schnellen Bewegungen von links nach rechts über den Nacken, um die Muskulatur zu massieren.
3. Drehe den Kopf sanft zur Seite, um die seitliche Nackenmuskulatur zusätzlich zu dehnen.

Dauer: Übe diese Übung so lange aus, bis du eine sanfte Rötung oder auch ein angenehmes Kribbeln im Nackenbereich wahrnimmst.

Hinweis: Atme während der Übung bewusst durch die Nase ein und aus.

Tipp

Integriere diese Übung täglich nach dem Duschen, während du dich abtrocknest.

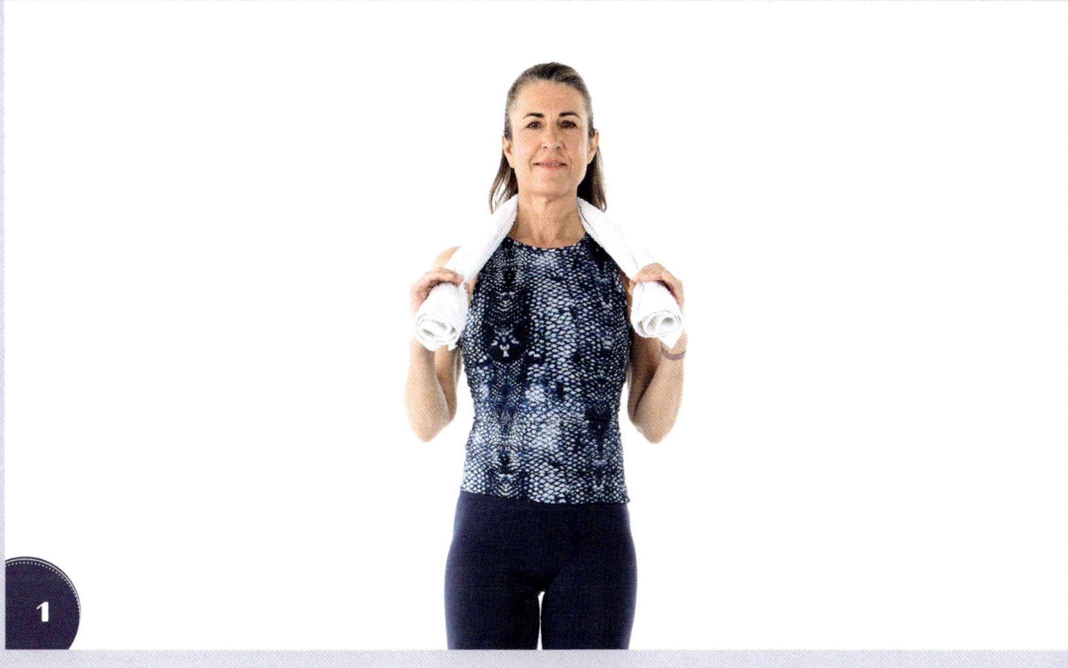

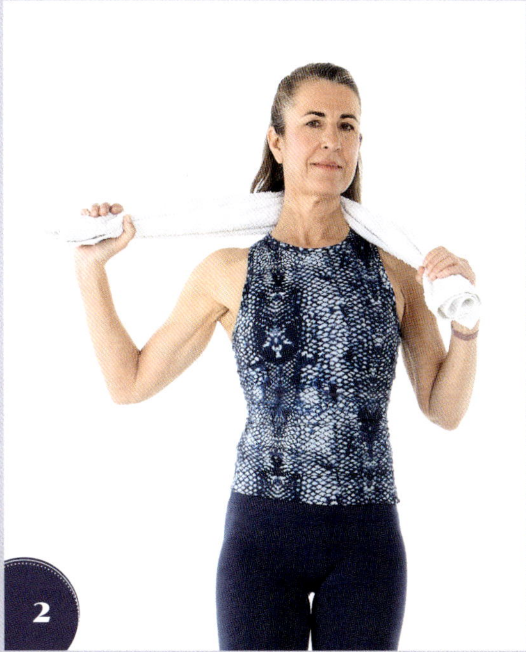

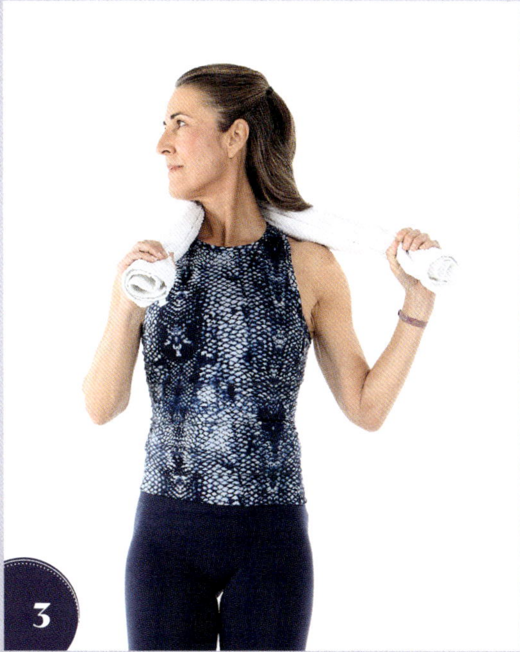

HEAD NOD & NOSE CIRCLE – LOCKERUNG FÜR NACKEN UND NERVENSYSTEM

Diese Übung unterstützt die Entspannung und löst Spannungen im oberen Rücken.

1. Lege dich auf den Rücken, nicke sanft 8-mal mit dem Kopf.
2. Zeichen dann kleine Kreise mit der Nasenspitze vertikal in Richtung Decke: 4-mal nach rechts 4-mal nach links. Wiederhole dies 2-mal in beide Richtungen.

Dauer: 8-mal auf und ab und jeweils 4-mal zu jeder Seite

Hinweise

- Alle Bewegungen bleiben klein, ohne Anspannung im Nacken.
- Unterstützend den Nacken bei Bedarf massieren.

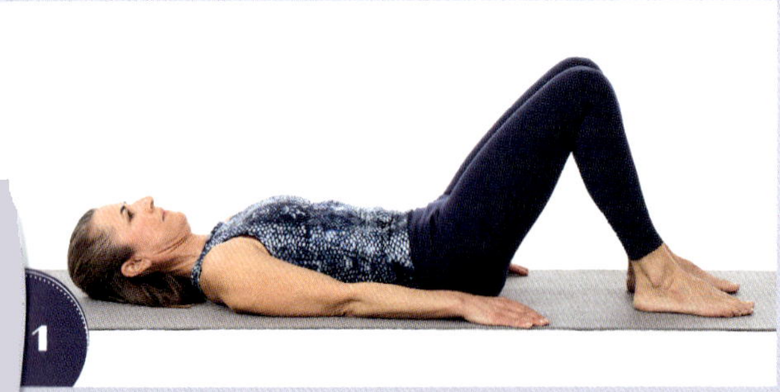

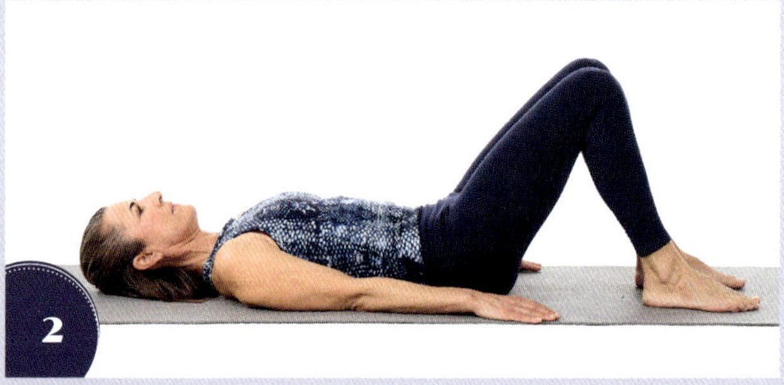

SUMMEN (HUMMING) – DIE VIBRATION DER ENTSPANNUNG

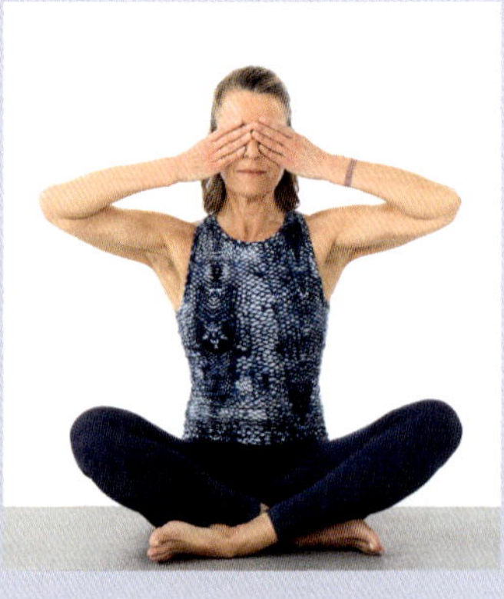

Die verstärkte Eigenwahrnehmung intensiviert die Wirkung, beruhigt das Nervensystem und stärkt den Vagusnerv.

Setze dich hin und atme bewusst durch die Nase ein. Beginne beim Ausatmen mit geschlossenem Mund zu summen und spüre die sanften Vibrationen in deinem Körper.

Dauer: Nach ein paar Wiederholungen verschließe deine Augen und Ohren und summe mindestens 10 weitere Runden.

SEITLICHE DEHNUNG MIT ATMUNG UND AUSSTREIFEN – RAUM FÜR MEHR ENTSPANNUNG

Alle Seitbewegungen des Körpers aktivieren nicht nur die Zwischenrippenmuskulatur (Interkostalmuskulatur), sondern schaffen gezielt Raum für die inneren Organe – je nach Seite etwa für Lunge, Niere, Milz oder Leber. Diese Öffnung wirkt sich positiv auf die Atemtiefe aus. Gleichzeitig werden – wie bereits beschrieben – durch das sanfte Dehnen, Reiben und Massieren die mechanosensiblen Rezeptoren (Mechanorezeptoren) stimuliert, was das vegetative Nervensystem auf regulierende Weise beeinflusst.

1. Setze dich in den Schneidersitz oder stelle dich aufrecht hin. Strecke einen Arm über den Kopf.
2. Neige den Oberkörper sanft zur Seite.

Hinweise

- Atme tief in die gedehnte Seite ein und spüre, wie sich dein Brustkorb weitet. Mit der freien Hand kannst du sanft über deine Flanken streichen oder, wenn es angenehm ist, die Seite leicht ausklopfen, um die Spannung zu lösen.
- Spüre, wie dein Atem immer tiefer fließt und die Dehnung sich mit jeder Ausatmung vertieft.

Dauer: 2 bis 4 Atemzüge pro Seite

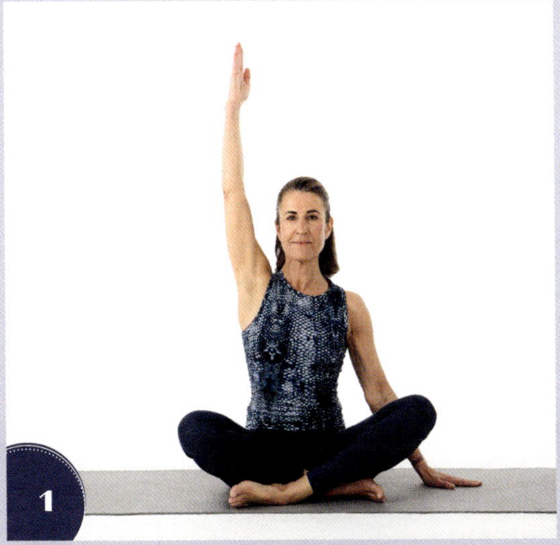

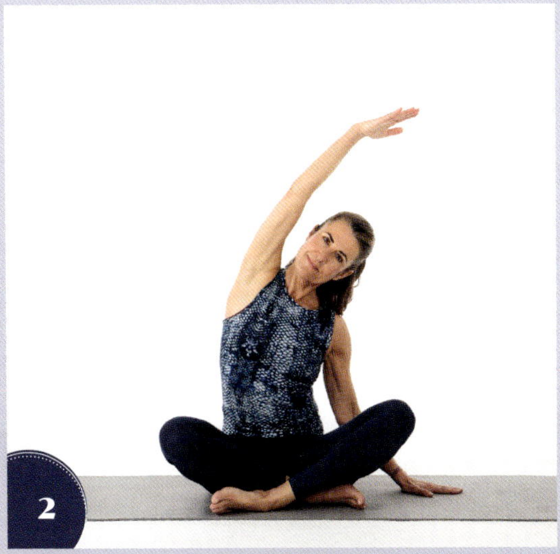

SHELL STRETCH – BERUHIGUNG FÜR KÖRPER UND GEIST

Diese Haltung beruhigt das Nervensystem und fördert die Regeneration.

Knie dich auf die Matte in die Child Pose (Shell Stretch). Platziere hierfür die Stirn auf der Matte und strecke die Arme nach vorn aus. Atme tief und langsam in den unteren Rücken.

Dauer: mindestens 10 Atemzüge. Wenn es sich gut anfühlt, kannst du noch länger verweilen und die entspannende Wirkung vertiefen.

Hinweise

- Falls nötig, unterlagere die Knie oder die Stirn mit einem Kissen oder Ähnlichem, damit die Position so angenehm wie möglich ist.
- Falls es dir nicht möglich ist, diese Position einzunehmen, lege dich auf den Rücken, ziehe die Beine zur Brust oder lege dich auf die Seite in die Embryostellung.

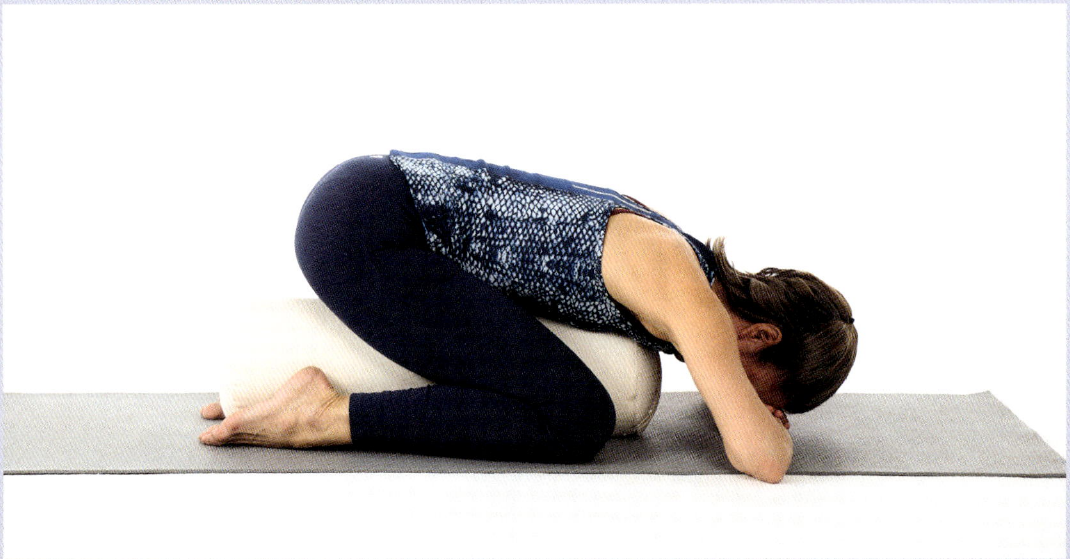

ZWERCHFELL AUSSTREICHEN – SPANNUNG LÖSEN UND FREIER ATMEN

Viele Menschen haben ein verspanntes Zwerchfell, was zu flacher Atmung, Druckgefühlen im Brustbereich oder Verdauungsbeschwerden führen kann. Eine einfache Möglichkeit, Spannungen zu lösen, ist das sanfte Ausstreichen des Zwerchfells.

1. Lege dich entspannt auf den Rücken, stelle die Beine auf oder strecke sie aus. Setze die Fingerkuppen unterhalb des Brustbeins an und streiche mit leichtem Druck entlang der Rippenbögen bis zur unteren »fliegenden« Rippe. Atme tief ein, sodass sich der Bauch hebt.
2. Beim langsamen Ausatmen lasse die Finger sanft unter das Zwerchfell gleiten.

Wiederholungen: 8- bis 12-mal

Hinweis: Spüre, wie sich das Gewebe mit jeder Ausatmung lockert.

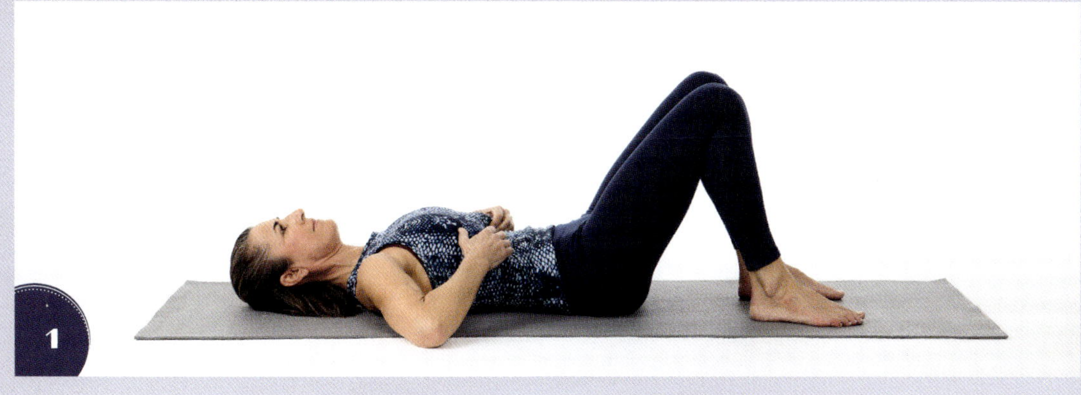

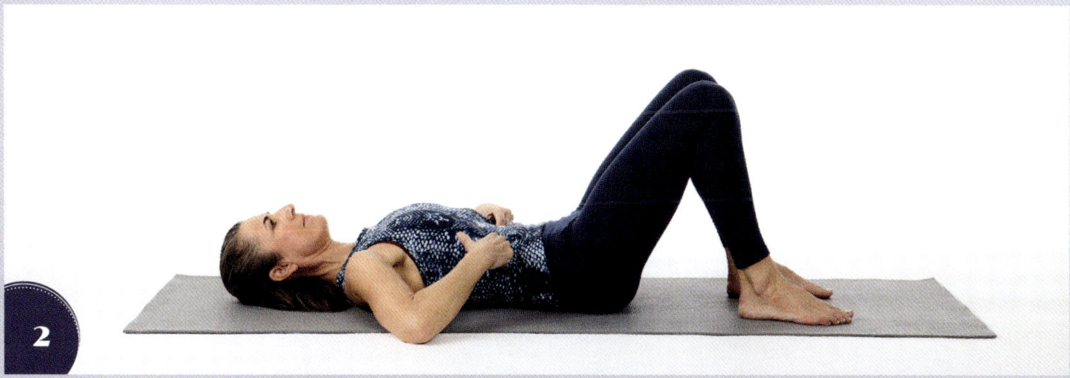

ZWERCHFELLATMUNG – DER SCHLÜSSEL ZUR TIEFENENTSPANNUNG

Diese Atemübung wird unterstützt durch eine sanfte Berührung deiner Hände, um die taktile Wahrnehmung noch gezielter zu aktivieren – du nimmst die Bewegung deiner Atmung bewusster wahr. Je nachdem, ob sich eher der Brustkorb oder der Bauchraum hebt, kannst du die Qualität deines Atems spüren und beobachten. Diese Form der achtsamen Selbstwahrnehmung hilft deinem Nervensystem, sich zu regulieren und allmählich zu beruhigen.

1. Lege dich auf den Rücken. Platziere eine Hand auf den Bauch, die andere auf die Brust. Atme sanft und bewusst durch die Nase ein. Lenke den Atemfluss zunächst in den untersten Bereich des Rippenbogens, dehne dann den mittleren Bereich auf. Spüre, wie sich der Bauch sanft hebt, ohne dass du dich dabei verspannst – die Bewegung sollte sich natürlich und frei anfühlen.
2. Atme langsam durch leicht geöffnete Lippen aus und spüre, wie sich die Rippenbögen wieder absenken und der Bauch entspannt.

Dauer: Führe diese Übung so lange aus, bis du ein Gefühl der Entspannung nicht nur auf körperlicher, sondern auch auf mentaler Ebene wahrnimmst.

Hinweis: Falls der untere Rippenbereich verspannt ist, kannst du das Zwerchfell sanft ausstreichen, um die Atmung weiter zu lösen und zu vertiefen.

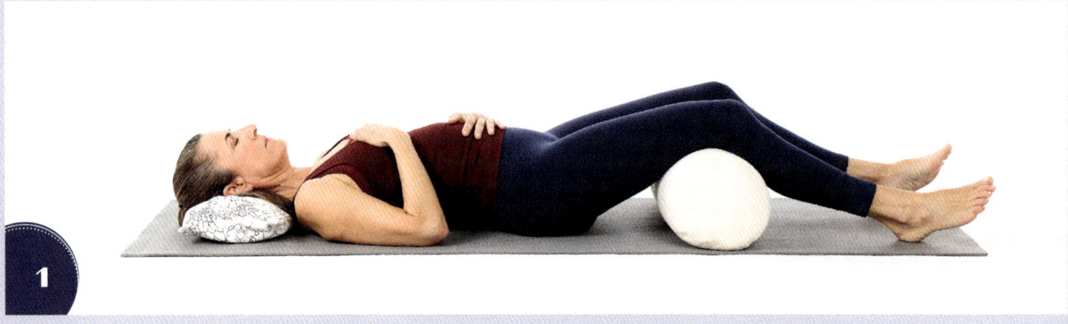

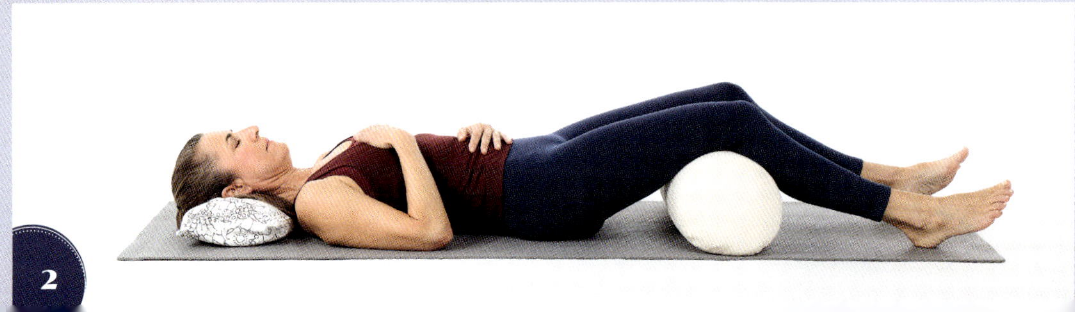

SELBSTMASSAGE FÜR DEN VAGUSNERV

Diese sanfte Selbstmassage stimuliert nicht nur den Vagusnerv, sondern auch feine Sinneszellen in Haut und Gewebe (sogenannte Mechanorezeptoren), die unsere Körperwahrnehmung unterstützen. Besonders im Gesicht, an der Nase, um die Augen und an den Ohren verlaufen sensible Bereiche des Vagusnervs und anderer Gesichtsnerven. Durch sanftes Reiben, Streichen oder leichten Druck an diesen Stellen lassen sich Spannungen lösen, die Durchblutung fördern und das Nervensystem beruhigen. Wie bereits erwähnt, belegen Studien, dass gerade die Region rund um die Ohren und der Übergang vom Schädel zum Hals auf diese Reize besonders gut ansprechen. Die Wirkung geht dabei über ein angenehmes Gefühl hinaus – sie hilft, wie ich bereits erwähnt habe, dem Nervensystem, sich zu regulieren, und stärkt gleichzeitig die Atemtiefe und das Gefühl von innerer Sicherheit.

Regelmäßig gegen Stress

Wenn du diese Übungen regelmäßig ausführst, gewöhnt sich dein Nervensystem daran und erkennt sie als Regulationsmechanismus für den Vagusnerv. Dadurch kannst du in einer akuten Stresssituation – etwa durch eine spontane tiefe Atmung – sofort in die Ruhe und Balance zurückfinden. Je öfter du im entspannten Zustand trainierst, desto schneller wird dein Nervensystem in herausfordernden Momenten darauf reagieren und erkennen: »Ich bin sicher.« So bereitest du dich darauf vor, dich in Stresssituationen effizient regulieren zu können und schneller in einen entspannten Zustand zurückzukehren.

MASSAGE DER NASE

1. Setze dich entspannt hin, lasse die Schultern locker und atme ruhig. Lege deine Finger wie ein Zelt über das Nasendach. Fahre nun mit den Zeigefingern siebenmal seitlich der Nase auf und ab.
2. Platziere anschließend die Mitte deiner Handfläche auf die Nasenspitze und mobilisiere den Nasenknorpel 7-mal in die eine und 7-mal in die andere Richtung.

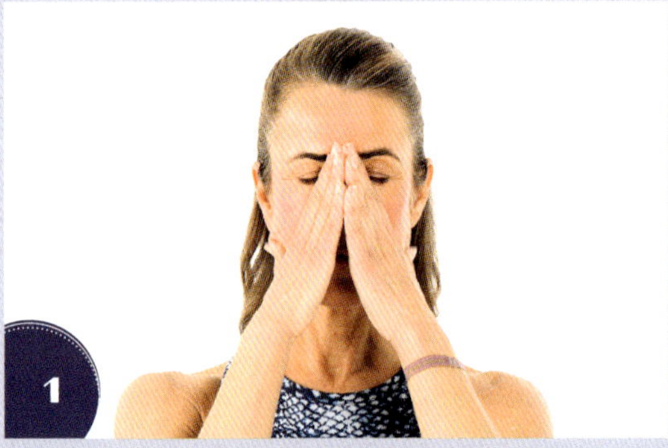

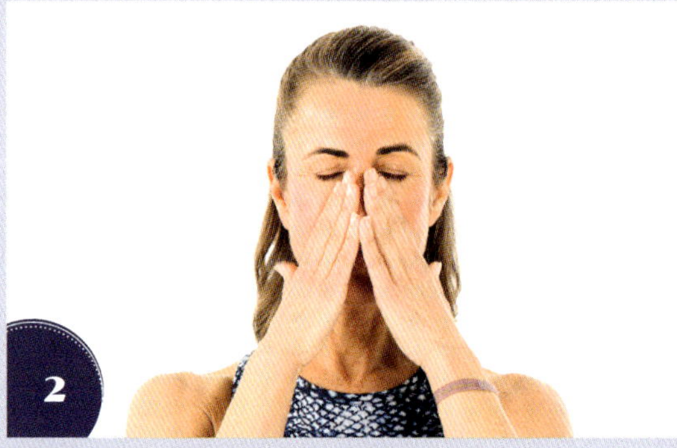

MASSAGE DER AUGENPARTIE

Führe mit den Fingerspitzen 7-mal sanfte kreisende Bewegungen von der Nasenwurzel weg rund um die Augenpartie aus.

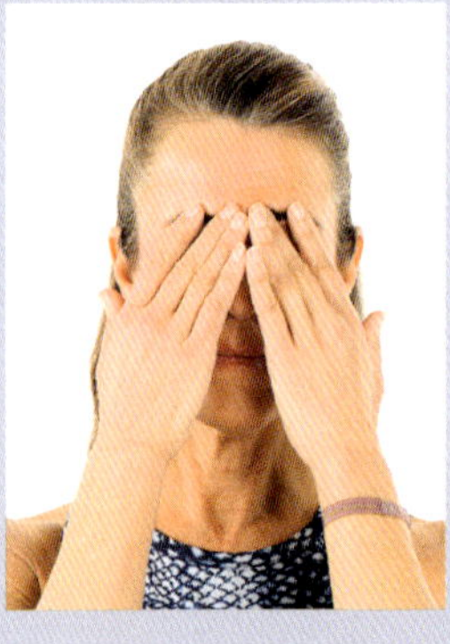

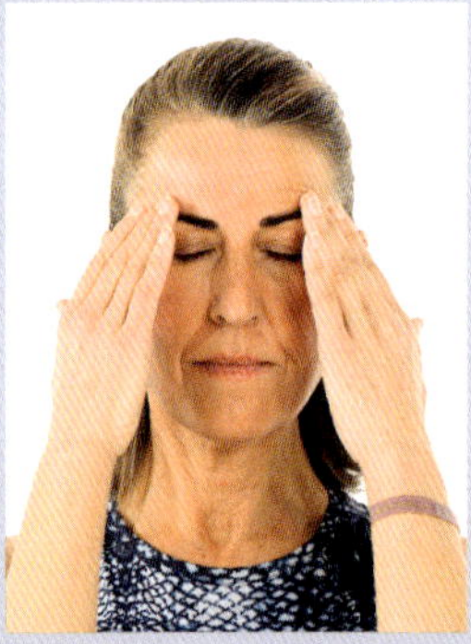

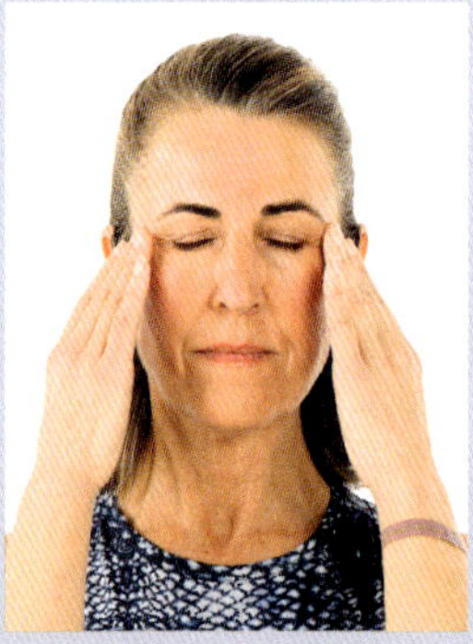

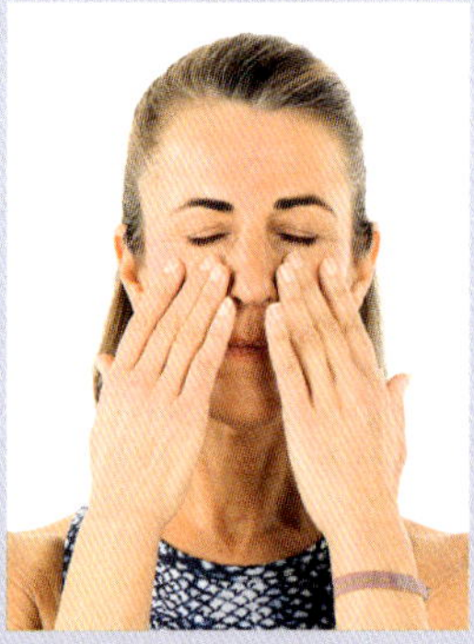

MASSAGE DER OHREN

Öffne Mittel- und Ringfinger in eine V-Form und platziere sie vor und hinter dem Ohr. Reibe anschließend 7-mal aktiv auf und ab. Eine weitere Ohrmassage findest du auf Seite 110.

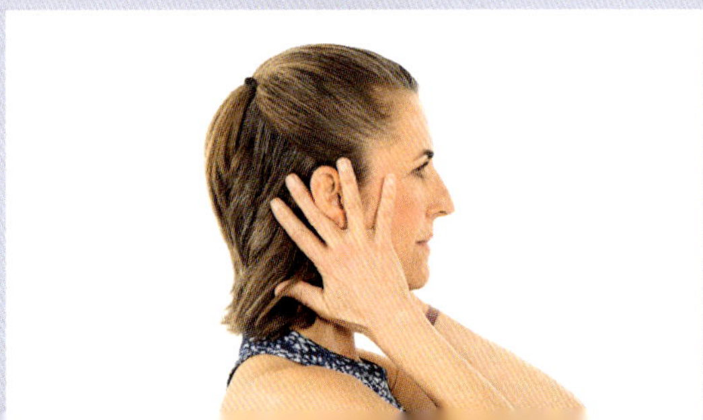

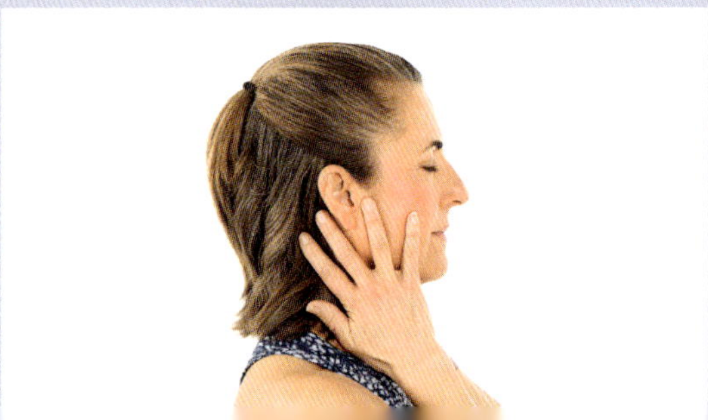

AUSSTREICHEN

Zum Abschluss mit aufgefächerten Fingern vom Nacken vorn über den Hals bis zur Brust 7-mal sanft ausstreichen.

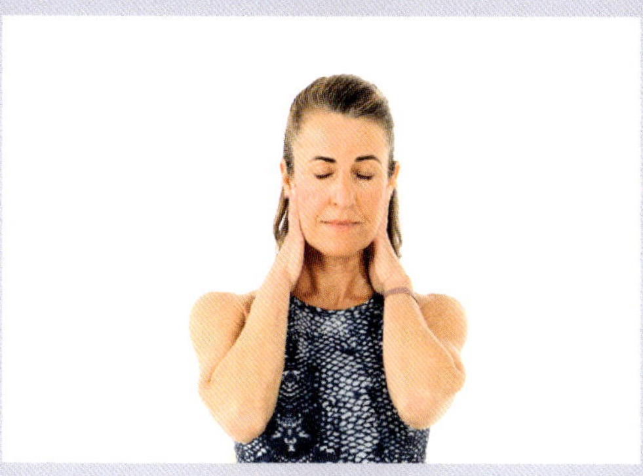

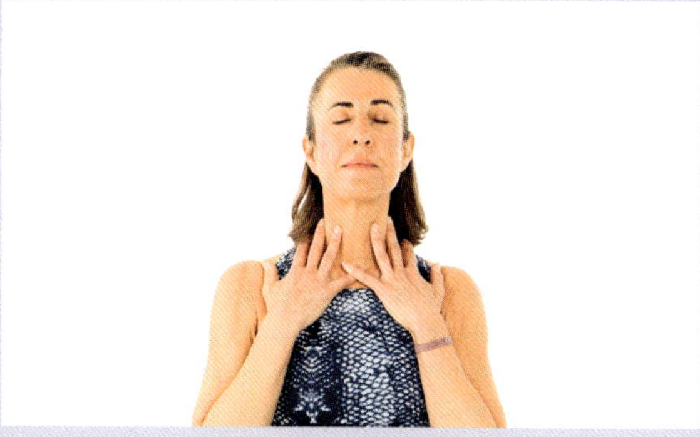

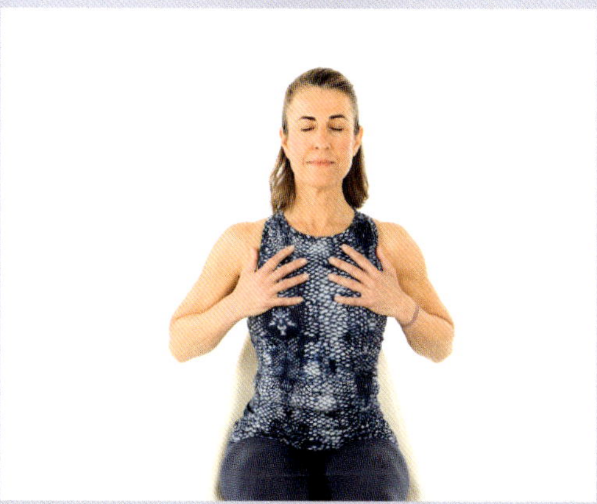

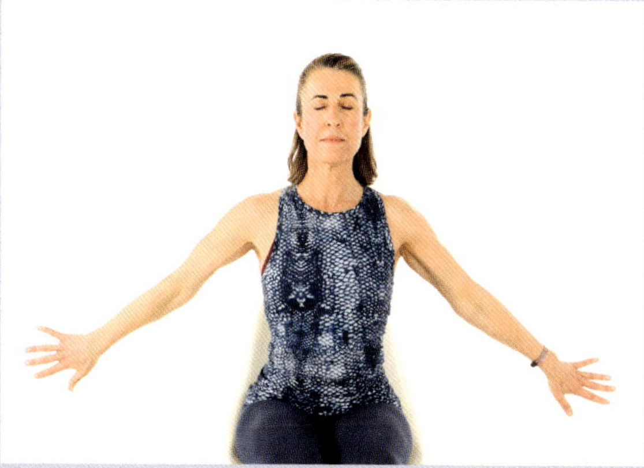

FAZIT – PILATES ALS SCHLÜSSEL ZU MEHR BALANCE UND GELASSENHEIT

Pilates bietet eine wirkungsvolle Möglichkeit, das vegetative Nervensystem zu regulieren und die innere Balance zu stärken. Durch die gezielte Verbindung von Atmung, bewusster Bewegung und Entspannung bringen wir nicht nur unsere Muskulatur und unser Fasziensystem ins Gleichgewicht, sondern auch unser Nervensystem.

Nur durch regelmäßiges Training lernen wir, Stress besser zu verarbeiten, innere Stabilität aufzubauen und tiefe Erholung zu fördern. Schon wenige Minuten täglich können einen spürbaren Unterschied machen. Du hast schon erfahren, dass Pilates weit mehr als nur körperliches Training ist – es ist ein wertvolles Werkzeug, um das Nervensystem zu unterstützen und nachhaltig für mehr Wohlbefinden zu sorgen. Hier findest du ein Video, das alle Komponenten zusammenfasst:

Die fünf goldenen Regeln für mehr Wohlbefinden

m-vg.de/link/pilatesclub-28/

DER BECKENBODEN ALS FUNDAMENT DES KÖRPERS

Da der Beckenboden ein zentrales Kraftzentrum unseres Körpers ist und leider oft erst dann bewusst wahrgenommen wird, wenn es zu Problemen wie Inkontinenz, einem verminderten sexuellen Verlangen oder Schmerzen kommt, möchte ich hier noch einmal gezielt auf dieses wunderbare Fundament des Körpers eingehen.

Wohlbemerkt: Diese Region betrifft nicht nur Frauen – auch Männer profitieren auf intensive Weise von einem effizienten Beckenbodentraining.

Wenn der Beckenboden gut funktioniert, nehmen wir ihn im Alltag kaum wahr. Und doch ist er essenziell – für unsere Haltung, unsere Stabilität, unsere Sexualität, für Ausscheidungsprozesse und für geschmeidige, koordinierte Bewegungen. Als muskuläres Netzwerk im unteren Beckenraum hält er die Organe an ihrem Platz und entlastet gleichzeitig die Wirbelsäule.

Es kommt dabei nicht selten vor, dass mir im Unterricht oder im persönlichen Gespräch – von Frauen wie auch von Männern – rückgemeldet wird, dass sich das Pilatestraining positiv auf ihre Sexualität ausgewirkt hat. Dieser Zusammenhang wird selten offen ausgesprochen, ist aber ein wichtiger Aspekt körperlicher Ganzheit.

Seine enge Verbindung zum Zwerchfell macht den Beckenboden besonders faszinierend: Mit jedem Atemzug reagiert er auf den Druck im Bauchraum, indem er sich sanft hebt und senkt. Diese feine Abstimmung zwischen Atmung und Beckenboden ist entscheidend für eine gesunde Bewegungsausführung.

Im Pilates spielt der Beckenboden deshalb eine zentrale Rolle. Er stabilisiert die Körpermitte, fördert eine aufrechte Haltung und unterstützt eine effiziente Bewegungssteuerung.

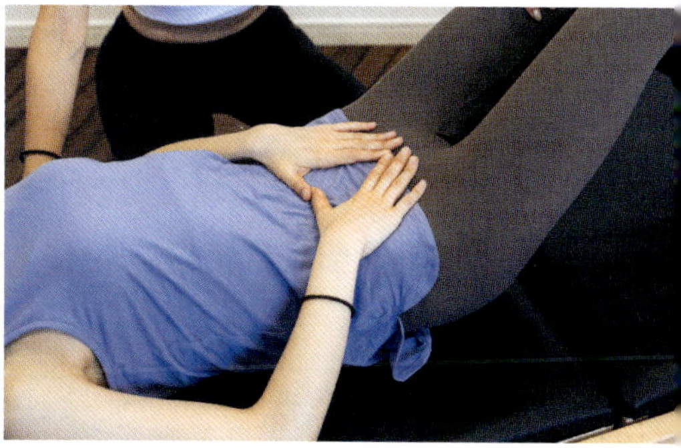

Dabei ist nicht nur die Aktivierung wichtig – auch die bewusste Entspannung trägt wesentlich dazu bei, dass er seine Funktion optimal erfüllen kann.

DIE LAGE DES BECKENBODENS: EIN ELASTISCHES KRAFTZENTRUM

Der Beckenboden erstreckt sich schalenförmig zwischen Schambein, Sitzbeinhöckern und Steißbein. Er besteht aus mehreren übereinanderliegenden Muskelschichten, die sich wie eine tragende Hängematte im Becken spannen. Diese Struktur gibt ihm Stabilität und gleichzeitig Elastizität, damit er flexibel auf Belastungen reagieren kann. Die Bezeichnung »Beckenboden« kann somit leicht missverstanden werden, da sie den Eindruck eines starren, unbeweglichen Fundaments vermittelt. Tatsächlich ist diese Struktur jedoch alles andere als fest oder unbeweglich, ganz im Gegenteil: Der Beckenboden ist ein dynamisches, elastisches Muskelnetzwerk, das sich flexibel an unsere Bewegungen anpasst.

Man kann ihn sich viel besser wie ein Trampolin vorstellen: Er federt mit, absorbiert Kräfte und passt sich den Bewegungen des Körpers an. Wird der Druck im Bauchraum erhöht – etwa beim Heben schwerer Gegenstände oder beim Lachen –, sorgt der Beckenboden für Ausgleich und schützt die inneren Organe. In Ruhe kann er sich entspannen und sanft nachgeben.

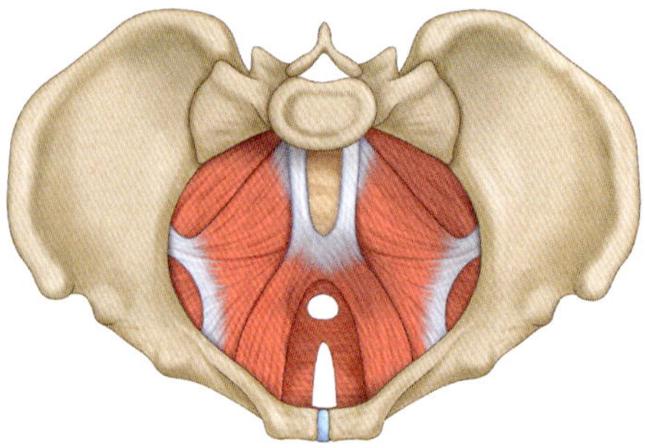

Der Beckenboden bildet eine Art muskuläres Trampolin für die Organe.

Doch der Beckenboden arbeitet nicht allein: Er steht in ständiger Wechselwirkung mit der tiefen Bauchmuskulatur und der Rückenmuskulatur. Besonders der quer verlaufende Bauchmuskel (*Transversus abdominis*, siehe Seite 57) spielt eine entscheidende Rolle. Er wirkt wie ein schützendes Korsett für die Körpermitte, das Stabilität schafft, ohne die Beweglichkeit einzuschränken. Diese natürliche Zusammenarbeit – bekannt als Co-Kontraktion – sorgt dafür, dass der Beckenboden sich intuitiv anspannt oder entspannt, je nachdem, was der Körper benötigt.

DIE VERBINDUNG ZWISCHEN BECKENBODEN UND ATMUNG

Der Beckenboden und das Zwerchfell sind wie Tanzpartner, die sich in perfekter Abstimmung bewegen. Mit jedem Einatmen senkt sich das Zwerchfell ab, um den Lungen Platz zu machen. Dabei entsteht ein sanfter Druck im Bauchraum, der die inneren Organe leicht nach unten bewegt. Der Beckenboden gibt diesem Druck nach und dehnt sich elastisch aus, deshalb auch der Vergleich mit dem Trampolin, das kurz nach unten schwingt, wenn man darauf springt.

Beim Ausatmen hebt sich das Zwerchfell wieder an, der Druck im Bauchraum nimmt ab und der Beckenboden schwingt reflektorisch nach oben zurück. Diese Bewegung passiert meist ganz automatisch – sie sorgt dafür, dass die Körpermitte stabil bleibt, ohne dass wir aktiv eingreifen müssen. Du kannst dir auch einen Ballon wie auf dem Bild vorstellen, der sich über die Atmung verformen lässt.

Im Pilates gibt es noch oft die Empfehlung, den Beckenboden bewusst mit dem Powerhouse zu verbinden. Doch in einem gut funktionierenden System arbeitet er von selbst mit – genau in dem Maß, das der Körper gerade braucht. Eine übermäßige Anspannung wäre hier sogar kontraproduktiv, da sie die natürliche Beweglichkeit einschränken könnte. Viel wichtiger ist es, die feine Schwingung des Beckenbodens zu spüren und im Einklang mit der Atmung zu nutzen – für eine kraftvolle, aber zugleich geschmeidige Stabilität.

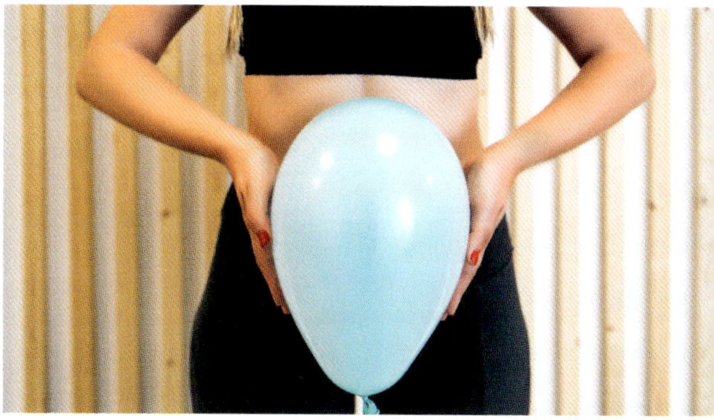

Der Luftballon veranschaulicht die elastische Verbindung zwischen Zwerchfell und Beckenboden

CONCLUSIO: DER BECKENBODEN IM PILATESTRAINING

Die Bedeutung dieser Zusammenarbeit zeigt sich besonders im Pilatestraining. Eine stabile Körpermitte ist die Grundlage für kontrollierte, kraftvolle und sichere Bewegungen. Doch während viele Menschen dazu neigen, den Beckenboden, oft auch unbewusst, übermäßig zu aktivieren, liegt die eigentliche Kunst darin, das natürliche Zusammenspiel zu fördern.

Ein gesund funktionierender Beckenboden arbeitet in perfekter Abstimmung mit den umliegenden Muskelgruppen. Eine zu bewusste oder übermäßige Anspannung kann jedoch zu einer erhöhten Grundspannung führen – ein Zustand, der paradoxerweise die Funktion des Beckenbodens beeinträchtigen kann. Studien zeigen sogar, dass eine dauerhafte Überlastung die Elastizität mindert und langfristig Probleme wie Verspannungen, Schmerzen beim Geschlechtsverkehr oder Inkontinenz begünstigen kann.

Pilates bietet einen ganzheitlichen Ansatz, um diese Balance zu schulen. Statt den Beckenboden isoliert zu betrachten, geht es darum, ihn in ein funktionelles Ganzkörpersystem zu integrieren. Durch achtsame Bewegung und eine natürliche Atmung lernen wir, ihn gezielt zu nutzen, ohne ihn unnötig zu belasten. Denn genauso wichtig wie die Aktivierung ist das bewusste Loslassen – Entspannung durch Loslassen sorgt dafür, dass der Beckenboden seine natürliche Elastizität behält und optimal auf Belastung reagieren kann.

Letztlich geht es nicht darum, den Beckenboden ständig bewusst anzuspannen, sondern darum, ihn in seiner natürlichen Funktion zu verstehen – als elastisches, kraftvolles Zentrum, das Stabilität und Leichtigkeit zugleich ermöglicht.

Beckenbodentraining
m-vg.de/link/pilatesclub-29/

WANN SOLLTE MAN SICH NÄHER MIT DEM BECKENBODEN BESCHÄFTIGEN?

Der Beckenboden ist ein zentraler Bestandteil unserer Körperstabilität und beeinflusst wie bereits beschrieben viele Funktionen, die wir oft als selbstverständlich betrachten. Wer vorbeugend etwas für seine Beckenbodenmuskulatur tun möchte, kann mit gezieltem Pilatestraining viel erreichen. Pilates hilft dabei, die Funktion dieses Muskelnetzwerks zu unterstützen, Verspannungen zu lösen und eine ausgewogene Balance zwischen Kraft und Entspannung zu finden.

DOCH WAS TUN, WENN BEREITS BESCHWERDEN BESTEHEN?

Wenn Anzeichen einer Beckenbodenschwäche auftreten – wie Blasenschwäche, Druckgefühle im Unterbauch, Rückenschmerzen, Schmerzen beim Geschlechtsverkehr oder Libidostörungen –, ist es unbedingt ratsam, sich an einen Spezialisten zu wenden. Hilfsmittel wie Einlagen lösen das Problem nicht und sollten höchstens als vorübergehende Unterstützung in akuten Situationen dienen. Eine unbehandelte Beckenbodenschwäche kann langfristig die Lebensqualität erheblich einschränken.

Ein funktionierender Beckenboden bedeutet mehr als nur Kontrolle über die Blase – er ist entscheidend für Haltung, Stabilität und Wohlbefinden. Deshalb sollte dieser Muskel bei Irritationen gezielt trainiert und in das Körperbewusstsein integriert werden. Physiotherapeuten und Spezialisten für Beckenbodengesundheit können individuelle Lösungen bieten, um Beschwerden zu lindern und die Funktion langfristig zu verbessern.

Pilates kann hier unterstützend wirken, ist aber kein Ersatz für eine gezielte Therapie, wenn bereits Beschwerden vorliegen. Wer sich unsicher ist oder bereits Einschränkungen spürt, sollte sich professionell beraten lassen – für mehr Lebensqualität, Wohlbefinden und eine starke Körpermitte.

FASZIEN VERSTEHEN: WIE DEIN BINDEGEWEBE BEWEGUNG UND HALTUNG BEEINFLUSST

Faszien sind weit mehr als ein bloßes Hüllsystem für Muskeln und Organe – sie sind das Netzwerk, das unseren Körper in Bewegung hält. Sie verbinden, stabilisieren und kommunizieren mit unserem Nervensystem, speichern Spannungen und sogar Bewegungserfahrungen. In Kapitel 2 hast du bereits einen ersten Einblick in ihre Funktion erhalten. Nun wollen wir tiefer eintauchen und verstehen, wie du deine Faszien gezielt mobilisieren kannst, um Verspannungen zu lösen, deine Beweglichkeit zu verbessern und deinen Körper ganzheitlich zu unterstützen.

Ein besonders spannender Aspekt ist die myofasziale Verbindung im gesamten Körper: Eine Verklebung oder Spannung an einer Stelle kann sich auf entfernte Bereiche auswirken. Das bedeutet, dass bereits kleine Anpassungen in deiner Bewegungspraxis große Veränderungen bewirken können.

Lass uns also einen genaueren Blick darauf werfen, wie du durch bewusste Faszienarbeit nicht nur deine Pilatesroutine bereichern, sondern auch deine gesamte Körperwahrnehmung optimieren kannst.

Es gibt eine Faszie, die eine fundamentale Rolle für unsere gesamte Körperhaltung und Beweglichkeit spielt – und doch schenken wir ihr oft zu wenig Aufmerksamkeit: die Plantarfaszie, auch bekannt als Fußfaszie. Wenn wir dieser Faszie täglich nur etwas mehr Beachtung schenken würden, könnten sich viele Verspannungen und Schmerzen nicht nur im Fuß, sondern im gesamten Körper wie von selbst lösen. Lass uns gemeinsam starten!

MASSAGE DER PLANTARFASZIE

Trainingstools: Du benötigst einen Tennisball oder Igelball – ein weicher Ball eignet sich für den Einstieg, ein fester Ball für eine intensivere Massage.

DRUCKMASSAGE DER ZEHENBALLEN

Rolle den Ball langsam von außen (kleiner Zehenballen) nach innen und (großer Zehenballen) von innen nach außen. Verweile an empfindlichen Stellen und übe dort sanften Druck aus. Atme bewusst in den Schmerzpunkt hinein.

MITTELFUSSREGION

Massiere weiter schrittweise entlang des Fußgewölbes von der Außenseite zur Innenseite in Richtung Ferse. Der Druck sollte spürbar sein, aber angenehm bleiben.

FERSENMASSAGE

Drücke die Ferse etwa 6-mal in den Ball, um tiefere Faszienstrukturen zu aktivieren und Verklebungen zu lösen. Die Fersenmassage ist übrigens auch sehr hilfreich gegen Fersensporn!

LÄNGSMASSAGE

Rolle den Ball längs entlang der Fußsohle – vom Vorfuß über das Fußgewölbe bis zur Ferse. Im Stand kannst du den Druck durch Gewicht leicht verstärken.

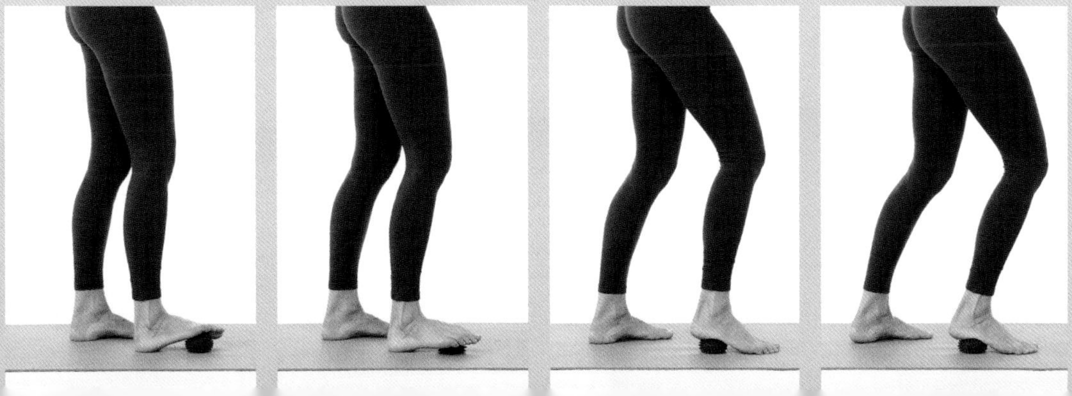

KRÄFTIUNG DER FUSSMUSKULATUR

Trainingstools: Du benötigst einen Tennisball oder Igelball.

Diese Übung stärkt die Fußmuskulatur, verbessert die Beweglichkeit der Zehen und unterstützt die Stabilität bis zur Hüfte.

1. Spreize die Zehen weit auseinander.
2. Umgreife den Ball mit den Zehen und stelle dir vor, du würdest ihn aufsaugen.
3. Hebe den Fuß an, bis der Oberschenkel im rechten Winkel zum Körper steht.
4. Lasse den Ball los, indem du die Zehen wieder aktiv spreizt.

Wiederholungen: 3- bis 5-mal pro Fuß

Hinweise

- Bevor du die Übung mit dem anderen Fuß ausführst, spüre nach: Gibt es Unterschiede in der Beweglichkeit oder Leichtigkeit zwischen beiden Seiten? Die Wirkung kann bis zur Hüfte spürbar sein.
- Die Plantarfaszie steht in Verbindung mit einem faszialen Netzwerk, das den ganzen Körper durchzieht – von der Fußsohle über Rücken und Nacken bis zur Zunge. Durch diese Übung harmonisierst du dieses Netzwerk, löst Spannungen und förderst die ganzheitliche Beweglichkeit und Balance deines Körpers.

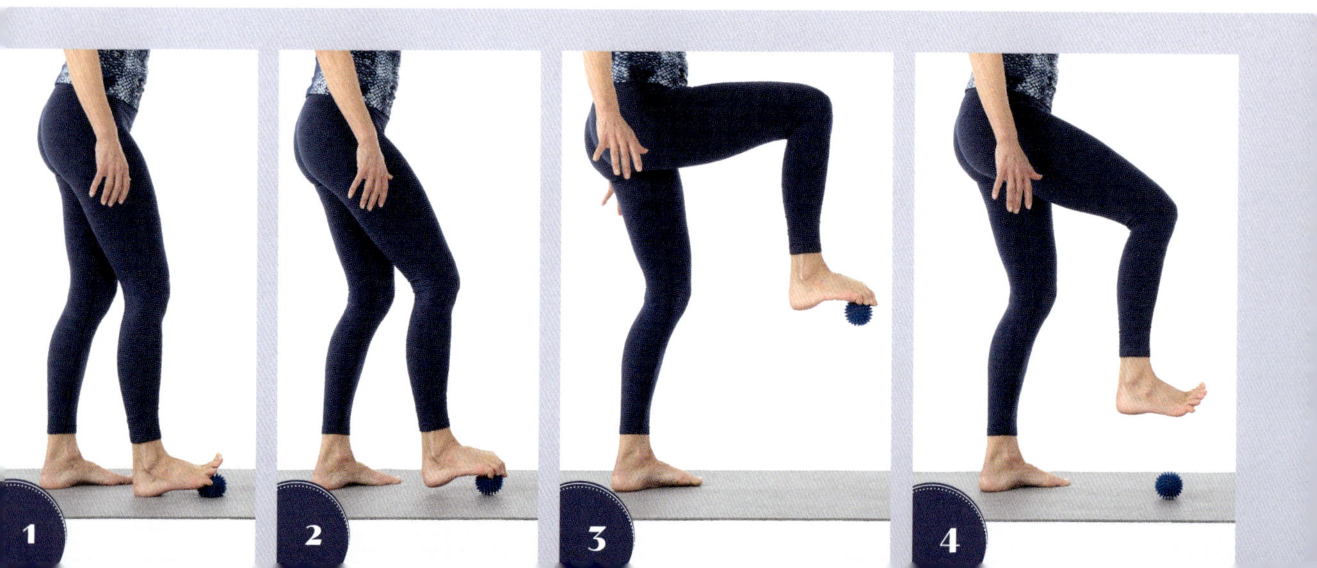

CONCLUSIO: DIE FUSSSOHLEN INS TRAINING INTEGRIEREN

Die Massage der Plantarfaszie wirkt nicht nur lokal auf die Fußsohle, sondern kann das gesamte fasziale System positiv beeinflussen. Sie hilft dabei, Spannungen im Körper abzubauen, was sich unter anderem auf den Nacken, die Zunge und sogar die Atmung auswirken kann. Diese ganzheitliche Wirkung zeigt, wie stark dein Körper durch die Faszien miteinander verbunden ist und welche weitreichenden Vorteile eine gezielte Behandlung haben kann.

Und bedenke: Unsere Füße tragen uns Tag für Tag durchs Leben – sie sind das Fundament unseres Körpers und verdienen daher besondere Aufmerksamkeit. In einer Welt, in der wir meist in Schuhen unterwegs sind, ist es ein echter Gewinn, den Füßen ihre natürliche Freiheit zu gönnen. Barfußlaufen ermöglicht es, die Fußsohlen mit neuen Reizen zu stimulieren – sei es die erfrischende Kälte des Grases, die wohltuende Wärme des Sandes oder die Herausforderung unterschiedlicher Untergründe. Studien zeigen, dass gesunde Füße sogar einen direkten Einfluss auf unser biologisches Alter haben können, da sie die Durchblutung fördern und wichtige Reflexzonen aktivieren. Dieser einfache, aber effektive Schritt kann zu mehr Vitalität und Langlebigkeit beitragen. Gönn deinen Füßen regelmäßig diese natürliche Erfahrung – sie werden es dir danken!

Gesunde Füße – gesunder Körper!
m-vg.de/link/pilatesclub-30/

PILATES MEETS FASZIEN – INTEGRATION VON FASZIENÜBUNGEN IN DIE PILATESROUTINE

Die Integration von speziellen Faszien-Übungen in die Pilatesroutine kann die Beweglichkeit, Elastizität und die Effektivität des Trainings erheblich steigern. Mit einer kurzen Bewegungsroutine lässt sich das fasziale Netzwerk aktivieren und der Körper optimal vorbereiten.

FASZIENROUTINE – DYNAMISCHE VORBEREITUNG FÜR DEN ALLTAG

Diese Übungsfolge dient dazu, das fasziale System zu stimulieren, die Beweglichkeit zu fördern und den Körper geschmeidiger zu machen. Sie ist eine ideale Vorbereitung auf das Pilatestraining oder den Alltag und kann individuell an jedes Fitnesslevel angepasst werden.

1. VORBEREITUNG: KLOPFEN UND STREICHEN

Beginne mit einem sanften Abklopfen und Streichen des gesamten Körpers. Arbeite von den Füßen über die Beine, den Oberkörper, die Arme und zurück zur Körpermitte. Dies regt die Durchblutung an, stimuliert die Mechanorezeptoren und löst bereits Spannungen im faszialen Gewebe.

Wiederholungen: 2 bis 3 Zyklen von den Füßen zu den Händen und zurück

Hinweis: Häufig verbessert diese Technik die Beweglichkeit und kann spontane Schmerzen lindern oder solchen vorbeugen.

2. SANFTES FEDERN ODER SPRINGEN

Federe leicht und rhythmisch auf der Stelle, um die Faszien zu stimulieren und den Kreislauf in Schwung zu bringen.

Wiederholungen: im besten Fall bis zu 100 Sprünge

Tipp

Notiere dir, wie viele Sprünge du beim ersten Mal schmerzfrei ausführen kannst. Versuche nach sieben bis zehn Tagen die Anzahl der Sprünge nach und nach zu steigern, bis du 100 erreichst. Diese Steigerung fördert langfristig die Elastizität der Faszien!

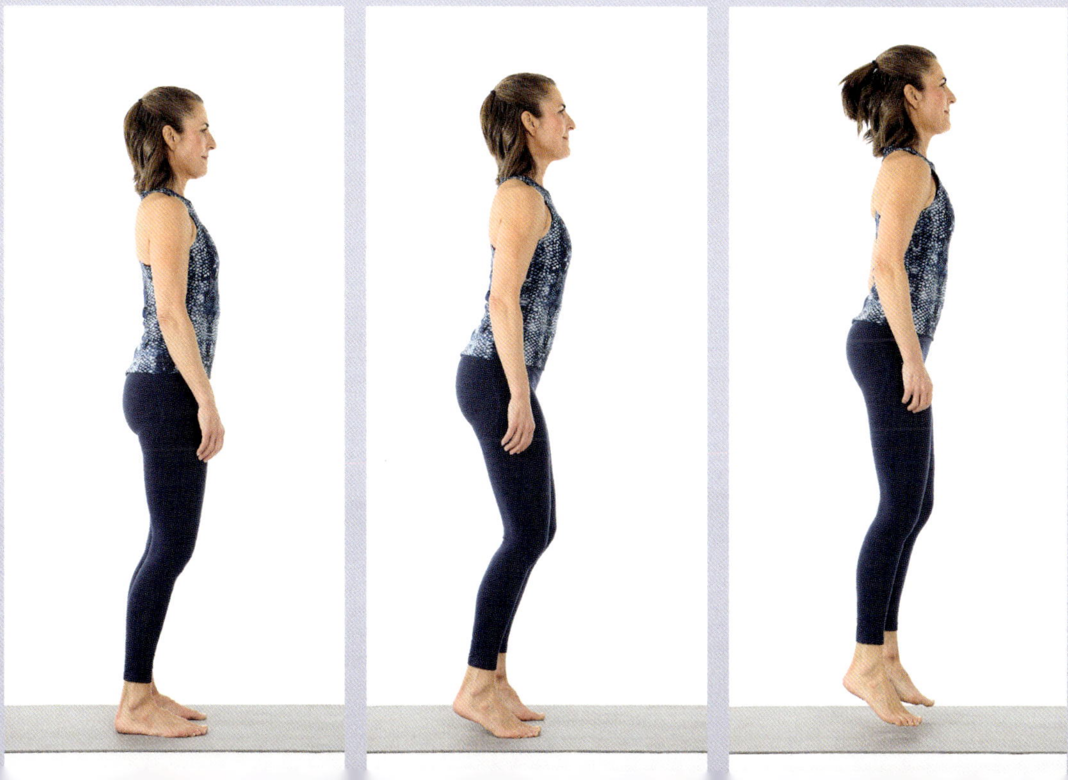

3. DREHBEWEGUNGEN – TWISTS

Führe lockere Drehbewegungen aus der Taille heraus aus, während die Arme frei und elastisch mitschwingen. Lasse deine Hände intuitiv Körperstellen berühren und sanft ausklopfen. Es ist dabei nicht wichtig, wo genau die Hand landet – vielmehr geht es darum, dem natürlichen Impuls zu folgen. Erlaube dir in der Schwungphase völlige Freiheit und beobachte, wo dein Körper berührt oder angeregt werden möchte.

Dauer: mindestens 1 Minute

Hinweis: Diese Übung fördert die Durchblutung, löst Spannungen entlang der Wirbelsäule und aktiviert die viszeralen Faszien (Bindegewebe der inneren Organe).

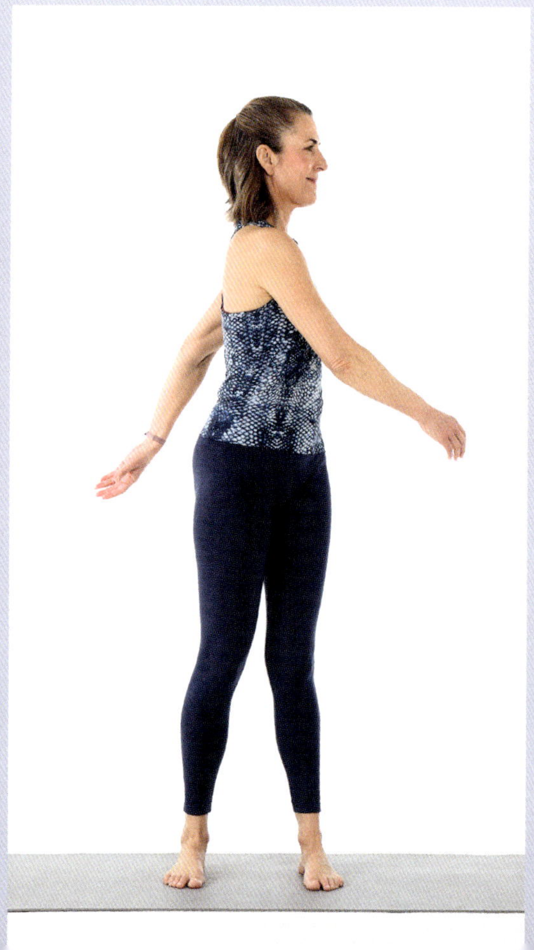

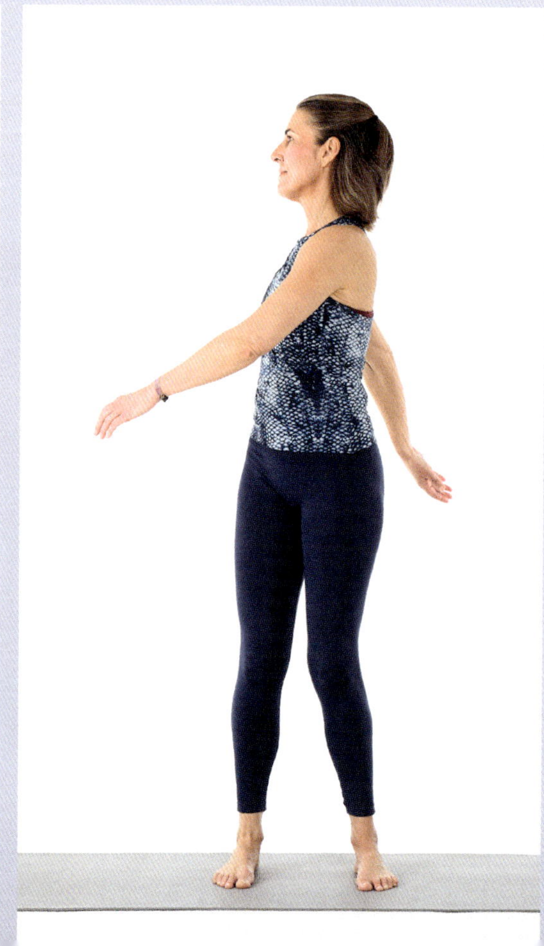

4. VORBEUGE MIT LOCKERUNG

Beuge dich aus dem Stand sanft nach vorn, lasse den Oberkörper locker hängen. Drehe dabei den Oberkörper abwechselnd nach links und rechts und federe auch in dieser Position ein paar mal nach.

Dauer: 30 Sekunden

Hinweis: Diese Bewegung entspannt die Rückseite des Körpers und lockert die Faszien der Beine und des unteren Rückens.

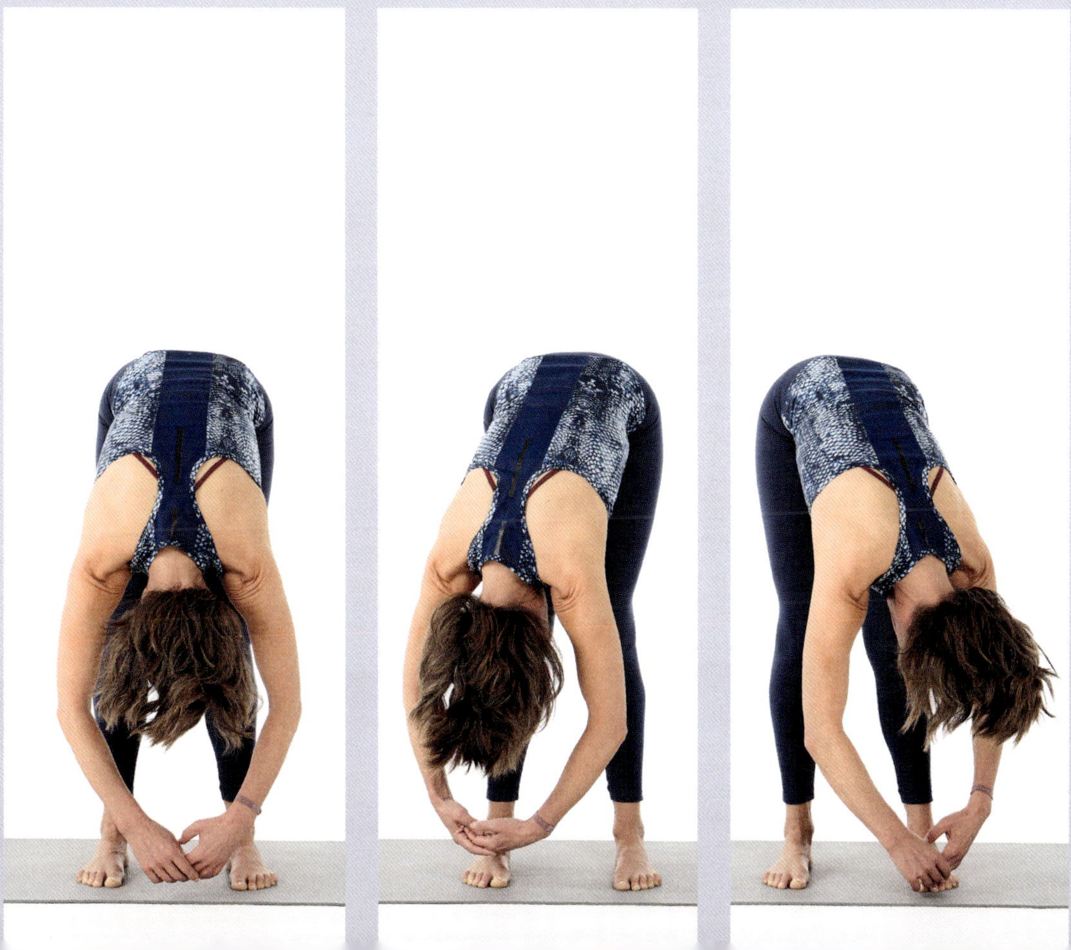

5. SEITBEUGE MIT IMPULSEN

Strecke im Stehen beide Arme über Kopf, neige dich zur Seite und halte die Endposition. Setze leichte, pulsierende Impulse, um die seitlichen Faszienketten geschmeidig zu machen.

Dauer: 8 bis 10 Sekunden je Seite

Hinweis: Achte darauf, dass die Bewegungen sanft und fließend sind.

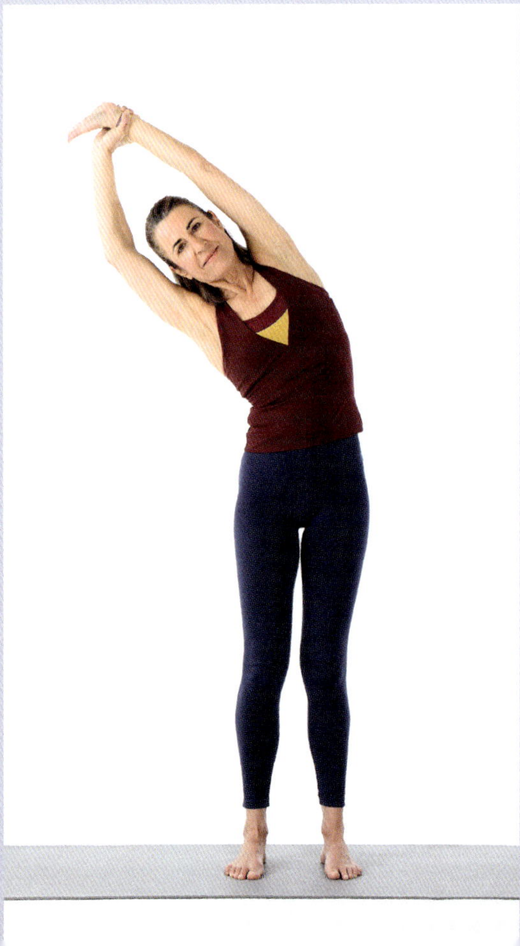

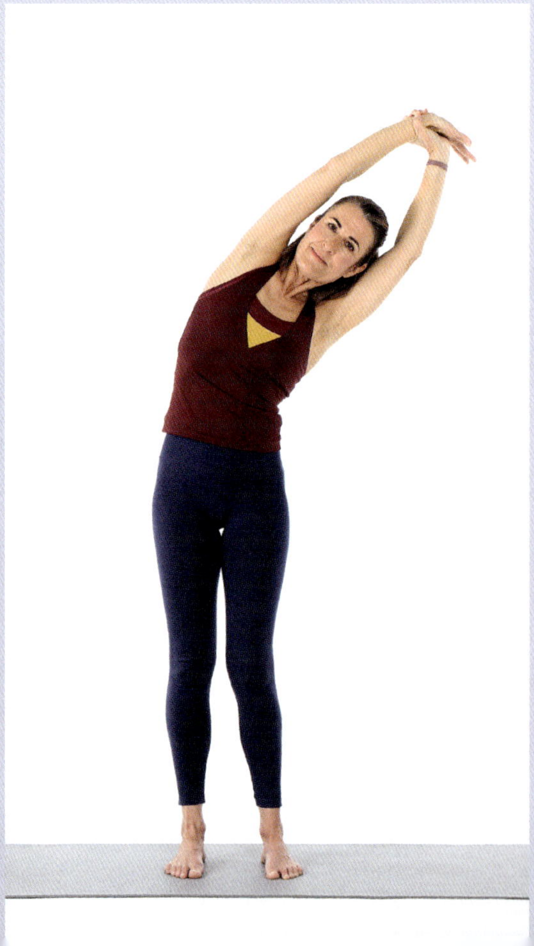

6. ROLLING LIKE A BALL MIT Z-SITZ

1. Rolle im Sitzen mit angewinkelten Beinen auf der Matte nach hinten und nutze den Schwung, um wieder nach oben ins Sitzen zu kommen.
2. Führe alle vorgegebenen Rollbewegungen aus, bevor du in einen Z-Sitz wechselst (abwechselnd auf beiden Seiten).

Wiederholungen: 3 bis 4 Rollbewegungen bis zum Z-Sitz, insgesamt 6-mal

Hinweis: Diese Übung mobilisiert die Wirbelsäule, aktiviert die Körpermitte und fördert die Beweglichkeit der Hüften.

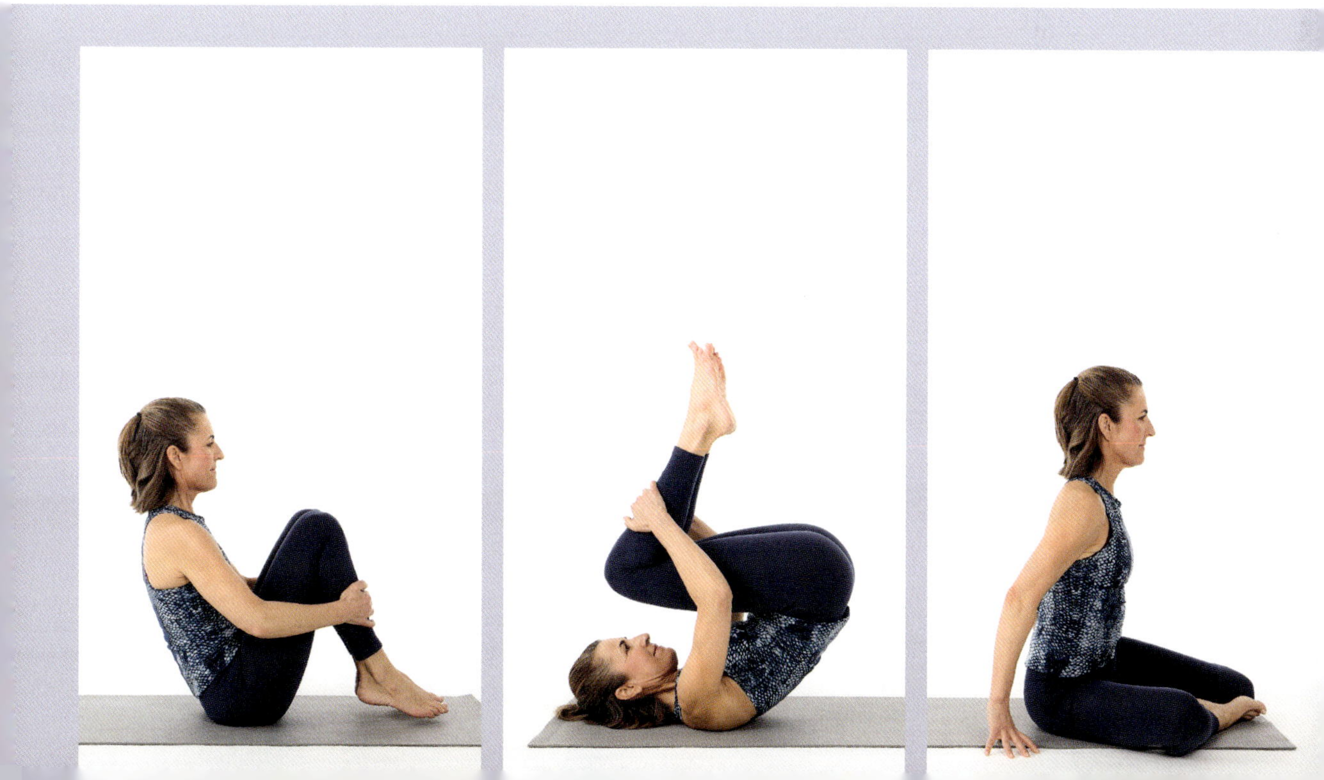

7. MERMAID 3-D

1. Setze dich in einen Z-Sitz – die Beine angewinkelt ablegen, dabei zeigt ein Knie nach diagonal vorn, das andere Bein legst du nach hinten angewinkelt ab, sodass der Fuß des vorderen Beins zum Knie des hinteren Beins kommt, oder setze dich in den Schneidersitz. Richte die Wirbelsäule in ihrer natürlichen Länge auf und finde eine stabile Position.
2. Hebe den Arm, der auf der gleichen Seite des hinteren Beins ist, parallel zum Ohr nach oben an und beuge dich zur Seite. Stütze dich dich mit der anderen Hand seitlich ab. Neige dich über einen großen Bogen zu dieser Seite.
3. Wende dann den Oberkörper Richtung Boden.
4. Führe Oberkörper und Arm in einem Halbkreis über den Boden zurück zur Mittellinie. Richte die Wirbelsäule Wirbel für Wirbel wieder auf und lege beide Hände zurück auf den Boden. Wiederhole diese dreidimensionale Bewegung mehrmals auf einer Seite bevor du mit der Beinposition auf die andere Seite wechselst.

Wiederholungen: 3- bis 5-mal je Seite

Hinweise

- Führe zunächst alle Wiederholungen zu einer Seite aus, bevor du die Seite wechselst.
- Nicht vergessen: Wechsle nach dem Seitenwechsel auch die Sitzposition.

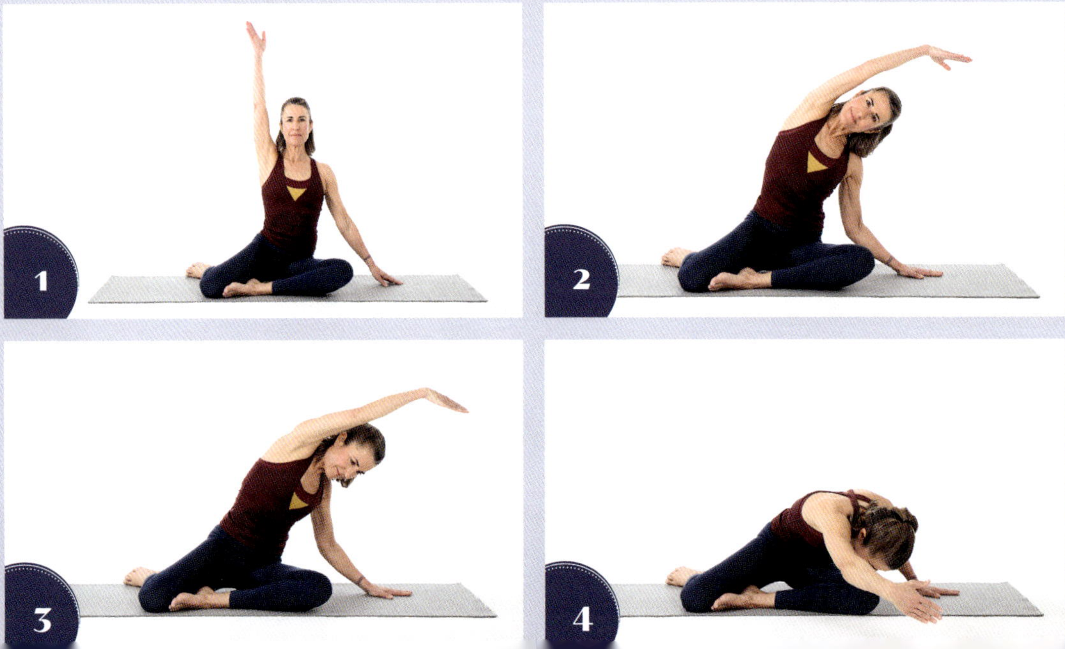

WIEDERHOLEN, SPÜREN, VERANKERN – SO LERNT DEIN KÖRPER BEWEGUNG NEU

Diese Übungen bringen dein fasziales System in Schwung, verbessern die Elastizität und regen die Durchblutung an. Dein Fasziengewebe ist ein elastisches Netz, das deinen gesamten Körper durchzieht und jede Bewegung speichert. Indem du dich bewusst in verschiedene Richtungen bewegst, förderst du nicht nur deine Beweglichkeit, sondern gibst deinem Körper auch die Möglichkeit, alte Spannungen zu lösen und neue Bewegungsmuster zu integrieren.

Mit jeder Wiederholung lernt dein Körper dazu – ganz automatisch. Dein Muskelgedächtnis *(Muscle Memory)* sorgt dafür, dass sich diese Bewegungen vertrauter anfühlen und müheloser abrufen lassen, egal ob beim Training oder im Alltag. Je geschmeidiger deine Faszien arbeiten, desto leichter und freier fühlt sich jede Bewegung an.

Damit du dein fasziales System noch gezielter aktivieren kannst, findest du unter dem QR-Code ein Video mit einem vollständigen Pilates-Faszientraining. Diese Einheit hilft dir, Verklebungen zu lösen, deine Beweglichkeit zu verbessern und dich rundum wohl in deinem Körper zu fühlen.

Scanne den QR-Code und lass dich durch das Training führen:

Pilates-Workout für Faszien und Zwerchfell

m-vg.de/link/pilatesclub-31/

MUSKULATUR UND LANGLEBIGKEIT – WARUM MUSKELN MEHR ALS NUR KRAFT BEDEUTEN

In Kapitel 2 sind die Muskeln, die fürs Pilatestraining eine besondere Rolle spielen, bereits vorgestellt worden. Nun darfst du in diesem Abschnitt tiefer in die Muskulatur eintauchen und ihre Funktion für Langlebigkeit und die Stabilität der Körpermitte wird genauer beleuchtet.

Muskeln sind weit mehr als ein Symbol für Kraft und ein Hilfsmittel zu Bewegung – sie sind der Schlüssel zu einem gesunden, vitalen Leben. Eine gut trainierte Muskulatur verbessert nicht nur die Beweglichkeit, sondern hat auch einen direkten Einfluss auf den Stoffwechsel, das Immunsystem und die Zellgesundheit. Immer mehr Forschungsergebnisse zeigen, dass gezieltes Muskeltraining ein entscheidender Faktor für ein langes, aktives Leben ist.

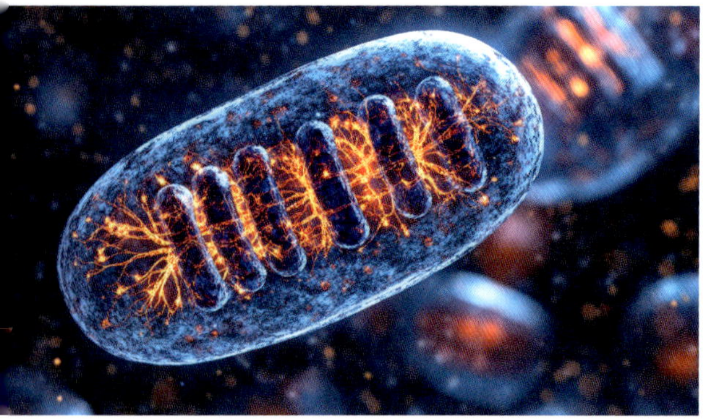

Mitochondrien sind wie Kraftwerke innerhalb einer Zelle, in der die Energieproduktion stattfindet.

Doch was macht Muskeln so besonders? Eine zentrale Rolle spielen die Mitochondrien – die winzigen Kraftwerke in unseren Muskelzellen. Sie produzieren Energie, unterstützen die Regeneration und sind essenziell für unsere körperliche Leistungsfähigkeit.

WIE DU DEINE MITOCHONDRIEN DURCH TRAINING STÄRKEN KANNST

Die gute Nachricht: Es ist nie zu spät, mit dem Training zu beginnen. Denn mit jeder Trainingseinheit entwickelst du nicht nur eine stärkere Muskulatur, sondern förderst auch die Bildung neuer Mitochondrien, die du dir als Kraftwerke für Energieproduktion vorstellen kannst, und optimierst deren Funktion. Der Körper passt sich an regelmäßige Bewegung an, indem er seine Energiezentren in den Muskelzellen effizienter arbeiten lässt.

Vor allem regelmäßige Bewegung – ob Pilates, Krafttraining oder Ausdauersport – führt zur Mitochondrienbiogenese, also zur Neubildung von Mitochondrien. Gleichzeitig verbessert gezieltes Training die Leistungsfähigkeit der bereits vorhandenen Mitochondrien, sodass dein Körper Energie effizienter umsetzen kann.

Die wichtigsten Vorteile eines mitochondrialen Boosts:

- **Mehr Energie im Alltag** – das Plus an Energie sorgt für weniger Erschöpfung und mehr Leistungsfähigkeit.
- **Bessere Regeneration** – Muskeln erholen sich schneller, was Verletzungen und Muskelkater reduziert.
- **Längere Lebensdauer** – Mitochondrien spielen eine Schlüsselrolle im Alterungsprozess und beeinflussen, wie fit wir bleiben.
- **Stärkere Zellgesundheit** – Mitochondrien bieten Schutz vor oxidativem Stress und Zellschäden, was das Immunsystem unterstützt und Entzündungen reduziert.

Der Schlüssel liegt in der richtigen Kombination aus Bewegung, Ernährung und Regeneration. Mit regelmäßigem Training kannst du die kleinen Kraftwerke deiner Zellen aktivieren und langfristig für mehr Energie, Gesundheit und Vitalität sorgen.

KRAFTTRAINING ODER AUSDAUERTRAINING – WAS IST BESSER?

Vielleicht hast du dir auch schon einmal die Frage gestellt, ob Krafttraining oder Ausdauertraining besser für dich ist. Was bringt mehr Energie? Welche Trainingsform hat den größten Effekt auf die Gesundheit? Die Antworten auf diese Fragen sind nicht eindeutig, denn beide Trainingskategorien haben ihre eigenen Vorteile, besonders im Hinblick auf die Mitochondriengesundheit.

Krafttraining fördert die Mitochondrien in den beanspruchten Muskeln und verbessert die Energieproduktion. Besonders kurze, intensive Einheiten wie hochintensives Intervalltraining (HIIT) setzen starke Reize und unterstützen die Neubildung dieser kleinen Kraftwerke in den Zellen.

Ausdauertraining wie Laufen, Radfahren oder Schwimmen hingegen wirkt besonders effektiv auf die Mitochondrienvermehrung im gesamten Körper. Es verbessert die Zellatmung, steigert die Sauerstoffaufnahme und erhöht die Ausdauerfähigkeit.

Pilates kombiniert das Beste aus beiden Welten. Die Übungen stärken die Muskulatur, fördern die Durchblutung und unterstützen die Zellregeneration. Besonders die bewusste Atmung im Pilates kann helfen, die Mitochondrienleistung zu optimieren und das Energielevel nachhaltig zu steigern.

Letztendlich kommt es nicht darauf an, ob du dich für eine bestimmte Trainingsform entscheidest, sondern darauf, eine Bewegungspraxis zu finden, die dich langfristig unterstützt und in deinen Alltag passt. Die beste Strategie für eine gesunde Mitochondrienfunktion ist eine Mischung aus Kraft, Ausdauer und bewusster Bewegung – abgestimmt auf deine persönlichen Bedürfnisse.

Unter dem folgenden QR-Code findest du ein Video zum Thema Kraft- oder Ausdauertraining – selbstverständlich mit einer aktiven Einheit, die dich direkt in Bewegung bringt.

Pilates-Workout

m-vg.de/link/pilatesclub-32/

STARKE MUSKELN, STARKES LEBEN – WELCHE MUSKELGRUPPEN UNS BEGLEITEN UND WIE WIR SIE TRAINIEREN

Ich habe dich in diesem Pilatesratgeber durch viele Schichten des Körpers geführt – vom stabilisierenden Zentrum bis hin zu fein abgestimmten Bewegungsmustern in Beinen und Armen. Eine Erkenntnis zieht sich dabei wie ein roter Faden durch alle Kapitel: Bewegung ist Leben – Stillstand ist Rückschritt.

Wir haben bereits intensiv an der tief liegenden Muskulatur gearbeitet, die für Haltung, Stabilität und innere Kraft sorgt. Doch für ein gesundes, aktives Leben braucht es mehr. Auch die großen Muskelgruppen, die uns durch den Alltag tragen, spielen eine entscheidende Rolle. Sie umgeben die drei zentralen Gelenke – Handgelenk, Schultergelenk und Hüftgelenk – und sorgen für Kraft, Balance und eine geschmeidige Bewegung bis ins hohe Alter. Natürlich bleibt auch die Rumpfmuskulatur als zentrales Kraftzentrum unverzichtbar.

All dieses Wissen führt zu einer klaren Erkenntnis: Wer sich bewegt, bleibt nicht nur mobil, sondern auch leistungsfähig, energiegeladen und unabhängig. Damit du all diese Prinzipien in deinen Alltag integrieren kannst, stelle ich dir nun vier essenzielle Muskelgruppen und gezielte Übungen vor, die dich dabei unterstützen, Kraft, Mobilität und Widerstandsfähigkeit nachhaltig zu erhalten. Natürlich gibt es noch viele weitere Übungen, die in zahlreichen fundierten Ratgebern sowie von engagierten Trainerinnen und Therapeuten vorgestellt werden. Die hier gezeigten Beispiele sind ein kleiner Ausschnitt, der sich in meiner langjährigen Praxis als Trainerin besonders bewährt hat – und sie sollen dich dazu ermutigen, offen und neugierig zu bleiben, um deine Muskulatur bis ins hohe Alter aktiv zu fördern.

GREIFEN, HALTEN, LEBEN – WARUM UNSERE HÄNDE ENTSCHEIDEND SIND

Die Hand- beziehungsweise Greifmuskulatur begleitet uns tagtäglich bei unzähligen Bewegungen. Vom Öffnen eines Marmeladenglases bis zum Festhalten an einem Geländer – eine kräftige Handmuskulatur ist entscheidend für unsere Feinmotorik und Selbstständigkeit. Doch in unserer modernen, digitalisierten Welt verkümmert sie oft durch einseitige Belastungen wie Tippen auf Bildschirmen oder mangelnde manuelle Tätigkeiten. Indem wir gezielt die Handmuskulatur und damit die Griffkraft trainieren, erhalten wir nicht nur unsere Fingerfertigkeit, sondern unterstützen auch unser fasziales Netzwerk, das bis in den gesamten Arm- und Schulterbereich wirkt.

HANDMUSKULATUR UND GRIFFKRAFT STÄRKEN – DIE HANDPUMPE

Diese einfache Übung aktiviert die Hand- und Griffmuskulatur, verbessert die Durchblutung und fördert die Beweglichkeit der Finger. Sie lässt sich leicht in den Alltag integrieren – sei es am Schreibtisch, in einer kurzen Pause oder als tägliche Routine.

Strecke die Arme nach vorn aus und öffne und schließe die Hände in einem zügigen Rhythmus, als würdest du eine kleine Pumpe betätigen. Wiederhole die Bewegung für etwa 30 bis 60 Sekunden in verschiedenen Positionen: mit gestreckten Armen nach vorn, nach oben und leicht zur Seite.

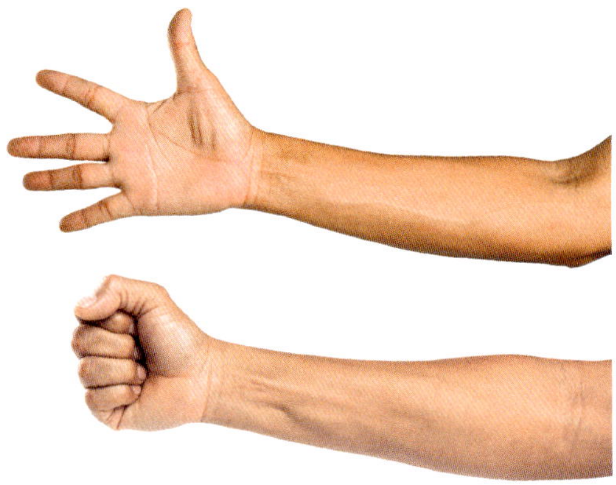

Dauer: 30 bis 60 Sekunden

Hinweis: Regelmäßiges Training sorgt dafür, dass deine Hände kraftvoll und beweglich bleiben, was langfristig nicht nur deine Feinmotorik verbessert, sondern auch dein fasziales Netzwerk der Arme unterstützt.

DEINE HÜFTE, DEINE BASIS – STÄRKE BEWAHREN, STÜRZE VERMEIDEN

Die Hüftmuskulatur spielt eine entscheidende Rolle für unsere Stabilität, Beweglichkeit und Sicherheit. Sie sorgt dafür, dass wir geschmeidig gehen, Treppen steigen oder aus dem Sitzen aufstehen können. Besonders im Alter wird sie oft vernachlässigt, dabei schützt eine starke Hüftmuskulatur vor Fehlbelastungen, Rückenschmerzen und sogar Stürzen. Durch regelmäßige Aktivierung können wir die Hüftgelenke entlasten und deren Beweglichkeit bis ins hohe Alter erhalten.

OYSTER – MOBILISATION UND KRÄFTIGUNG DER SEITLICHEN GESÄSSMUSKULATUR

Diese Übung fördert die Gelenkschmierung in der Hüfte und stärkt die seitliche Gesäßmuskulatur, die wichtig für Stabilität und eine gesunde Hüftfunktion ist. Regelmäßiges Training hilft, Hüftproblemen vorzubeugen und die Beweglichkeit zu verbessern.

1. Lege dich seitlich auf eine Matte und stütze den Kopf entspannt auf dem unteren Arm ab. Die Knie sind gebeugt, die Füße liegen übereinander. Halte das Becken stabil und die Taille leicht angehoben, sodass eine kleine Lücke zwischen Taille und Matte entsteht.
2. Öffne nun das obere Knie nach oben, während die Fußinnenkanten zusammenbleiben – ähnlich wie eine Muschel, die sich öffnet.

Wiederholungen: 10- bis 15-mal pro Seite

Hinweis: Achte darauf, dass dein Becken stabil bleibt und sich nicht mitdreht. Senke das Knie kontrolliert wieder ab.

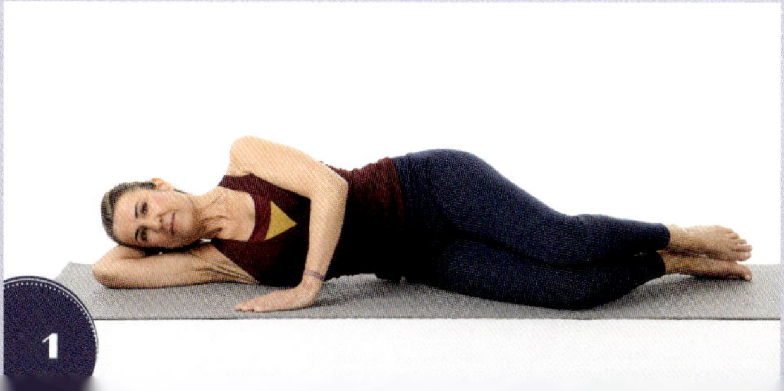
1

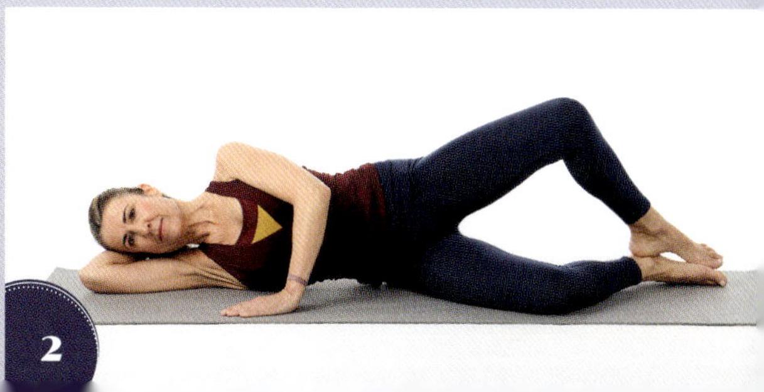
2

SQUATS – KNIEBEUGEN MITHILFE DER SCHWERKRAFT

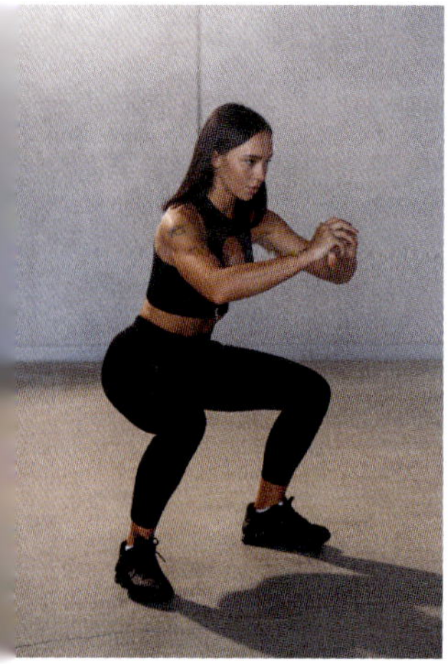

Eine weitere wichtige Möglichkeit, um sowohl die Beweglichkeit als auch die Kraft der Muskulatur rund um deine Hüftgelenke und Beine zu fördern, sind die bekannten Squats – im Deutschen auch als Kniebeugen in unterschiedlichen Variationen bekannt. Wichtig dabei ist, dass du achtsam bleibst: Arbeite niemals in Schmerzen hinein, insbesondere wenn bereits degenerative Veränderungen oder frühere Verletzungen im Knie- oder Hüftbereich bestehen. Finde dein eigenes Bewegungsausmaß und steigere dich nur so weit, wie es sich stabil und sicher anfühlt.

Im Folgenden zeige ich dir eine einfache, aber sehr effektive Kniebeugenvariante, die du jederzeit zu Hause durchführen kannst.

1. Beuge langsam die Knie und senke das Becken Richtung Boden, bis du eine für dich herausfordernde Tiefe erreichst.
2. Bleibe für 20–30 Sekunden in dieser Position und atme ruhig weiter. Spüre, wie sich deine Hüftgelenke öffnen und die Beinmuskulatur arbeitet.
3. Komme langsam wieder nach oben – gerne mit Unterstützung – und wiederhole die Hocke 3- bis 5-mal.

Hinweise

- Lasse die Fersen möglichst am Boden. Wenn das (noch) nicht möglich ist, lege dir ein zusammengerolltes Handtuch unter die Fersen.
- Achte auf eine aufrechte Wirbelsäule – der Brustkorb bleibt offen, das Gewicht ist gleichmäßig verteilt.
- Diese Übung kannst du problemlos mehrmals täglich in deinen Alltag einbauen, etwa beim Aufheben von Gegenständen, bei der Gartenarbeit oder in einer Pause zwischendurch.
- Achte immer auf dein individuelles Bewegungsausmaß und steigere dich behutsam.
- Die regelmäßige tiefe Hocke kräftigt die Beine, mobilisiert die Hüften und fördert die natürliche Aufrichtung.

MEHR ALS NUR BAUCHMUSKELN – WARUM EIN STARKER RUMPF DEIN FUNDAMENT IST

Die Kraft unseres Körpers geht immer von der Mitte aus. Ein funktioneller, kraftvoller und flexibler Rumpf bildet die Basis für jede Bewegung und ermöglicht es uns, mit Leichtigkeit und Effizienz zu agieren. Wenn diese zentrale Verbindung gut trainiert ist, wird nicht nur die Beweglichkeit von Armen und Beinen erleichtert, sondern auch die Haltung des Kopfes unterstützt. Eine dynamische Rumpfmuskulatur entlastet die Gelenke, fördert eine geschmeidige Bewegungsqualität und ermöglicht es uns, uns im Alltag und im Training freier zu bewegen.

Die folgende Übung macht genau diese Verbindung zwischen Kopf, Schultergürtel und Becken über den Rumpf spürbar. Sie lässt sich mühelos in den Alltag integrieren und hilft dir, das harmonische Zusammenspiel deiner Körpermitte zu verbessern.

KNEE LIFT – DIE VERBINDUNG ZWISCHEN RUMPF UND SCHULTERGÜRTEL

Diese Übung bringt deine gesamte Körpermitte in Aktion und schafft eine starke, funktionelle Verbindung zwischen Schultergürtel, Rumpf und Becken. Sobald sich die Knie vom Boden lösen, aktiviert die tiefe Bauchmuskulatur ihre Stützfunktion, während Schultern und Becken im Gleichgewicht bleiben. Auch der Kopf wird gefordert – er muss sich in Verlängerung der Wirbelsäule gegen die Schwerkraft aufrichten, um eine harmonische Ausrichtung zu gewährleisten. Je nach Fußstellung verändert sich der Trainingsfokus:

- **Auf den Fußballen:** Die Aktivierung der Körpermitte steht im Mittelpunkt, während der Schultergürtel stabilisiert und das gesamte Zusammenspiel von Kraft und Balance geschult wird.
- **Mit lang abgelegten Fußrücken:** Hier kommt zusätzlich die Schienbeinmuskulatur ins Spiel. Diese Variante verändert die Kraftverteilung im Unterkörper und fördert die bewusste Aktivierung der vorderen Beinmuskulatur.

1. Knie dich auf einer Matte in den Vierfüßlerstand. Platziere die Hände direkt unter den Schultern und die Knie unter den Hüften. Stelle die Füße auf.
2. Hebe die Knie an und halte die Position. Der Rücken bleibt lang und stabil.

Wiederholungen: 8-mal

Hinweis

Beide Varianten verbessern die Ganzkörperkraft, fördern die Koordination und lassen sich individuell anpassen – je nachdem, welche Bereiche gezielt angesprochen werden sollen. Diese Übung eignet sich perfekt für den Alltag und lässt sich flexibel in jede Trainingseinheit integrieren.

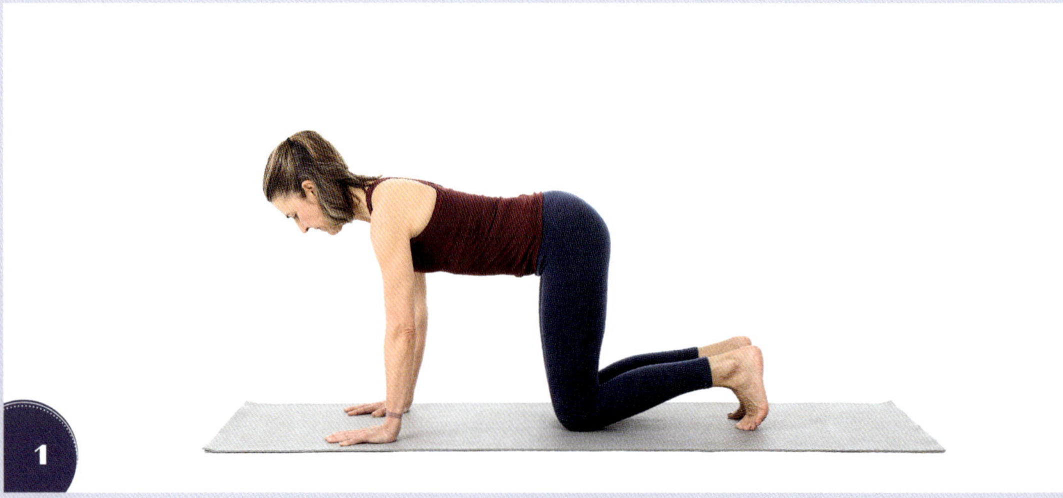

1

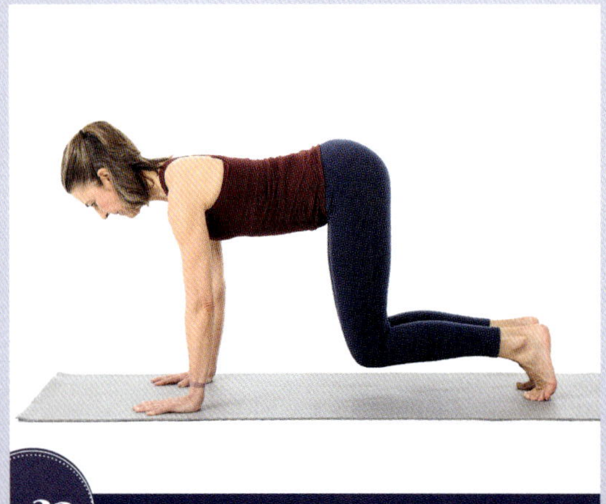

2a Variante: auf den Fußballen

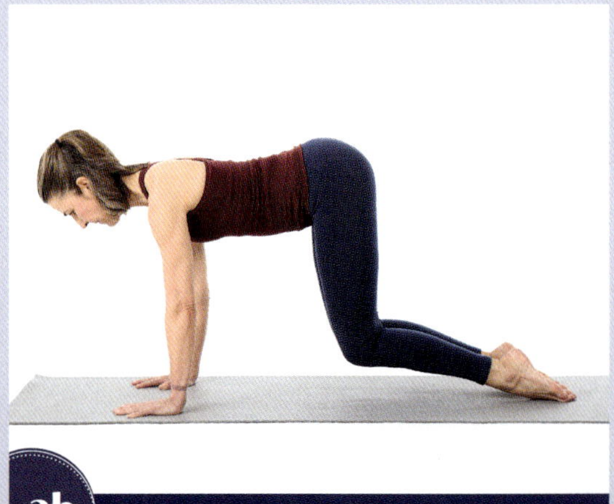

2b Variante: mit abgelegten Fußrücken

STARKE BEINE – DIE BASIS FÜR SICHERES GEHEN BIS INS HOHE ALTER

Die Beinmuskulatur trägt uns wortwörtlich durchs Leben. Sie gibt uns die Kraft, lange Strecken zu gehen, stabil zu stehen oder uns sicher abzufangen, wenn wir ins Stolpern geraten. Starke Beine unterstützen die Kniegelenke, beugen Ermüdung vor und helfen uns, selbstbewusst und sicher zu gehen. Besonders die Muskulatur rund um Oberschenkel und Waden sollte regelmäßig trainiert werden, um die Durchblutung zu fördern und die Gelenke zu entlasten.

AUSFALLSCHRITTE MIT UNTERSTÜTZUNG

Diese Übung mit Stuhlhilfe hilft dir, die Balance zu halten und gezielt die Bein-, Hüft- und Wadenmuskulatur zu stärken. Wenn du aber dein Gleichgewicht zusätzlich schulen möchtest, empfehle ich dir, die Übung ohne Stuhl zu machen.

1. Stelle dich seitlich neben einen stabilen Stuhl und lege – falls nötig – eine Hand an der Lehne ab. Steige mit einem Bein einen großen Schritt nach hinten, sodass dein vorderes Knie über dem Fuß bleibt.
2. Senke das hintere Knie langsam Richtung Boden ab, ohne es abzulegen. Drücke dich dann kontrolliert wieder nach oben.

Wiederholungen: 10- bis 15-mal pro Seite

Hinweise

- Achte darauf, dass dein Oberkörper aufrecht bleibt und du die Übung langsam und kontrolliert ausführst.
- Wenn du zusätzlich deine Wadenmuskulatur mit einbeziehen möchtest, hebe die Ferse des vorderen Beins vom Boden und führe die Bewegung aus dem Ballenstand aus. Dies intensiviert die Beanspruchung der Unterschenkelmuskulatur und verbessert die Kraftverteilung im gesamten Bein.
- Integriere diese Übung regelmäßig in dein Training, um deine Stabilität, Kraft und Standfestigkeit nachhaltig zu verbessern. Wenn du aber deine Balance zusätzlich schulen möchtest, empfehle ich dir, die Übung ohne Stuhl auszuführen.

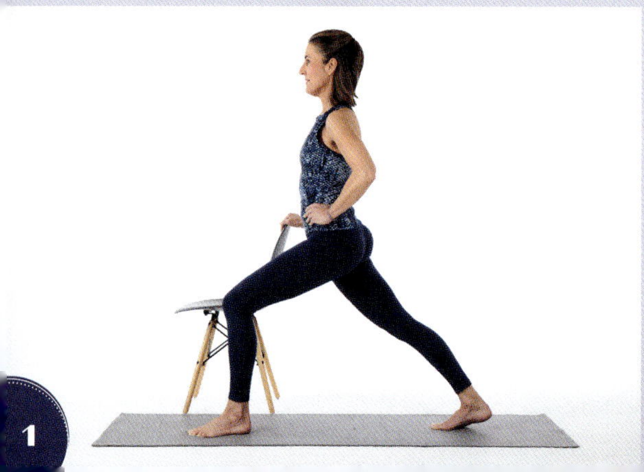

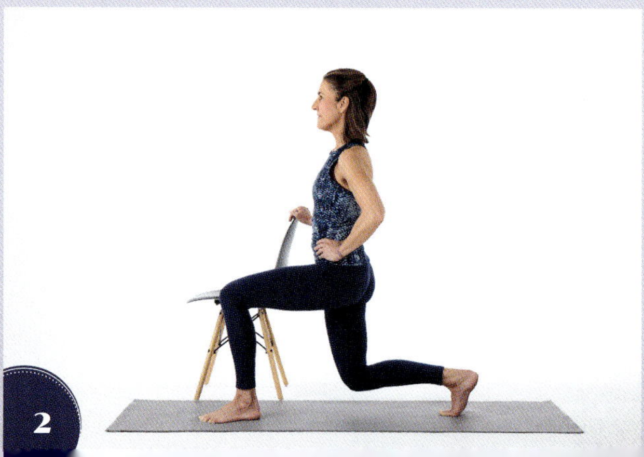

STARKE SCHULTERN, FREIER NACKEN – WARUM DEIN SCHULTERGÜRTEL SO WICHTIG IST

Der Schultergürtel ist die Grundlage für eine gesunde, bewegliche und kräftige obere Körperhälfte. Er verbindet Arme, Schultern und Rücken und ermöglicht ein großes Bewegungsspektrum. Gleichzeitig kann eine untrainierte Schultermuskulatur zu Verspannungen und Fehlhaltungen führen, die sich bis in den Nacken und Rücken auswirken. Regelmäßiges Training sorgt für mehr Bewegungsfreiheit und beugt Beschwerden vor.

SHOULDER SCREW – ZUR MOBILISATION DES SCHULTERGÜRTELS

Diese Übung fördert die Schulterbeweglichkeit, verbessert die Rotation im oberen Rücken und sorgt für mehr Weite und Geschmeidigkeit im Schultergürtel.

1. Strecke die Arme waagerecht zu beiden Seiten aus und spüre die Länge aus dem Schultergelenk heraus.
2. Drehe nun eine Handfläche langsam nach oben Richtung Decke, während sich der Kopf sanft in diese Richtung mitdreht. Gleichzeitig rotiert die andere Hand in die entgegengesetzte Richtung nach unten.
3. Wechsle die Seite.

Hinweise

- Halte die Körpermitte stabil und lasse den Schultergürtel sanft der Bewegung der geöffneten Hand folgen.
- Lasse den Atem ruhig und gleichmäßig mit der Bewegung fließen.

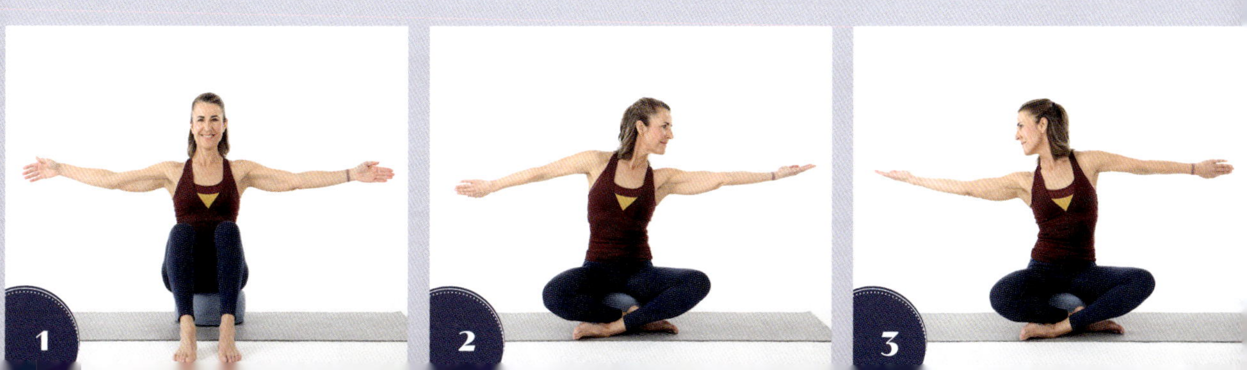

SCHULTERSTABILITÄT IN DER UMKEHRPOSITION – ZUR STÄRKUNG DES SCHULTERGÜRTELS

Diese Übung kräftigt gezielt den Schultergürtel, verbessert die Verbindung zwischen Schultermuskulatur und Rumpfstabilität in der Umkehrposition und fördert die Kontrolle über die gesamte Körperhaltung. Sie sorgt für mehr Stabilität in dynamischen Bewegungen der Beine, während die Schultern aktiv in ihrer Stabilisierung bleiben.

1. Knie dich in den Vierfüßlerstand, platziere Hände und die aufgestellten Zehen fest am Boden. Hebe die Knie an und schiebe das Gesäß weit nach oben. Der Rücken bleibt gestreckt. Der Körper bildet nun die Form eines umgedrehten V.
2. Lasse nun im Wechsel die Fersen Richtung Boden sinken, während sich dein Becken sanft zur Seite mitdreht. Die Schultern bleiben stabil und gut verankert, während die Bewegung aus der unteren Körperhälfte fließend gesteuert wird. Zum Schluss die Knie langsam zurück auf den Boden senken.

Wiederholungen: 6- bis 8-mal

Hinweis
Aus der Position des umgekehrten V heraus bleibt die Kraft in den Schultern und Armen spürbar, während du die Position aktiv hältst. Spüre die Stabilität im Schultergürtel und die Verbindung über die Schulterblätter zum Rumpf.

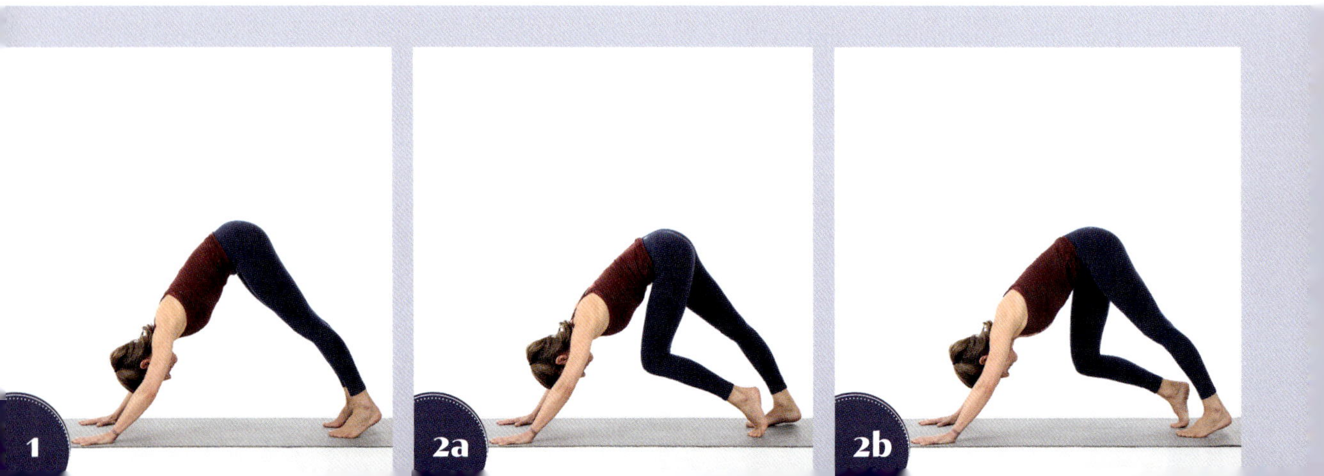

DEINE GESUNDHEIT LIEGT IN DEINEN HÄNDEN – EIN LETZTER IMPULS

Mit diesen weiterführenden Impulsen endet dein Weg durch meinen Pilatesratgeber – und doch ist dies erst der Anfang deiner ganz persönlichen Reise. Dieser letzte Abschnitt liegt mir besonders am Herzen, denn ich möchte dir mehr als nur Übungen mitgeben. Ich möchte dir das Bewusstsein schenken, dass dein Körper ein lebenslanger Begleiter ist, den du durch achtsame, gezielte Bewegung stärken, mobilisieren und gesund erhalten kannst.

Es geht nicht nur darum, Muskeln aufzubauen. Es geht darum, ihre Elastizität und Funktionalität zu bewahren, deine Beweglichkeit zu fördern und deine Selbstständigkeit bis ins hohe Alter zu erhalten. Jeder Atemzug, jede Bewegung ist ein Geschenk an dich selbst – ein Moment der Achtsamkeit, der dir neue Energie und innere Stabilität bringt.

Damit du das Gelernte direkt in die Praxis umsetzen kannst, habe ich dir ausgewählte Videos aus unserem vielseitigen YouTube-Kanal »Einfach besser leben« und dem Trainingskalender des Pilates Clubs zusammengestellt. Diese Videos sind wie kleine Anker, die dich dabei unterstützen, deinen Körper immer wieder neu zu spüren, ihn zu kräftigen und zu mobilisieren.

Lasse dich führen, spüre in dich hinein und entdecke, wie du mit kleinen, gezielten Einheiten – oder auch längeren Trainingseinheiten – nachhaltig etwas für deine Gesundheit tun kannst. Bleibe neugierig, sei geduldig mit dir selbst und vergiss nie: Jeder bewusste Moment, den du deinem Körper schenkst, ist ein Geschenk an dich selbst.

Ich wünsche dir viel Freude auf deiner wunderbaren Reise!

Pilates für den Bauch
m-vg.de/link/pilatesclub-33/

Anti-Aging-Pilates
m-vg.de/link/pilatesclub-34/

Pilates für Longevity
m-vg.de/link/pilatesclub-35/

KAPITEL 5

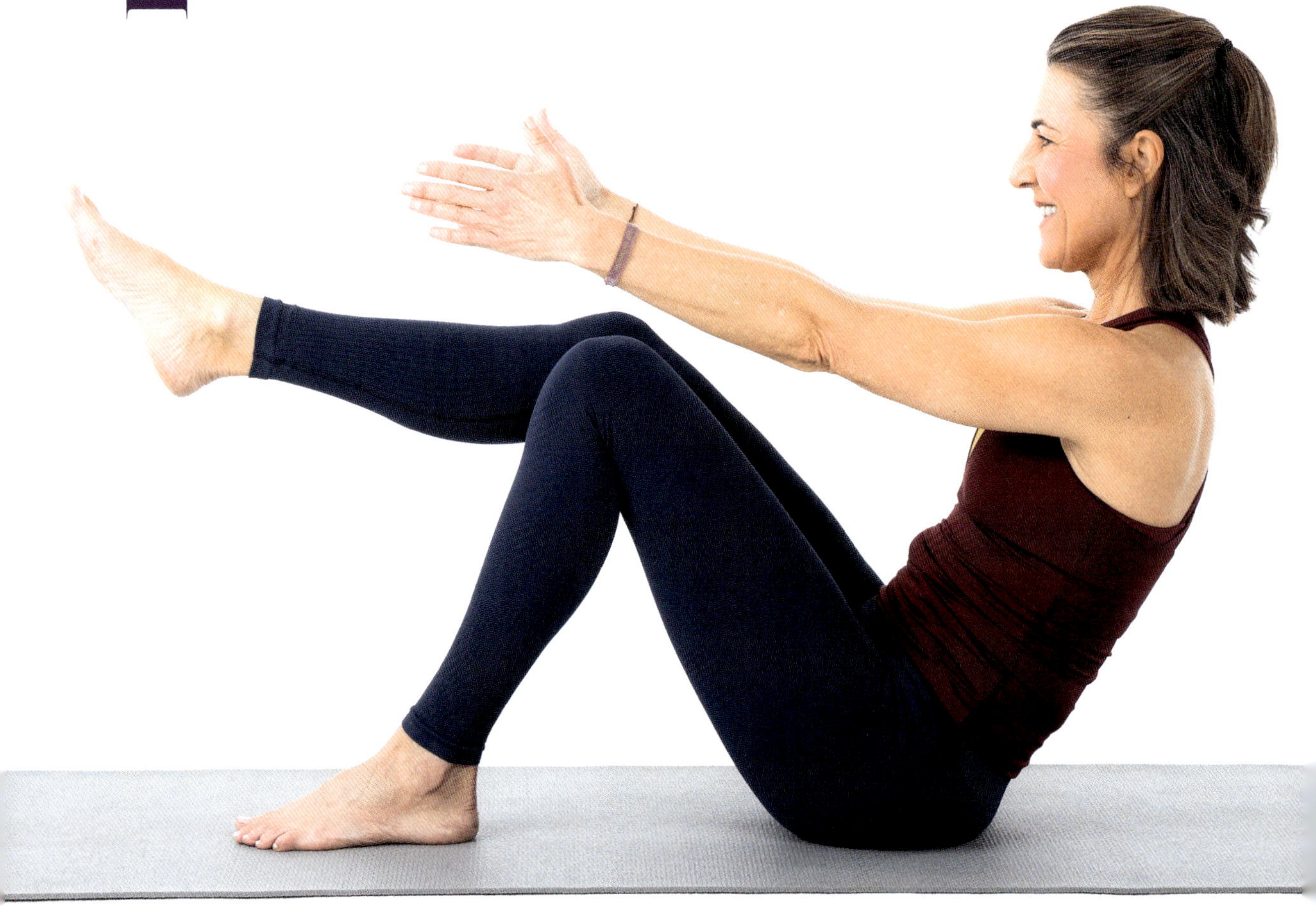

PILATES EDITION – DEIN INDIVIDUELLES WORKOUT

In den vorherigen Kapiteln hast du bereits die Grundlagen von Pilates kennengelernt, verschiedene Prinzipien vertieft und erfahren, wie du deine Bewegungen bewusst steuern kannst. Nun geht es darum, dieses Wissen in die Praxis umzusetzen. In diesem Kapitel findest du eine Auswahl an strukturierten Workouts, die auf unterschiedliche Bedürfnisse und Trainingsziele abgestimmt sind. Jedes Workout verfolgt eine klare Ausrichtung – sei es die Verbesserung deiner Haltung, die Förderung von Beweglichkeit und Kraft oder eine intensive Challenge für erfahrene und fortgeschrittene Trainierende.

Zusätzlich findest du in diesem Kapitel **QR-Codes**, die dir die Möglichkeit geben, die Workouts auch als angeleitete Videos zu erleben. So kannst du die Übungen direkt mitmachen, erhältst visuelle Unterstützung und kannst sicherstellen, dass du die Bewegungen korrekt ausführst.

DEINE WORKOUTS IM ÜBERBLICK

Jedes Workout in diesem Kapitel ist so konzipiert, dass es eine ausgewogene Mischung aus Kräftigung, Mobilisation und Stabilisation bietet. Je nach Trainingsziel und verfügbarer Zeit kannst du aus verschiedenen Kategorien wählen. Egal, ob du deine Haltung verbessern, eine innere Stabilität – mental wie körperlich – aufbauen, einfach nur zur Ruhe kommen oder dich auch einmal so richtig fordern möchtest: Hier habe ich mehrere Pilatesprogramme für dich zusammengestellt.

- **Workout »Aktiv die Haltung verbessern« (Seite 276):** fördert eine aufrechte Körperhaltung und kräftigt gezielt die Tiefenmuskulatur.
- **Workout »Mobil & schmerzfrei – Pilates für einen entspannten Rücken« (Seite 278):** ein gezieltes Programm zur Linderung chronischer Rückenschmerzen, zur Stabilisierung der Wirbelsäule und zur Förderung langfristiger Beweglichkeit.
- **Workout »Für ein starkes und vitales Leben« (Seite 280):** unterstützt Beweglichkeit, Koordination und Stabilität für eine langfristige Vitalität.
- **Workout »Pilates Energy Boost« (Seite 282):** ein effizientes Training für alle, die wenig Zeit haben, aber nicht auf Bewegung verzichten möchten.
- **Workout »Relax & Release – Pilates für den Abend« (Seite 284):** sanfte Übungen zur Entspannung und Regeneration nach einem langen Tag.
- **Workout »Full Body Control« (Seite 286):** für erfahrene Trainierende, die ihre Grenzen erweitern wollen.
- **Workout »Klassische Pilatesübungen – neu gedacht« (Seite 288):** klassische Pilatesübungen und traditionelle Prinzipien modern interpretiert, um Kraft, Beweglichkeit und Körperkontrolle optimal zu fördern.

Bleib dran für nachhaltige Fortschritte!

Sobald du dich für ein Workout entschieden hast, bleib mindestens drei bis vier Wochen dabei. Je nachdem, wie oft du pro Woche trainierst, benötigt dein Körper Zeit, um sich an die Bewegungsabläufe anzupassen und die Muskulatur gezielt aufzubauen. Diese Wiederholungen geben deinem Körper und Geist die Möglichkeit, sich zu adaptieren, die Bewegungen zu verfeinern und die gewünschten Fortschritte zu erzielen – egal, ob du mehr Kraft, eine bessere Haltung oder gesteigerte Beweglichkeit anstrebst. Konsistenz ist der Schlüssel!

DIE EINZELNEN WORKOUTS – LET'S GO!

Zu jedem Workout erhältst du eine kurze Erklärung, die das Ziel des Trainings beschreibt. Die einzelnen Übungen werden nicht mehr detailliert beschrieben, sondern durch ein Foto visualisiert, um dir die Reihenfolge besser verständlich zu machen. Detaillierte Übungsbeschreibungen findest du in Kapitel 3. Ein Hinweis zur Seitenzahl führt dich direkt zur Übungsbeschreibung.

Starte immer mit der Pilatesatmung (siehe Seite 113). Dies ist wichtig, um den Fokus zu setzen, dein Nervensystem zu regulieren und deine Atemräume zu öffnen. Anschließend findest du vier bis fünf Übungsvorschläge aus den Essentials, die du als Warm-up absolvieren solltest. An Tagen, an denen du dich müde oder angespannt fühlst oder einfach nur einen Frische-Kick brauchst, integriere zusätzlich das Mini-Programm für Augen und Nacken (siehe Seite 110).

Nimm dir am Ende jeder Trainingseinheit bewusst Zeit für die Regeneration. Eine abschließende regenerative Übung – sei es eine Atemtechnik oder ein Cool-down aus unserem QR-Video-Repertoire – unterstützt die Entspannung, fördert die Erholung und Wiederherstellung deiner Kraft und hilft dir, das Training bewusst abzuschließen. Ich habe dir dazu passende QR-Codes zusammengestellt, die du je nach Bedarf nutzen kannst.

AKTIV DIE HALTUNG VERBESSERN

LEVEL 1 2 3

Dieses Workout hilft dir, eine aufrechte Haltung zu entwickeln, deine Tiefenmuskulatur gezielt zu kräftigen und Verspannungen zu lösen. Durch kontrollierte Bewegungen und bewusste Atmung fördert es Stabilität, Ausrichtung und ein besseres Körpergefühl im Alltag. Stärke deine Körpermitte und richte dich auf!

Warm-up

1 Pelvic Tilt | 6 Wdh. | Seite 114

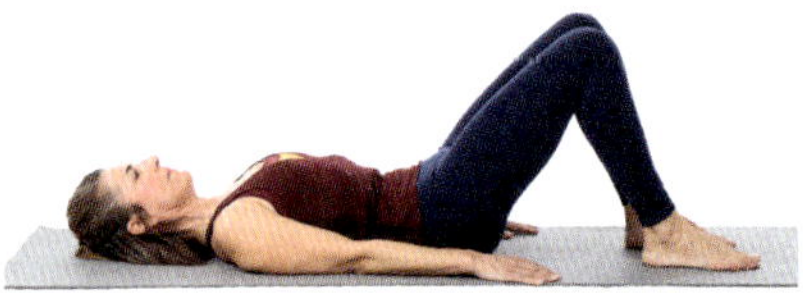

2 Elevation – Depression | 6 Wdh. | Seite 116

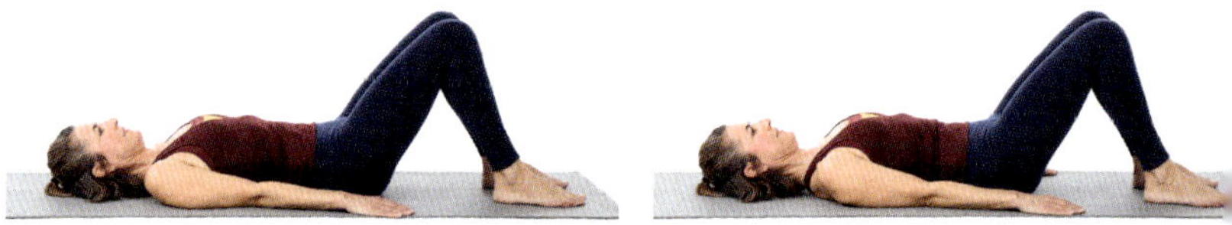

3 Knee Sway | 3 Wdh. pro Seite | Seite 120

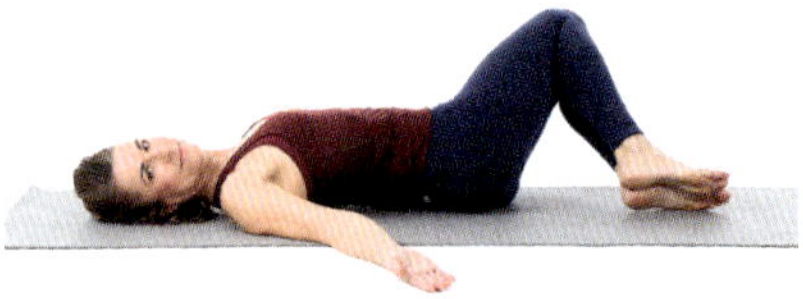

4 Swan Prep | 6 Wdh. | Seite 124

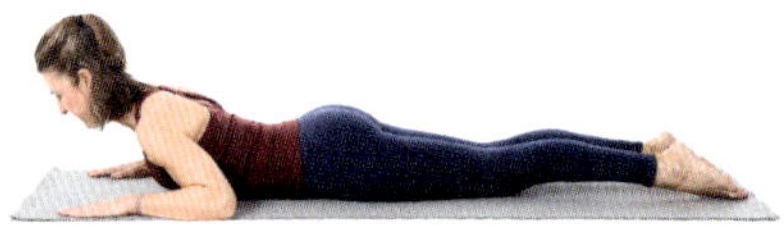

5 Shell Stretch | 4–6 Atemzüg Seite 127

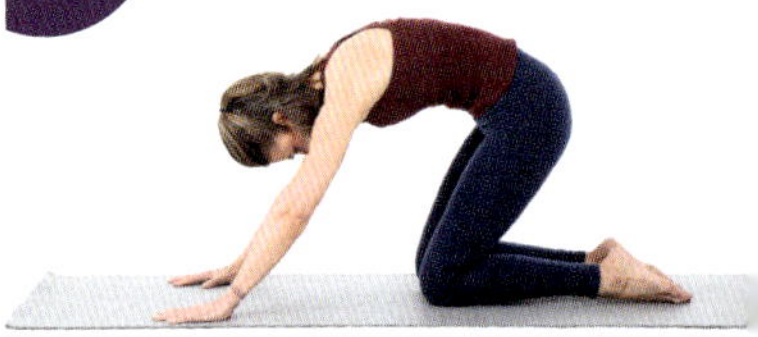

Workout

6 Abdominal Prep | 8 Wdh. | Seite 130

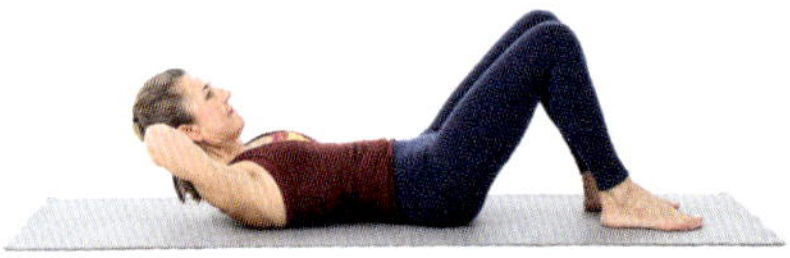

7 Hundred – Prep | 50–100 Wdh. | Seite 142

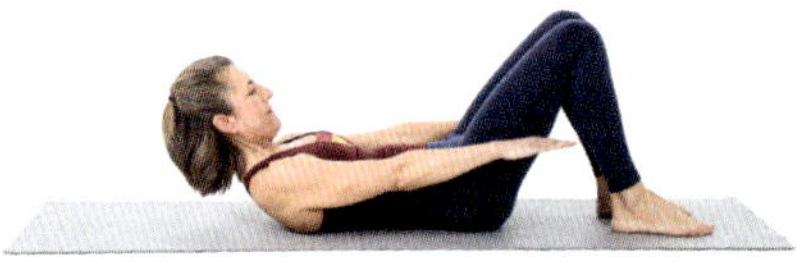

8 Half Roll Back | 6 Wdh. | Seite 146

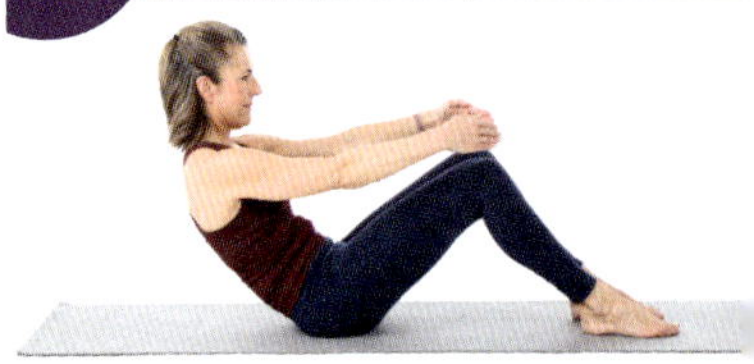

9 Leg Slide | 4 Wdh. pro Bein | Seite 137

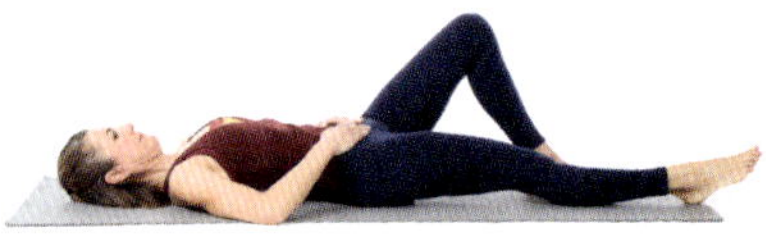

10 Leg Lift | 4 Wdh. pro Bein | Seite 136

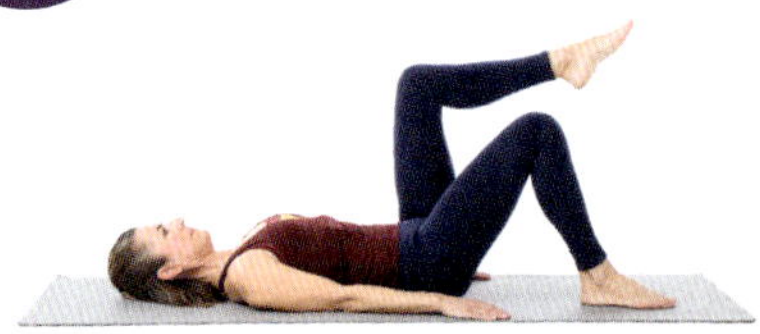

11 One Leg Circle | 4 Wdh. pro Bein | Seite 140

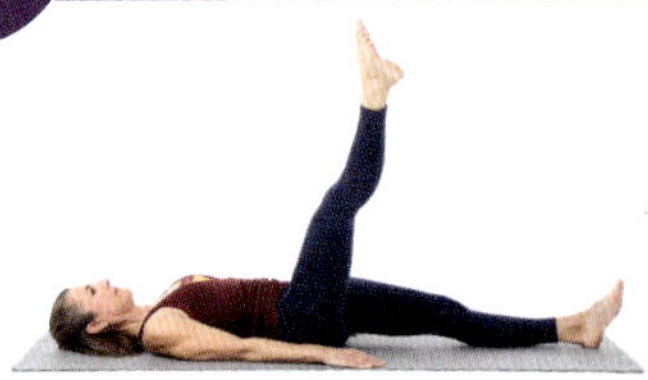

12 Spine Stretch Forward | 6 Wdh. | Seite 206

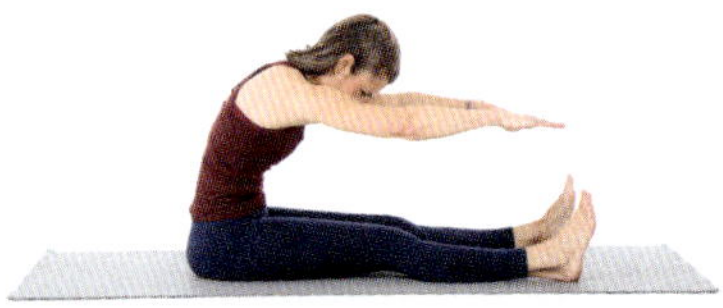

13 Single Leg Stretch | 8 Wdh. | Seite 176

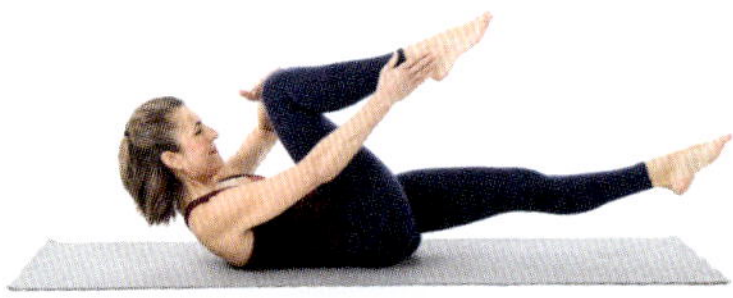

14 Criss Cross | 8 Wdh. | Seite

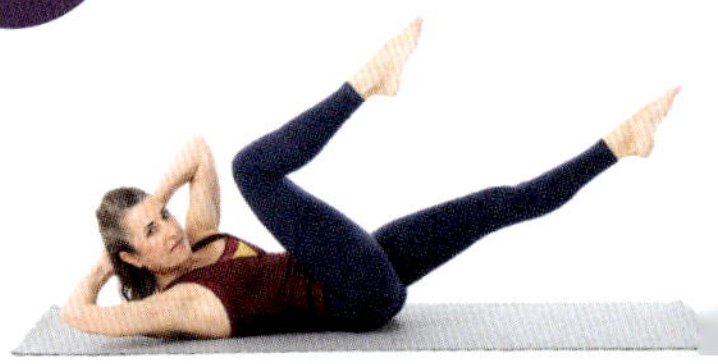

15 Shoulder Bridge Prep | 6 Wdh. | Seite 194

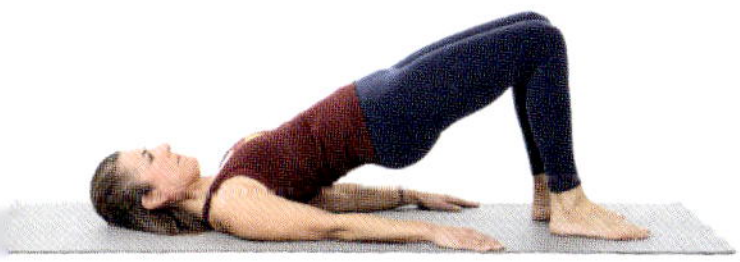

16 Side Kick | 4 Wdh. pro Bein | Seite 187

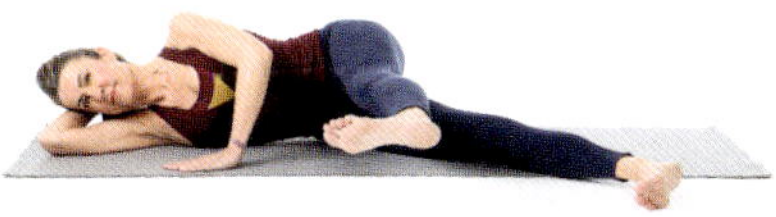

17 Swimming | 8 Wdh. | Seite 200

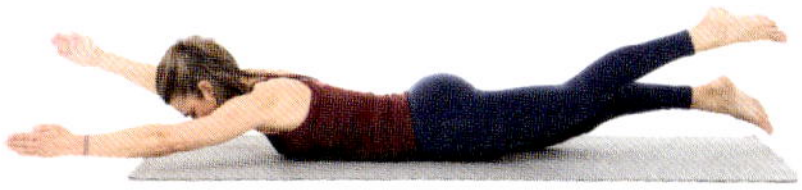

18 Beats Bauchlage | 4 Wdh. | Seite 198

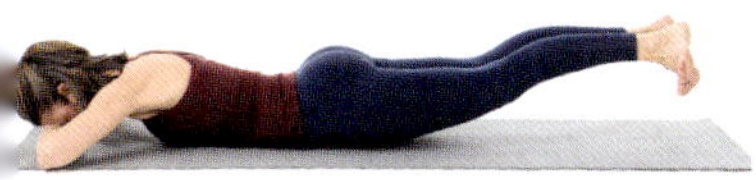

19 Teaser Prep | 3 Wdh. | Seite 164

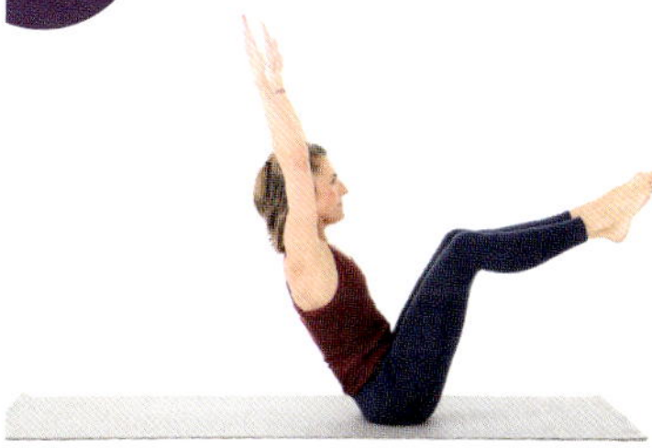

20 The Saw | 3 Wdh. pro Seite | Seite 174

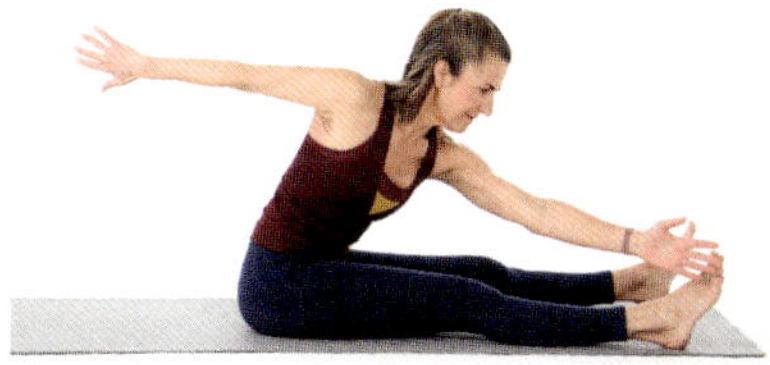

21 Push-up | 3 Wdh. | Seite 210

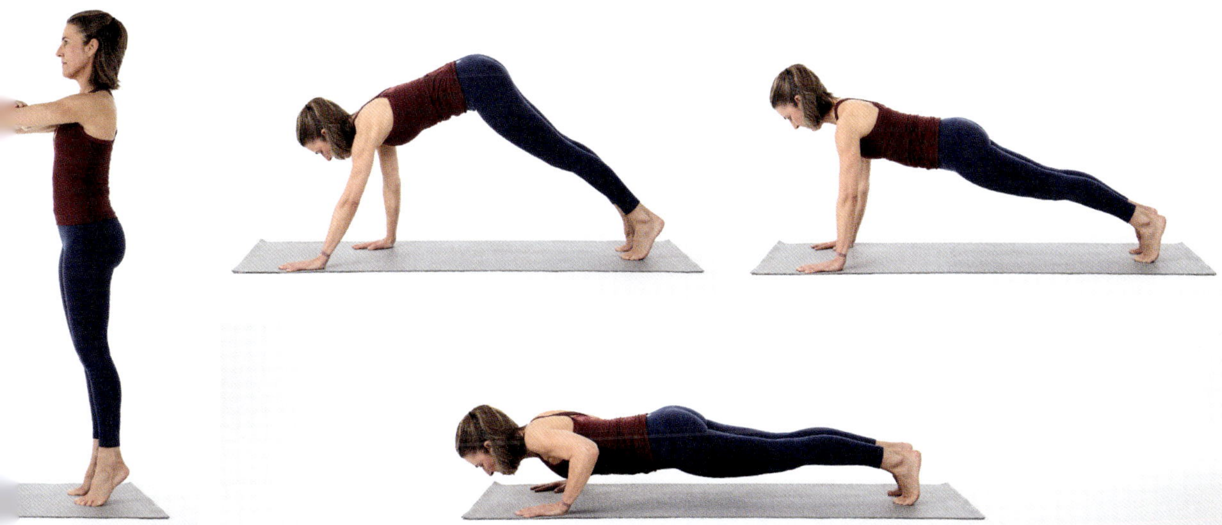

Workout

22 Position des Kindes/Shell Stretch | 2–5 Min. | Seite 127

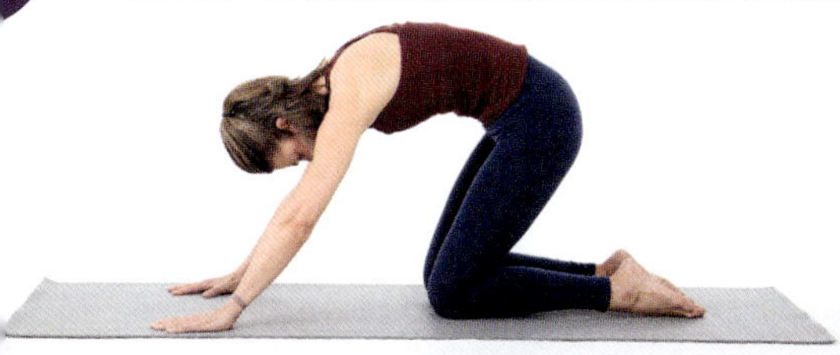

23 oder Rückenlage mit 4-6-8-Atmung | 2–5 Min. | Seite 221

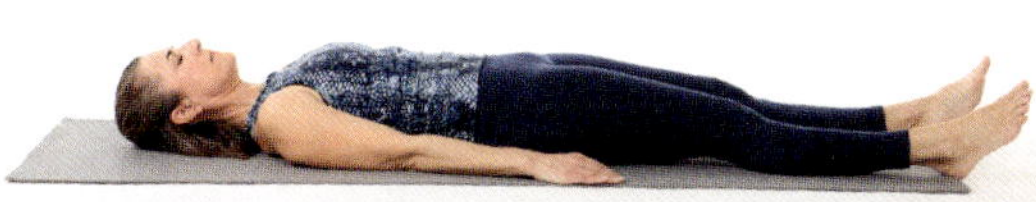

Cool-down

MOBIL & SCHMERZFREI – PILATES FÜR EINEN ENTSPANNTEN RÜCKEN

LEVEL 1 2 3

Ein gezieltes Programm zur Linderung chronischer Rückenschmerzen, zur Stabilisierung der Wirbelsäule und zur Förderung langfristiger Beweglichkeit. Durch sanfte Kräftigung und Mobilisation unterstützt dieses Workout eine gesunde Haltung und hilft, Verspannungen zu lösen.

Zum Cool-down kannst du den QR-Code scannen, hier findest du ein spezielles Rückenprogramm, das gezielt auf deine Bedürfnisse abgestimmt ist und dir weitere Übungen zur Entlastung und Stärkung deines Rückens bietet.

Warm-up

1 Pelvic Tilt | 6 Wdh. | Seite 114

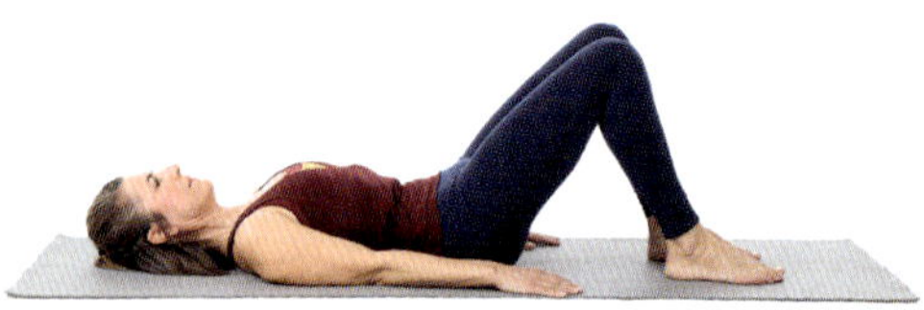

2 Head Nod | 6 Wdh. | Seite 119

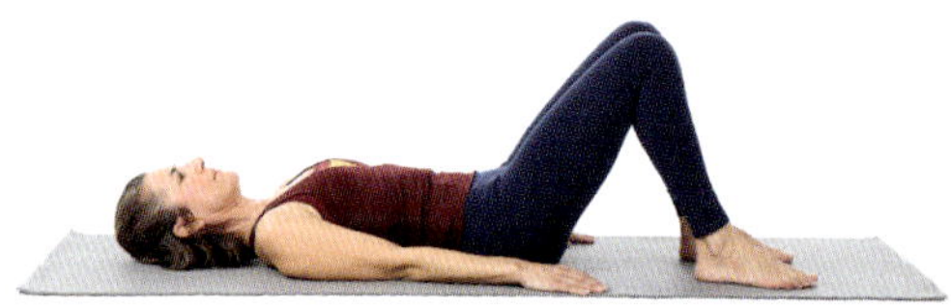

3 Elevation – Depression | 6 Wdh. | Seite 116

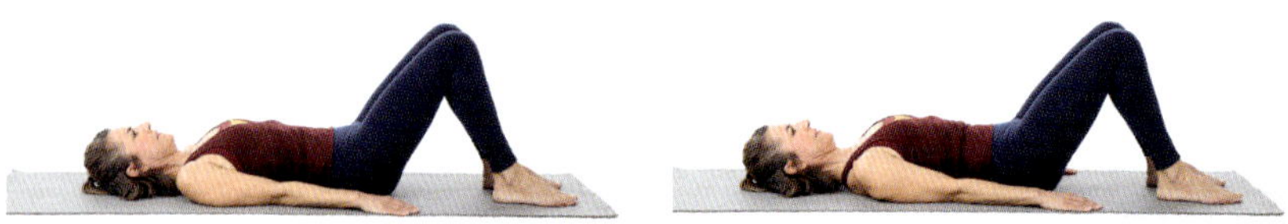

4 Arm Circles | 3 Wdh. in beid Richtungen | Seite 118

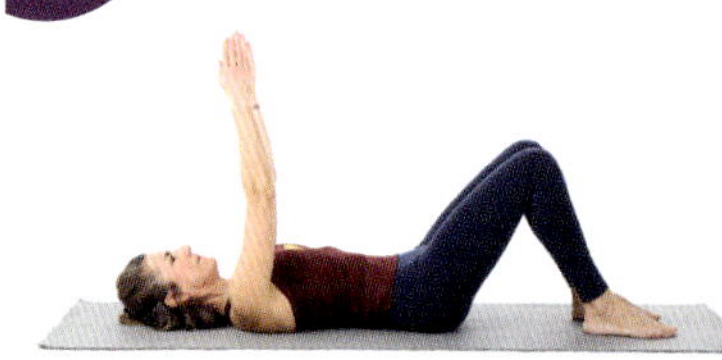

Workout

5 Knee Sway | 3 Wdh. in beide Richtungen | Seite 120

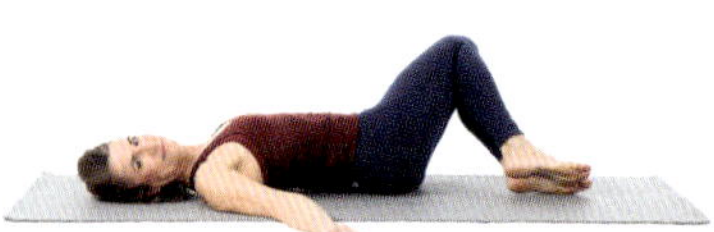

6 Artikulation der Wirbelsäule | 4 Wdh. | Seite 102

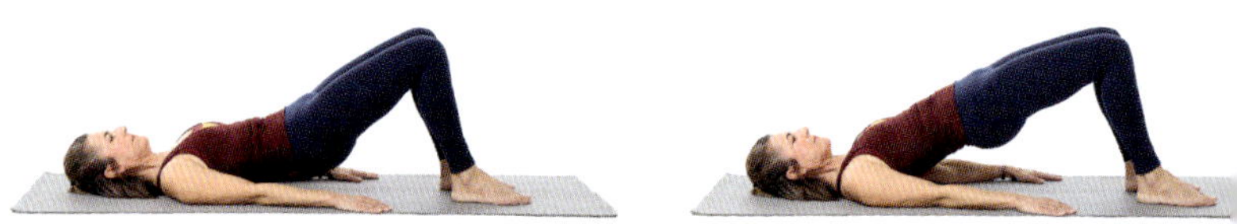

7 Leg Lift | 4 Wdh. pro Bein | Seite 136

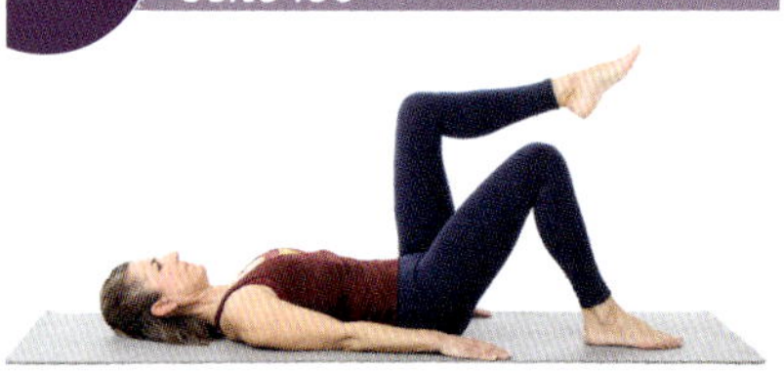

8 Swan Prep | 6 Wdh. | Seite 124

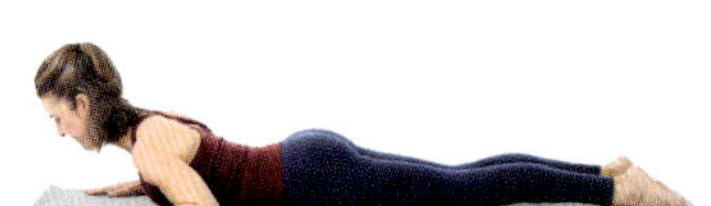

9 Rhomboid Squeeze | 6 Wdh Seite 195

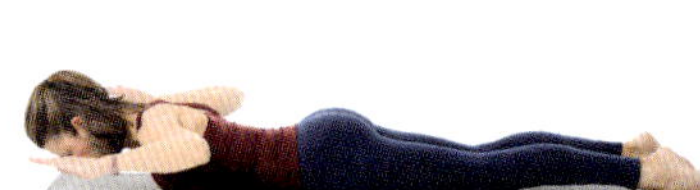

10 Front Support Classic | 3 Wdh. pro Seite | Seite 207

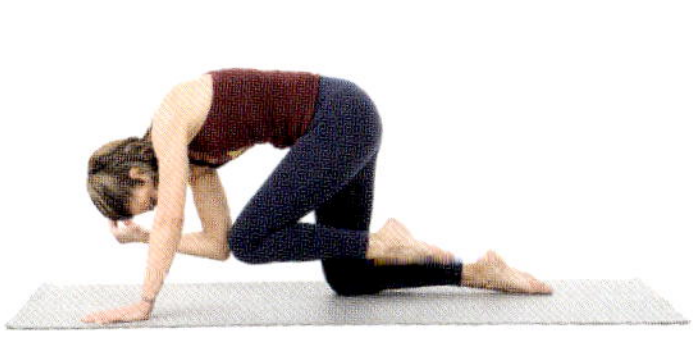

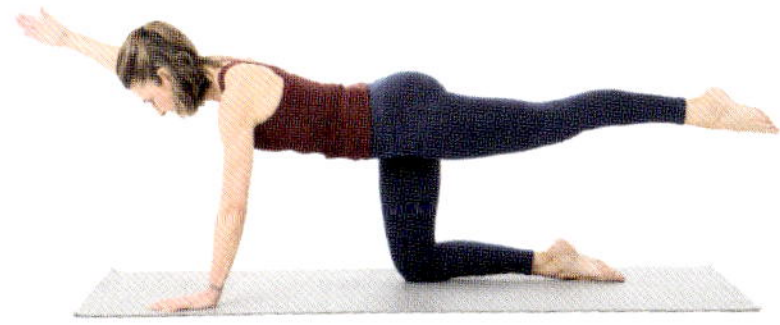

11 Abdominal Prep | 6 Wdh. | Seite 130

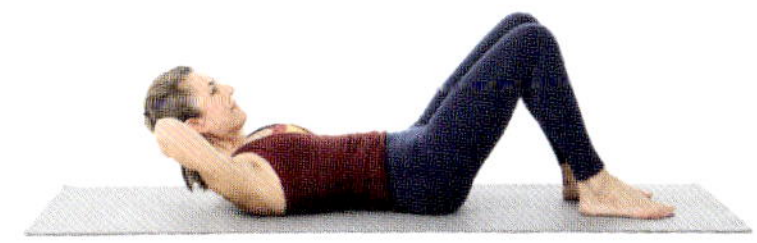

2 Side Lying einbeinig | 6 Wdh. pro Seite | Seite 184

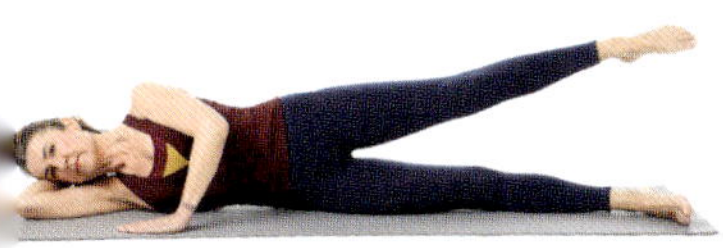

13 Oyster | 6 Wdh. pro Seite | Seite 263

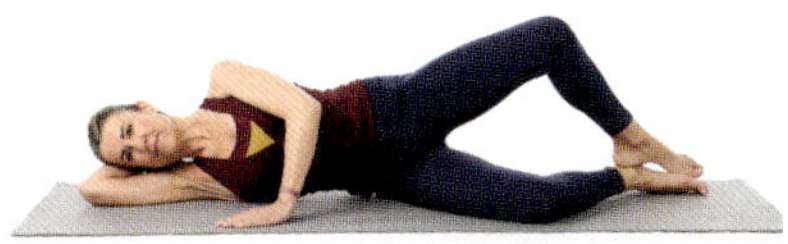

14 Spine Stretch Forward | 6 Wdh. | Seite 206

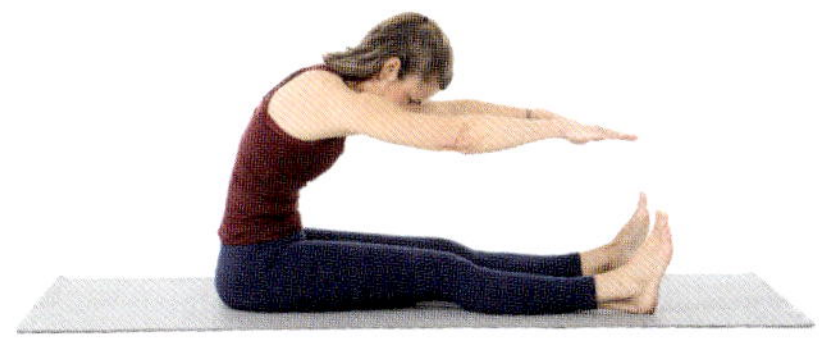

5 Spine Twist | 3 Wdh. pro Seite | Seite 170

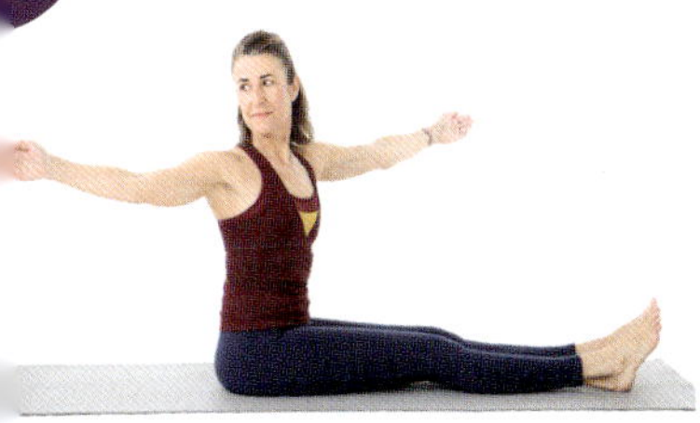

16 Breast Stroke 1 | 4 Wdh. | Seite 196

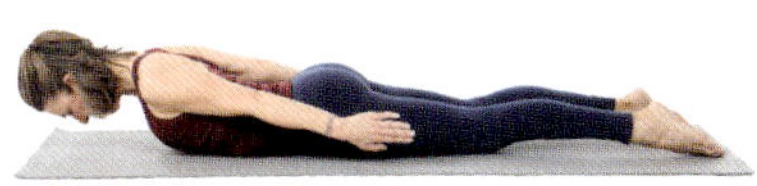

17 Breast Stroke 2 | 4 Wdh. | Seite 197

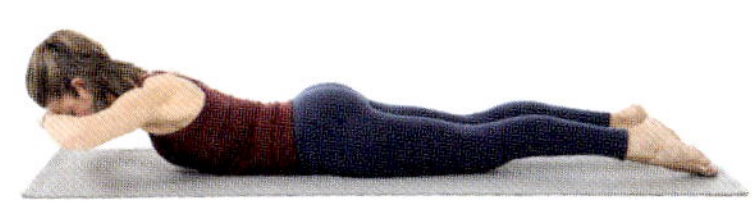

8 Hip Extension | 4 Wdh. | Seite 125

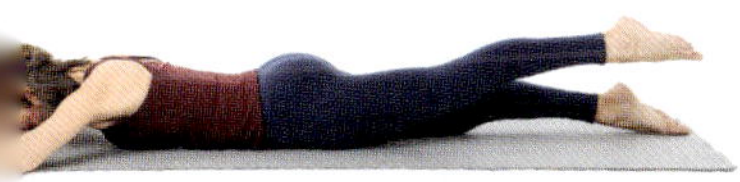

19 Shoulder Bridge Prep 4 | 9Wdh. pro Bein | Seite 194

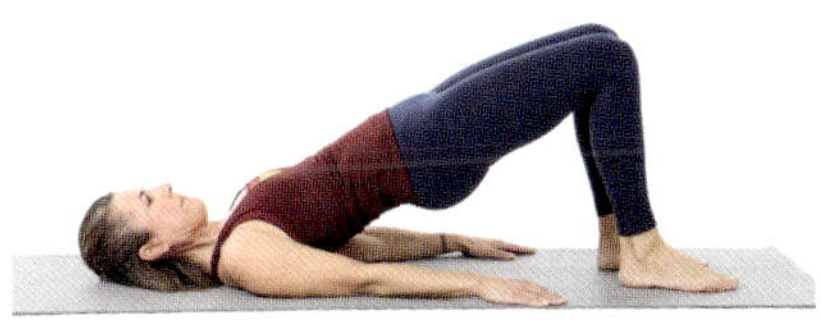

20 Shell Stretch | 4–6 Atemzüge | Seite 127

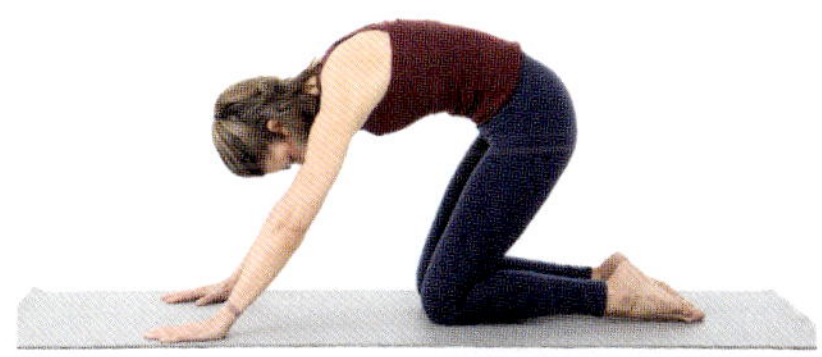

Workout

1 Bauchlage mit Handtuch | 2–3 Min. | Seite 52

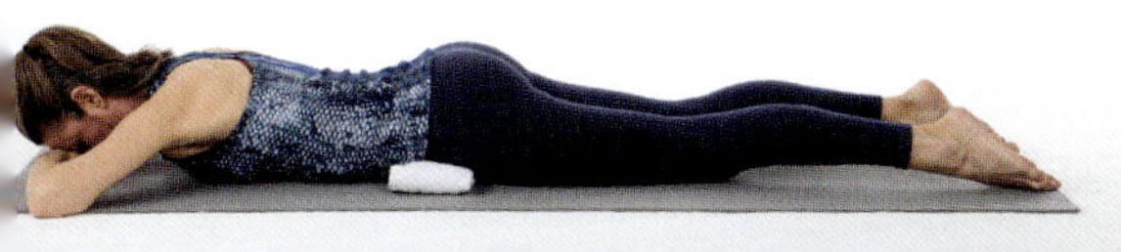

Rückenprogramm
m-vg.de/link/pilatesclub-9/

Cool-down

FÜR EIN STARKES UND VITALES LEBEN

LEVEL 1 2 3

Dieses Pilatesprogramm unterstützt deine Beweglichkeit, Koordination und Stabilität und hilft dir, bis ins hohe Alter vital und aktiv zu bleiben. Durch gezielte Übungen für die Rumpfkraft, die Gelenkstabilität und die Mobilisation – Der Wirbelsäule kannst du Verspannungen lösen, deine Körperkontrolle verbessern und dich geschmeidig durch den Alltag bewegen.

Warm-up

1 Pelvic Tilt | 6 Wdh. | Seite 114

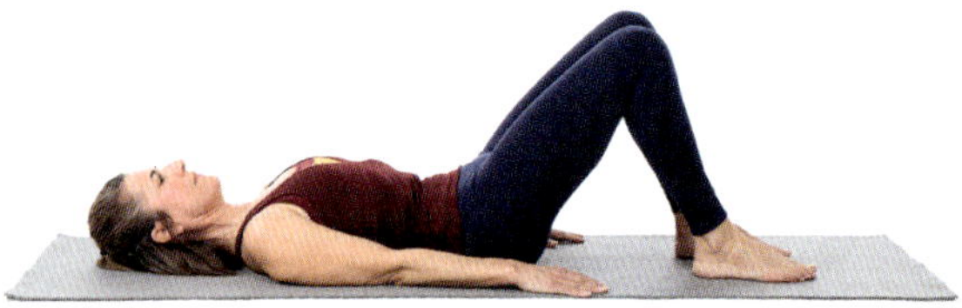

2 Head Nod | 4 Wdh. | Seite 119

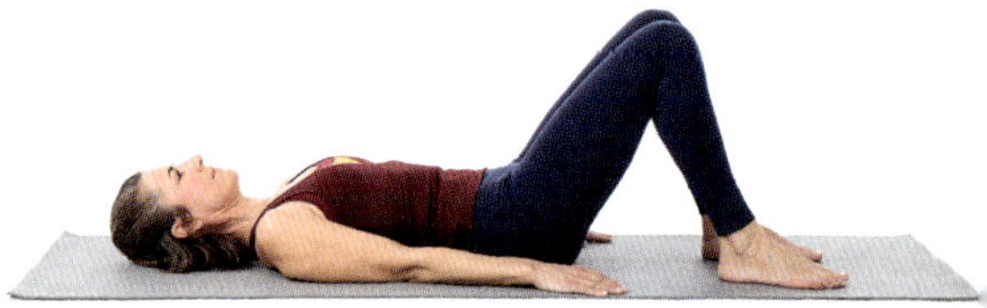

3 Spinal Rotation | 4 Wdh. pro Seite | Seite 122

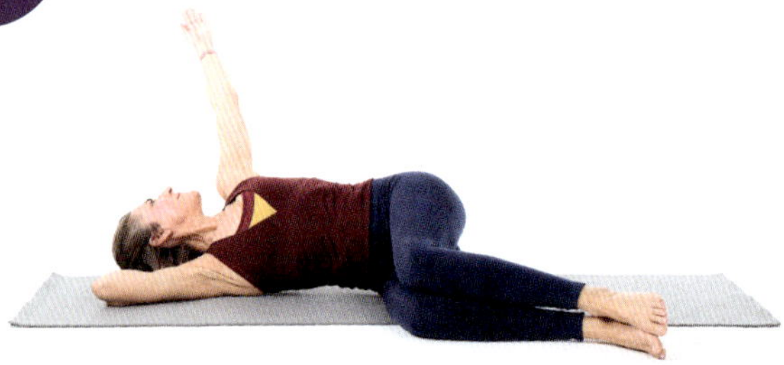

4 Swan Prep | 6 Wdh. | Seite 124

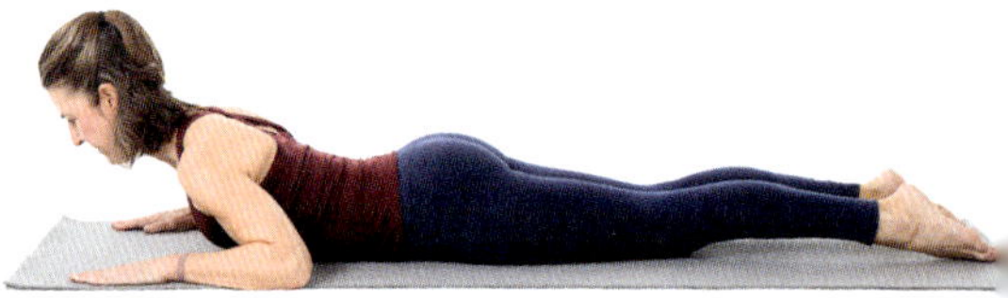

Workout

5 Rib Cage Placement | 4 Wdh. | Seite 134

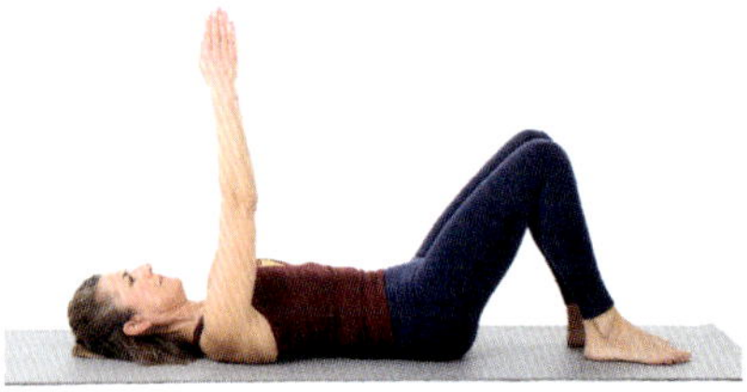

6 Leg Slide | 4 Wdh. pro Seite | Seite 137

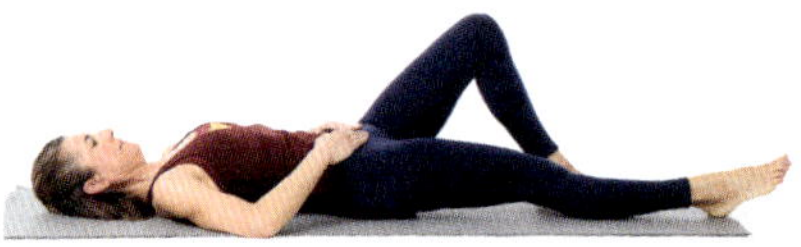

7 Seitliche Dehnung | 4 Wdh. pro Seite | Seite 233

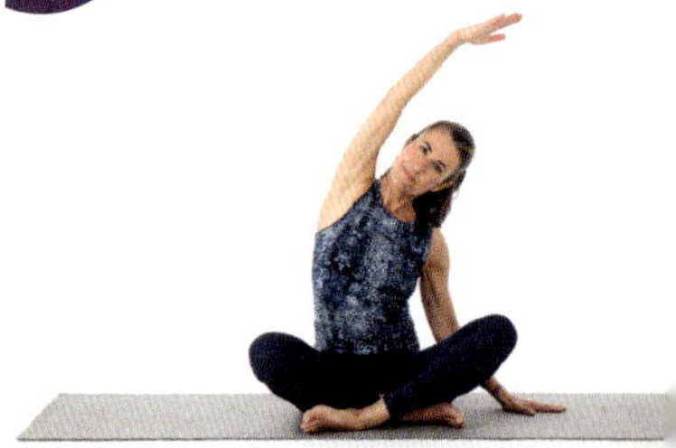

8 Mermaid 3-D | 4 Wdh. pro Seite | Seite 256

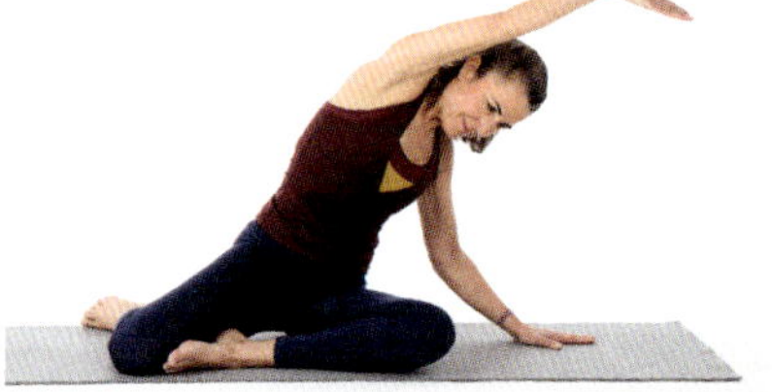

9 Half Roll Back | 4 Wdh. | Seite 146

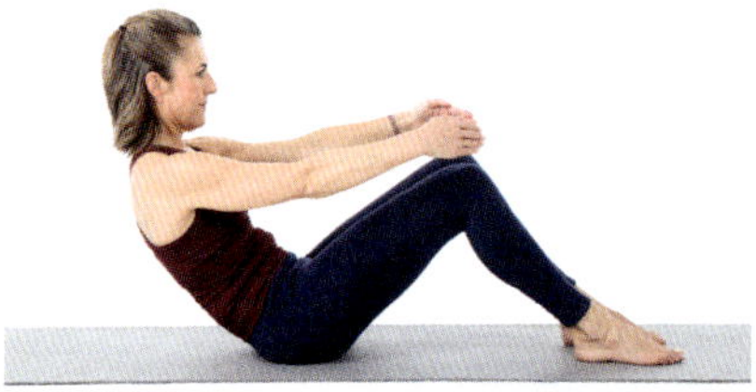

10 Obliques Roll Back | 3 Wdh. pro Seite | Seite 148

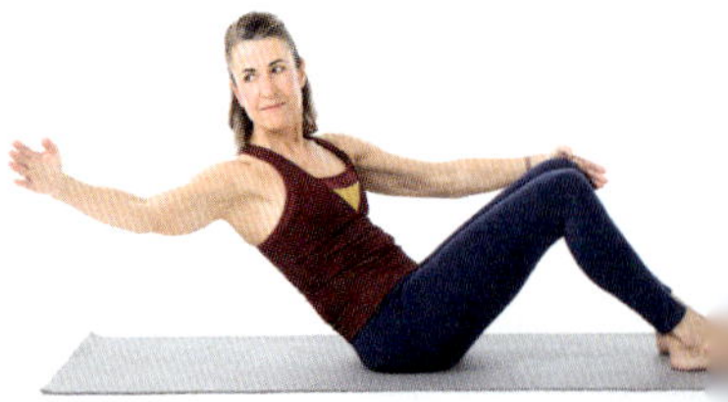

11 Spine Twist | 3 Wdh. pro Seite | Seite 170

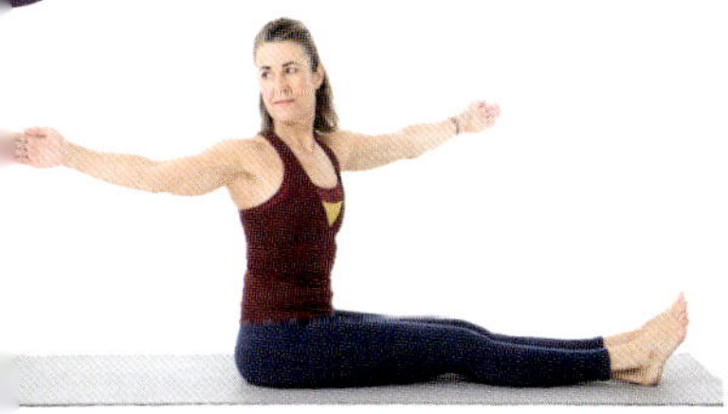

12 Rolling Like a Ball | 6 Wdh. | Seite 156

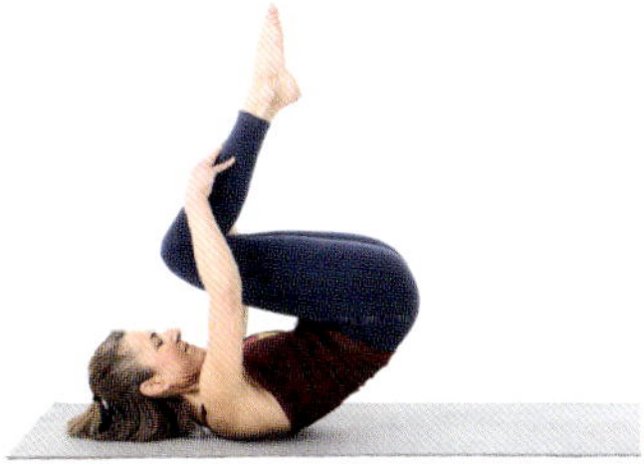

13 Kneeling Lean Back | 6 Wdh. | Seite 150

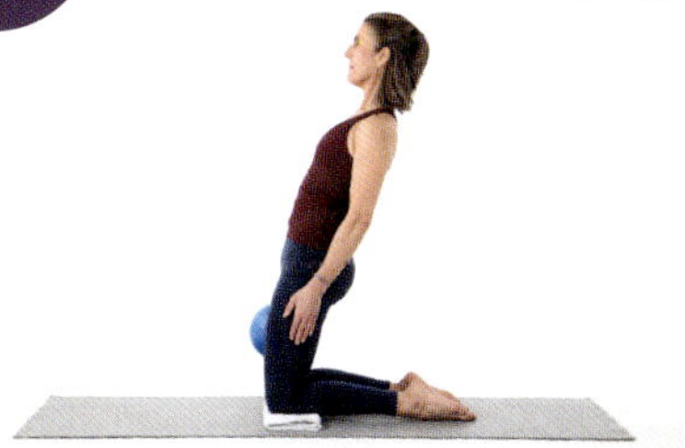

4 Front Support Needle | 4 Wdh. pro Seite | Seite 208

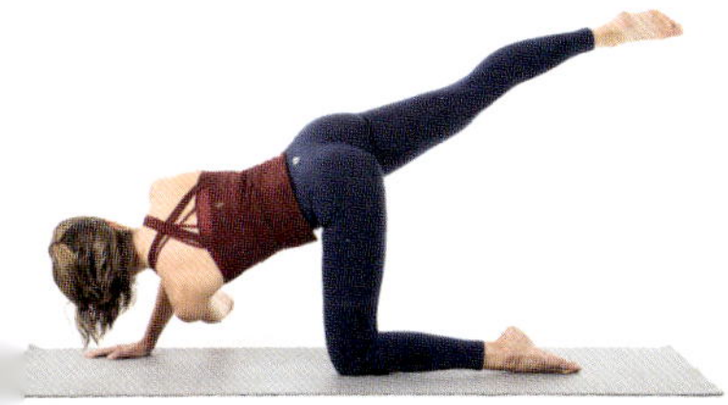

15 Criss Cross | 8 Wdh. | Seite 178

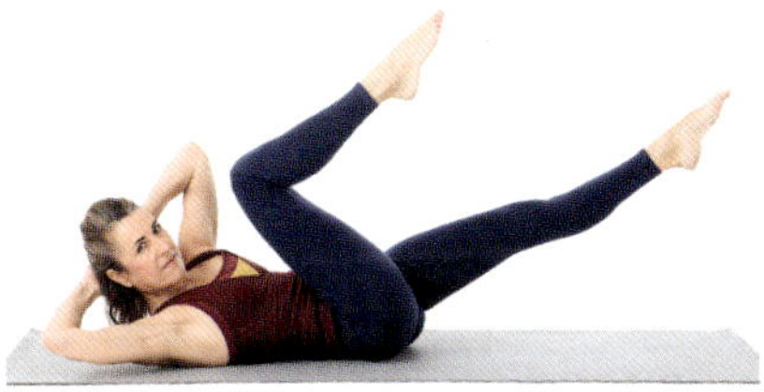

16 Scissors | 8 Wdh. | Seite 180

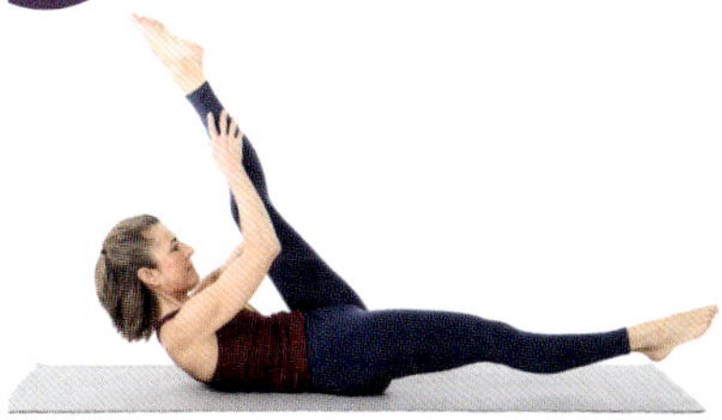

7 Roll Over Prep | 4 Wdh. | Seite 160

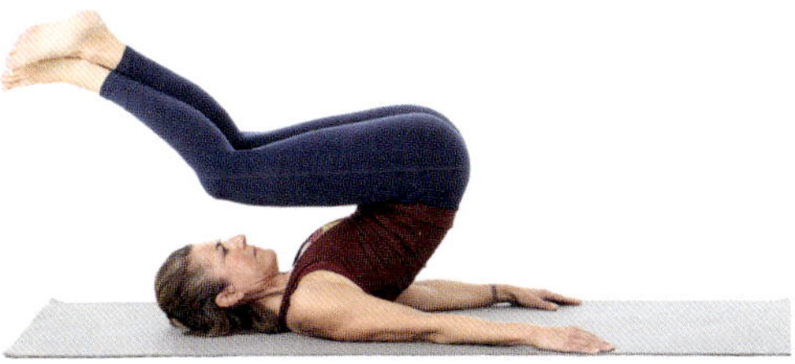

18 One Leg Kick | 4 Wdh. pro Seite | Seite 202

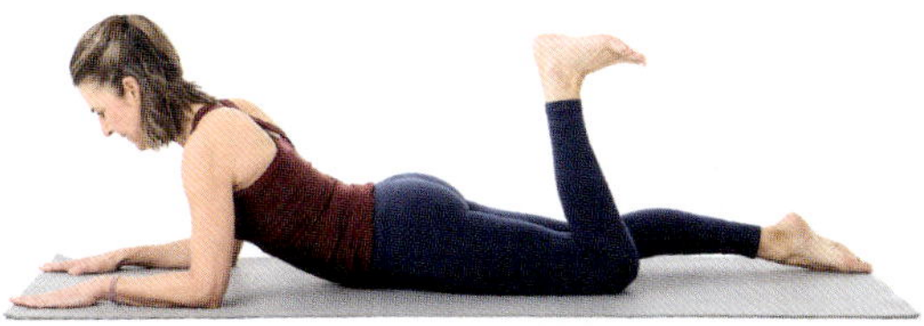

9 The Saw | 4 Wdh. pro Seite | Seite 174

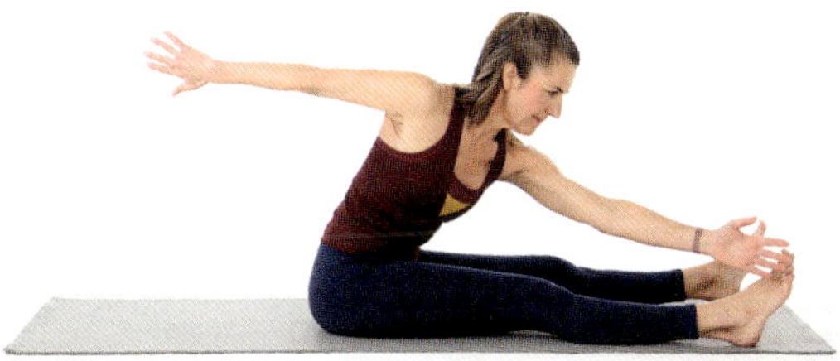

20 Hip Circles | 6 Wdh. | Seite 132

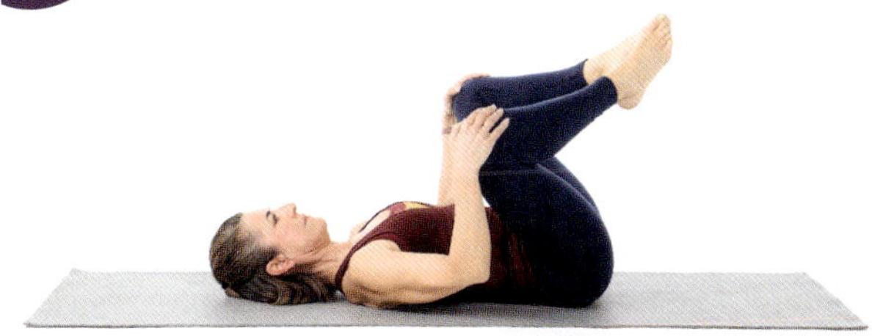

Workout

1 Kohärentes Atmen | 7 min. | Seite 88

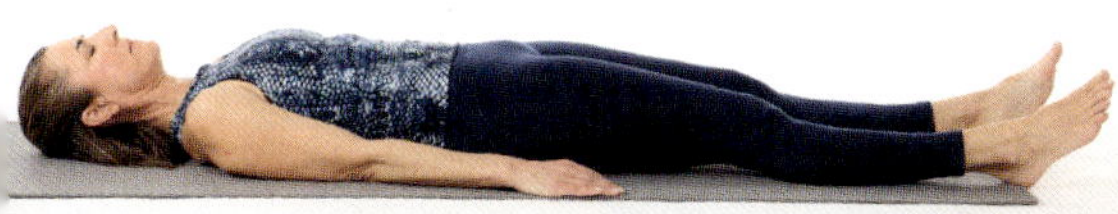

Cool-down 1
m-vg.de/link/pilatesclub-10/

Cool-down

PILATES ENERGY BOOST

LEVEL 1 2 3

Dieses dynamische Pilates-Workout aktiviert den Körper, bringt Energie in die Bewegungen und stärkt die Mitte. Starte das Workout mit dem gezeigten Warm-up oder mit dem Video im QR-Code.

Warm-up
m-vg.de/link/pilatesclub-

Warm-up

1 Pilatesatmung | 8 Wdh. | Seite 113

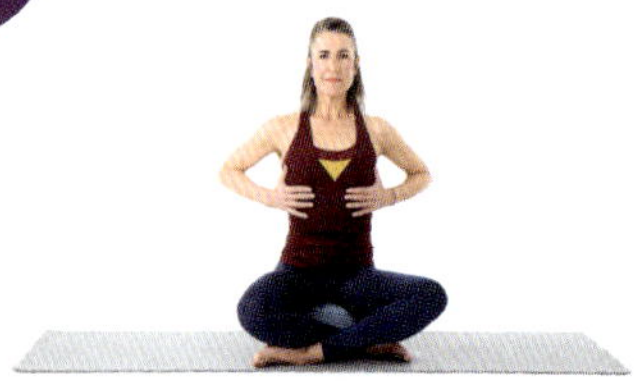

2 Elevation - Depression | 4 Wdh. | Seite 116

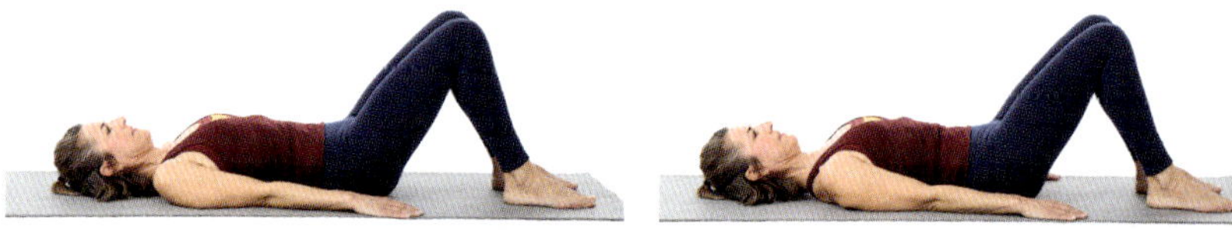

3 Knee Sway | 4 Wdh. pro Seite | Seite 120

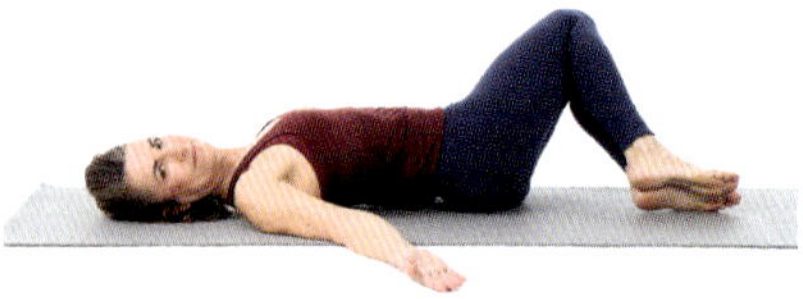

4 Swan Prep | 6 Wdh. | Seite 124

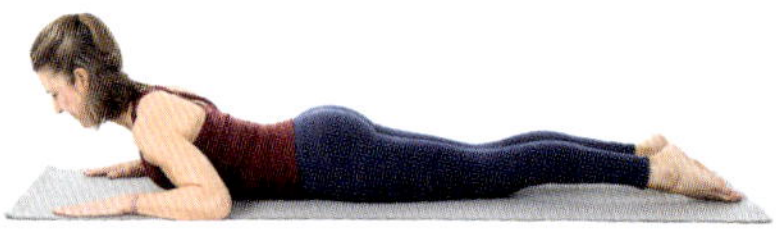

5 Hip Extension | 6 Wdh. | Seite 125

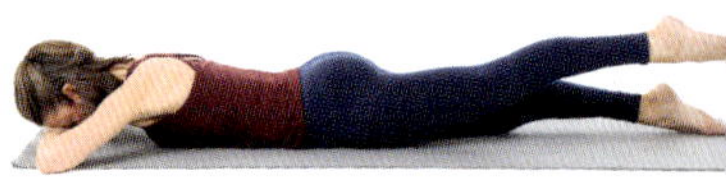

Workout

6 Hundred | 100 Wdh. | Seite 142

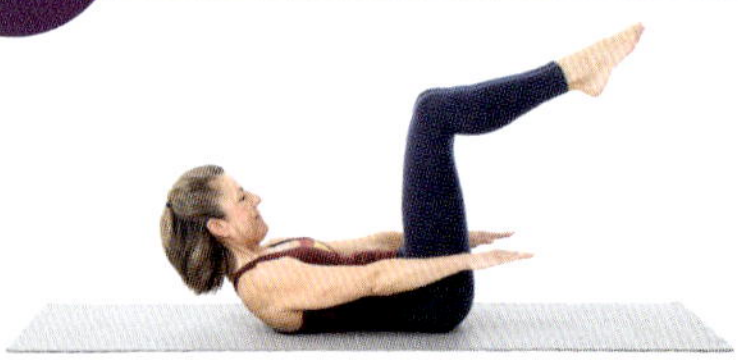

7 Full Roll-up | 6 Wdh. | Seite 152

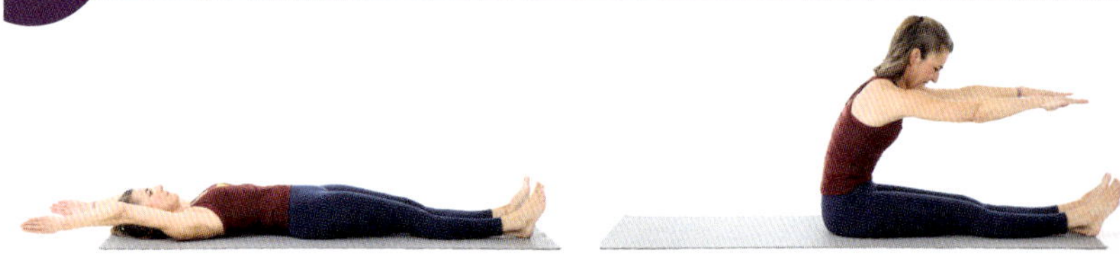

8 One Leg Circle | 4 Wdh. pro Seite | Seite 140

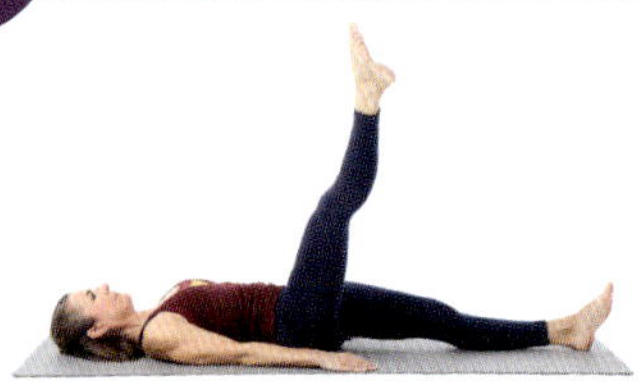

9 Rolling Like a Ball | 6 Wdh. | Seite 156

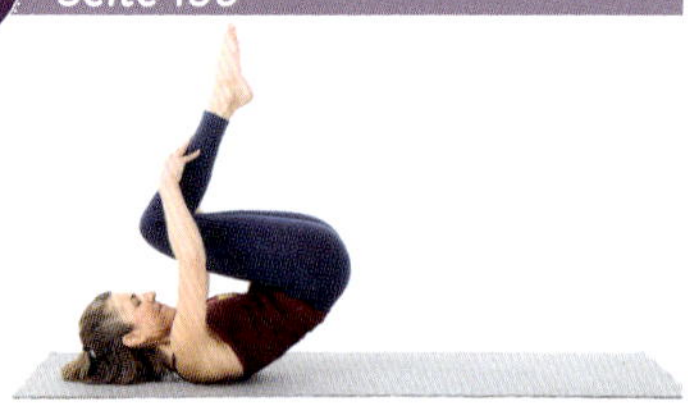

10 Single Leg Stretch | 8 Wdh. | Seite 176

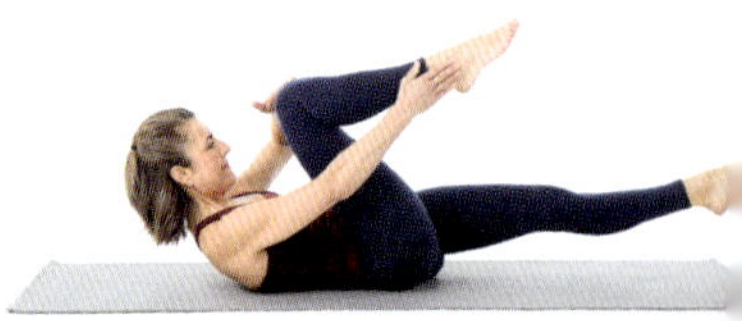

11 Double Leg Stretch | 4 Wdh. | Seite 177

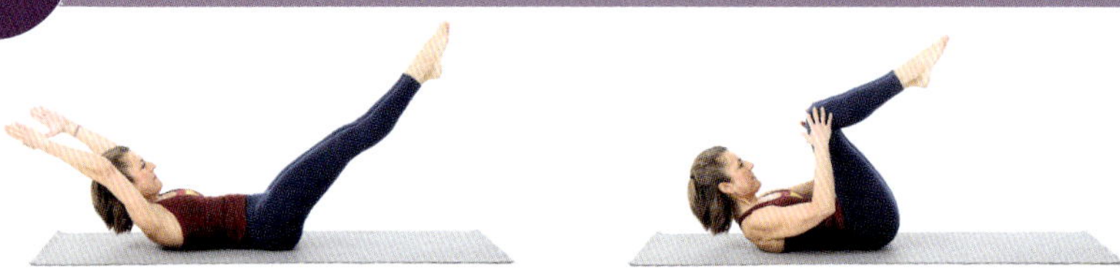

12 Criss Cross | 8 Wdh. | Seite 1

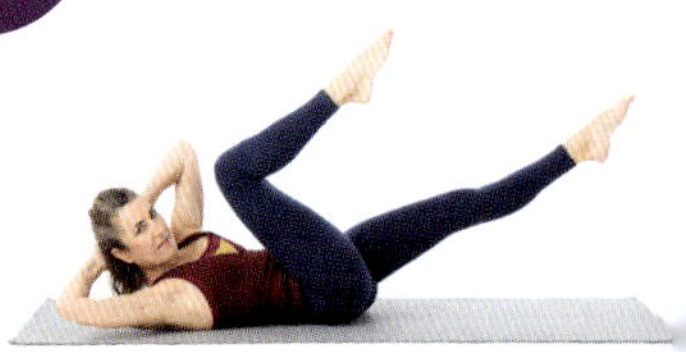

3 Shoulder Bridge | 6 Wdh. | Seite 192

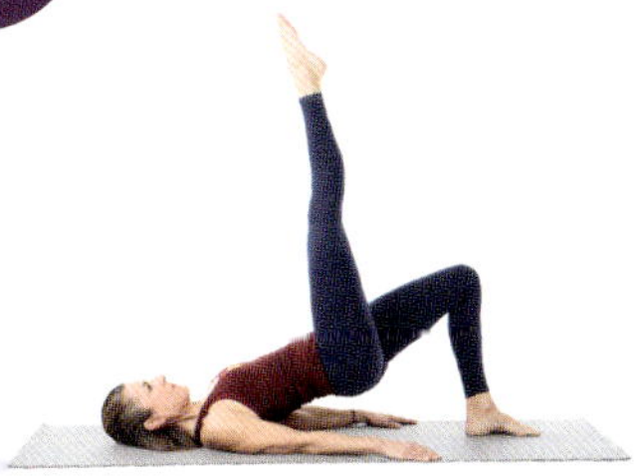

14 Swimming | 8 Wdh. | Seite 200

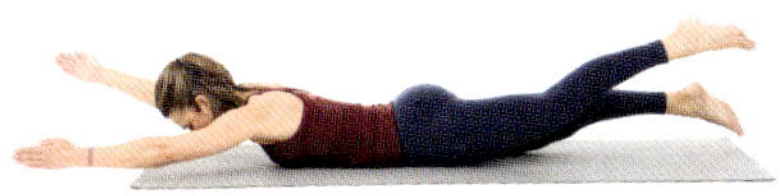

15 Side Bend | 3 Wdh. pro Seite | Seite 190

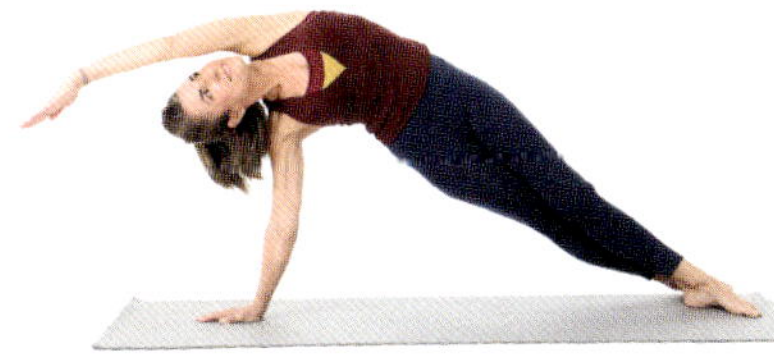

6 Side Kick Kneeling advanced | 6 Wdh. pro Seite | Seite 188

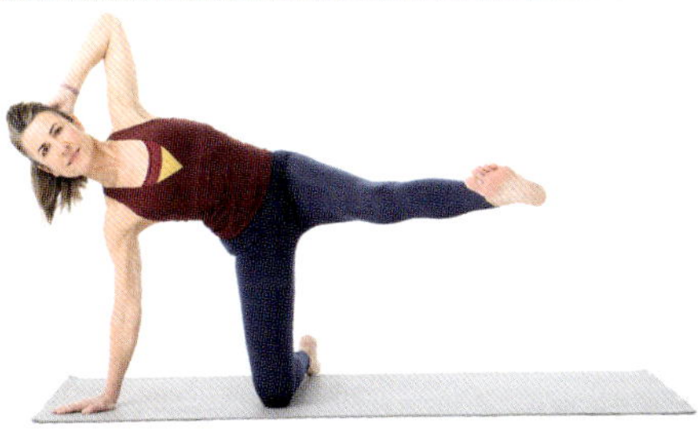

17 Teaser | 4 Wdh. | Seite 166

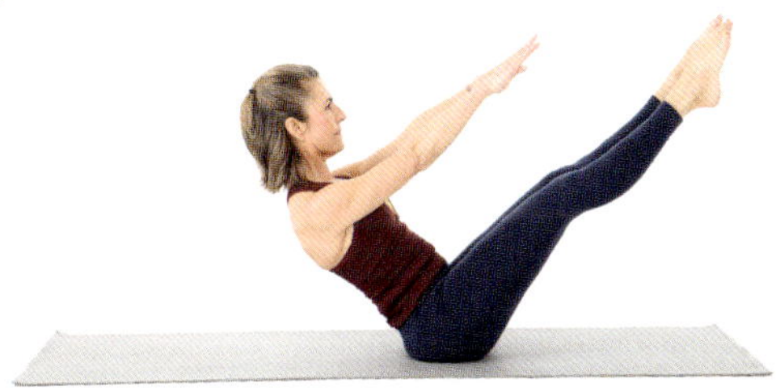

8 Push-up | 6 Wdh. | Seite 210

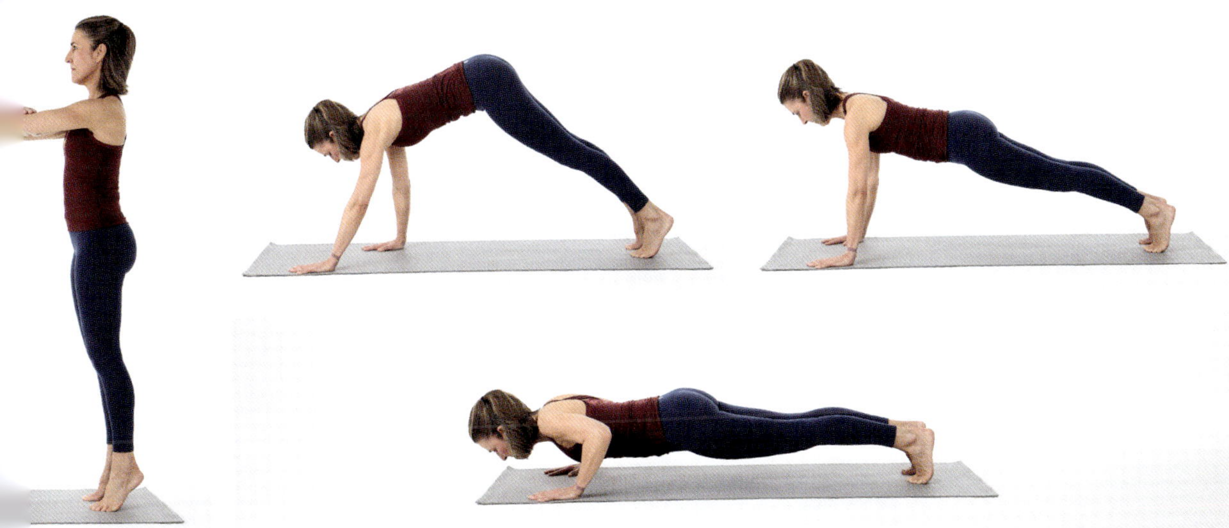

Workout

9 Atmung mit kurzen Atempausen | 6 Min. | Seite 89

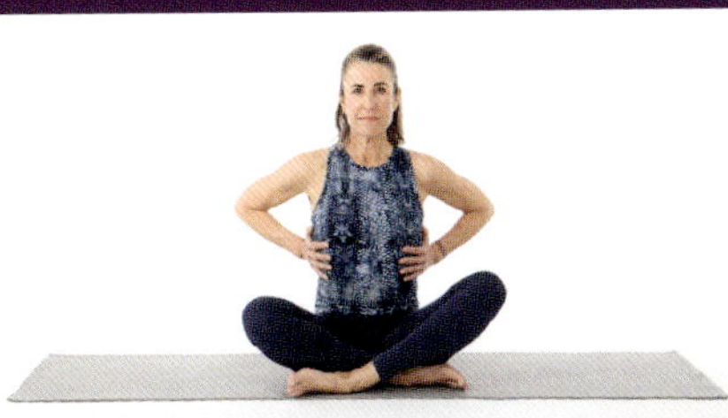

Cool-down 2
m-vg.de/link/pilatesclub-12/

Cool-down

RELAX & RELEASE – PILATES FÜR DEN ABEND

LEVEL **1** 2 3

Dieses sanfte Pilatesprogramm hilft dir, nach einem langen Tag zur Ruhe zu kommen, Verspannungen zu lösen und deinen Körper gezielt zu entspannen. Durch fließende Bewegungen und bewussteatmung förderst du die Regeneration und bereitest dich auf eine erholsame Nacht vor.

Beende dein Training mit einer regenerativen Atemübung in der Rückenlage.

Oder scanne den QR-Code, hier findest du ein ergänzendes Entspannungsprogramm, das speziell darauf ausgelegt ist, deinen Körper und Geist sanft auf die Nacht vorzubereiten, um am nächsten Tag einen wunderbaren Sunrise zu erleben.

Warm-up

1 Pilatesatmung | 8 Wdh. | Seite 113

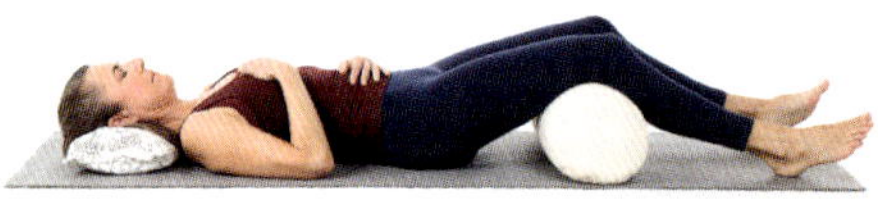

2 Pelvic Tilt | 6 Wdh. | Seite 114

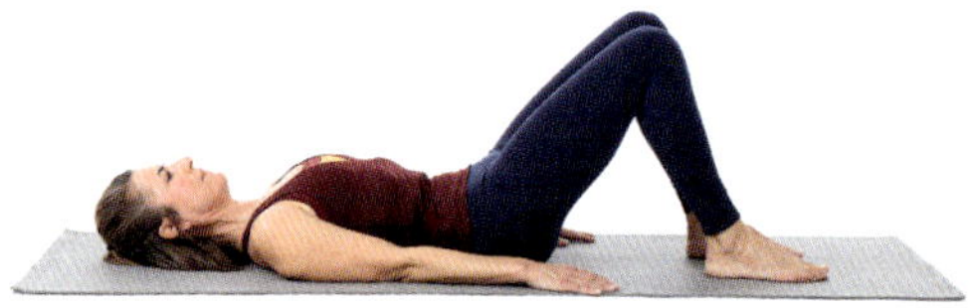

3 Elevation – Depression | 4 Wdh. | Seite 116

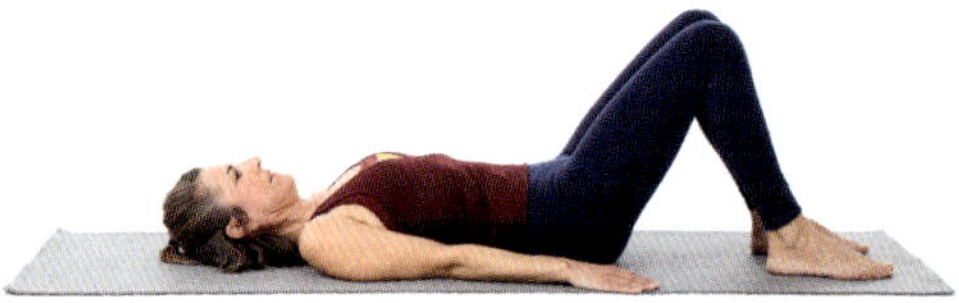

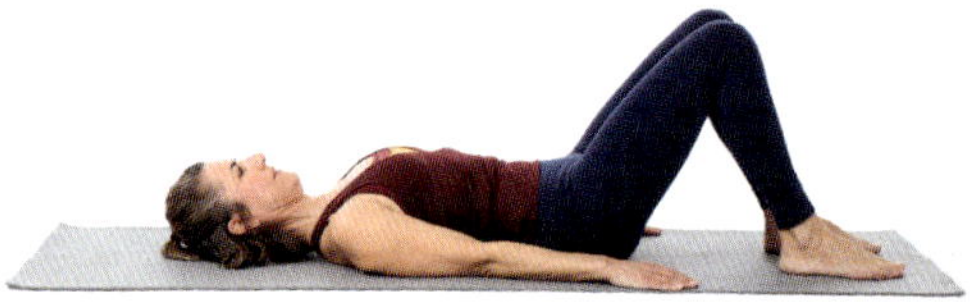

4 Protraktion – Retraktion | 4 Wdh. | Seite 117

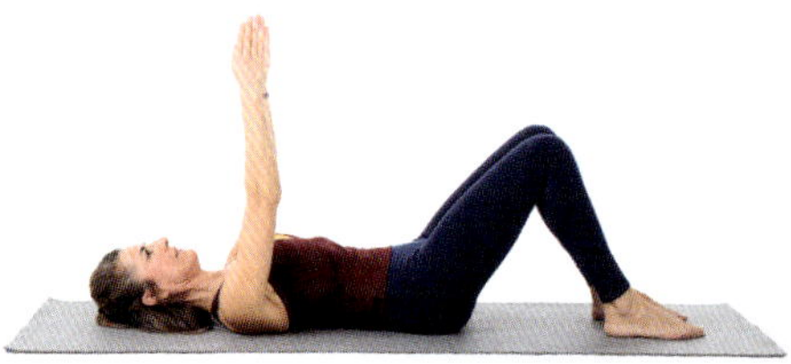

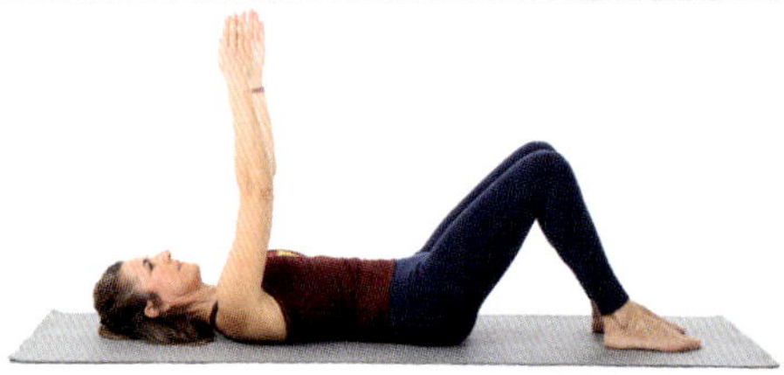

5 Arm Circles | 3 Wdh. in beide Richtungen | Seite 118

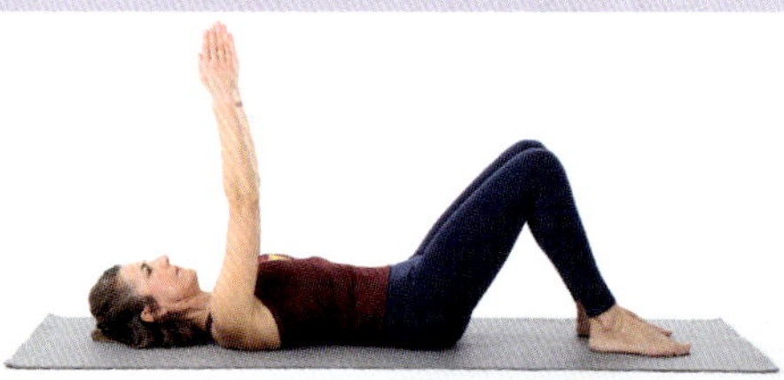

6 Head Nod | 4 Wdh. | Seite 119

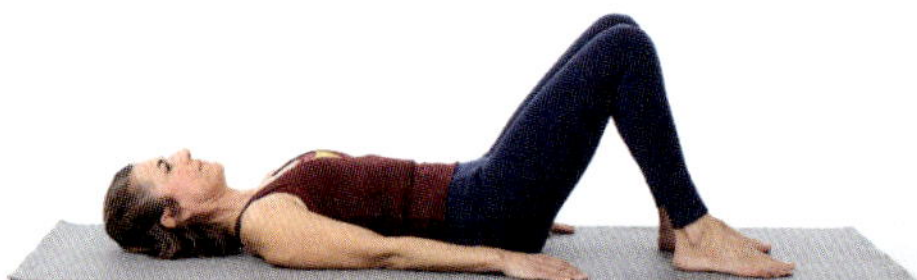

Workout

7 Rib Cage Placement | 6 Wdh. | Seite 134

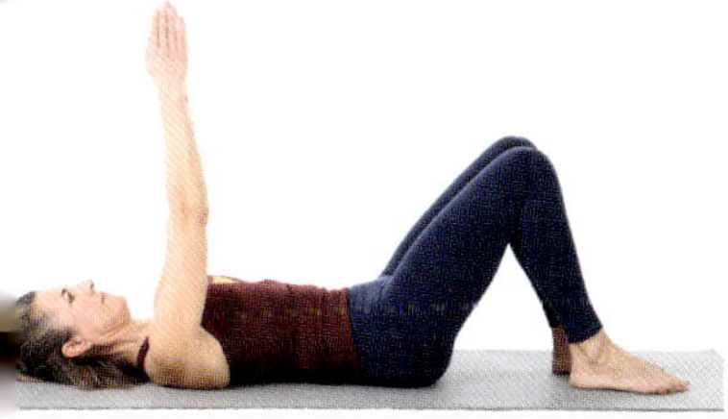

8 Swan Prep | 6 Wdh. | Seite 124

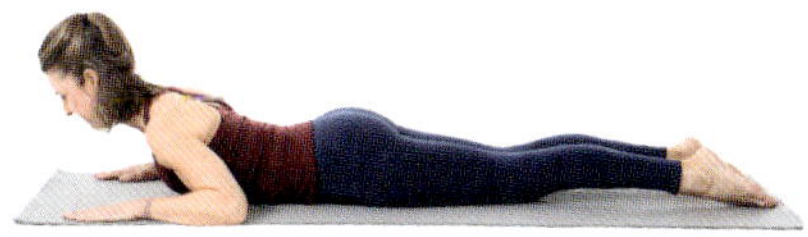

9 Hip Extension | 6 Wdh. | Seite 125

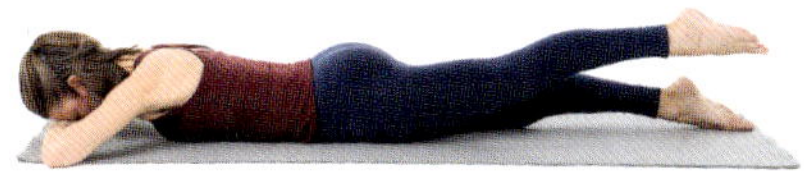

0 One Leg Kick | 3 Wdh. pro Bein | Seite 202

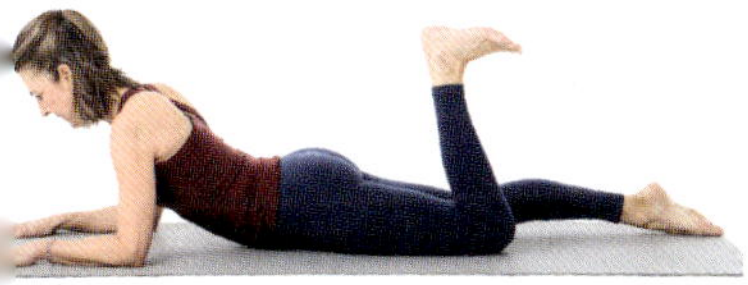

11 Shell Stretch | 4–6 Atemzüge | Seite 127

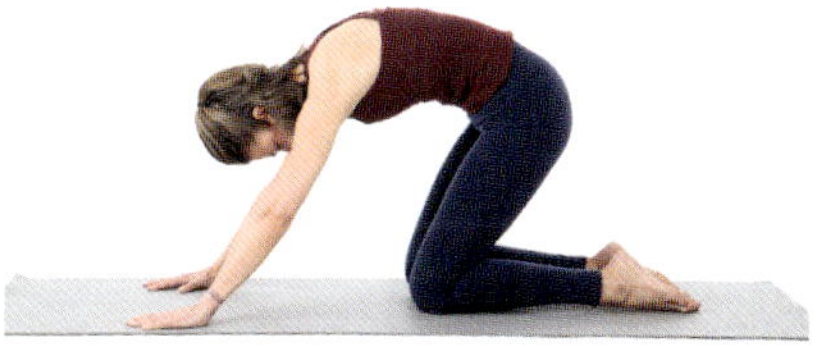

12 Knee Sway | 3 Wdh. pro Seite | Seite 120

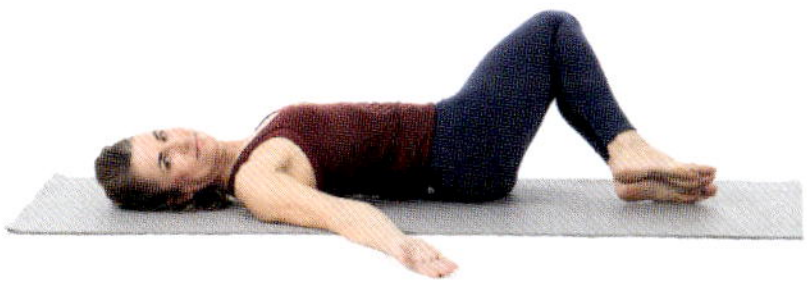

3 Spinal Rotation | 3 Wdh. pro Seite | Seite 122

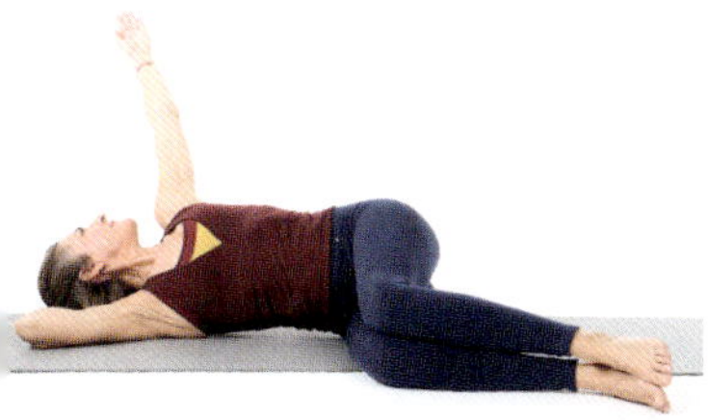

14 Oyster | 6 Wdh. pro Seite | Seite 263

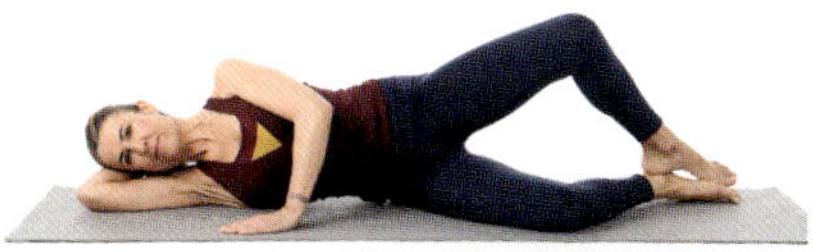

15 Spine Stretch Forward | 6 Wdh. | Seite 206

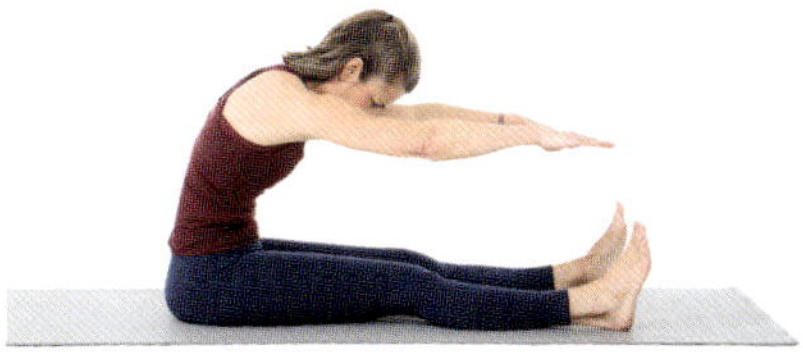

6 The Saw | 3 Wdh. pro Seite | Seite 174

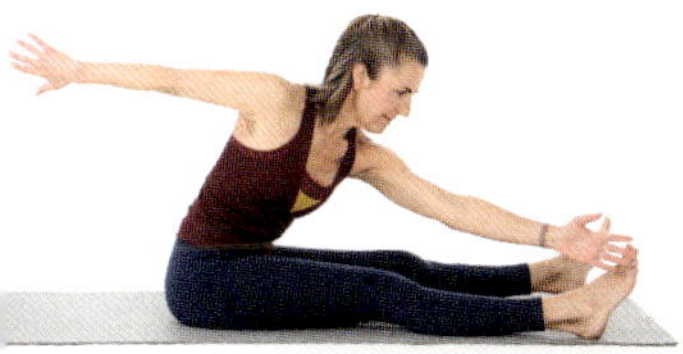

17 Shoulder Bridge Prep | 4 Wdh. | Seite 194

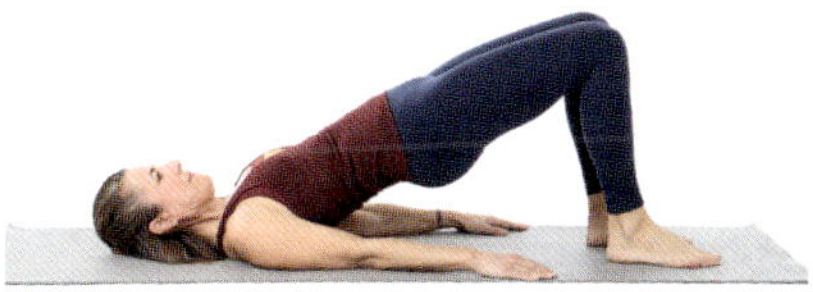

18 Hip Circles | 4–6 Atemzüge | Seite 132

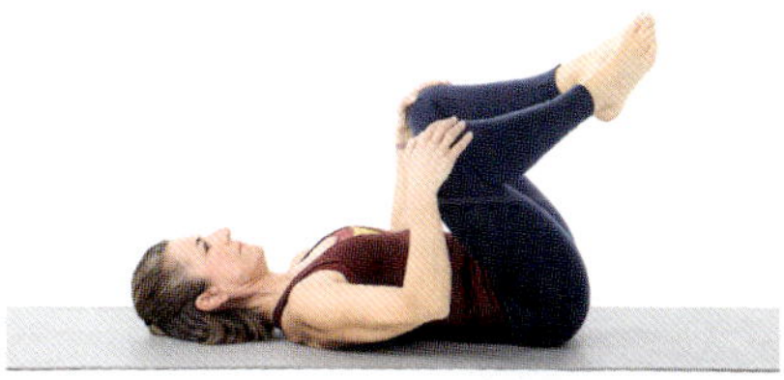

Cool-down

9 Kohärentes Atmen | 5–10 Min. | Seite 88

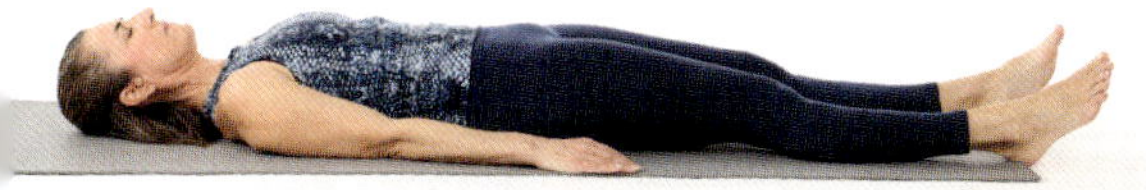

Entspannungsprogramm
m-vg.de/link/pilatesclub-13/

FULL BODY CONTROL

LEVEL 1 2 3

Dieses intensive Pilatesprogramm richtet sich an erfahrene Trainierende, die ihre Grenzen erweitern und ihre Kraft, Kontrolle und Ausdauer auf ein neues Level bringen möchten. Beende diese intensive Trainingseinheit mit einer regenerativen Übung oder dem Cool-down mit Video (QR-Code).

Warm-up

1 Artikulation der Wirbelsäule | 6 Wdh. | Seite 102

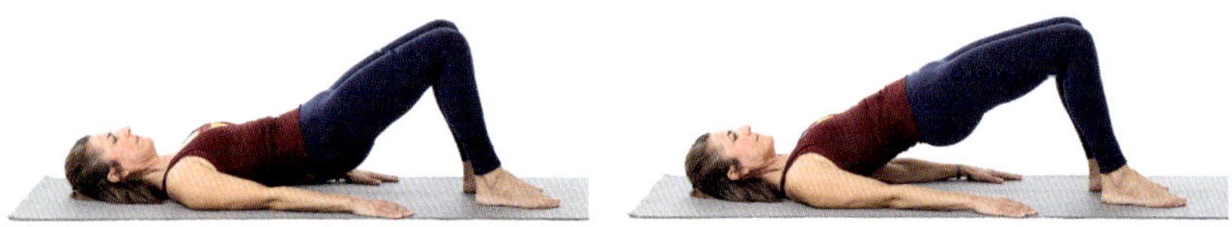

2 Spinal Rotation | 3 Wdh. pro Seite | Seite 122

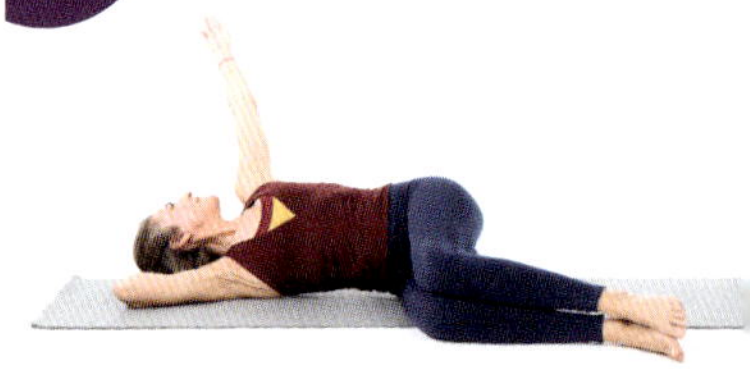

3 Elevation – Depression | 6 Wdh. | Seite 116

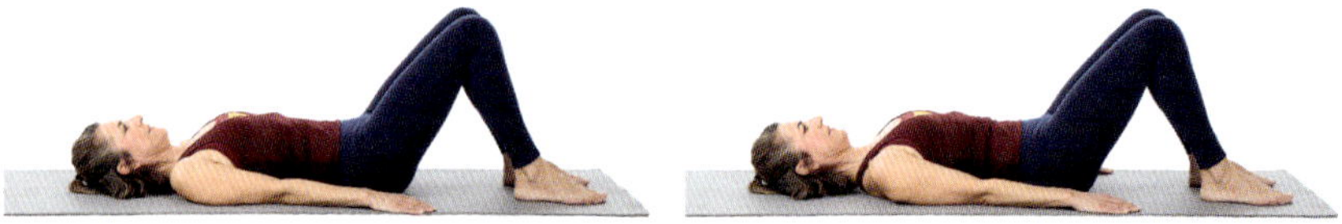

4 Swan Prep | 6 Wdh. | Seite 12

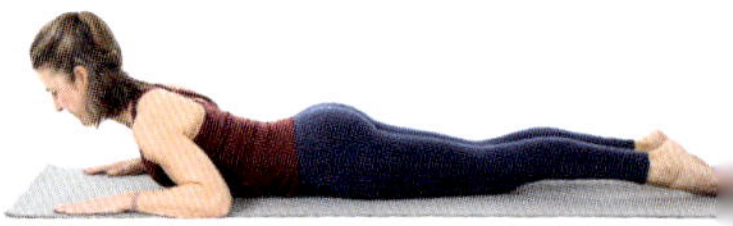

Workout

5 Abdominal Prep Obliques | 6 Wdh. pro Seite | Seite 131

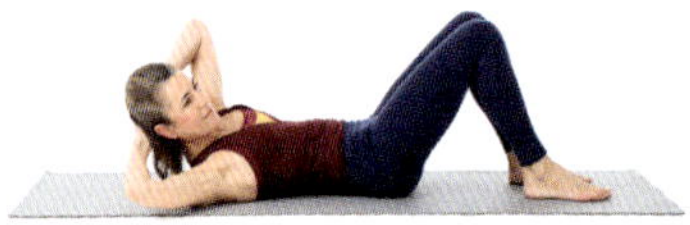

6 Full Roll-up | 6 Wdh. | Seite 152

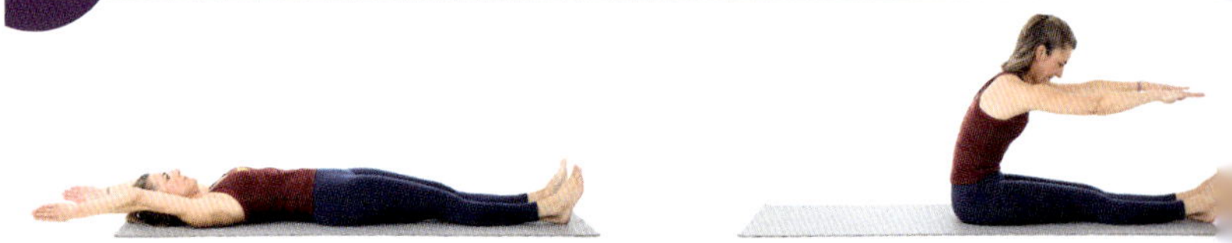

7 One Leg Circle | 4 Wdh. pro Seite | Seite 140

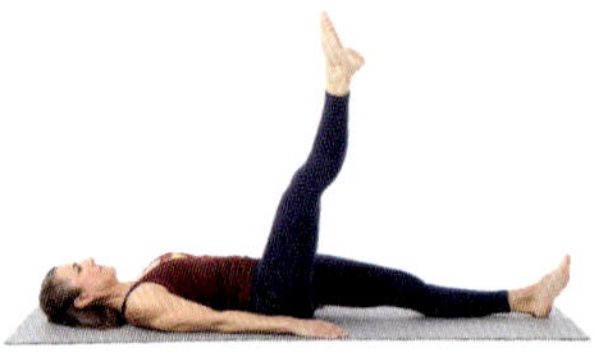

8 Twist Kneeling | 4 Wdh. auf beide Seiten | Seite 172

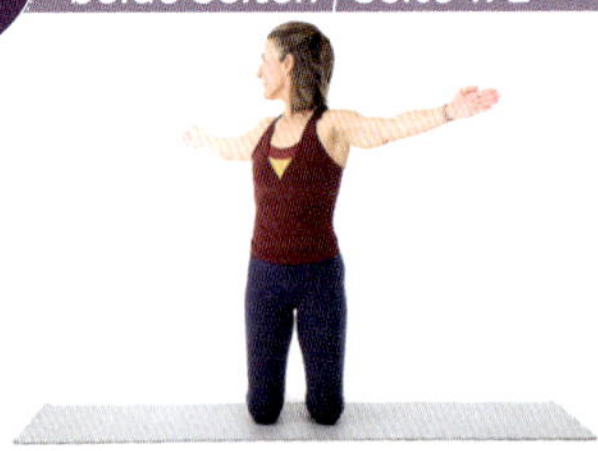

9 Front Support Needle | 4 W auf beide Seiten | Seite 208

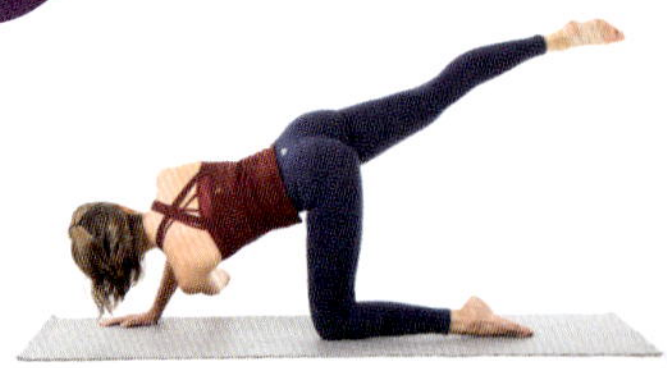

10 Rolling Like a Ball | 6 Wdh. | Seite 156

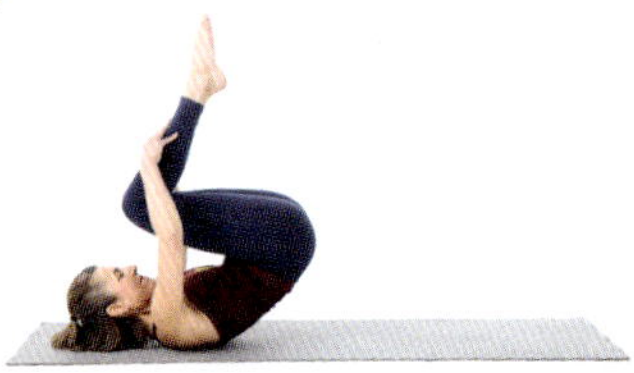

11 Double Leg Stretch | 6 Wdh. | Seite 177

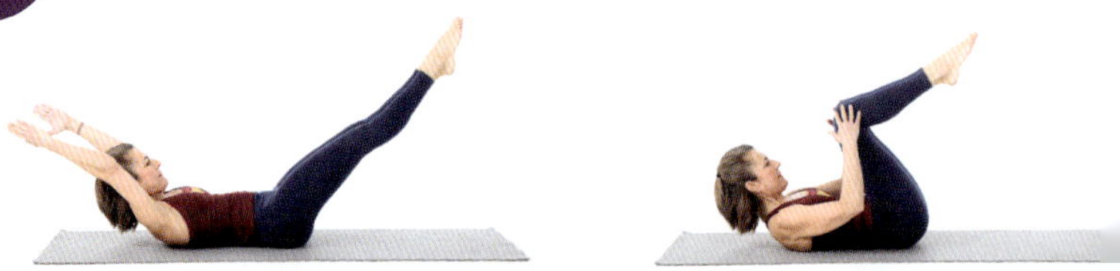

2 Teaser | 4 Wdh. | Seite 166

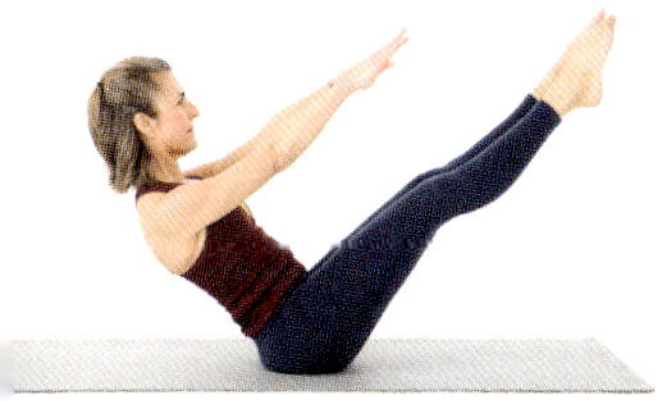

13 Jack Knife | 4 Wdh. | Seite 162

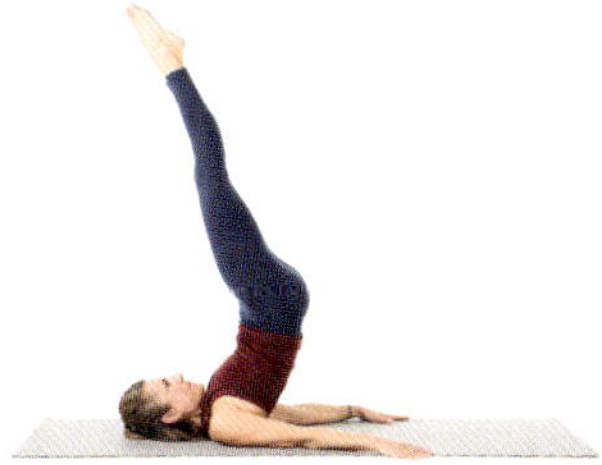

14 Hip Twist | 4 Wdh. | Seite 168

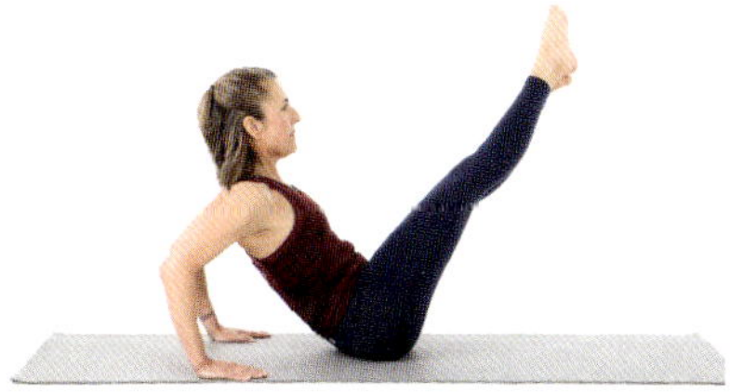

5 Shoulder Bridge | 4 Wdh. pro Seite | Seite 192

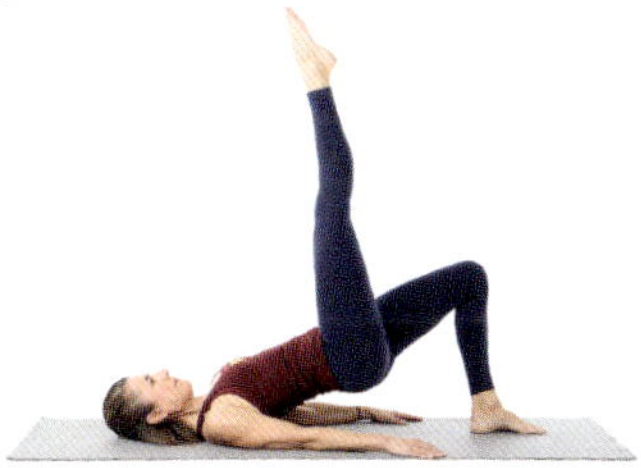

16 Roll Over | 6 Wdh. | Seite 158

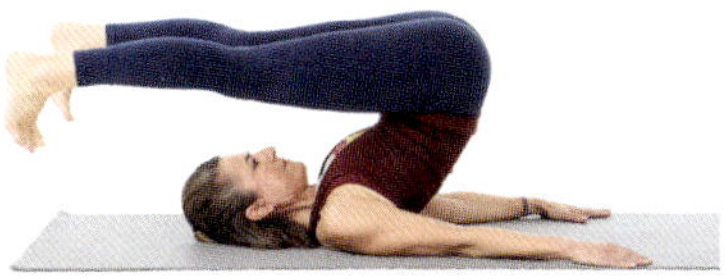

17 Side Bend | 3 Wdh. pro Seite | Seite 190

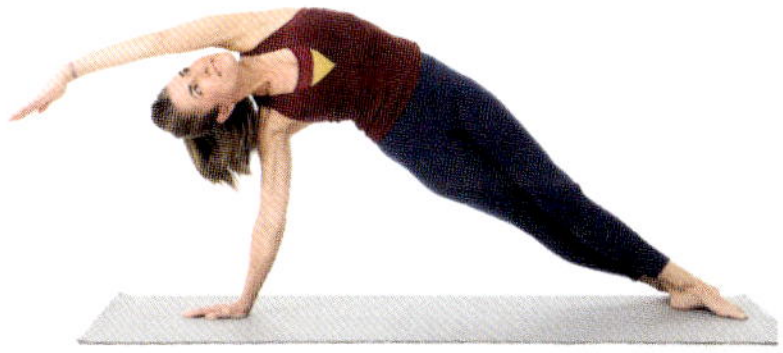

8 Leg Pull Front | 4 Wdh. | Seite 214

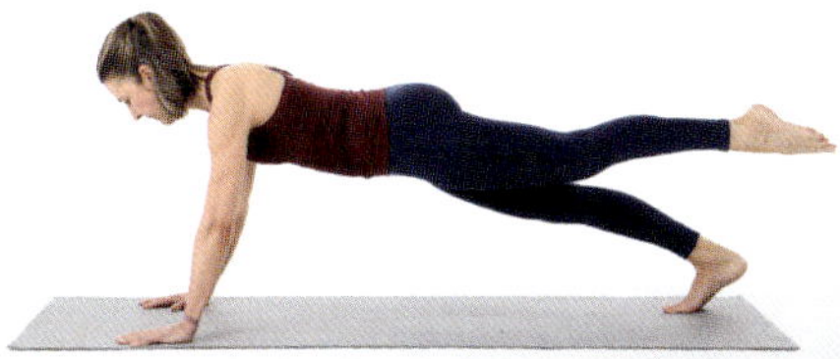

19 Leg Pull Back | 4 Wdh. | Seite 217

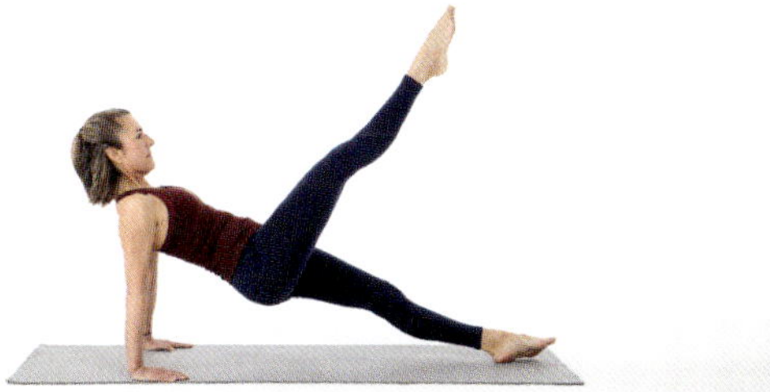

0 Push-up | 4 Wdh. | Seite 210

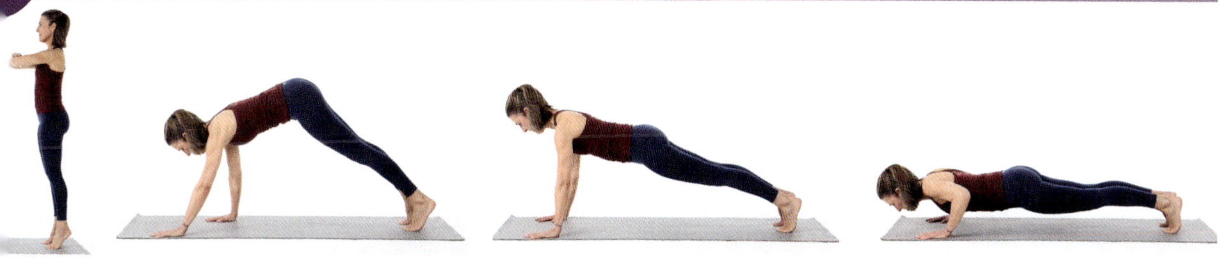

Workout

1 Atmung mit kurzen Atempausen | 5–10 Min. | Seite 89

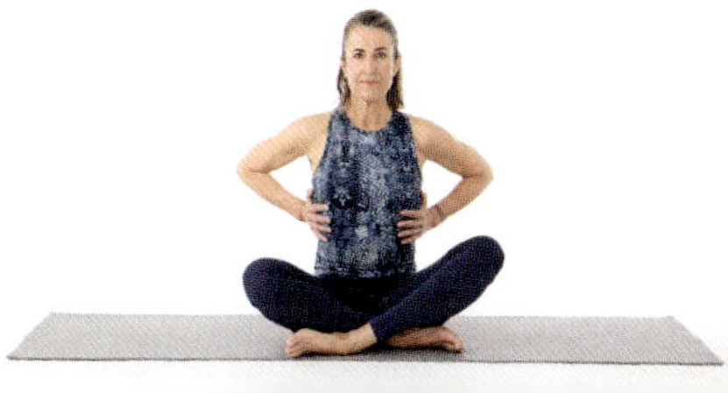

oder: Progressive Muskelentspannung mit Vagusmassage | 14 Min

m-vg.de/link/pilatesclub-14/

Cool-down

KLASSISCHE PILATESÜBUNGEN – NEU GEDACHT

LEVEL 1 2 3

Diese Übungen bilden das Herzstück der Pilatesmethode und basieren auf den traditionellen Prinzipien von Joseph Pilates. Sie verbessern Kraft, Beweglichkeit, Körperkontrolle und fördern eine stabile Körpermitte. In dieser Version wurden sie an moderne Bewegungsprinzipien angepasst, um eine noch bessere Funktionalität und Integration in den Alltag zu ermöglichen. Ich empfehle dir, auch hier die vorbereitenden Übungen einzubauen.

Unter folgendem QR-Code findest du ein Video mit klassischen Pilatesübungen zum Mitmachen. Beende diese intensive Trainingseinheit mit einer regenerativen Atemübungen.

m-vg.de/link/pilatesclub-15/

Warm-up

1 Pelvic Tilt | 6 Wdh. | Seite 114

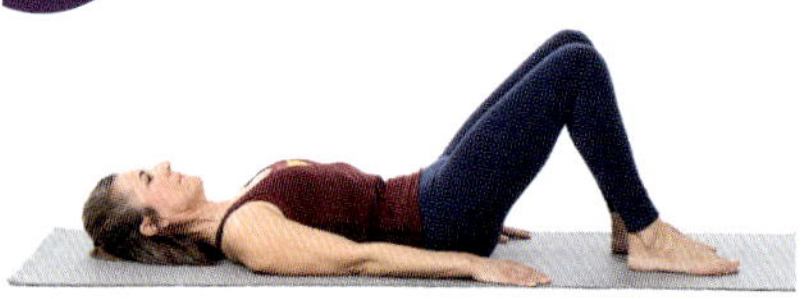

2 Elevation – Depression | 6 Wdh. | Seite 116

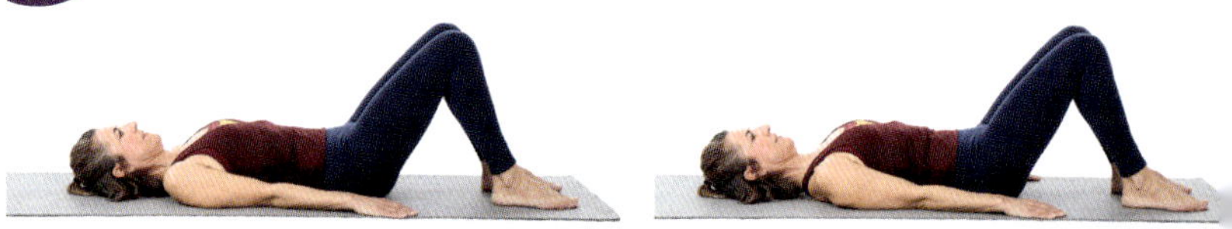

3 Spinal Rotation | 3 Wdh. pro Seite | Seite 122

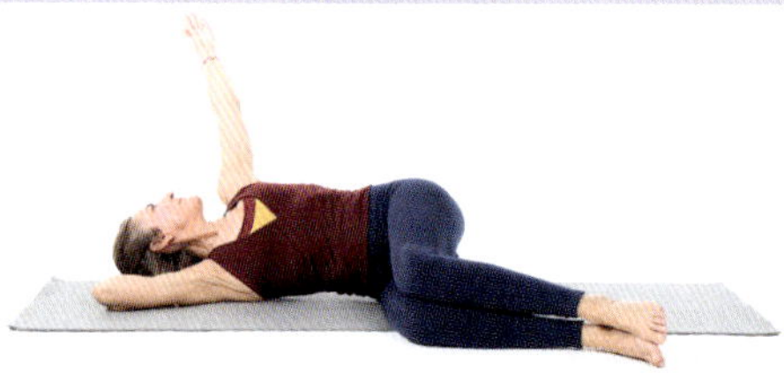

4 Swan Prep | 6 Wdh. | Seite 124

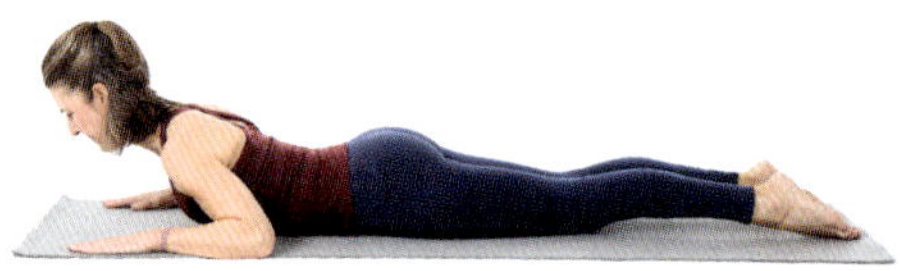

Workout

5 Hundred | 100 Wdh. | Seite 142

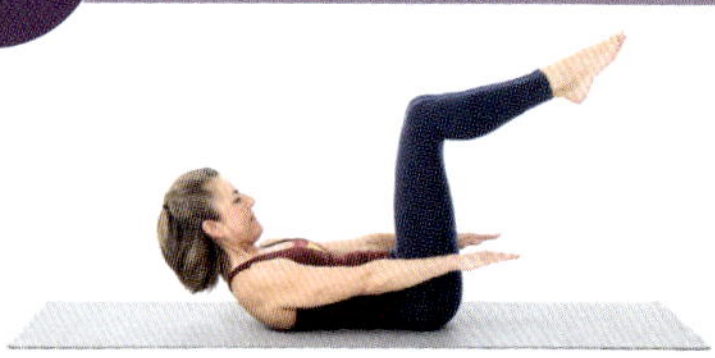

6 Full Roll-up | 6 Wdh. | Seite 152

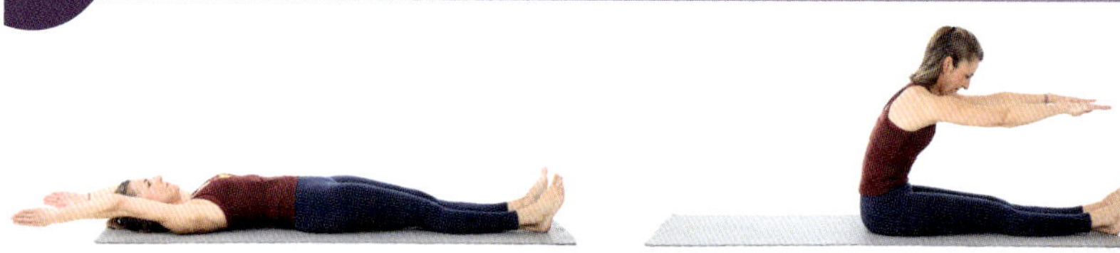

7 One Leg Circle | 3 Wdh. pro Seite | Seite 140

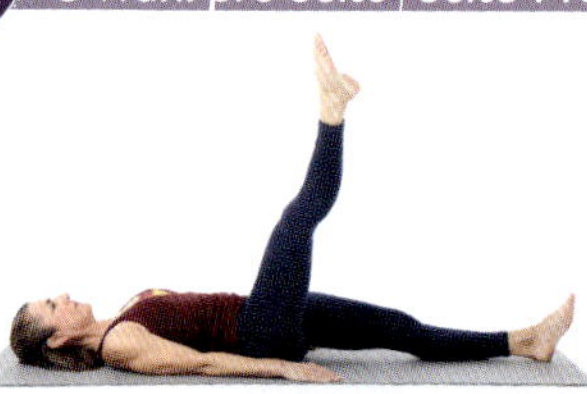

8 Rolling Like a Ball | 6 Wdh. Seite 156

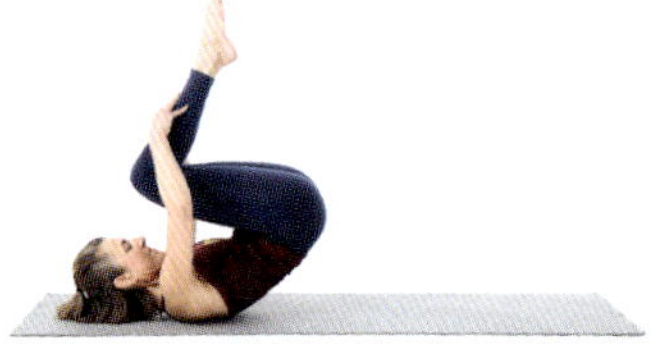

9 Single Leg Stretch | 8 Wdh. pro Bein | Seite 176

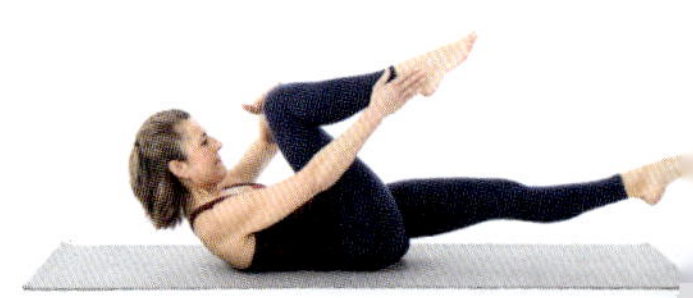

0 Double Leg Stretch | 8 Wdh. | Seite 177

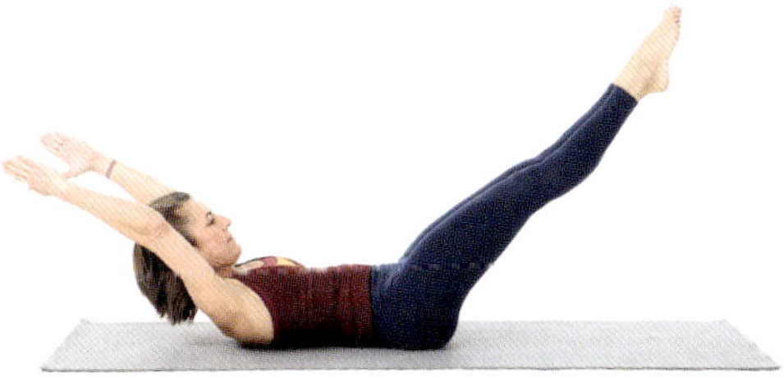

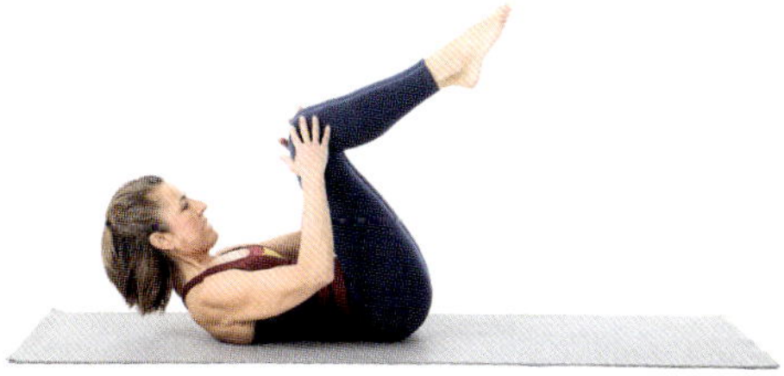

1 Scissors | 8 Wdh. | Seite 180

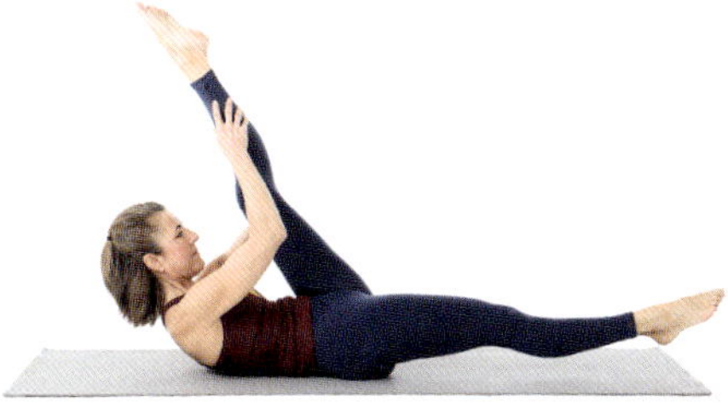

12 Criss Cross | 8 Wdh. | Seite 178

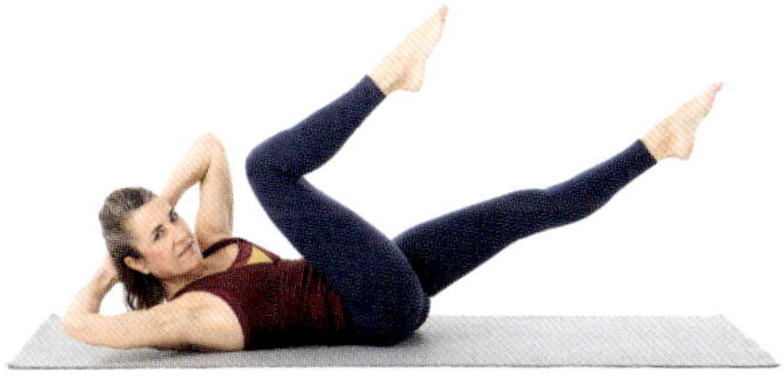

3 Spine Stretch Forward | 6 Wdh. | Seite 206

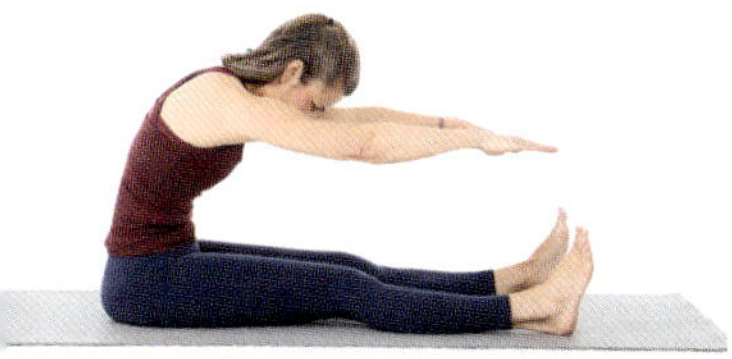

14 The Saw | 3 Wdh. pro Seite | Seite 174

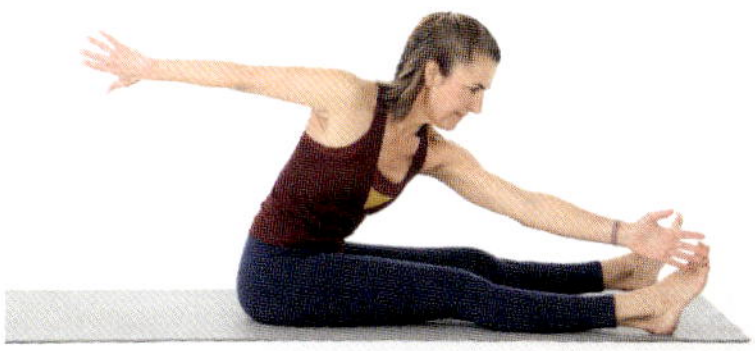

15 Swan Dive | 6 Wdh. | Seite 204

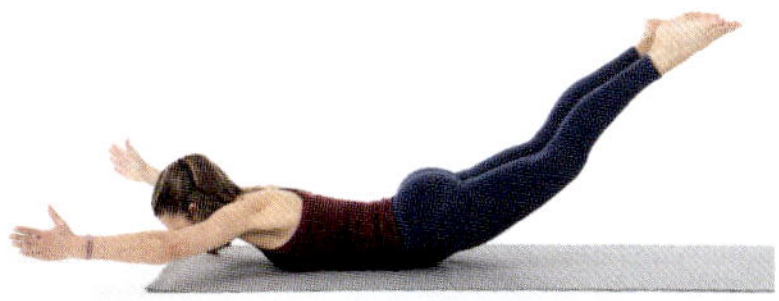

6 One Leg Kick | 6 Wdh. pro Bein | Seite 202

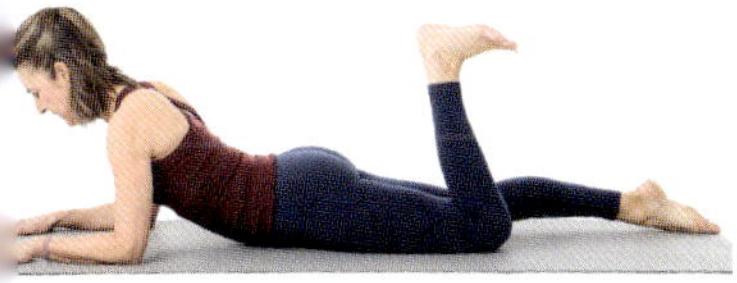

17 Neck Pull | 4 Wdh. | Seite 154

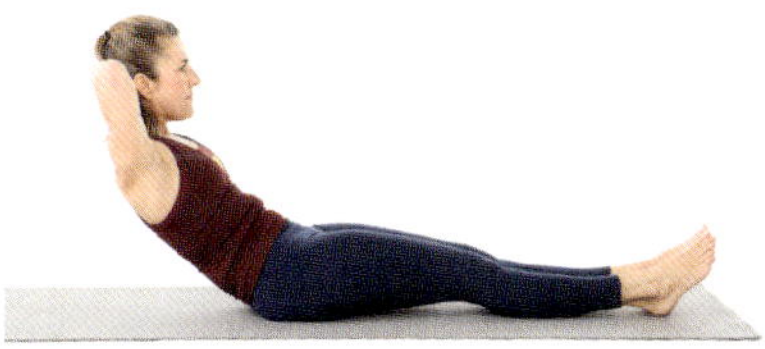

18 Scissors in Air | 4 Wdh. | Seite 182

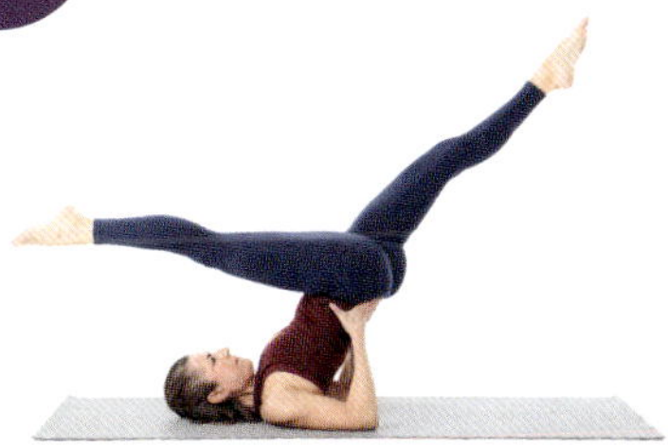

9 Shoulder Bridge | 4 Wdh. | Seite 192

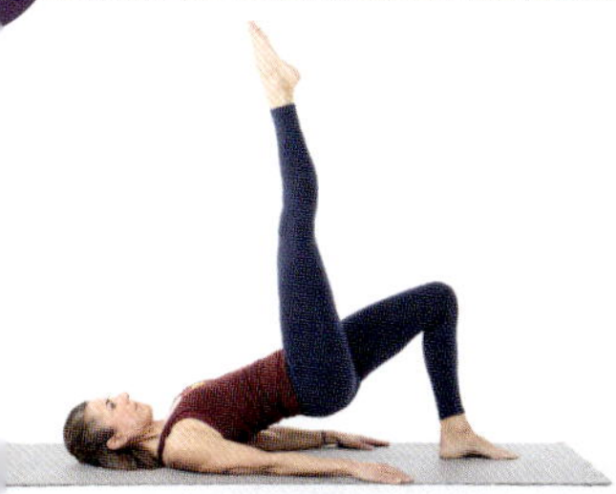

20 Spine Twist | 4 Wdh. auf beiden Seiten | Seite 170

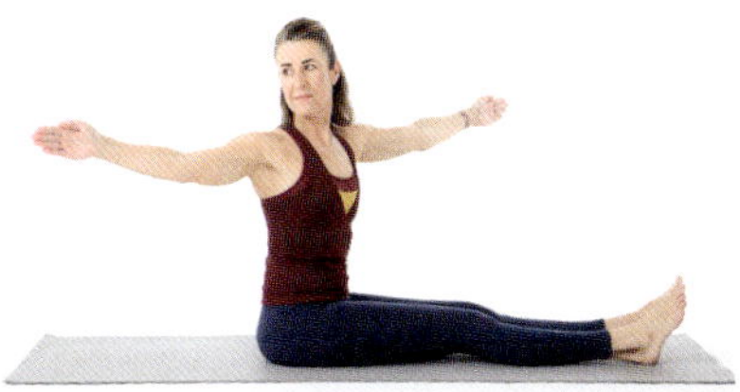

21 Jack Knife | 4 Wdh. | Seite 162

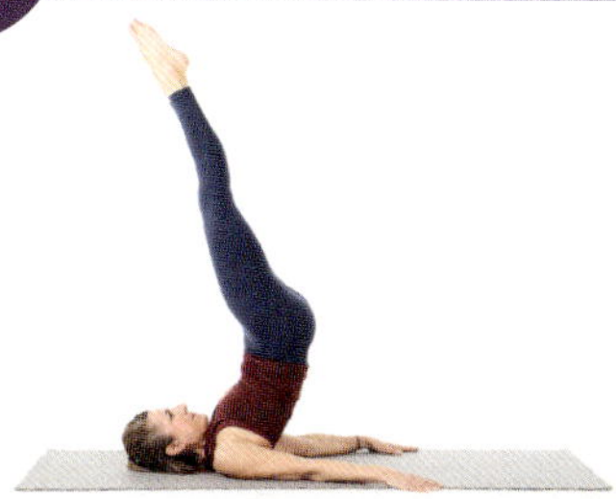

Workout

22 Side Kick | 4 Wdh. pro Seite | Seite 187

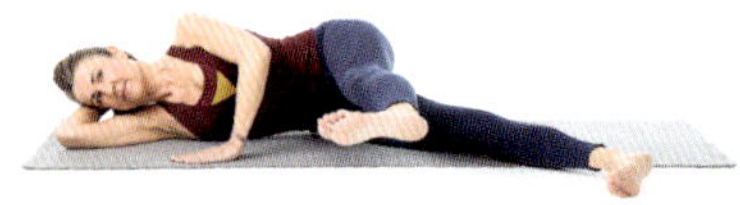

23 Teaser | 4 Wdh. | Seite 166

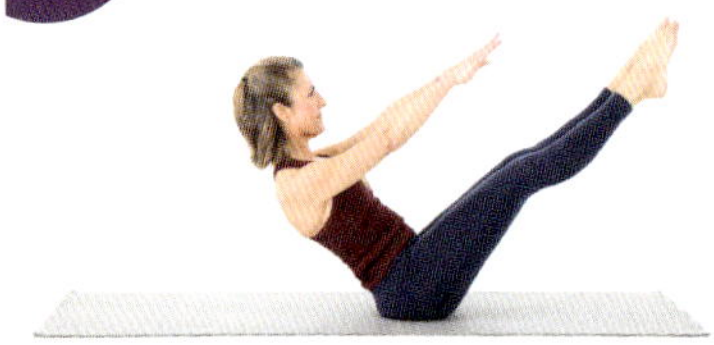

24 Hip Twist | 4 Wdh. | Seite 168

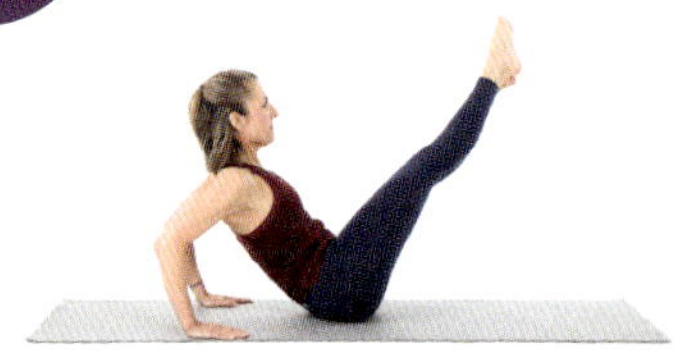

25 Swimming | 8 Wdh. | Seite 200

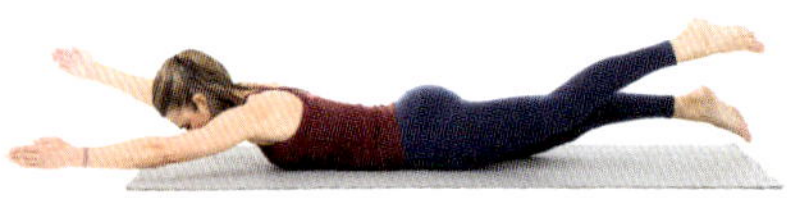

26 Leg Pull Front | 4 Wdh. | Seite 214

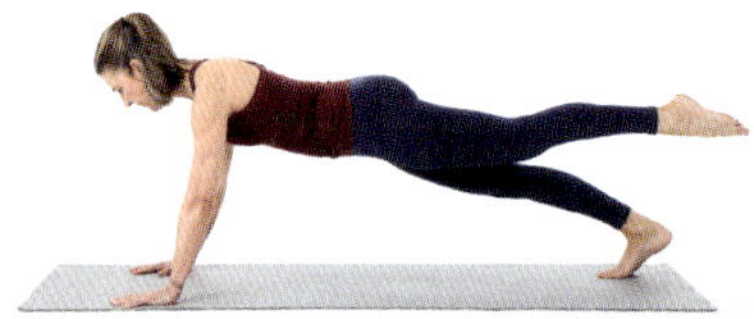

27 Leg Pull Back | 4 Wdh. | Seite 217

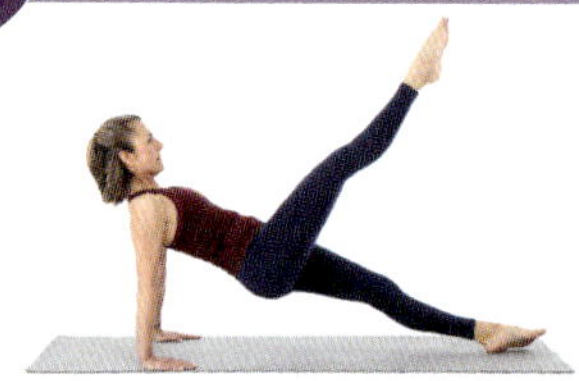

28 Side Bend | 4 Wdh. pro Seite | Seite 190

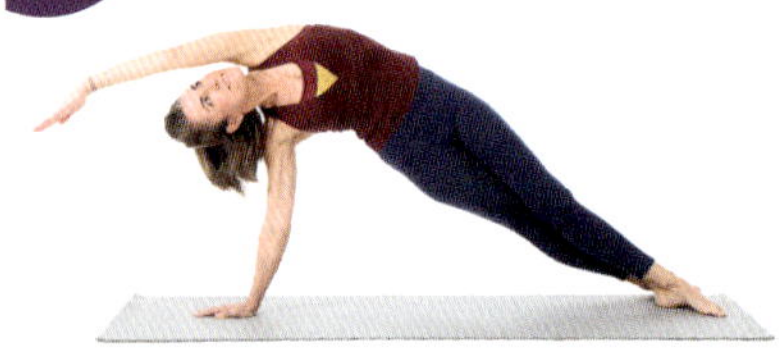

29 Seal | 6 Wdh. | Seite 157

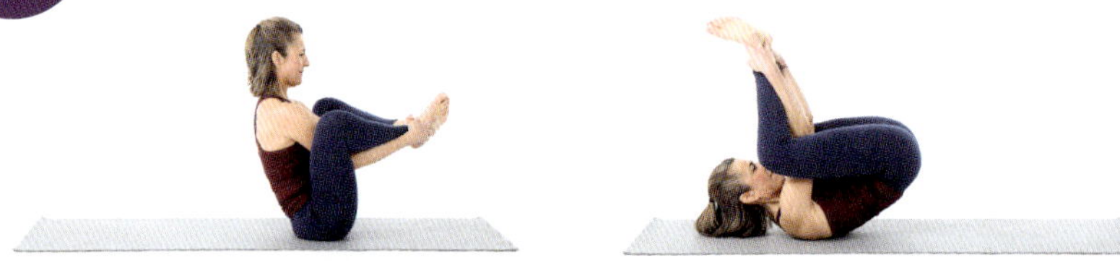

30 Push-up advanced | 4 Wdh. | Seite 213

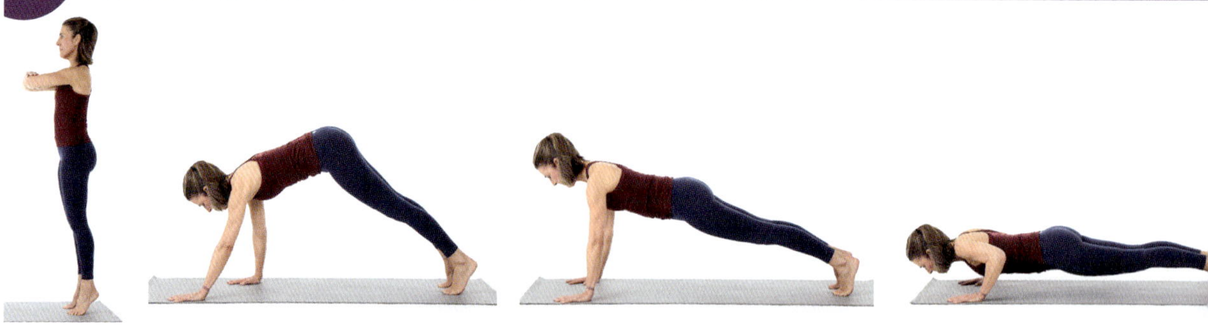

Cool-down

31 Kohärentes Atmen | 5–10 Min. | Seite 88

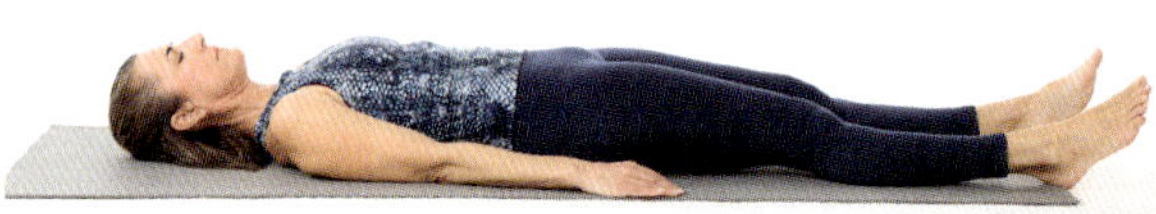

WEITERE TRAININGSIDEEN

Wenn du noch nicht genug hast und weitere abwechslungsreiche Pilates-Workouts finden möchtest, dann scanne die folgenden QR-Codes und entdecke noch weitere spannende Einheiten!

Für einen entspannten Nacken
m-vg.de/link/pilatesclub-16/

Balance und Zentrierung Warm-up-Extra
m-vg.de/link/pilatesclub-17/

Geschmeidig und beweglich bleiben – Basic
m-vg.de/link/pilatesclub-18/

Atemflow und Bewegung Pilates-Warm-up-Extra
m-vg.de/link/pilatesclub-19/

5 Übungen gegen Nackenschmerzen
m-vg.de/link/pilatesclub-20/

Faszien-Workout
m-vg.de/link/pilatesclub-21/

Pilates an der Wand – Basic
m-vg.de/link/pilatesclub-22/

Pilates an der Wand – Fortgeschritten
m-vg.de/link/pilatesclub-23/

Pilates-Live-Stunde Balance, Kraft und Flexibilität
m-vg.de/link/pilatesclub-24/

Pilates-Live-Stunde Energie-Kick
m-vg.de/link/pilatesclub-25/

Aufrechte Haltung, schlanke Beine
m-vg.de/link/pilatesclub-26/

Pilates mit Marias Morgenroutine
m-vg.de/link/pilatesclub-27/

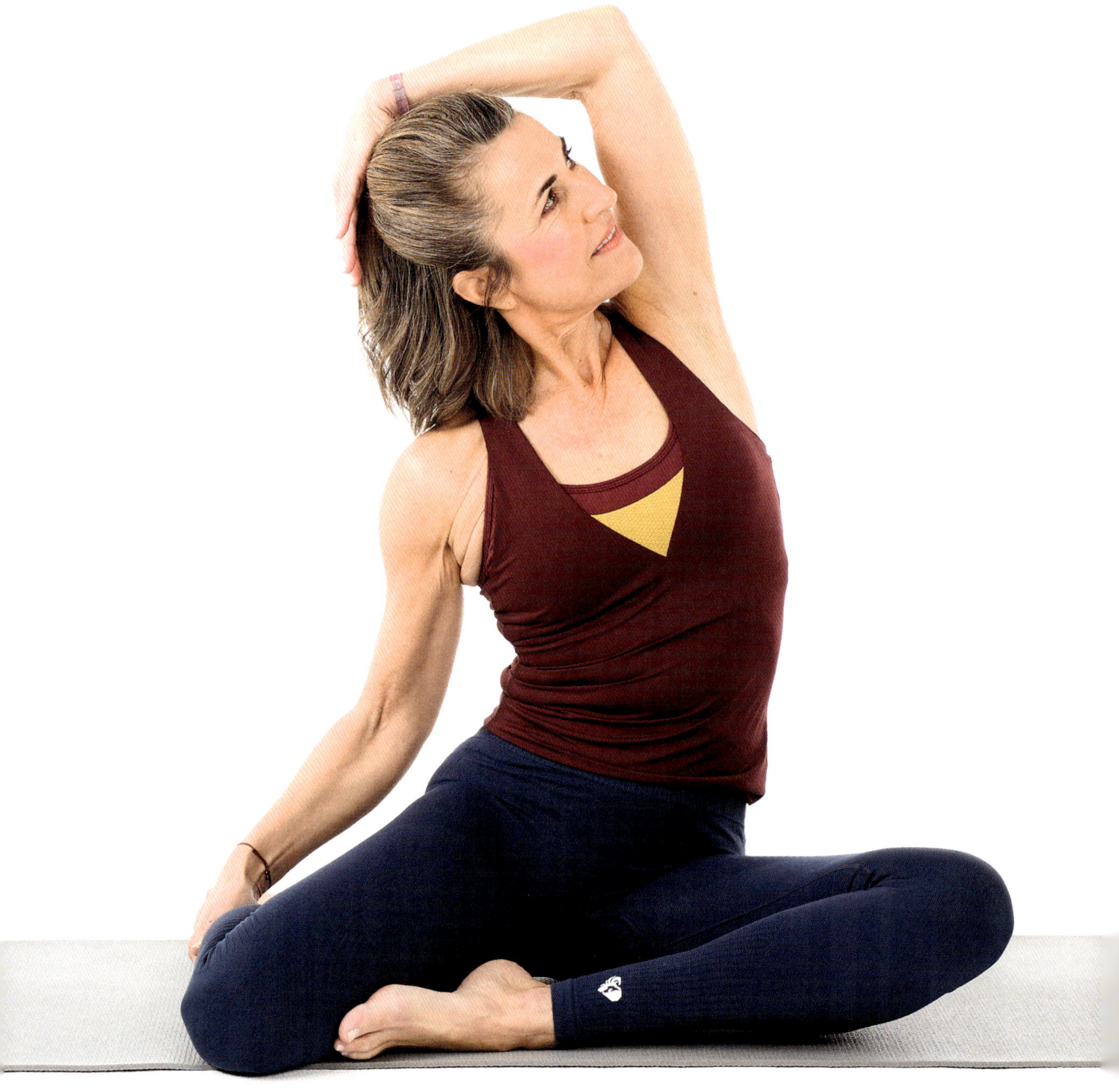

ANHANG

DANKSAGUNG

Ein Buch wie dieses entsteht nicht im Alleingang. Es ist das Ergebnis vieler Begegnungen, Erfahrungen und Herausforderungen – und vor allem der Menschen, die mich auf meinem Weg begleitet und geprägt haben.

Mein tiefster Dank gilt meiner Familie – besonders meinem Vater, der mir vorlebt, was es heißt, mit Achtsamkeit, Bewegung und positiver Lebenseinstellung durchs Leben zu gehen. In großer Dankbarkeit denke ich auch an meine Mutter, die viel zu früh gegangen ist und in meinem Herzen immer präsent bleibt.

Luca und Noah – ihr seid mein Antrieb, mein Herz und meine tägliche Erinnerung daran, wie wichtig es ist, dem eigenen Weg zu folgen. Danke auch an Robert, euren Vater – in Verbundenheit und mit Dankbarkeit für den gemeinsamen Weg, der euch möglich gemacht hat.

Meinen Geschwistern Johanna und Matthias danke ich für ihren Glauben an mich und ihre ehrliche Reflexion – sie haben mich oft in den richtigen Momenten geerdet und gestärkt.

Ein besonderer Dank gilt meinen engsten Freund*innen, Wegbegleiter*innen sowie all meinen Kund*innen, Klient*innen und Schüler*innen – ihr habt mir täglich gezeigt, wie viel Kraft in bewusster Bewegung und Atmung liegt. Euer Vertrauen ist das Fundament meiner Arbeit.

Ein großes Danke gilt Wolfgang, mit dem ich über viele Jahre das Pilates- und Meditationszentrum, den Online Pilates Club sowie unsere Retreats aufgebaut und weiterentwickelt habe. Auch wenn uns der Betrieb immer wieder vor Herausforderungen gestellt hat – wir sind drangeblieben. Unsere gemeinsame Arbeit war stets getragen von der Vision, Menschen zu begleiten und sie darin zu bestärken, an sich selbst zu glauben. Danke für diese enge und langjährige Zusammenarbeit.

Ebenso danke ich besonders Anna und Manfred, mit denen ich das Ausbildungsinstitut ARGE PILATES WEST gegründet habe. Unsere Zusammenarbeit über all die Jahre war nicht nur professionell bereichernd, sondern auch von Freundschaft, Vertrauen und gemeinsamer Entwicklung geprägt. Diese Konstanz und gegenseitige Wertschätzung sind für mich ein großes Geschenk.

Danke auch an das Team von Einfach besser leben, das mit Gedanken, Unterstützung und Filmmaterial zum Gelingen dieses Buches beigetragen hat.

Und nicht zuletzt: Danke an alle, die an dieses Buch geglaubt, es unterstützt, geprüft, mitgetragen und begleitet haben – inhaltlich, organisatorisch und finanziell. Ohne euch wäre dieses Projekt nicht Wirklichkeit geworden.

Herzlichst,
Maria Felsner

»YOU CALL IT A MOMENT – I CALL IT LIFE« – DER MARIA CODE

Im Leben gibt es immer wieder Momente, die – wenn man sie erkennt und sich auf sie einlässt – einen kleinen Impuls geben können, der die Richtung unseres Lebens ein wenig verändert. Und manchmal genügt dieser kleine Impuls, damit das Lebensziel ein ganz anderes wird. Die sogenannten Game Changer.

So war es für mich, als ich vor neun Jahren zum ersten Mal Marias Pilates-Zentrum betrat. Es war der Anfang einer Reise mit ihr, die mein Leben verändert hat – nicht dramatisch oder radikal, sondern ruhig, unaufgeregt und in kleinen Schritten.

Und doch war genau dieser erste Moment der Impuls, der mein Leben spürbar verändert hat.

Dank Marias Pilatesphilosophie und dem regelmäßigen Training mit ihr fühle ich mich heute fitter, stärker, gesünder und ausgeglichener als noch vor zehn Jahren. Und – zumindest in meiner Vorstellung – werde ich körperlich nicht wirklich älter.

Ihr ganzheitlicher Ansatz ist faszinierend. Er geht weit über das hinaus, was man gemeinhin unter »Pilates« versteht. Er vereint viele verschiedene Elemente und Schulen – sei es das Training auf der Matte, am Reformer, Atemtechniken, Gehirntraining, Faszientraining oder Meditationen.

Maria gibt einem einen Leitfaden mit – fürs Training, für den Alltag und sogar für die berühmten fünf Minuten an der roten Ampel.

Sie erarbeitet sich ihr Wissen konsequent, mit wissenschaftlicher Neugier, Lernfreude und Hingabe. Forschung und Weiterbildung sind integrale Bestandteile ihrer Arbeit.

Auch mich haben diese neun Jahre noch einmal verändert – obwohl ich schon zuvor das Glück hatte, viele außergewöhnliche Trainer und Coaches kennenzulernen.

Vor zwei Jahren begann ich während des Trainings mit Maria zu scherzen, sie solle ein Buch schreiben – damit auch andere die Chance bekommen, ihren besonderen Ansatz kennenzulernen.

Jetzt ist das Buch da und jeder kann erfahren, was ich mit dem Maria Code meine.

Dr. Hans Holger Albrecht

NACHWORT VON ANNA MARIA MÜLLER

Man kann Pilates als eine Übungsabfolge sehen oder man kann Pilates als Lebenseinstellung verkörpern. Wenn man es als Letzteres begreift, dann geht es um viel mehr als nur Bewegung. Es ist verkörperte Achtsamkeit. Dies bezieht sich auf das Training, auf den Umgang mit sich selbst und auf den Umgang mit seinen Kund*innen und Kolleg*innen. Nach jahrelanger Zusammenarbeit mit Maria weiß ich, dass wir die gleiche Leidenschaft teilen, dass wir in gegenseitiger Wertschätzung die Pilatesmethode als verbindende Passion leben und in unseren Workshops und Ausbildungen mit denselben Werten weitergeben.

Vordergründig ist es Bewegung, aber gleich dahinter stehen Menschlichkeit, Wohlwollen und Heilung im Miteinander – dies sind die Dinge und Werte, die Maria lebt und weitergibt. Zutiefst erfüllend und unterstützend ist die gemeinsam gelebte berufliche Zeit, die weit über eine geschäftliche Beziehung hinausgeht.

Dies prägt unsere Zusammenarbeit und unsere Pilatesausbildung, in der wir genau diesen Funken an jeden weitergeben wollen, der uns das Vertrauen schenkt.

Danke dafür!

Herzlichst,
Anna Maria Müller
Arge Pilates West

NACHWORT VON MANFRED MÜHLMANN

Ich lernte Maria während meiner Pilatesausbildung 2005 kennen. Ihre Begeisterung für Bewegung, ihre Fachkompetenz und ihre Pilates-Pioniertätigkeit in Tirol beeindruckten mich von Beginn an. Mit ihrer Neugier und Offenheit gelingt es ihr, tiefer in die Materie einzutauchen und neue Aspekte in das Training einzubringen. Dabei stehen für sie der Mensch, die Verbesserung der Lebensqualität und der Veränderungswille im Vordergrund. Sie hat sich über die Jahre einen reichen Wissensschatz angeeignet, den sie in ihren Pilatesstunden anschauungsreich und voller Leidenschaft vermitteln kann. Über das Pilatestraining und unsere berufliche Zusammenarbeit hinaus ist eine freundschaftliche Verbundenheit entstanden, für die ich sehr dankbar bin.

Manfred Mühlmann
Pilatestrainer, Physiotherapeut

SACHREGISTER

ÜBUNGSREGISTER

ÜBER DIE AUTORIN

Maria Felsner ist studierte Erziehungs- und Sportwissenschaftlerin mit Schwerpunkt Prävention sowie Atemcoach und Bewegungsexpertin mit über 30 Jahren Erfahrung. Sie absolvierte ihre Ausbildung zur Pilates-Studiotrainerin an der renommierten Merrithew® Academy (STOTT PILATES®) und spezialisierte sich auf ergänzende Bewegungskonzepte wie Rehab, ZEN GA® und Holistic Personal Coach®. Als Mitgründerin der Ausbildungsschule ARGE Pilates West sowie des Pilates- und Meditationszentrums in Telfs hat sie bedeutende Ausbildungs- und Trainingsstandards etabliert. 2016 hat sie gemeinsam mit dem Pilatesclub-Team die Onlineplattform Pilatesclub.de mit der dazugehörigen App ins Leben gerufen. Sie leitet Retreats zu ganzheitlichen Themen wie Bewegung, Atmung und Langlebigkeit und ist seit 2019 als Ratgeberin und Content Creator im Bereich Gesundheit und Bewegung für den YouTube-Kanal »Einfach besser leben« tätig.

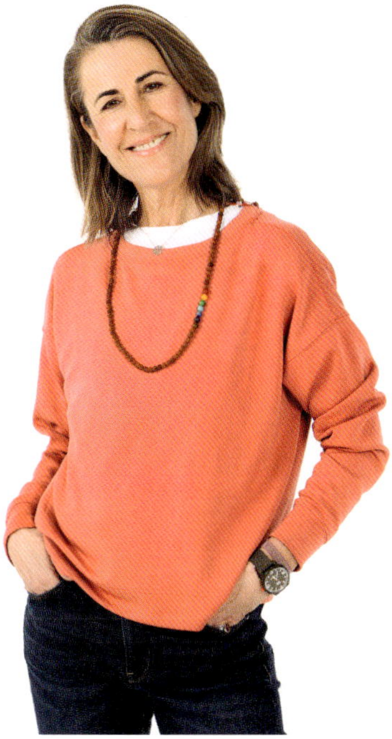

QUELLEN

1 Joseph Pilates (1945): *Return to Life Through Contrology*. New York: Presentation Dynamics. S. 9 bzw. Joseph Pilates (1945/neu aufgelegt): *Return to Life Through Contrology*. New York: Presentation Dynamics, S. 27

2 Joseph Pilates (1945): *Return to Life Through Contrology*. New York: Presentation Dynamics. S. 9

3 Joseph Pilates (1998): *Return to Life Through Contrology. Miami, Presentation Dynamics*, 1998. S. 23 (eigene Übersetzung: Zu atmen ist die erste Tat im Leben – und die letzte. Unser ganzes Leben hängt davon ab.)